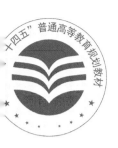

河南省"十四五"普通高等教育规划教材

输血医学概论

U0236983

第 2 版

主　编　张晨光

副主编　李建斌　李玉云　马　丽　张　龙

编　委（按姓名拼音排序）

陈凤花	华中科技大学	庞桂芝	新乡市中心血站
邓小燕	广州医科大学	孙连桃	包头医学院
傅琼瑶	海南医学院	孙瑞利	新乡医学院
黄吉娥	贵州医科大学	王　林	湖南医药学院
黄青松	新乡医学院	武其文	皖南医学院
黄晓华	大连医科大学	习鹏娇	天津医科大学
黄远帅	西南医科大学	闫海润	牡丹江医学院
蒋玲芳	重庆医科大学	于淑红	烟台毓璜顶医院
金　悦	哈尔滨医科大学	于小佳	新乡医学院
李　萍	河北北方学院	袁忠海	吉林医药学院
李宝华	山东第一医科大学	张　伶	重庆医科大学
李建斌	河南省红十字血液中心	张　龙	赤峰学院附属医院
李玉云	蚌埠医科大学	张晨光	新乡医学院
刘　湘	湖北中医药大学	张绍基	遵义医科大学
吕先萍	郑州大学	张亚丽	北华大学
马　丽	广东医科大学		

秘　书　化瑞芳　宋　琛

科学出版社

北　京

内 容 简 介

本教材以基础知识、基本理论和基本技能为主线，强化临床输血应用实践，注重学生创新思维和综合应用能力的培养，适当拓展输血的新进展、新技术。全书共十九章，包括红细胞、白细胞和血小板血型系统，血液成分及其代用品的制备及临床应用，自体输血，输血治疗，输血反应与输血传播性疾病，输血安全管理，血栓弹力图，输血护理，临床输血典型案例和输血相关仪器等内容，具有概念准确、重点突出、特色鲜明、简明实用等特点。

本书是高等医药院校医学检验技术专业的本科教材，也适用于研究生教学以及临床医学及相关专业(如生物技术专业和卫生检验检疫专业)本科生教学参考，还可作为输血技术人员、临床医师、检验技术人员和临床护士，以及血液中心(血站)、输血科(血库)及相关技术人员的专业参考书。

图书在版编目（CIP）数据

输血医学概论/张晨光主编 . —2 版 . —北京：科学出版社，2023.12
河南省"十四五"普通高等教育规划教材

ISBN 978-7-03-077591-7

Ⅰ.①输… Ⅱ.①张… Ⅲ.①输血－高等学校－教材 Ⅳ.① R457.1

中国国家版本馆 CIP 数据核字（2023）第 240271 号

责任编辑：朱 华 / 责任校对：宁辉彩
责任印制：张 伟 / 封面设计：陈 敬

科学出版社 出版
北京东黄城根北街16号
邮政编码：100717
http://www.sciencep.com

北京汇瑞嘉合文化发展有限公司印刷
科学出版社发行 各地新华书店经销

*

2018年2月第 一 版 开本：787×1092 1/16
2023年12月第 二 版 印张：19 1/2 插页：4
2023年12月第六次印刷 字数：576 000
定价：118.00元
（如有印装质量问题，我社负责调换）

前　言

随着医疗技术水平的不断提高和健康中国建设的持续推进，安全输血已成为医疗实践中备受关注的重要问题之一，也是世界卫生组织和国家卫健委的工作重点。近年来，在国家卫生管理部门的监管下，我国血液安全工作取得了重大进展，但还存在输血相关疾病及输血副反应的安全风险。为此，2016 年中国国家标准化管理委员会发布标准公告，在"临床医学"下增设"输血医学"二级学科，并在输血医学下设立基础输血学、临床输血学、输血技术学、献血服务学、输血管理学和输血医学其他学科等三级学科，在国家学科标准层面凸显出输血医学的重要性，为其快速发展奠定了基础。

输血医学是由医学领域中的血液学、细胞生物学、免疫学、人类遗传学、分子生物学、病毒学、生物工程学、伦理学、循证医学和卫生管理学等多学科交叉融合和相互渗透而发展形成的一门独立学科，围绕安全献血、合理输血进行研究、开发、应用，从而保证临床安全输血和治疗效果。

为适应医学科学发展的需求并满足临床输血应用实践，力求新世纪输血医学教学改革能取得突破性进展，笔者有幸邀请到国内从事教学、临床和血站工作的具有较高学术造诣和实践经验的部分专家共同编写了《输血医学概论》（第 2 版）教材。本教材涉及输血医学的主要领域和内容，以基础知识、基本理论和基本技能为主线，强调理论与实践的有机结合，适当介绍输血医学的新进展、新方法，注重学生创新思维和综合应用能力的培养。全书共有十九章，包括红细胞、白细胞和血小板血型系统及其检验，血液成分及其代用品的制备及临床应用，自体输血，输血治疗，临床输血（内科输血、外科输血、妇产科输血、儿科输血、移植输血等），输血反应与输血传播性疾病，输血安全管理，血栓弹力图和输血护理等内容。在第 1 版的基础上，本教材系统梳理了临床输血典型案例并由浅入深各自按章入节，同时增加了输血相关仪器的介绍，以提升读者的职业能力为目标，具有概念准确、重点突出、特色鲜明、简明实用等特点，不仅是高等医药院校医学检验技术专业的本科教材，也适用于研究生教学以及临床医学及其相关专业（如生物技术专业和卫生检验检疫专业）本科生教学参考，还可作为输血技术人员、临床医师、检验技术人员和临床护士，以及血液中心（血站）、输血科（血库）和相关技术人员的专业参考书。

虽然在编写和审阅过程中经过反复讨论和集体定稿，因限于编者水平，恐有疏漏或不当之处，敬请各位专家和广大读者拨冗批评指导，以便再版时更臻完善，我们在此深表感谢。

张晨光

2023 年 11 月

目　录

第一章 绪 论

历经 350 多年的漫长过程，输血医学已发展成为由临床医学、血液学、细胞生物学、医学免疫学、人类遗传学、分子生物学、病毒学、生物工程学、伦理学、循证医学和卫生管理学等多学科交叉融合和相互渗透的一门独立学科，主要研究输血相关的血液基本理论、献血服务与血液安全管理、血液制剂及制品的临床应用、干细胞和组织器官移植、临床输血治疗技术的应用与拓展、输血反应、经血液传播疾病的预防与治疗、临床输血安全管理等内容。输血是高风险的医疗行为，存在着许多严重的、潜在的风险。为了顺应新时代，迈向新征程，输血相关人员需树立安全意识，具有扎实的血液专业知识和血液操作专业技能；树立创新发展意识，积极研究和推广输血新技术、新方法，运用现代化的技术手段和管理措施，确保临床输血治疗科学合理和安全有效。

第一节 输血医学发展史

输血医学的演变与发展经历从蒙昧走向科学的漫长曲折过程，很多先行者饱含艰辛、磨难和血泪，创新地开启了一个个大事件，值得我们深深铭记（附表 1 和附表 2）。血液是生命之源，流动的血液是生命的载体，但是血液真正进入临床救治实践却是一个漫长的过程。输血作为一种重要且有效的临床治疗手段，自 Landsteiner 发现红细胞 ABO 血型以来已有百余年的历史，已在手术、外伤、分娩、大面积烧伤、器官移植等救治过程中发挥着不可替代的作用，在促进患者康复、挽救患者生命，以及加快输血医学发展等方面均做出了卓越的贡献。

一、国外输血发展史

（一）对血液充满神秘感

基于对死亡的恐惧和对生命的敬畏，古人对血液充满神秘感，认为鲜血具有某种魔力，通过各种祭祀活动对血液进行膜拜，甚至用受害者的鲜血沐浴，祈祷长生不老。在古罗马竞技场上，人们曾竞相饮食濒临死亡角斗士的鲜血，想从中获得力量和勇气。人类输血的开端是饮血和放血，这些神话传说为血液增添了奇幻的色彩（附表 1）。直到 1616 年，英国解剖学家威廉·哈维（William Harvey）发现血液在体内密闭的管道内循环流动并提出了血液循环理论，这一发现奠定了输血治疗。

（二）尝试输注动物血液

1665 年英国生理学家理查德·罗维尔（Richard Lower）尝试狗-狗输血，1667 年法国国王路易十四的御医吉恩·巴普蒂斯特·丹尼斯（Jean Baptiste Denys）施行动物血给人输注，出现了成功的个例，导致输血疗法当时一度成为时尚。但是，由于当时科学技术落后，人们对血液成分缺乏正确的认知，事实上将动物血液输给人是十分凶险的，免疫反应难以避免，甚至可能导致死亡。

（三）探索人血输注

1817～1818 年，英国产科医生詹姆斯·布兰德尔（James Blundell）为了避免产妇因大失血死亡，尝试人-人之间输血治疗，挽救了部分患者的生命，并在内科学大会上进行了输血报告，当时引起了医学界的轰动，又激起学者对输血的兴趣。随后，部分学者继续开展输血器材、新技术的研发，法国医生亚历克西·卡雷尔博士（Dr. Alexis Carrel）就是因创立血管吻合术于 1912 年获得诺贝尔生理学或医学奖。

（四）发现人类红细胞血型

人们还在欧洲、北美等地为卡雷尔取得的成就欢呼时，一项对输血治疗具有革命性贡献的科学研究其实早已开启。1900 年，奥地利维也纳的年轻助教卡尔·兰德斯坦纳（Karl Landsteiner）通过反复试验发现了红细胞 ABO 血型，并在 1930 年获得了诺贝尔生理学或医学奖，享有"血型之父"的美誉。随后，ABO 血型系统抗原、基因等逐步得到了深入探讨，MNS、P、Rh、Duffy、Kidd 等血型系统又陆续在红细胞上被发现。Landsteiner 在人类血型研发上的杰出成果，不仅为安全输血和治疗新生儿溶血病（hemolytic disease of newborn，HDN）提供了科学的理论基础，而且对促进免疫学、遗传学、法医学等学科的发展也具有重大意义。

（五）输血步入了科学时代

1. 创立交叉配血技术　随着不同种类红细胞血型的发现，人们认识到献血者和受血者之间血液相容性的必要性和重要性，英国免疫学家罗宾·库姆斯（Robin Coombs）提出了抗球蛋白试验用于检测血清不完全抗体（IgG）及其致敏的红细胞，以便筛选出抗原阴性的匹配红细胞，以提高输血的安全性。交叉配血试验和抗球蛋白试验被正式提出和应用，成为开启安全输血治疗的金钥匙。

2. 解决血液抗凝问题　在输血成为临床常规治疗手段之前，血液采集、抗凝、储存和管理等一系列技术问题仍需要进一步克服。1774 年，英国解剖学家威廉·豪森（William Hewson）发现中性盐类物质具有抗凝作用。随后，有学者发现草酸盐或柠檬酸盐能防止血液凝固，为了给血液中的红细胞供能和维持其酸性环境，又在其中加入枸橼酸、葡萄糖等成分，如目前仍在使用的枸橼酸-枸橼酸盐-葡萄糖（acid-citrate-dextrose，ACD）抗凝保存液，可使离体血液保存时间延长至 21 天。为进一步延长血液的有效保存期，在 ACD 基础上加入次黄嘌呤、腺嘌呤等核苷类似物，并适当调整其 pH，使血液的保存时间延长至 42 天或以上。在保存液中添加腺嘌呤、磷酸盐等成分可以进一步提升红细胞的生存率和维持细胞内的 ATP 水平，并使其保存期增加到 5～7 周，细胞在体内的存活率还可以达到80%～85%，这就是现在临床常用的枸橼酸盐-磷酸盐-葡萄糖（citrate phosphate dextrose，CPD）类血液保存液的来源。另外，欧洲的氯化钠-腺嘌呤-葡萄糖-甘露醇（sodium chloride-adenine-glucose-mannitol）保存液也可以延长红细胞的保存时间，甚至新型红细胞保存液可以将红细胞保存期延长至 56 天。上述发现解决了血液离体后的抗凝和保存问题，也为血液储存和血库建立奠定了基础。

3. 分离与制备血液成分　为解决血液的贮存和运输问题，方便急救随时使用，人类不断探索和研发红细胞、血浆、血小板等血液成分的分离技术。1940 年哈佛医学院生化专家埃德温·科恩（Edwin Cohn）使用低温乙醇分馏法分离人血浆白蛋白和球蛋白，将血浆加工成各种成分和制品。随后，血浆丙种球蛋白、红细胞也被成功分离和使用，为成分输血治疗奠定了坚实的基础。随着技术的进步，连续流动离心式血细胞分离机和血液治疗技术也被研发，血液中的单一成分能被采集，血浆置换术可用于治疗高黏滞血症。20 世纪 70 年代中期人类真正步入了成分输血时代。

4. 建立供血保障体系　为了配合战时的大幅度血液需求，血液保障体系的建立迫在眉睫。1917～1918 年间，美国军医奥斯瓦尔德·罗伯逊（Oswald Hope Robertson）发明了在玻璃瓶中使用柠檬酸保存血液的方法，该技术能较好地用于血液储存和输血研究，并在战场上建立了血库。随后，美国血库协会（American Association of Blood Bank，AABB）成立，无偿献血活动开始推行，后来人们又发明了塑料血袋和采血、输血器具，这些创举很好地保障了血液的安全来源和供应，成功地推动了成分输血治疗和保证了输血安全。

5. 成分输血和输血相关研究进入新时代　临床最初输注的是全血，但在应用实践中逐渐发现，约 80% 以上的患者不需要输注全血，只需要输注成分血或血液制品，因为诸多患者实际上缺少的是血液中的一种或少数几种成分，如珠蛋白生成障碍性贫血患者红细胞不足，需要输注红细胞；血栓性血小板减少性紫癜（thrombotic thrombocytopenic purpura，TTP）患者不能输注血小板，只需要输注血浆或者采用血浆置换。随着用于血液无菌采集和分离的封闭塑料血袋系统的发明和应用，以及血液低温保存技术、保存液和大容量冷冻离心机的使用，血液成分单采技术得到了快速发展，临床输血治疗逐渐从全血输注过渡到成分输血，成分输血的诸多优点得以凸显。

6. 筛查血液传染性标志物　1971 年，美国开始对献血员进行乙肝表面抗原（HBsAg）检测。随后，人类免疫缺陷病毒（human immunodeficiency virus，HIV）血液筛查试验、乙肝核心抗体（anti-HBc）和丙氨酸转氨酶（alanine aminotransferase，ALT）检测、人类嗜 T 淋巴细胞 1 型病毒（human T-cell lymphotropic virus type 1，HTLV-1）抗体检测逐步应用于传染性疾病的临床诊治中。目前，核酸检测（nuclei cacid testing，NAT）技术已广泛应用丙型肝炎病毒、HIV 等病毒遗传物质的检测中。

二、中国输血发展历程

我国的输血医学虽然起步较晚，但在国家卫生行政部门的推动和医学界同仁的共同努力下，近几十年发展较快（附表2）。2016 年 7 月，中国国家标准化管理委员会将"输血医学"纳入"临床医学"，成为与内科、外科、妇产科等并列的二级学科，并在其下设立基础输血学、临床输血学、输血技术学、献血服务学、输血管理学和输血医学其他学科等三级学科，在国家学科标准层面凸显出输血医学的重要性，这也促进了我国输血事业的快速发展。

■ （一）起步

1918 年，北京协和医院院长刘瑞恒首次报道了 100 名中国人的 ABO 血型分布，这是我国血型与输血活动的起点。随后，戚寿南先生等相继出版了《输血疗法》《输血实施法》《血液型》等著作，介绍了血型基础知识及其在输血方面的应用。

■ （二）发展和逐步完善

1. 建立血库　为适应抗战救治需要，中国开始组建志愿义务献血队开展献血活动，建立战伤救治血库，以保证手术用血。

2. 开展输血相关研究　为加快输血医学的发展，中国在多个城市建立区域性输血研究所，制订输血相关标准，发动无偿献血，研发输血新技术，出版《输血与血库》专著，培养输血医学博士、硕士和输血技术人员，尤其是上海血液中心在推动输血学科发展、技术人员培训等方面做出了突出贡献，促进了免疫血液学和免疫移植学等学科的发展，助力骨髓移植与实体器官移植成为新时代的关键学科，为需要移植的患者提供 ABO 鉴定技术、HLA 相容性检测和配型试验，以及巨细胞病毒（cytomegalovirus，CMV）阴性的血液成分和辐照血液。

3. 推广成分输血和规范输血管理　1978 年以前，我国临床用血主要是采用个体化有偿供血模式，输血相关的传染性疾病及其造成的输血事故多发。随着无偿献血活动的开展和输血相关法律法规的逐步完善，我国的献血、输血事业走上了法治化、规范化、标准化的轨道，临床输血治疗也从全血输注逐步过渡到成分血输注。

第二节　输血医学的主要领域和发展趋势

ABO 血型的发现是现代输血的开端，开启了输血医学的大门，确立了输血在临床治疗上的地位。输血作为一种特殊的治疗手段，在现代医疗实践中发挥着非常重要的作用，其研究领域涉及基础输血、临床输血、输血技术、献血服务和输血管理等。随着输血医学基础研究的不断深入和临床输血实践经验的不断积累，输血原则和指征更加规范，输血治疗更加精准，临床发生的输血反应及其并发症也越来越少。

一、输血基础研究

为了充分发挥输血基础研究的引领作用，以创新的科技研究成果来解决当前和方向性发展中的瓶颈难题，国内部分学者致力于输血相关的基因组学、转录组学、蛋白质组学、代谢组学和细胞功能等方面的研究，助力精准医学在临床及科研上的应用，更好地服务于患者。

1. 血型研究水平从血清学步入基因组学 血型研究方法已从血清学水平发展至基因分子水平，阐述人类血型在输血免疫中的病理生理过程，其理论与技术已广泛应用于移植医学、法医学、亲子鉴定和血型遗传学等领域。

20世纪，人们通常采用血型血清学、生物化学技术和经典遗传学方法研究血液组分中的抗原、抗体及其相互作用，如血液细胞凝集试验就是血型血清学的经典技术，用于鉴定不同细胞表面的血型抗原，发现不同的血型系统，但是该技术无法确定血型遗传受控于哪些基因和遗传位点。随着分子生物学技术的发展，DNA重组、基因克隆、PCR扩增等一系列基因分析技术被运用到血型研究中，红细胞、白细胞和血小板血型系统的基因结构被阐述，在此背景下产生了分子免疫血液学，从基因水平上研究血型抗原遗传多态性的分子基础，揭示免疫血液学中观察到的一些现象及其产生的机制。

21世纪初人类基因组计划完成后，生物医学研究进入了后基因组时代，血型基因组学应运而生。血型鉴定进入了更精准的基因分型时代，建立了以DNA为基础的血型基因分型技术，检测疑难血型的基因，从分子水平揭示人类血型的生物学功能。近年来，一代测序、全外显子测序和全基因组测序等基因分型技术已经用于高通量血型基因分型，能成功定位编码高频率抗原的基因，并将其升级为血型系统。

2. 基因编辑技术用于改变红细胞血型 地中海贫血或镰状细胞贫血等红细胞疾病，患者需要定期输血治疗，但是反复输血后可以引起同种异体免疫反应，发生输血不相容。为了给患者提供相配合的血液，我们可以使用CRISPR介导的基因编辑技术对人有核红细胞系（BEL-A）进行编辑，以产生多种单个血型缺乏的无核感受态细胞系，也可以通过组合编辑产生缺乏多种抗原的单细胞，进而分化为可变形的网织红细胞（reticulocyte，Ret），最后转化为可定制或多兼容的红细胞，以消除ABO（孟买表型）、Rh（Rh_{null}）、Duffy（Fy_{null}）、Kell（K_0）、GPB（S-s-U-）等罕见血型导致的输血不兼容。该技术可用于生产诊断试剂，或者针对有复杂匹配血液要求的患者，对于提高红细胞输入相容性、控制或减少溶血性输血反应的风险具有潜在价值。

3. 个体化输血推动输血医学基础研究新发展 是以个体化医疗为基础，基于基因组测序技术以及生物信息与大数据科学的交叉应用而发展起来的新型医疗模式，个体化输血最终实现对特定疾病或特定患者进行个性化治疗的目的，以提高疾病临床诊治与预防的效益。

为了降低血细胞离体后的保存损伤，提高全血和各种血细胞成分的临床输血疗效与安全，人们开展了血细胞体外保存的系列研究。例如，红细胞在体外贮存期间，使用不同的刺激条件（如不同的添加剂）并通过代谢组学定量研究其氨基酸、一氧化氮、铁、糖和脂质等的能量代谢和氧化损伤情况，为个性化体外贮存红细胞提供思路。血液代用品与其他新的血制品及其产业化，也在大力研发中，如基因重组人血白蛋白已经研制成功，为其他的基因血液制剂或制品的研发提供了很好的思路。为了促进转基因红细胞的研发，可对红细胞进行遗传和酶化修饰改造，以延长红细胞的寿命，甚至把红细胞作为靶向性携带药物的载体，用于开发有治疗价值的新型药物。为了发掘与种族相关的血型分布规律，发现不同地域不同种族及中华民族的特有血型，保障人们的健康安全，人类遗传学研究也在进展中。为了进一步减少输血感染性疾病的风险，输血相关的新传染病原体及其作用机制和防控也在研究中。

二、临床输血应用实践

人类血型极其复杂，除40多个红细胞血型系统外，还有人类白细胞血型系统、血小板血型系统和血清蛋白型，其抗原均可诱发机体产生抗体，导致临床输血反应的发生。随着血型学、血液免疫学和病毒学等学科研究的逐步深入，传统输血观念和手段也发生了根本性变革，成分输血为急诊抢救和临床治疗等提供了有力保证。成分输血不但使宝贵的血液资源得到充分利用，达到"一血多用"的目的，而且还提高了输血疗效和安全性，其先进性、科学性和合理性普遍得到认可，是输血史上的创造性革命。成分血液的临床应用是输血医学进展过程中的正确抉择，可有效降低输血反应，使临床输血真正走入科学合理的轨道。

1. 个体化输血治疗开启输血医学新纪元 事实上，精准医学用来指导临床输血已经超过了一个世纪，例如，ABO 血型同型输血就是精准医学治疗的成功典范。在输血医学基础理论引领下，个体化输血坚持以患者为中心，考虑到个体遗传信息、生理状况、家族、行为、环境和临床数据等因素，遵循循证医学的原理和方法，应用基因组学、蛋白质组学、影像技术、生物医学信息大数据和智能化应用技术等，融合多学科交叉的新理论、新技术和新方法，为患者个体化输血治疗制订出科学、合理、有效的方案，最终使输血治疗达到安全、高效、节源和减负的目的。目前，输血治疗已从血清技术的抗原抗体匹配逐渐转向基因型匹配，部分国家已经建立了血型基因分型的血液供应库，选择基因型匹配的血液成分进行临床输注是未来个体化输血治疗的方向之一，尤其针对疑难血型、稀有血型的个体，可以有效避免因血型不合输血而引起的免疫反应。

临床输血治疗需要精准定位输血适应证，原因是输血是一把"双刃剑"，既可挽救也可危及患者生命，临床治疗必须趋利避害，根据个体化输血的理念和限制性输血的策略，为患者制订最佳的输血治疗方案，严格掌握输血适应证，按"缺什么补什么"的原则，可以不输血的坚决不予输血，实现合理使用成分血液，避免血液滥用，使成分输血治疗更加科学合理，最大限度地发挥输血的正向作用，避免输血反应的发生和传播疾病的风险。

2. 探讨中西医结合输血治疗 中医倡导的扶正固本、补气补血等治疗理念与现代医学所倡导的"患者血液管理"具有异曲同工之妙。坚持中西医结合的治疗理念，为传统输血迈向个体化输血新时代提供了新思维和新模式。中国具有博大精深的中医科学体系和文化，临床可以尝试使用中药来治疗红细胞、血小板水平低下或功能障碍的疾病，探讨中药是否参与调节人体免疫功能和/或减少相应血液成分的输注量，以期达到降低溶血性反应和输血相关过敏反应的目的。

三、输血检验和治疗技术

分子生物学和分子免疫学技术已广泛深入到输血医学的基础研究和应用实践中，各种自动化仪器设备和高新技术也不断地向输血领域渗透，输血检测和治疗技术日新月异，使得血液成分制剂和制品的临床输注更加安全合理和科学有效。红细胞血型基因分型、HLA 分型、血小板基因分型和病毒检测等技术的应用，能更好地为临床提供合理的、安全的和配合的血液成分；各种晶体液和人工合成的胶体液能代替血浆维持血容量；白细胞滤器、辐照仪、高压氧舱、血液单采机、自体血回输机等设备的使用，能明显提高临床输血疗效。尤其是近年来，随着基因工程改造技术和嵌合抗原受体 T 细胞免疫疗法（chimeric antigen receptor T-cell immunotherapy，CAR-T）的出现，基因工程和细胞工程类药物也投放到市场，多种重组细胞因子（如白细胞介素、促红细胞生成素等）、造血干细胞（如骨髓干细胞、脐带血干细胞等）、免疫细胞（如树突状细胞、自然杀伤细胞、细胞因子诱导的自然杀伤细胞等）已应用至临床治疗中，使输血医学的基础研究和临床应用实践有了更为广阔的拓展空间。

四、输血安全管理

血液从采集、成分制备、实验室安全检查、储存和运输等环节，到临床应用的整个流程均需要规范管理，形成较为完整的"血液预警系统"，以确保血液的安全供应，动态监测血液产品及其替代品在使用过程中所出现的不良反应，有效控制输血传播性疾病。血液预警系统可以通过一系列共同认可的程序，科学合理地监控与管理血液，指导临床输血，报告、追踪、鉴定与处理输血反应，确保临床输血安全。

1. 血液供应系统信息化管理　为了确保血液的安全供应，国家制订了一系列关于血液安全方面的法律法规，规范了采供血行业的血液质量安全管理，各地市采供血机构也都建立了计算机信息管理系统，对血液采集、成分制备、检测、贮存和发放等全流程实行网络管理，根据血液制剂的相关信息可追溯到献血者，明显提升了公众对血液安全的信任度。

2. 临床输血规范化管理　目前国内多数医院已采用了输血信息管理系统，从临床输血申请和审核、血型复检、交叉配血到临床输血实践及其评价等全流程，输血相关的管理人员、医护人员和技术人员全链条参与，形成集多功能于一体的信息化管理系统，对临床输血整个流程进行良好的管理，依托信息技术监控临床输血过程，对输血反应进行数据收集、储存、分析与处理，掌握输血反应发生的频率和范围，并在有效证据基础上指导临床改进输血实践，合理利用血液资源，改进血站和医院的工作信息反馈，通过措施治理达到临床输血的规范化管理。

（张晨光）

本 章 小 结

输血医学历经漫长的发展过程，已发展成为临床医学中的一门独立学科，包括基础输血学、临床输血学、输血技术学、献血服务学、输血管理学和输血医学其他学科。输血医学与血液学、免疫学、遗传学、分子生物学等多学科交叉融合和相互渗透，主要研究血型与输血基础理论、血液信息化安全管理、血液制剂及制品的临床应用、输血新技术的应用与拓展、输血反应、临床输血安全管理等内容，将合格的血液及血液制品安全合理地输给患者，有效地降低或防止输血传播性疾病及输血反应的发生。血液预警系统的实施，为临床输血的规范化管理提供了有力保障。

第二章 红细胞血型系统与检验

20 世纪初，Karl Landsteiner 首先发现红细胞 ABO 血型系统，人类开始了解血型、认识血型，随后更多新的红细胞血型不断被发现，血型的奥秘逐渐被发掘，红细胞血型所引起的免疫学反应也引起了医务工作者的重视，他们在临床输血治疗实践中采用更敏感、更特异的检测技术，以规避因红细胞血型不合而引发的溶血性输血反应（hemolytic transfusion reaction，HTR）。红细胞血型系统中，ABO 和 Rh 血型系统最为重要，与临床输血反应、胎儿新生儿溶血病（hemolytic disease of fetus and newborn，HDFN）密切相关。

第一节 概　述

人类红细胞血型系统极为复杂，迄今国际输血协会（International Society of Blood Transfusion，ISBT）已确认的红细胞血型系统有 45 个，如 ABO、Rh、MNS、P1PK、Kell、Lewis、Duffy、Kidd、Diego 等，红细胞免疫遗传学和血型术语工作组对其进行了规范分类和命名。

一、红细胞抗原分类和命名

随着新血型系统和抗原的不断发现，到 2023 年 12 月 ISBT 红细胞免疫遗传学和血型术语专业组已更新了血型系统、抗原和等位基因，并根据血清学、遗传学、生物化学和细胞生物学证据，把 362 种抗原集群在 45 个血型系统中。

（一）分类

红细胞表面抗原的遗传变异决定了一个人的血型是否改变。人类红细胞血型抗原的分类方法主要有 3 种：传统分类、器官和组织血型分类及 ISBT 分类。

1. 传统分类　以简单的方式记述，如 ABO 血型的 A 抗原、B 抗原。

2. 器官组织血型分类　根据生化性质的不同，将人类红细胞血型抗原分为糖分子和多肽两类。糖分子抗原主要分布在红细胞、血管内皮细胞、初级感觉神经和呼吸系统上皮细胞上，以及除脑脊液外的各种体液和分泌液中，因此称之为组织血型；多肽抗原绝大多数分布在人体红细胞或骨髓造血干细胞（hemopoietic stem cell，HSC）来源的血细胞膜上，因此称之为器官血型。与组织血型抗原结构类似的多糖物质，也广泛存在于自然界各种细菌、真菌、植物和动物细胞表面，而器官血型抗原及其类似物只存在于少数高级哺乳动物的细胞表面。

3. ISBT 分类　根据红细胞血型抗原的生化特性、遗传学特性、血清学表现等特点进行分类，将人类红细胞血型分为血型系统、血型集合、高频抗原组和低频抗原组，其中血型集合、高频抗原组和低频抗原组是 ISBT 保留的三类尚未与血型系统相关的抗原。①血型集合：为 200 系列，旨在对尚未发现遗传基础的生物化学、遗传学或血清学相似的抗原进行分组。②高频抗原组：为 901 系列，含有发病率＞90% 的高发病率的抗原，不能包含在系统或集合中。③低频抗原组：为 700 系列，含有不适合任何系统或集合的抗原，其在所有人类种族中的发病率＜1%。

（1）血型系统：是一系列等位基因的产物，由单一基因位点或多个紧密连锁基因位点上的等位基因编码的一个或多个抗原组成。血型系统基因独立遗传，如 ABO 与 MN 血型基因独立遗传，其编码产生的抗原分属于不同的血型系统，而 MN 与 Ss 是紧密连锁的等位基因，基因编码产生的抗原是一个血型系统。控制两种抗原的等位基因可以在同一染色体上，也可以在不同染色体上，但基因位点不同，遗传时可自由组合，即独立遗传。例如，Rh 血型抗原在 ABO 血型 A、B、O

和 AB 型个体间的分布频率是相同的，说明 ABO、Rh 血型抗原是独立遗传的，属于两个不同的血型系统。截至 2023 年 7 月，已发现红细胞血型系统 45 个，其具体特征见表 2-1。

表 2-1　红细胞血型系统

血型系统			抗原数量	基因名称	染色体位置	CD 数字
编号	名称（传统）	符号（ISBT）				
001	ABO	ABO	4	*ABO*	9q34.2	
002	MNS	MNS	50	*GYPA、GYPB、（GYPE）*	4q31.21	CD235a，CD235b
003	P1PK	P1PK	3	*A4GALT*	22q13.2	CD77
004	Rh	RH	56	*RHD、RHCE*	1p36.11	CD240
005	Lutheran	LU	28	*BCAM*	19q13.2	CD239
006	Kell	KEL	38	*KEL*	7q33	CD238
007	Lewis	LE	6	*FUT3*	19p13.3	
008	Duffy	FY	5	*ACKR1*	1q21-q22	CD234
009	Kidd	JK	3	*SLC14A1*	18q11-q12	
010	Diego	DI	23	*SLC4A1*	17q21.31	CD233
011	Yt	YT	6	*ACHE*	7q22	
012	Xg	XG	2	*XG、CD99*	Xp22.32	CD99*
013	Scianna	SC	9	*ERMAP*	1p34.2	
014	Dombrock	DO	10	*ART4*	12p13-p12	CD297
015	Colton	CO	4	*AQP1*	7p14	
016	Landsteiner-Wiener	LW	4	*ICAM4*	19p13.2	CD242
017	Chido/Rodgers	CH/RG	9	*C4A、C4B*	6p21.3	
018	H	H	1	*FUT1、FUT2*	19q13.33	CD173
019	Kx	XK	1	*XK*	Xp21.1	
020	Gerbich	GE	13	*GYPC*	2q14-q21	CD236
021	Cromer	CROM	20	*CD55*	1q32	CD55
022	Knops	KN	13	*CR1*	1q32.2	CD35
023	Indian	IN	6	*CD44*	11p13	CD44
024	Ok	OK	3	*BSG*	19p13.3	CD147
025	Raph	RAPH	1	*CD151*	11p15.5	CD151
026	John Milton Hagen	JMH	8	*SEMA7A*	15q22.3-q23	CD108
027	I	I	1	*GCNT2*	6p24.2	
028	Globoside	GLOB	3	*B3GALT1*	3q25	
029	Gill	GIL	1	*AQP3*	9p13	
030	Rh-associated glycoprotein	RHAG	6	*RHAG*	6p12.3	CD241
031	FORS	FORS	1	*GBGT1*	9q34.13-q34.3	
032	JR	JR	1	*ABCG2*	4q22.1	CD338
033	LAN	LAN	1	*ABCB6*	2q36	
034	Vel	VEL	1	*SMIM1*	1p36.32	

续表

血型系统			抗原数量	基因名称	染色体位置	CD 数字
编号	名称（传统）	符号（ISBT）				
035	CD59	CD59	1	*CD59*	11p13	CD59
036	Augustine	AUG	4	*SLC29A1*	6p21.1	
037	Kanno	KANNO	1	*PRNP*	20p13	
038	SID	SID	1	*B4GALNT2*	19q21.32	
039	CTL2	CTL2	2	*SLC44A2*	19p13.2	
040	PEL	PEL	1	*ABCC4*	13q32.1	
041	MAM	MAM	1	*EMP3*	19q13.33	
042	EMM	EMM	1	*PIGG*	4p16.3	
043	ABCC1	ABCC1	1	*ABCC1*	16p13.11	
044	Er	ER	5	*PIEZO1*	16q24.3	
045	CD36	CD36	1	*CD36*	7q21.11	CD36

注："*"为 *MIC2* 产物；"（ ）"为正常红细胞上无基因产物

（2）血型集合：在血清学、生物化学、遗传学特征方面具有相关性，但达不到血型系统命名标准，ISBT 将这些抗原分类为血型集合，如 Cost、Ii、Er 等，包含 14 种抗原（截至 2020 年 6 月）。

（3）高频抗原和低频抗原：不能归为血型系统和血型集合的抗原，按其在人群中的分布频率进行分类，分为高频抗原和低频抗原。截至 2021 年 2 月，此两种抗原的命名情况：①高频抗原：共命名 3 种，如 ABTI 抗原（901015）、LKE 抗原（901017）和符号为 AnWj 的 Anton 抗原（901009）。②低频抗原：共命名 16 种，如符号为 By 的 Batty 抗原（700002）、符号为 Chr^a 的 Christiansen 抗原（700003）等抗原。

（二）命名

1. 传统命名方式

（1）大写英文字母：起初，由于血型红细胞种类和抗原数量较少，使用单个字母就能够表示，如 ABO 血型系统的 A、B、AB 抗原，MNS 血型系统的 M、N、S 抗原等。

（2）发现者姓氏：Rh 血型抗原最初命名为 LW 抗原，主要是纪念发现者 Landsteiner 和 Wiener。

（3）患者姓氏：首次在患者血清中发现了抗体，用患者姓氏进行血型命名。例如，一名男婴发生了新生儿溶血病（HDN），在其母亲血清中发现了一种新型抗体（抗 Jk^a），其对应的抗原被命名 Jk^a，该母亲姓 Kidd，故被称为 Kidd 血型，Kidd 血型系统有 Jk^a、Jk^b 等抗原。另外，Lewis 血型的 Le^a、Le^b 抗原，Duffy 血型的 Fy^a、Fy^b、Fy3 抗原也是通过这种方式进行命名的。

（4）对偶抗原：起初采用不同字母表示等位基因编码的对偶抗原，如 A 和 B、M 和 N 等；以后又用同一字母的大小写表示对偶抗原，如 S 和 s、K 和 k 等。随着新发现血型及其抗原的增多，又采用字母和上标 a、b 等来表示对偶抗原，如 Fy^a 和 Fy^b、Jk^a 和 Jk^b、Le^a 和 Le^b 等，甚至采用字母和 / 或数字来表示抗原，如 Duffy 血型 Fy^a、Fy^b、Fy3、Fy4、Fy5 等。

2. ISBT 命名和记述方法 6 位数字和字母 / 数字方式命名，前者适于计算机语言，后者更适于一般阅读、书写和印刷。ISBT 规定已有的命名不改变，新发现的抗原必须按"字母 + 数字"标记。

（1）6 位数字方式：6 位数字的前 3 位数字表示某一血型系统（001～044）、血型集合（205～212）或血型系列（700 低频率抗原，901 高频率抗原），后 3 位数字表示抗原的特异性，如 001001、001002、001003 分别表示为 ABO 血型 A、B 及 AB 抗原。

（2）字母／数字方式：血型系统符号用2～4个大写字母表示，血型抗原用"字母＋数值"方式表示，因为多数数字为三位，太长使用不方便，省去百位和／或十位无意义的"0"数字。如RH表示Rh血型系统，RH1表示Rh血型系统D抗原；KEL表示Kell血型系统，KEL1表示Kell血型系统的K抗原，KEL2表示Kell血型系统的k抗原。

（3）血型基因及表述：基因和基因型用斜体大写字母和数字表示，大写字母表示血型系统，数字表示基因所编码的抗原，如 *Lu^a* 基因可写成 *LU 1* 或 *LU*1*，*Lu^a/Lu^b* 基因型可写成 *LU 1/2* 或 *LU*1/2*。

（4）血型表型方式：在血型系统符号后加一个冒号，再——列出表示抗原特性的数字，各抗原编码号用逗号隔开，抗原阴性（缺失的）则在该抗原编号前加一个减号"–"，如 Lu（a-b+）表示为 LU：–1，2。

二、红细胞抗原和抗体

（一）红细胞抗原

红细胞抗原是一组表达在红细胞表面呈立体结构排列的化学基团，是红细胞上不同蛋白质、糖蛋白或糖脂上的特定位点，根据其生化性质的不同，可分为糖分子和多肽分子抗原。ABO、H、Lewis、P1PK、I等红细胞血型系统表达糖分子抗原，广泛分布于红细胞表面、人体除中枢神经细胞外的各种组织细胞上，也表达在体液、分泌液中。Rh、Kell、Kidd、Duffy等红细胞血型系统表达多肽抗原（图2-1），只分布于人体红细胞或其他血细胞膜上。不同的血型抗原具有不同的功能，如膜转运蛋白（Diego、Kidd），受体和黏附分子（Duffy、Lutheran），补体调节蛋白（Cromer、Knops），酶（Yt、Kell、Dombrock），结构成分（Diego、Gerbich）或多糖包被成分（MNS）。

人出生时，抗原决定簇为多肽的红细胞膜血型抗原已发育成熟，而抗原决定簇为糖分子的血型抗原是在出生后逐渐发育成熟。

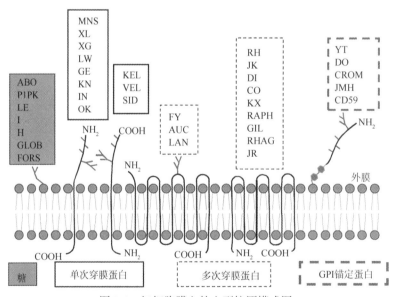

图2-1　红细胞膜上的血型抗原模式图

（二）红细胞抗体

机体免疫系统受到血型抗原刺激，B淋巴细胞被活化、增殖分化为浆细胞，产生免疫球蛋白（immunoglobulin，Ig）能与相应抗原发生特异性免疫反应。血清蛋白电泳时主要位于γ球蛋白区，

少数可延伸到 β 及 α_2 球蛋白区。

血型抗体是 Ig 的一部分，不耐热，$60\sim70℃$ 时可被破坏，并能被多种蛋白酶水解。根据 Ig 重链 C 区抗原性的不同，分为 γ、μ、α、δ 和 ε 五种类型，相对应的 Ig 分为 IgG、IgM、IgA、IgD 和 IgE 五类。与临床输血和 HDN 密切关联的抗体为 IgG 和 IgM 类抗体。根据抗体特性及产生原因的不同，可将红细胞血型抗体进行了分类（表 2-2）。

表 2-2　红细胞血型抗体的分类

种类	类型	产生原因	抗体举例
天然抗体	IgM、IgG	自然产生	抗 A、抗 B、抗 A，B 和自身冷抗体抗 I 等
免疫抗体	IgM、IgG	免疫产生	IgG 型抗 D、抗 Jk^a、抗 K 等，IgM 型抗 M、抗 P 等
完全抗体	IgM	自然产生和免疫产生	抗 A、抗 B、抗 I、抗 M、抗 P 等
不完全抗体	IgG	免疫产生	抗 D、抗 E、抗 Ce、抗 N、抗 Jk^a、抗 K 等
规则抗体	IgM、IgG	ABO 抗体，自然产生	抗 A、抗 B、抗 A，B
意外抗体	IgM、IgG	ABO 血型以外的抗体	抗 M、抗 P、抗 D、抗 cE、抗 Jk^a、抗 K 等
同种抗体	IgM、IgG	免疫产生	抗 M、抗 P、抗 D、抗 cE、抗 Jk^a、抗 K 等
自身抗体	IgM、IgG	自身抗原自发产生	抗 e、抗 I、抗 HI 等

1. 天然抗体与免疫抗体　凡是机体未出现明显的免疫学反应，血清中却存在缺乏相应抗原的抗体，这种抗体称为"天然抗体"，如 ABO 血型抗体。"天然抗体"也是机体对于某种抗原刺激，产生免疫应答的产物。其产生机制可能与环境中广泛存在的多种微生物、花粉、粉尘等有关，这些物质与某些血型抗原相似，通过隐性刺激使机体产生了红细胞血型抗体。天然抗体多以 IgM 抗体为主，主要存于 ABO、MNS、P1PK 等血型系统中。机体经输血、妊娠及注射免疫等特定抗原免疫后产生的抗体，称为免疫抗体。免疫抗体多数是 IgG 抗体，常见于 Rh、MNS、Kell、Duffy、Kidd 等血型系统中。两种抗体的主要区别（表 2-3）。

表 2-3　天然抗体和免疫抗体的差异

特性	天然抗体（IgM）	免疫抗体（IgG）
存在的主要血型系统	ABO、I、P1PK 等	Rh、MNS、Kell、Kidd 等
可察觉的抗原刺激	无	有（妊娠、输血）
相对分子质量	90 万（五聚体）	15 万（单体）
亚类	IgM1、IgM2	IgG1～IgG4
通过胎盘	不能	能
耐热（70℃）	不稳定	稳定
被血型物质中和	能	不能
被 2-Me 或 DDT 破坏	能	不能
与红细胞反应的温度	4～25℃	37℃
与红细胞的反应情况	盐水介质中与相应红细胞发生目视可见的凝集反应	盐水介质中致敏红细胞，但不凝集；在酶、抗球蛋白等介质中出现目视可见的凝集反应

2. 完全抗体与不完全抗体　在电解质和/或其他因素参与下，与抗原结合后，能出现凝集、沉淀、补体结合等目视可见的反应，称为完全抗体。完全抗体多为 IgM 抗体。在盐水介质中与红细胞结合后，只能使红细胞致敏不能使红细胞凝集的抗体，称为不完全抗体。不完全抗体多为 IgG 抗体，需要通过抗球蛋白或其他介质才能使红细胞凝集。

3. 规则抗体与意外抗体 红细胞表面存在某种抗原，在血液中规律性地出现不针对该抗原的抗体，称为规则抗体，如 ABO 血型系统 A 型血液中存在着抗 B 抗体，B 型血液中存在着抗 A 抗体。在所有红细胞血型系统中，只有 ABO 血型抗体符合 Landsteiner 规则，但要排除亚型或疾病等因素导致的特殊情况。因此 ABO 血型鉴定要做正反定型。不符合 Landsteiner 规则的血型抗体，也就是 ABO 血型系统以外的红细胞血型抗体，为意外抗体，不包括 ABO 亚型产生的意外抗 A_1 抗体。意外抗体以 IgG 为主，主要是经输血或妊娠等免疫刺激产生。

4. 自身抗体与同种抗体 针对自身抗原产生的抗体，或者是外来抗原与机体内某些成分结合后刺激机体产生的抗体，称为自身抗体，可引起自身免疫性疾病。自身免疫性溶血性贫血（autoimmune hemolytic anemia，AIHA）患者体内的自身抗体不仅可以破坏自身红细胞，也可以破坏输入的红细胞。同种抗体是指同种属动物之间的抗原相互刺激产生的抗体，如人体因输血产生的抗体就是同种抗体。例如，Rh 阴性患者输注 Rh 阳性血液，或者 Rh 阴性女性妊娠 Rh 阳性胎儿后产生的抗 D 抗体，都是同种抗体。

5. 外源凝集素 又称植物性血细胞凝集素，是植物合成的一类对红细胞有凝聚作用的糖蛋白。外源凝集素由结合多个糖分子的蛋白质亚基组成，分子量小，比较耐热，80℃数小时不能使之失活，如双花扁豆含有抗 A_1 特异凝集素，欧洲荆豆含抗 H 特异凝集素。这些凝集素均可用于红细胞血型抗原的鉴定。

（傅琼瑶）

第二节　ABO 血型系统

ABO 血型系统是 Karl Landsteiner 发现和确定的第一个红细胞血型系统，ABO 抗原不合的输血或妊娠可以引起溶血性输血反应（HTR）和新生儿溶血病（HDN），因此，ABO 血型系统是与临床关系最为密切的血型系统之一。

一、ABO 基因及其遗传

ABO 血型基因具有多态性，其遗传符合孟德尔遗传学定律，为常染色体显性遗传。一般情况下，根据父母双亲的血型便可推断子女可能的血型。

（一）ABO 基因

ABO 基因位于人类第 9 号染色体（9q34.2），全基因序列由 42kb 的核苷酸组成，其编码区有 7 个外显子，其中最大的两个外显子 6、7 构成全部编码区的 77%。ABO 血型系统受控于 3 个等位基因，即 A、B、O 基因，其中 A、B 是显性基因，O 是隐性基因。ABO 基因不能直接编码 ABO 血型抗原，而是通过编码不同的糖基转移酶并将不同的糖分子转移和连接到前体物质上，进而形成 ABO 抗原。

常见的 A 抗原由 A^1（A101）基因编码，它是 ABO 基因的共有序列，可作为其他 ABO 等位基因的参照（图 2-2）。A^1 基因 cDNA 具有 1062bp，编码的糖基转移酶 A（glycosyltransferase A，GTA）包含 351 个氨基酸（amino acid，aa），具有 3 个功能区的蛋白质。若 A^1 基因 cDNA 核苷酸序列第 1061 位的胞嘧啶核苷酸（C）缺失，导致终止密码子失效，产生的 A^2 基因继续额外合成 21 个 aa，从而形成 A_2 亚型。B 基因与 A^1 基因有 7 个核苷酸的差别，形成有 4 个 aa 不同的糖基转移酶 B（glycosyltransferase B，GTB）。O^1 基因和 A^1 基因的 cDNA 核苷酸序列基本一致，只是 O^1 基因 cDNA 在 261 位缺失一个鸟嘌呤核苷酸（G），引起阅读框移位，提前形成一个终止密码子，使肽链合成在第 116 位氨基酸终止，产生一条没有催化功能区的短肽链，因而不能转移单糖分子至前体肽链上。

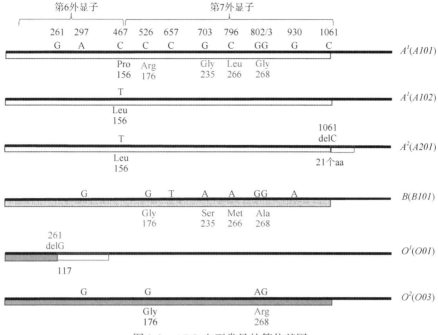

图 2-2 ABO 血型常见的等位基因

（二）ABO血型遗传规律

ABO 血型遗传符合孟德尔遗传学定律，即子代可以从亲代各获得一半的遗传基因，产生相应的血型抗原。因此，可以根据双亲血型推断子女可能的血型。下面以 A 型与其他血型婚配为例，简要介绍 ABO 血型的遗传规律（表 2-4）。

表 2-4 ABO 血型的遗传规律

亲代血型	亲代可能的基因型	子代可能的基因型	子代可能的血型
A×A	AO×AO	AA、AO、OO	A、O
	AA×AO	AA、AO	A
	AA×AA	AA	A
A×AB	AO×AB	AA、AO、AB、BO	A、AB、B
	AA×AB	AA、AB	A、AB
A×O	AO×OO	AO、OO	A、O
	AA×OO	AO	A
A×B	AO×BO	AB、AO、BO、OO	AB、A、B、O
	AA×BO	AB、AO	AB、A
	AO×BB	AB、BO	AB、B
	AA×BB	AB	AB

由于基因突变，ABO 血型遗传可以出现一些特殊情况，如 ABO 亚型、顺式 AB（又称 *cis*-AB 型）等，可通过家系调查和基因分型进一步印证。

二、ABO 抗原

ABO 血型系统有 4 种抗原，分别是 A、A_1、B 和 AB 抗原，其中 A 型个体红细胞表面的抗原为 A 和 / 或 A_1，B 型个体红细胞表面的抗原为 B，AB 型个体红细胞表面的抗原为 A 和 B，O 型个体红细胞表面无 A 和 B 抗原。

（一）ABO抗原生化合成

A、B、H 和 Lewis 等组织血型抗原表位的最末端单糖连接的一个二糖分子，为抗原决定簇的前体结构，有 6 个型别，其中 I 型、II 型最为重要（图 2-3）。① I 型：Galβ（1，3）GlcNAcβ（1，3）Gal-R，存在于分泌液、血浆和内胚层组织中，少量吸附到红细胞上。② II 型：Galβ（1，4）GlcNAcβ（1，3）Gal-R，存在于外胚层和中胚层组织，主要存在于红细胞上。

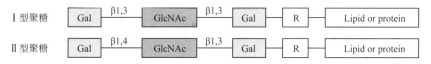

图 2-3　I 型、II 型聚糖链的结构示意图

GlcNAc：N-乙酰-D-葡萄糖胺；Gal：D-半乳糖；R：锚定在蛋白质或脂质的其余分子

ABO 血型抗原属于聚糖类的糖链抗原（糖分子抗原或糖脂抗原），其血清学特异性取决于糖链末端 3 个糖分子的结构。ABO 基因通过编码糖基转移酶控制 ABO 血型抗原的生物合成。H 抗原是 A、B 抗原的前体物质。H 抗原受控于 19 号染色体上的 H 基因，H 基因编码产生的 L-岩藻糖基转移酶（简称 H 酶）将 1 个岩藻糖分子连接到 II 型前体物质链末端的半乳糖（Gal）上，形成 H 抗原。在体液中生成的 H 抗原为 H 物质。A 基因编码产生 N-乙酰-D-半乳糖胺转移酶（简称 A 酶），将 1 个 N-乙酰-D-半乳糖胺（GalNAc）分子连接到 H 抗原末端的半乳糖上，形成 A 抗原。B 基因编码产生 D-半乳糖基转移酶（简称 B 酶），将 1 个半乳糖分子连接到 H 抗原末端的半乳糖上，形成 B 抗原（图 2-4）。

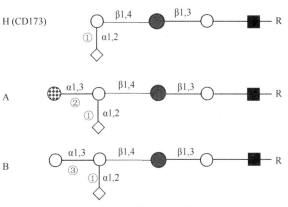

图 2-4　红细胞 ABO 抗原的生化合成示意图

■糖基化的糖蛋白 / 糖脂；●N-乙酰-D-葡萄糖胺；○D-半乳糖；
⊕ N-乙酰-D-半乳糖胺；◇ L-岩藻糖；① FUT1（H 基因）产物；
② N-乙酰-D-半乳糖胺转移酶；③ D-半乳糖基转移酶

一般情况下，A 基因产生的糖基转移酶多于 B 基因产生的糖基转移酶，红细胞上的 A 抗原数量多于 B 抗原。AB 型个体可以产生 A 酶和 B 酶，红细胞上同时存在 A 和 B 抗原。O 型个体由于 O 基因编码的糖基转移酶无活性，无法转移糖分子到前体物质 H 抗原上，所以，红细胞上有大量的 H 抗原，而没有 A 和 B 抗原。正常 A 型和 / 或 B 型成人红细胞上的 H 抗原大部分被转化成 A 和 / 或 B 抗原，红细胞上 H 抗原量较少。

根据红细胞上是否含有 A 或 B 抗原进行 ABO 血型定型。红细胞上含有 A 抗原即为 A 型，含有 B 抗原即为 B 型，含有 A、B 两种抗原即为 AB 型，不含有 A、B 抗原即为 O 型。ABO 血型系统的抗原、抗体的存在符合 Karl Landsteiner 规则，即 A 型个体血清中存在抗 B 抗体，B 型个体血清中存在抗 A 抗体，O 型个体血清中存在抗 A 和抗 B 抗体（或者是抗 A,B 抗体），AB 型个体血清中无抗 A 和抗 B 抗体，因此，临床上必须采用 ABO 血型正反定型（表 2-5），以避免误定血型。①正定型：采用特异性抗体（抗 A、抗 B 标准血清）检查待检红细胞上的未知血型抗原；②反定型：采用已知血型的标准红细胞（Ac、Bc、Oc）检查待检血清中的未知血型抗体。只有正反定型结果一致才能确定 ABO 血型，否则需要查明原因。

表 2-5　ABO 血型鉴定的结果判断

正定型（标准血清＋被检红细胞）			反定型（标准红细胞＋被检血清）			血型
抗 A	抗 B	抗 A, B	Ac	Bc	Oc	
＋	－	＋	－	＋	－	A
－	＋	＋	＋	－	－	B
－	－	－	＋	＋	－	O
＋	＋	＋	－	－	－	AB

注："＋"为阳性；"－"为阴性

ABO 血型抗原属于组织血型抗原，存在于人体的各种细胞上，如红细胞、粒细胞、淋巴细胞或血小板，其表达与人体的生命周期有关。在胚胎 5～6 周时，心血管上皮细胞即可检测出 ABO 血型系统抗原，胎儿 ABO 血型系统抗原数量增长较慢，只有成熟器官表达较强。新生儿 ABO 血型系统的抗原性相当于成人的 25%～50%，出生 18 个月后抗原性逐渐增加，20 岁达高峰，以后逐渐降低，个别老年人 ABO 抗原减弱。因此，应特别注意新生儿和老年人的 ABO 血型鉴定。

（二）ABO 亚型

ABO 亚型隶属于 ABO 血型系统，是由于基因突变导致其抗原结构或抗原位点数有所改变，红细胞上 A 和 / 或 B 抗原表达数量减少，临床上常出现 ABO 正反定型不符，甚至抗原反应太弱无法检出，需要采用吸收放散试验或者分子生物学试验予以验证。ABO 亚型鉴定的具体定型方法详见本章第六节。ABO 血型系统中 A 亚型较多见，主要为 A_1 和 A_2 亚型，约占 A 型个体的 99.99%。B 亚型相对较少。ABO 亚型的血清学特征详见表 2-6。

1. A 亚型　A 亚型除 A_1 和 A_2 外，还有一些弱 A 亚型，如 A_3、A_x、A_{end}、A_m、A_y、A_{el} 等，其主要的血清学特点包括：①红细胞上 A 抗原数量明显减少，红细胞与抗 A 试剂只出现弱凝集或不凝集。②红细胞上 H 抗原表达水平强于正常 A 或 B 型，但弱于 O 型。③有些个体血清中存在抗 A_1 抗体。

（1）A_1 与 A_2：用血清学方法最早确认的亚型。A 亚型人群中 A_1 最为常见，白种人 A_1 亚型约占 80%。A_1 和 A_2 亚型的抗原性都很强，在盐水介质中能与抗 A 抗体发生很强的凝集反应，但二者却存在着质和量的差异：① A_1 亚型红细胞上有 A_1 和 A 抗原，而 A_2 亚型红细胞上只有 A 抗原。②个别 A_2 亚型血清中存在有抗 A_1 抗体。③ A_1 亚型的抗原性明显强于 A_2 亚型。④血清 GTA_1 的活性一般高于 GTA_2。

（2）A_{int}：红细胞 A 抗原强度界于 A_1 和 A_2 亚型之间，同时有增强的 H 抗原，血清中一般存在抗 A_1 抗体。A_{int} 亚型在黑种人中的占比多于白种人。

（3）A_3：①红细胞抗原与血清抗体反应呈现混合视野凝集（即由数个红细胞聚集的小凝块，周围有较多的游离红细胞）。②红细胞表面无 A_1 抗原，有较强 H 抗原，容易被误定成 O 型。③多数 A_3 亚型个体血清中无抗 A_1 抗体，仅个别偶见。④分泌型个体唾液中含有 A 物质、H 物质。⑤血清 GTA 水平很低。白血病患者可引起抗原减弱，呈现类似 A_3 亚型的反应。

（4）A_{end}：红细胞抗原抗体反应也表现出混合视野凝集，但其凝集程度弱于 A_3 亚型。分泌型个体唾液中仅有 H 物质，无 A 物质。血清和红细胞上未检测到 GTA。

（5）A_x：红细胞 A 抗原极弱，与多数 B 型个体的血清不发生凝集反应,但与 O 型人血清（或抗 A,B 抗体）可出现目视可见的凝集反应。分泌型个体的唾液中有 H 物质和微量的 A 物质,血清中通常存在抗 A_1 抗体。血清中有极弱的 GTA，在 pH8 时的活性明显强于 pH6 时。

（6）A_m：红细胞与抗 A、抗 A, B 抗体均不出现凝集反应或凝集极弱，能吸收抗 A 抗体，放散能力较强；分泌型个体唾液中含有正常的 H 和 A 物质；血清中一般不含抗 A_1 抗体。

（7）A_y：红细胞抗原抗体反应现象类似于 A_m 亚型，红细胞吸收抗 A 抗体后，其放散能力弱于 A_m 亚型；分泌型个体唾液中 A 物质较 A_m 亚型少，而 H 物质略多。

（8）A_{el}：红细胞不被抗 A、抗 A,B 抗体凝集，只能通过吸收放散试验证实红细胞上有极弱的 A 抗原，因此称为放散 A；分泌型个体唾液中只含有 H 物质，无 A 物质；血清中可有抗 A_1 抗体。

弱 A 亚型鉴定技术包括：①用抗 A、抗 A_1、抗 A,B、抗 H 抗体进行正定型，以鉴定红细胞上的抗原。②分别用 A_1、A_2 型红细胞进行反定型，检测待检血清中有无抗 A_1 抗体。③用抗 A 抗体进行吸收放散试验，以检测红细胞上是否含有极弱的 A 抗原。④检查唾液中 A、H 分泌型物质，协助判别不同的亚型。⑤检测血清 N-乙酰-D-半乳糖胺转移酶含量及活性。

表 2-6　ABO 亚型血清学特征

血型	抗 A	抗 A_1	抗 B	抗 A,B	抗 H	血清中存在的抗体	唾液血型物质	血清糖基转移酶
A_1	4+	4+	–	4+	1+	抗 B	A、H	pH6.0 阳性
A_2	4+	–	–	4+	3+	抗 B、偶有抗 A_1	A、H	pH7.0 阳性
A_{int}	4+	2+	–	4+	3+	抗 B	A、H	阳性
A_3	2+/mf	–	–	2+/mf	3+/4+	抗 B、可有抗 A_1	A、H	弱阳性
A_{end}	mf/w	–	–	mf/w	4+	抗 B、偶有抗 A_1	H	阴性
A_x	–/w	–	–	1+/2+	4+	抗 B、可有抗 A_1	A（少见）、H	非常弱阳性
A_m*	–/w	–	–	–/w	4+	抗 B	A、H	pH6/7 均阳性
A_y*	–	–	–	–	4+	抗 B	A、H	弱阳性
A_{el}*	–	–	–	–	4+	抗 B、抗 A_1	H	阴性
A（B）	4+	4+	–	4+	3+		A、H	阳性 / 弱阳性
B	–	–	4+	4+	2+	抗 A、抗 A_1	B、H	阳性
B_3	–	–	2+/mf	2+/mf	4+	抗 A、抗 A_1	B、H	弱阳性
B_{end}	–	–	mf	–	4+	抗 A	H	阴性
B_x	–	–	–/w	w/1+	4+	抗 A/ 抗 A_1、弱抗 B	B（少见）、H	阴性
B_m*	–	–	–/w	–/w	4+	抗 A、抗 A_1	B、H	弱阳性
B_{el}*	–	–	–	–	4+	抗 A、偶有弱抗 B	H	阴性
B（A）	–	–	4+	4+	+	抗 A	B、H	阳性 / 弱阳性
获得性 B	4+	–	w	w	4+	–/w	抗 B	A、H	阳性 / 弱阳性
cis-AB	4+	–	2+/mf	4+	2+	弱抗 B	A、B、H	阳性 / 弱阳性
O_h	–	–	–	–	–	抗 A、抗 B、抗 H	无 ABH	阴性

注："+" 为凝集；"–" 为不凝集；"w" 为弱凝集；"mf" 为混合凝集视野；"*" 为吸收放散试验检测结果；"O_h" 为孟买型

2. B 亚型　较少见，包括 B_3、B_x、B_m 和 B_{el} 等，其判断标准与 A 亚型类似。

（1）B_3：B_3 亚型出现频率很低，易误认为是 O 型。红细胞上未检出 B 酶，红细胞抗原抗体反应可呈现混合视野凝集。大多数 B_3 个体血清中无抗 B 抗体，可检测出 GTB，分泌型个体唾液中有 B 物质和 H 物质。

（2）B_x：红细胞与抗 B、抗 A,B 抗体均不发生凝集反应或呈现弱凝集。血清中含有很弱的抗 B 抗体，分泌型个体唾液中有 B 物质和 H 物质。

（3）B_m：红细胞与抗 B、抗 A,B 抗体均不发生凝集反应或呈弱凝集，经吸收放散试验可证实红细胞上有 B 抗原。分泌型个体唾液中含有 H 物质和 B 物质，血清中不含有抗 B 抗体，但可检测到 GTB。

（4）B_{el}：红细胞与抗 B 抗体、抗 A，B 抗体均不发生凝集反应，经吸收放散试验证实红细胞上有极弱的 B 抗原，因此称为放散 B。血清中可能含有极弱的抗 B 抗体；分泌型个体唾液中只含有 H 物质，无 B 物质。

（三）特殊ABO血型

1. 获得性 B　又称为"类 B"，是指 A 型个体检测出 B 抗原的现象（表 2-6、表 2-7）。疾病情况下，患者机体内的脱乙酰基酶使 A 抗原上的 N-乙酰-D-半乳糖胺脱去乙酰基，转变成类 B 抗原，并能与抗 B 抗体发生弱凝集反应。获得性 B 抗原个体无 B 基因，故无 GTB。获得性 B 抗原多见于癌症或感染性疾病患者，特别是结肠癌、直肠癌。获得性 B 的抗原性很弱，为一过性的，随病情的好转而消失。获得性 B 抗原的存在可引发严重的溶血性输血反应。

获得性 B 的血清学特征：①血型鉴定可出现正反定型不一致现象。红细胞上出现 B 抗原，血清中有抗 B 抗体，该抗体不与自身红细胞反应。②获得性 B 的红细胞与抗 B 试剂发生凝集，但在 pH≤6.0 时凝集消失。③分泌型个体唾液中有正常数量的 A 物质和 H 物质，无 B 物质。

表 2-7　获得性 B 抗原的反应格局

正定型				反定型			
抗 A	抗 B	抗 A，B	酸化抗 B（pH6.0）	A_1c	Bc	Oc	自身细胞
4+	1+	4+	−	−	4+	−	−

注："+"为凝集；"−"为不凝集

2. 顺式 AB 型　又称为 cis-AB，是指 A 基因与 B 基因同在一条染色体上，基因型为 AB/O，AB 基因以基因复合物的方式同时遗传给子代。cis-AB 产生的原因：A、B 基因发生不等互换或 ABO 基因发生单碱基错义突变，产生一种嵌合酶，该酶既能合成 A 抗原，又能合成 B 抗原。cis-AB 在不同血源家庭间存在着基因、酶及抗原水平的异质性，在同一血源家庭中存在着同质性。

cis-AB 的血清学特点：①红细胞与抗 B 抗体反应很弱，与抗 A、抗 H 抗体反应较强；②红细胞 A 抗原的抗原性强于 A_2 亚型，弱于 A_1 亚型；其 B 抗原极弱，类似于 B_3 亚型；③血清中有弱抗 B 抗体，能与所有 B 型红细胞反应，但不与自身 cis-AB 红细胞反应；④分泌型个体唾液中有正常的 A 物质、少量 B 物质及大量 H 物质；⑤使用血型血清学鉴定方法难以区分 cis-AB 型与正常 AB 型，必须经家系调查或用分子生物学方法加以区分。目前已发现的 cis-AB 型包括 A_1B、A_1B_2、A_1B_3、A_2B、A_2B_3、A_2B_x、A_xB 等。

3. B（A）和 A（B）型

（1）B（A）型：常染色体显性遗传，表现为 B 型红细胞上有弱 A 抗原，与抗 B 抗体出现强凝集，与抗 A 抗体凝集反应较弱（＜2+）。由于基因突变致使高活性的 D-半乳糖基转移酶出现多态性，即 Pro234Ala、Ser235Gly，导致该酶既能转移 D-半乳糖产生 B 抗原，又能转移 N-乙酰-D-半乳糖胺产生微量的 A 抗原。血清中有高效价的抗 A 抗体，能凝集 A_1 和 A_2 型红细胞，甚至能与 A_x 红细胞发生凝集反应。

（2）A（B）：由于血液中 L-岩藻糖基转移酶增多，导致 H 抗原增多，过多的 H 抗原使 A 酶（GTA）合成微量的 B 抗原。

4. 孟买型　由于同时缺失 H 基因（基因型为 hh）和分泌型基因 Se（基因型为 $sese$），不能产生 L-岩藻糖基转移酶（H 酶），使红细胞和分泌液中不能合成 H 抗原或 H 物质，因而红细胞也不能产生 A 和 / 或 B 抗原。孟买型个体的血清学特征：①红细胞不能形成 ABH 抗原，与抗 A、抗 B、抗 A，B 及抗 H 抗体均不发生凝集反应，易误判为 O 型。②唾液中无 ABH 物质。③血清中存在着能与所有红细胞发生凝集反应的抗 A、抗 B、抗 H 抗体，并且在 4～37℃均有活性，能激活补体引起 HTR。因此，孟买型个体只能输注孟买型的血液。孟买型个体携带的 ABO 基因可以遗传给后代，但因无法遗传给后代 H 基因和 Se 基因，所以后代也不能形成 ABO 抗原，故为隐性遗传。

5. 类孟买型　由于缺失 H 基因（基因型为 hh），但至少含有一个分泌型基因（Se），红细胞上不能合成 H 抗原，但分泌型个体分泌液及血浆中含有 H 物质，可以形成少量 A 和 / 或 B 物质，并吸附到红细胞上，红细胞微弱表达 A 和 / 或 B 抗原。类孟买型的血清学特征：①红细胞表面弱表达的 H 抗原，与抗 H 不发生凝集反应。②红细胞与抗 A、抗 B 凝集反应很弱，可通过吸收放散试验证实红细胞上有 A 和 / 或 B 抗原。③类孟买型个体血清中存在着抗 A、抗 B、抗 H、抗 HI 等抗体。④唾液中含有少量的 ABH 物质。

三、ABO 抗体

ABO 血型抗体包括抗 A、抗 B 和抗 A,B 抗体，主要以 IgM、IgG 和 IgA 抗体的形式存在于缺乏相应抗原的个体血清和其他体液中。

（一）产生

ABO 血型抗体是自发产生的抗体，又称"天然抗体"，广泛存在于所有缺乏相应抗原个体的血清、唾液、乳汁和泪液等体液中。ABO 血型抗体产生的可能原因：①食物、某些细菌和寄生虫含有类似 A 或 B 血型的物质，在人体无知觉的情况下刺激机体产生的 ABO 血型抗体。②人体注射伤寒、副伤寒疫苗，白喉类毒素和破伤风抗毒素等疫苗，其中含有类似 A 或 B 血型的物质，刺激机体产生的抗体。③母胎血型不合，胎儿血细胞进入母体血液循环中，刺激母体免疫系统产生抗体，并且随着妊娠次数的增加，免疫产生 IgG 抗体的效价升高。

新生儿体内的抗体主要来自于母体，能够通过胎盘获取 IgG 抗体和从母乳中摄取 IgA 抗体，自己产生的抗体很少，偶见胎儿期自身产生的 IgM 抗体。因此，新生儿只需做 ABO 血型正定型，不需做反定型。婴儿成长至 3～6 个月时，机体才能检测到自身产生的抗 A、抗 B 抗体，该抗体 5 岁～10 岁时达到高峰。抗体水平随年龄变化而发生改变，老年人抗体水平下降。

（二）特点

A 型、B 型个体血液中的 ABO 血型抗体以 IgM 为主，也有少量 IgG、IgA 抗体。分泌液中的 ABO 抗体多数是 IgA 抗体。O 型个体血液中的抗体以 IgG 类为主，主要是抗 A,B 抗体，它不是抗 A 抗体和抗 B 抗体的混合物，这可以通过吸收放散试验予以证实。例如，采用 O 型血清与 B 细胞共孵育，通过改变试验条件使结合于 B 细胞上的抗体释放于放散液中，此放散液可同时与 B 细胞、A 细胞反应，此种情况即可证实 O 型血清中的抗体为抗 A,B 抗体，提示抗 A,B 抗体识别的是 A 抗原和 B 抗原共同的表位。因此，临床上常使用 O 型血清进行 ABO 亚型的鉴定。

A 亚型血液中可以出现抗 A_1 抗体，A_2B 型产生抗 A_1 抗体的概率要高于 A_2 亚型。A 亚型个体产生的抗 A_1 抗体可干扰血型鉴定和交叉配血试验，导致 ABO 正反定型不符或配血困难。抗 A_1 抗体多数是 IgM 抗体，最佳反应温度为 4℃，室温下可与红细胞抗原发生反应，大多情况无临床意义。如果抗 A_1 抗体在 37℃时与 A_1 或 A_1B 红细胞出现凝集反应，表明该抗体有临床意义，临床输血时应避开 A_1 抗原阳性的红细胞。随着妊娠次数增加，或者输注了 ABO 不相容的血液，可刺激机体产生高亲和力、高效价的 IgG 抗体，37℃时溶血活性增强，并且很难被 A 和 B 血型物质中和。

（三）临床意义

1. ABO 抗体可以引起 HTR　由于 ABO 血型抗体为规则抗体，即 A 型个体血清中有抗 B 抗体，B 型个体血清中有抗 A 抗体，O 型个体血清中有抗 A、抗 B 抗体（多为 IgM 抗体）或抗 A,B 抗体多为 IgG 抗体，因此，ABO 血型系统不相容的输血，如 A → O、B → O、A → B、B → A，受者体内的抗 A、抗 B、抗 A,B 抗体可发生抗原抗体反应并激活补体，破坏输入的红细胞，从而导致血管内急性 HTR，严重者可出现弥散性血管内凝血（disseminated intravascular coagulation，DIC）、急性肾功能衰竭，甚至死亡。

2. ABO 抗体可以引起 HDFN　ABO 血型不合的妊娠，多见于孕妇为 O 型，胎儿或新生儿为 A 型或 B 型，在妊娠期间胎儿红细胞如果通过破损的胎盘进入到母体，刺激母体 B 淋巴细胞转变为浆细胞，产生 IgG 类抗体，通过胎盘进入胎儿体内，与胎儿红细胞结合后被单核巨噬细胞系统破坏，从而导致 HDFN。

3. ABO 抗体可以影响移植器官存活能力　ABO 抗原在全身多种组织中表达，是与移植非常相关的组织相容性抗原。抗 A 和抗 B 抗体可引起肾、肝、心不相容的超急性排斥反应。供者与受者 ABO 血型系统不相合的器官移植（尤其是肾移植），会加大排异反应，降低移植的成功率，因此，ABO 血型系统在器官移植中具有重要意义。

4. ABO 抗体可以用于血缘关系鉴定　由于 ABO 血型系统的遗传符合孟德尔遗传学定律，因此，可以借助父母血型与子女血型初步鉴定血缘关系，但要除外 *cis*-AB 型。

5. ABO 抗体可以导致其他临床症状　ABO 血型不相容的大量血浆输注，以及 ABO 血型不相容的血小板输注均可导致与溶血无关的细胞免疫功能受损、感染和多器官衰竭等临床症状，这可能是由于输入血浆中存在着 ABO 抗体，或者是输入血浆中的可溶性 ABO 物质与受体抗体组成的循环免疫复合物造成了组织损伤。

（袁忠海）

第三节　Rh 血型系统

Rh 血型系统较为复杂，抗原数目多达 56 个，是多肽分子抗原，主要的抗原有 5 种，即 D、C、E、c、e。其临床重要性仅次于 ABO 血型系统。由于输血、妊娠等免疫刺激，Rh 阴性个体可以免疫产生 IgG 抗体，引起 HDN 和迟发性 HTR。

一、*RH* 基因及其编码的抗原

Rh 血型系统基因 *RH* 位于 1 号染色体短臂 1p36.11 上，由两个紧密连锁的基因 *RHD* 和 *RHCE* 构成，前者编码 D 抗原，后者编码 Cc、Ee 抗原。Cc 与 Ee 抗原可以产生 4 种组合：CE、ce、cE 和 Ce。Rh 血型系统因基因突变、基因重排等可以产生许多新的 Rh 复合物（新的抗原）。所以，Rh 血型系统非常复杂。

（一）*RH* 基因结构

RH 基因由 1 号染色体上的两个紧密连锁基因 *RHD* 和 *RHCE* 组成，二者结构相似，方向相反，以 3′ 端相邻（图 2-5）。*RHD* 和 *RHCE* 基因各有 10 个外显子和 9 个内含子，并且编码区有 97% 的同源性，序列差异最大的区域位于第 4 内含子区。决定 *RHC/c* 基因特异性的碱基在第 1、2 外显子区域，决定 *RHE/e* 基因特异性的碱基在第 5 外显子区域。*RHC* 基因内含子 2 区域含有一段 109bp 的碱基序列，可以区分 *RHC* 基因和 *RHc* 基因；*RHCE* 基因内含子 4 区域含一段 648bp 的碱基序列，可以与 *RHD* 基因进行区分。不同种族 RhD 阴性个体 *RHD* 基因缺失情况不同，多数 RhD 阴性个体是 *RHD* 基因全部缺失，如白种人几乎 *RHD* 全基因缺失，中国人约 60% 为 *RHD* 基因全缺失、25% 携带不完全 *RHD* 外显子。

在 *RHD* 基因上、下游各有一段长约 9kb 的序列，分别称为上、下游序列框（或称 Rh 盒子，Rh box），二者序列存在 98.6% 的同源性。*RHD* 和 *RHCE* 基因之间含一个长约 30kb、功能未知的基因——*TMEM50A*（以前称为小膜蛋白1，*SMP1*），编码一种 18kD 的膜蛋白 SMP1 分子，推测 *SMP1* 基因与 *RHD* 及 *RHCE* 基因转录有关，确切作用机制尚不清楚。*RHD* 和 *RHCE* 基因方向相反，两个 3′ 端相邻，易交换遗传物质，形成发夹样结构的杂合序列框，出现 *RHD* 基因中有部分 *RHCE* 结构，或者 *RHCE* 基因中有部分 *RHD* 结构，如 *RHD–CE–D* 和 *RHCE–D–CE* 杂合体，这些杂合基因可以产生新的杂合蛋白，具有独特的抗原决定簇。目前，已发现 40 余种 *RHD* 和

RHCE 基因重组方式。

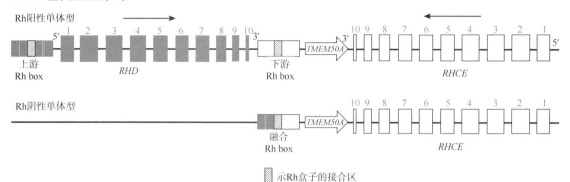

图 2-5　*RH* 血型基因结构示意图

RHD 与 *RHCE* 方向相反，但与 *TMEM50A* 方向相同，Rh 阴性单体型 *RH* 基因缺失发生在上下游 Rh box 的接合区

（二）RhD和RhCE抗原

　　RHD 和 *RHCE* 基因编码的蛋白均由 417 个氨基酸组成，在成熟过程中 N 端蛋氨酸丢失，形成 416 个氨基酸的成熟非糖基化蛋白，具有较强的疏水性。RhD 和 RhCE 蛋白结构相似（图 2-6），仅有 31～36 个氨基酸不同，这取决于不同的 RhCE 组合（如 Ce、cE、CE、ce）。蛋白质分子结构发生相对较小的变化，就可以影响到 Rh 抗原的表达。例如，*RHCE* 基因产物 C 与 c 抗原的差异在于第 16、60、68、103 位氨基酸的不同，在第 103 位氨基酸若是丝氨酸（Ser）则为 C 抗原，若是脯氨酸（Pro）则为 c 抗原；第 226 位氨基酸若是脯氨酸（Pro）则为 E 抗原，若是丙氨酸（Ala）则为 e 抗原。在亚洲人和非洲人中，部分 Rh 阴性个体携带无功能的沉默 *RHD* 基因，通常表现为 Ce 抗原表型。在欧洲人中，Rh 阴性个体通常无 *RHD* 基因，只有 *RHCE* 基因，多数人为 ce 抗原表型。

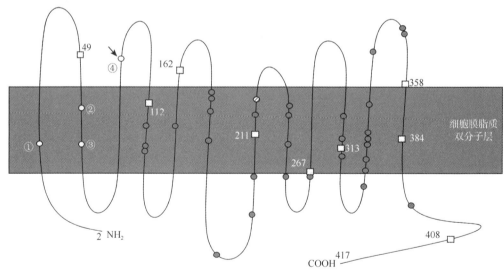

图 2-6　RhD 和 RhCE 多肽链示意图

□以数字位置为截点，代表上 1 个外显子结束和下 1 个外显子开始；●表示 RhD 和 RhCE 多肽的不同氨基酸残基；○代表 c/C 多态性；⊘代表 e/E 多态性：Ala226Pro；➜代表重要的多态性位点；①为 Trp16Cys；② Leu60Ile；③ Asn68Ser；④ Pro103Ser

二、Rh 血型命名

　　1940 年，Landsteiner 和 Wiener 用恒河猴（Rhesus）的红细胞免疫豚鼠和家兔，然后从豚鼠和家兔体内分离免疫血清，这种血清不仅能凝集恒河猴红细胞，也与约 85% 白种人的红细

胞发生凝集，他们认为这些白种人红细胞表面含有与恒河猴红细胞相同的抗原，故而以恒河猴的英文单词前 2 个字母对此抗原进行命名，即为 Rh 抗原。另外，Levine 和 Stetson 在一名发生 HDFN 的孕妇血清中也发现了与这种抗原反应的抗体。虽然，Landsteiner 用动物血清鉴别的抗原和 Levine 用人抗体确定的抗原不完全相同，但因为 Rh 这个术语已普遍采用，故一直沿用至今。Rh 血型系统命名较为复杂，有 Fisher-Race 命名法、Wiener 命名法、Rosenfield 命名法、现代命名法等多种方法。

（一）Fisher-Race命名法

又称为 CDE 命名法。1943 年，由于对 *RH* 基因认知的局限性，认为 *RH* 基因位于 1 号染色体短臂上，有 3 个紧密连锁的基因位点，每个位点都有自己的等位基因（*C* 和 *c*、*D* 和 *d*、*E* 和 *e*）。理论上，在一条染色体上这 3 个连锁基因是以复合体形式遗传，可以形成 8 种基因组合，即 *CDE*、*CDe*、*CdE*、*Cde*、*cDE*、*cDe*、*cdE*、*cde*，在两条染色体上这 8 种基因组合可形成 36 种基因型和 18 种表现型（表型）。虽然当时对 *RH* 基因认识有些错误，该命名方法不很正确，但 CDE 命名法比较简单，易于书面交流，在临床上较为常用，如 CCDEe、CcDee 等。

（二）Wiener命名法

又称为 Rh-Hr 命名法。Wiener 学派认为在染色体上 *RH* 基因只有一个基因位点，产生的抗原由一系列因子组合而成，每个因子能被相应的抗血清识别。两种学说不同点是 Fisher-Race 想象 Rh 血型为一种复合基因，而 Wiener 视其为一种复合抗原。由于 D、E、C 分别存在于不同肽链上，因此 Wiener 命名法常被认为不合理。

（三）Rosenfield命名法

将 Rh 抗原用数字编号，如 D 为 RH1、C 为 RH2、E 为 RH3、c 为 RH4、e 为 RH5。该命名法常用于描述 Rh 系统的高频抗原，如 RH17、RH29、RH32 等。

（四）现代命名法

通过区分基因、抗原、蛋白质的方法进行 Rh 血型系统命名。基因用大写字母斜体表示，根据其所编码的抗原进行命名，如 *RHCE*ce、*RHCE*CE 等；抗原用字母表示，如 D、C、c、E、e 等；蛋白质按其携带的抗原命名，如 RhD、RhCE、Rhce 等。

三、Rh 抗原

Rh 血型系统中，与临床关系最密切的抗原为 D、E、C、c、e，其中 D 的抗原性最强，临床上常把红细胞含有 D 抗原者称为 Rh 阳性，不含有 D 抗原者称为 Rh 阴性。

（一）Rh表型

通常使用抗 D、抗 C、抗 c、抗 E、抗 e 等 5 种标准抗血清试剂，检测 5 种常见的 Rh 抗原，红细胞有 18 种可能的 Rh 表型。一般情况下，通过 *RH* 基因型可以推测其表型，如基因型为 *DCE*/*Dce* 的个体，其表型为 DCcEe；而通过表型很难推测其基因型，因为表型相同者基因型可能不同，如表型为 DCcEe 的个体，其基因型可能为 *DCE*/*Dce*、*DcE*/*DCe* 等情况；RhD 阳性可能是 *DD* 纯合子基因型，也可能是 *Dd*（*D/-*）杂合子基因型。

Rh 抗原一般存在着剂量效应，纯合子抗原性明显强于杂合子。Rh 单体型会影响红细胞 D、E 抗原表达水平。不同单体型由于位置效应，邻近基因可以相互影响：①发生在同一染色体基因之间的顺式效应，例如，*D* 基因促进 E 抗原的表达，*DcE*/*DcE* 比 *dce*/*dce* 产生的 E 抗原多；*C* 基因抑制 D 抗原的表达，*DcE*/*DcE* 与 *DCe*/*DCe* 比较，前者 D 抗原表达强于后者。②发生在同源染色体基因之间的反式效应，例如，一条染色体上 *C* 基因影响另一条染色体上 *D* 基因的表达，同样表型（CcDdee）的个体，基因型为 *DCe/dce* 比 *dCe/Dce* 表现出更强的 D 抗原性。

（二）D 抗原

D 抗原多肽链由 416 个氨基酸组成，定位于红细胞膜上，反复穿膜 12 次，胞外形成 6 个环，其 N 末端、C 末端均位于胞质内（图 2-6）。D 抗原表位结构较为复杂，多个表位涉及细胞外环及细胞内的氨基酸，氨基酸的改变可影响 D 表位的表达。目前，使用针对不同表位的单克隆抗体，可以检测到 30 余种 D 抗原表位，主要抗原表位用 epD1～epD9 表示。正常 Rh 阳性个体表达 9 个抗原表位，每个红细胞上 D 抗原数量 1 万～3 万，因基因缺失、基因交换、碱基变异（突变、缺失、mRNA 拼接位点变异）等，可产生不同的 RhD 型别（图 2-7a），如弱 D、部分 D、Del 等（表 2-8），导致 D 抗原表达的质或量发生改变，通称为 D 变异型。D 变异型个体因 D 抗原数量或表位的变化，一种单克隆试剂可能无法检测出抗原，出现假阴性的结果，因此，需应用不同厂家或不同批号的试剂多次验证 Rh 阴性真伪。D 变异型个体，由于红细胞上仍然存在有 D 抗原，可以刺激 RhD 阴性个体产生抗 D 抗体，所以该个体若作为献血者应视其为 RhD 阳性，若作为受血者应视其为 RhD 阴性。

D 抗原只存在于细胞膜上，体液和分泌液中无 D 抗原。不同种族、不同地区 D 抗原表达和分布不同。欧洲人和北美白种人 Rh 阳性率约为 82%～85%，非洲黑人约为 95%，亚洲黄种人更高，中国汉族和日本人约为 99.7%。

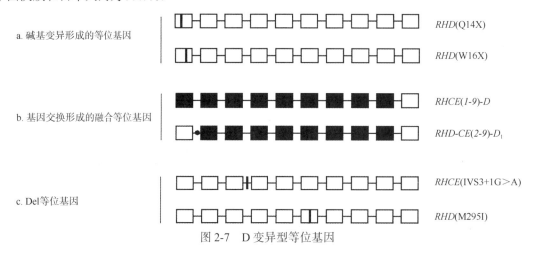

图 2-7　D 变异型等位基因

表 2-8　不同 RhD 抗原的血清学特征

	D 表位	D 表达	突变部位	抗 D 抗体反应性	产生抗 D 抗体
正常 D	正常	正常	无	正常	不能
增强 D	正常	增强	*RHCE* 基因缺乏	强	不能
部分 D	缺失	正常 / 减弱	*RHD* 基因胞外突变	弱或阴性	能
弱 D	减少	减弱	*RHD* 基因跨膜区或胞内区发生突变	弱或阴性	可能
Del	减少	极弱	*RHD* 基因剪切位点突变和膜中、膜内错义突变等	阴性	可能
D 阴性	无	无	*RHD* 基因完全缺失、突变失活	阴性	可能

1. D 抗原阴性　血清学方法检测红细胞表面没有 D 抗原，则称为 Rh 阴性。白种人主要为 *RHD* 基因完全缺失，其他种族大多由于 *RHD* 基因突变失活所致。白种人中，Rh 阴性比例较高，约占 15%。中国人群中 Rh 阴性较少，汉族人占比极少（约为 0.2%～0.5%），多集中在少数民族。

2. 弱 D 型　红细胞膜上 D 抗原数量减少，单个红细胞上仅有 30～6000 个 D 抗原，不能与 IgM 型抗 D 抗体直接发生凝集反应，需要使用间接抗球蛋白试验才能检测出 D 抗原，称为弱 D

型（weak D）。弱 D 产生的原因可能是因为 *RHD* 基因跨膜区或胞内区发生了单个核苷酸突变，影响 D 抗原多肽链插入到细胞膜中，从而使细胞膜上 D 抗原数量减少。目前，已发现弱 D 种类超过 150 种，其中弱 D1 型最常见。由于弱 D 个体红细胞膜上还有 D 抗原，为避免临床出现溶血性输血反应，该个体作为献血者或受血者要区分对待。

3. 部分 D 型 与弱 D 型相反，部分 D 型氨基酸改变多位于红细胞膜外，或位于膜内但引起胞外抗原决定簇改变或缺失，D 抗原表达正常或减弱，单个红细胞上有近 1 万个 D 抗原，血清中可能还有抗 D 抗体，此种 D 变异型称为部分 D（partial D）。正常 D 抗原包括 30 余种抗原表位，而部分 D 型发生 D 抗原表位部分缺失，因此不被某些抗 D 抗体识别，多数是由于 *RHD* 基因部分被 *RHCE* 基因替代，形成了杂合基因，如 *RHD-CE*（2-9)-D 融合基因，从而产生杂合蛋白，不仅丢失了一部分 D 表位，还可能产生了新的抗原（图 2-7b）。

4. 放散 D 型 D 抗原在红细胞上表达极弱，单个红细胞上抗原数量少于 200 个，比弱 D 数量还少，常规血清学检查为阴性，易被误认为 RhD 阴性，但通过吸收放散试验发现红细胞上存在有极少量 D 抗原，称之为放散 D 型或 Del 型。Del 型主要是由于 *RHD* 基因发生剪切位点突变和罕见的错义突变（图 2-7c），与 Ce 单体有关，属于变异体，如 *RHD*（Val295Ile）。Del 型具有地域人种差异性，亚洲 RhD 阴性个体中 Del 约占 10%～30%、西方人约占 0.027%。

5. Rh_{null} 型 红细胞表面 D、C、c、E 和 e 抗原都缺乏，与相应的 Rh 抗血清均不能发生免疫反应。此种血型分无效功能型和调节基因型，前者因 *RHD* 基因缺少和 *RHCE* 基因突变失活所致；后者 *RHD* 基因正常，而 *RHAG*（Rh 相关免疫球蛋白）基因发生了突变失活。Rh_{null} 调节基因型中的 Rh 抗原表达依赖于 *RHAG* 基因的存在。Rh_{null} 个体经过免疫刺激后能产生广谱的 Rh 抗体，可与 Rh_{null} 以外的所有红细胞发生反应。

6. 增强 D 型 由于 *RHCE* 基因缺失、弱表达或存在 *CE* 亚型，如 D--、Dc-和 DC^w-等，导致红细胞上 D 抗原表达明显增强，表达量超过 3 万，甚至高达 20 万，该种血型的红细胞在盐水介质中能与 IgG 抗 D 抗体发生凝集反应。

（三）C/c 和 E/e 抗原

RHCE 基因编码 C 和 / 或 c、E 和 / 或 e 抗原，*RHCE* 有 50 多种等位基因，易发生突变导致抗原表达改变或减弱。

1. 复合抗原 包括 ce、cE、Ce、CE。过去认为复合抗原是顺式基因表达的产物，现在已经明确复合抗原在同一蛋白质分子上表达。ISBT 规范命名 ce 为 RH6，Ce 为 RH7 和 RH41 两种，CE 为 RH22，cE 为 RH27。

2. 变异体 *RHCE* 基因突变导致 C、c、E、e 抗原的数量或质量发生了改变，其中 C 和 e 抗原改变较为常见。欧洲人 C 抗原的改变与 RhCe 蛋白第一个细胞外环氨基酸突变有关，伴有 C^w 或 C^x 抗原表达，还有可能产生新的抗原。这些个体红细胞 C 抗原阳性，但是若受到免疫刺激仍有可能产生抗 C 抗体或者抗 Ce 抗体。非洲人 C 抗原表达改变常与杂合基因 *RHD-CE-D* 有关，该基因不编码 D 抗原，编码异常的 C 抗原；*RHCE* 基因多处突变可引起 e 抗原变异，导致突变个体产生抗 e 抗体，易被误认为是自身抗体。

四、Rh 抗体

Rh 抗原阴性的个体，因反复输血、妊娠等免疫刺激可以产生 IgG 抗体，如抗 D、抗 E、抗 C、抗 c、抗 e、抗 DC、抗 DE、抗 Ce、抗 Ec 抗体等，其出现的频率取决于相应抗原的抗原性及其在人群中的分布频率。Rh 血型抗体，除偶见天然抗 E、抗 C^w 抗体，基本上都是免疫性的 IgG 抗体，在临床上可引起严重的 HTR 和 HDN。Rh 血型不完全抗体（IgG 抗体）能封闭抗原表位，影响血型抗原定型，如 RhD 阳性的新生儿，因其红细胞 D 抗原表位被母体 IgG 抗 D 抗体封闭，可导致 RhD 抗原鉴定为假阴性。

Rh 阴性个体输入 Rh 阳性血液，免疫发生率为 20%～50%。对于 D 变异型的个体，作为供血者其血液可以使受血者免疫产生抗体，作为受血者最好输注 Rh 阴性血液，以避免 Rh 抗体引起的溶血性输血反应。由于输血治疗前常规检测 D 抗原，针对 Rh 阴性个体一般选用 ABO 同型的 Rh 阴性血液进行输注，因输血免疫产生的抗 D 抗体较少见；而母胎 Rh 血型不合的妊娠免疫产生的抗 D 抗体却较常见，原因是子代 Rh 血型是由遗传决定的，不能随意选择；Rh 血型 E 的抗原性也很强，略低于 D 抗原，但是尚未硬性要求 E 抗原作为临床常规检查项目，临床输血也不考虑 E 抗原同型输注，出现抗 E 抗体产生的概率高于抗 D 抗体，抗 E 抗体引起的 HTR 和 HDFN 也相对较常见。

（孙瑞利）

第四节 红细胞其他血型系统

由于人种、地域和民族的不同，血型抗原的多态性分布也不尽相同。红细胞表面的血型抗原除常见的 ABO、Rh 抗原外，还存在着许多其他血型抗原，这些特殊的血型抗原可产生相应的稀有血型系统，如 H、Lewis、MNS、P1PK、I、Duffy、Kidd、Kell 及 Diego 等血型系统。稀有血型系统检出频率低，但当机体发生血型不合的妊娠或输血时，可诱发机体产生抗体，引起 HTR 和 HDN，是临床不容忽视的因素。掌握其他血型系统抗原抗体特征，有助于临床合理选择血液成分进行安全有效的输血治疗和预防 HDN，有助于血型遗传学、法医学和亲子鉴定研究。

一、H 血型系统及 Lewis 血型系统

H 血型及 Lewis 血型抗原的结构与 ABO 抗原相似，都是通过糖基转移酶把糖分子转移并连接到糖脂或糖蛋白的寡聚糖上，形成糖分子抗原。

（一）H血型系统

H 血型系统 ISBT 命名字母符号是 H，数字序号是 018。该系统只有 1 个 H 抗原，并且是 A、B 抗原的前体物质。除稀有的孟买（Bombay）血型红细胞外，所有人红细胞表面都表达 H 抗原。人体内几乎所有组织的细胞膜上，以及分泌液、体液和血浆中都含有 H 抗原。红细胞上 H 抗原表达的数量与 ABO 血型相关，O 型红细胞 H 抗原最多，而 A 型、B 型红细胞上的 H 抗原相对较弱。正常成人红细胞上 H 抗原表达的强弱顺序为：$O > A_2 > B > A_2B > A_1 > A_1B$。

1. H 抗原 H 抗原的合成由双结构基因 $FUT1$（H）和 $FUT2$（Se）控制，两个基因位于 19 号染色体紧密连锁，各自编码 L-岩藻糖转移酶（H 酶）。$FUT1$ 基因编码的糖基转移酶作用的底物是 Ⅱ 型糖链，主要将红细胞 Ⅱ 型寡糖前体链转化为 H 抗原；$FUT2$ 基因编码的糖基转移酶作用的底物是 Ⅰ 型糖链，主要将分泌液 Ⅰ 型寡糖前体链转化为分泌型 H 抗原，即体液中的 H 物质（图 2-3）。分泌型个体 Se 基因决定了分泌液中是否存在 ABH 物质，Se 编码产生的 H 酶在红细胞不表达，在唾液腺及泌尿生殖等组织中表达，因而分泌型个体唾液中同时表达 Ⅰ、Ⅱ 型 H 抗原，是分泌型个体形成 A 和 / 或 B 物质的基础；非分泌型个体为 se 基因（隐性基因），唾液中不表达或仅有微量 H 物质，使用凝集抑制试验一般不能被检出。H 抗原缺失表型包括孟买型和类孟买型，详见本章第二节。

2. H 抗体 H 血型系统产生的抗体多为 IgM 类的冷抗体，与红细胞的反应强度为：$O_{成\,c} > O_{脐\,c} > B_{成\,c}$ 或 $A_{成\,c}$。

（二）Lewis血型系统

Lewis 血型系统 ISBT 命名为 LE，数字序号为 007。Lewis 血型抗原有 6 个，即 Le^a、Le^b、Le^{ab}、Le^{bH}、ALe^b 和 BLe^b，主要抗原为 Le^a 和 Le^b，可有 4 种表型，即 Le（a–b+）、Le（a+b–）、Le（a+b+）

及 Le（a–b–），以水溶性抗原形式存在于体液中，红细胞表面的 Lewis 抗原不是红细胞合成的，是从血浆中吸附而来的。Lewis 抗原也表达在血小板、内皮细胞和泌尿生殖系统及消化系统上皮细胞上。

1. Lewis 抗原　Lewis 抗原与 ABH 血型物质起源于共同的前体物质，抗原合成受控于 19 号染色体的 *FUT3*（*Le* 基因）及 *FUT2*（*Se* 基因），如表 2-9 所示。*Le* 基因编码的 α-1,4-岩藻糖基转移酶，将 1 个岩藻糖分子连接到 Ⅰ 型糖链次末端的 N-乙酰-D-葡萄糖胺（GlcNAc）上，形成 Le^a 抗原；*Se* 基因编码的 α-1,2-岩藻糖基转移酶，将 1 个岩藻糖连接到 Ⅰ 型糖链末端的 D-半乳糖上，形成 Le^d 抗原；在 Le^d 抗原基础上，*Le* 基因编码的 α-1,4-岩藻糖基转移酶再把 1 个岩藻糖分子连接到 Le^d 链次末端 N-乙酰-D-葡萄糖胺上，形成含有 2 个岩藻糖的 Le^b 抗原；在 Le^b 抗原基础上，若 A 酶转移 1 个 N-乙酰-D-半乳糖胺到 Le^b 抗原链次末端 D-半乳糖上，形成了 A 型分泌型的 Le^b 抗原（ALe^b），若 B 酶转移 1 个 D-半乳糖胺到 Le^b 抗原链次末端 D-半乳糖上，形成了 B 型分泌型的 Le^b 抗原（BLe^b）。Lewis 抗原在体液中的生成过程见图 2-8。

表 2-9　*Le* 基因和 *Se* 基因共同合成 Lewis 抗原（O 型个体）

基因型		分泌液中的抗原		红细胞表型	是否为分泌性
Lewis（*FUT3*）	分泌型（*FUT2*）	Le^a	Le^b		
Le/Le 或 *Le/le*	*Se/Se* 或 *Se/se*	–	+	Le（a–b+）	是
Le/Le 或 *Le/le*	*Se^w/Se^w* 或 *Se^w/se*	+	+	Le（a+b+）	是（弱）
Le/Le 或 *Le/le*	*se/se*	+	–	Le（a+b–）	否
le/le	任何情况	–	–	Le（a–b–）	是/否

注："+"为凝集；"–"为不凝集

除红细胞外，在人体血清、唾液、乳汁、尿液、消化液及羊水等体液中也可检测到 Lewis 抗原。Le^b 吸附于红细胞表面的能力优于 Le^a，又由于 Le^b 抗原数量远远多于 Le^a 的数量，红细胞上一般只能检测到 Le^b 抗原。新生儿红细胞很少表达 Lewis 抗原，脐带血标本大多数表现为 Le（a–b–）。妊娠期间 Lewis 抗原量可能减少，出现一过性的 Le（a–b–）表型，甚至可能产生 Lewis 抗体，分娩后随着 Lewis 抗原的恢复，抗体逐渐消失。

2. Lewis 抗体　Lewis 抗体比较常见，为自然产生的 IgM 冷抗体，37℃凝集反应弱，室温下反应强烈，可导致 ABO 血型定型困难。Lewis 抗体多产生于 Le（a–b–）个体的血清中，如抗 Le^a 抗体、抗 Le^b 抗体及抗 Le^{a+b} 抗体。Le（a–b+）个体一般不产生抗 Le^a 抗体，因为唾液和血浆中含有少量的 Le^a 抗原，可中和其抗体。

由于供者血浆中可能存在着 Le^a、Le^b 抗原，以及供者红细胞表面的 Le^a、Le^b 抗原也可以脱落释放到血浆中，这些抗原可以中和患者体内的 Lewis 抗体，所以，临床极少出现 Lewis 抗体引起的 HTR。对于有 Lewis 抗体的患者，

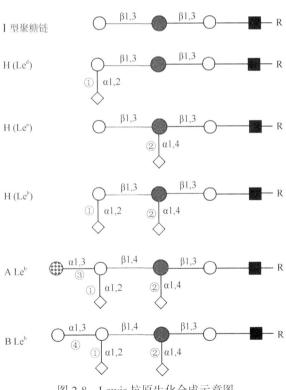

图 2-8　Lewis 抗原生化合成示意图

■糖基化的糖蛋白/糖脂；●N-乙酰-D-葡萄糖胺；○D-半乳糖；◇L-岩藻糖；▦N-乙酰-D-半乳糖胺；① *FUT2*（*Se* 基因）产物；② *FUT3*（*Le* 基因）产物；③ N-乙酰-D-半乳糖胺转移酶；④ D-半乳糖基转移酶

选择 37℃ 交叉配血相合的血液输注即可，一般不需要选择 Lewis 抗原阴性的血液。

二、MNS 血型系统

MNS 是第 2 个被发现的红细胞血型系统，ISBT 命名为 MNS，数字序列为 002，是由位于 4 号染色体上两个紧密连锁的 *GYPA* 和 *GYPB* 基因编码形成的血型糖蛋白 A（glycoprotein A，GPA）和糖蛋白 B（glycoprotein B，GPB）产生。目前已确认 MNS 血型抗原有 50 个，常见抗原为 M、N、S、s、U 等。

1. MNS 抗原 MNS 血型抗原为红细胞表面唾液酸糖蛋白成分，GPA 主要携带 MN 抗原，GPB 主要携带 Ss 抗原和少量 N 抗原（图 2-9）。MN 是一对等位基因，共显性遗传性状。M 与 N 抗原差异体现在个别位点氨基酸的不同：前者第 1 位是丝氨酸，第 5 位是甘氨酸；后者第 1 位是亮氨酸，第 5 位是谷氨酸（图 2-9）。S 和 s 抗原的区别在于 GPB 肽链第 29 位氨基酸的不同：S 抗原是蛋氨酸，s 抗原是苏氨酸。

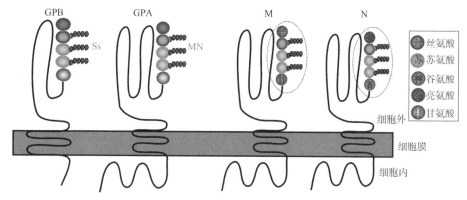

图 2-9　MNS 血型抗原示意图

MNS 血型抗原的特性：① MN 抗原产生较早，胚胎期可以检测到，Ss 抗原出生后才可检测。② MN 抗原十分稳定，耐高温、高压，可反复冻融。③ MNS 系统抗原是补体、细菌及病毒的受体。④ MN 抗原存在着剂量效应，纯合子比杂合子的抗原性强。⑤ M 抗原具有类 N 特异性，由于 M 型红细胞上存在有类似 N 抗原的受体，抗 N 抗体可被 M 型红细胞吸收。⑥ MNS 系统还有一些低频抗原和高频抗原，如 Mi 亚血型系统 Mi Ⅲ，在非洲人中很少见，但在中国人中约占 7.3%，泰国人约占 10%。

2. MNS 抗体 临床常见的抗体有抗 M、抗 N、抗 S 及抗 s 抗体等。抗 M 抗体大多为 IgM 抗体，最佳反应温度为 4℃，偶见因输血或细菌感染而产生 IgG 抗体。抗 N 抗体比较罕见，多数也是 IgM 抗体，在 25℃ 以上失去活性。抗 S 抗体多为免疫性抗体，部分为自然产生，抗 s 抗体均为免疫性抗体。

3. 临床意义 MNS 血型抗原为带负电荷的唾液酸糖蛋白，木瓜酶、菠萝酶等对其具有破坏作用，临床不宜使用酶法开展 MNS 血型抗原抗体检测。多数抗 M、抗 N 抗体在 37℃ 不发生反应，临床意义不大。抗 S、抗 s 抗体通常是非补体结合的 IgG 抗体，能够引起 HDN 和 HTR。在中国香港和台湾，抗 Mi Ⅲ 抗体是除了抗 A 抗体、抗 B 抗体以外的最常见血型抗体，可引起 HDN 和 HTR。目前在东南亚地区抗体筛选细胞包括 Mi Ⅲ 抗原。

三、P1PK 血型系统

P1PK 是第 3 个被发现的红细胞血型系统，ISBT 命名为 P，数字序列为 003。包括 P1、P、P^k 抗原，均由不同的合成酶通过阶梯式增加糖分子形成，而后与脂质相连形成直链结构，在血型血清学和生物化学方面紧密关联，故统称为 P1PK 血型系统。这些抗原的存在或缺失组合及其相互作用，可以产生 P_1、P_2、P^k、P、p 五种表型。P1 抗原阴性时为 P_2，P1、P、P^k 抗原均缺失时为 p。

1. P1PK 抗原　P1PK 血型系统基因位于 22 号染色体，编码不同的合成酶，在不同受体底物终端添加相同 / 不同的糖分子，负责抗原 P1、P、P^k 和 PX2 的合成。P1 合成酶，即 α-半乳糖基转移酶，以红细胞糖苷脂为底物，合成 P1 抗原。P^k 抗原合成酶也属于 α-半乳糖基转移酶，以半乳糖基神经酰胺为底物合成 P^k 抗原。P 合成酶是 β-1, 3-*N*-乙酰基-D-半乳糖氨基转移酶，以 P^k 为底物合成 P 抗原（图 2-10）。

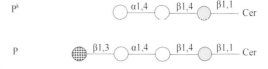

图 2-10　P1PK 血型抗原示意图

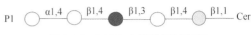

● *N*-乙酰-D-葡萄糖胺；◐ 葡萄糖；○ D-半乳糖；⊕ *N*-乙酰-D-半乳糖胺；Cer: 半乳糖基神经酰胺

在不同地区、种族人群中 P1PK 血型抗原差异较大，白种人 P1 约占 80%，亚洲人约占 30%。P1 抗原除表达在红细胞上，粒细胞、淋巴细胞及单核细胞上也有表达。婴幼儿时期，P1 抗原尚未发育成熟，7 岁以后逐步发育完全。包囊虫囊液或鸽卵清中含 P1 活性物质，目前已广泛用于中和试验、抗 P1 抗体单克隆抗体的制备。P 抗原是红细胞糖苷脂，在出生时已发育完全，在所有红细胞上均表达。P^k 是红细胞三糖神经酰胺抗原（CD77），与 p 一样，红细胞上极罕见表达。

2. P1PK 抗体　抗 P1 抗体较常见，常出现在 P_2 个体血清中，通常是 IgM 抗体，在 25℃以上无活性，临床输血治疗无需挑选 P1 抗原阴性的红细胞。p 表型个体缺乏 P1、P、P^k 抗原，血清中存在着抗 $PP1P^k$ 抗体，可以与 p 表型以外的红细胞发生反应。抗 P 抗体是 P^k 体液中存在的 IgM 抗体，在补体参与下可使 P 阳性红细胞发生溶血。儿童感染病毒后，血清中可发现双相溶血素抗 P 抗体，在低于 20℃时与红细胞结合并激活补体，当温度升至 37℃时又与红细胞分离并脱落到血浆中，引起阵发性冷性血红蛋白尿。

3. 临床意义　P1PK 抗原是大肠埃希氏菌等病原体的受体，可参与人体免疫。P 抗原是微小病毒 B19 的细胞受体，抗 P 抗体可以凝集 B19 病毒，以降低其毒性或阻止儿童被感染。微小病毒 B19 通过与红系祖细胞上 P 抗原结合，在细胞内复制，引起红细胞生成严重失调。而 p 阳性个体对 B19 有天然抵抗力，即该病毒对 p 阳性个体的骨髓细胞及红细胞克隆无细胞毒作用。

临床偶见抗 P1 抗体引起的溶血反应、抗 $P1P^k$ 抗体（抗 Tja 抗体）引起的 HDN。若抗 P1 抗体在 37℃有活性，应选择 P1 抗原阴性的血液进行交叉配血和输血治疗，避免发生 HTR。抗 $PP1P^k$ 抗体也可导致早期流产、习惯性流产和 HDN，可能与胚胎期红细胞表面 P 抗原强表达 有关。

四、I 血型系统

I 血型系统，ISBT 命名为 I，数字序号为 027，由 6 号染色体 *I* 基因编码的 *N*-乙酰-D-葡萄糖胺转移酶转移 *N*-乙酰-D-葡萄糖胺间接产生，只有 1 个 I 抗原。

1. I 抗原　红细胞膜上普遍存在 I 和 i 抗原，二者结构密切相关，共有的表位是半乳糖或者 Ⅱ 型前体链，也是 ABO、Lewis 等血型抗原 Ⅱ 型链抗原的基础物质（i 抗原→I 抗原→H 抗原→A/B 抗原）。i 抗原是非分支状直链结构，I 抗原是多价的分支多糖结构（图 2-11）。新生儿红细胞膜有大量的 i 抗原，缺乏 I 抗原，随年龄增长 i 抗原逐渐减少并转换成 I 抗原，2 岁左右红细胞膜上 I 抗原基本达到成人水平，成人红细胞膜基本上均为 I 抗原。

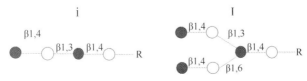

图 2-11　I 和 i 抗原结构示意图

● *N*-乙酰-D-葡萄糖胺；○ D-半乳糖；R：锚定在细胞蛋白质或脂质的结构

2. I 抗体　该血型系统产生的抗体均为 IgM 自身冷抗体，包括抗 I、抗 HI 和抗 i 抗体。

（1）抗 I 抗体：可见于正常人血清中，最佳反应温度是 4℃，通常情况下抗体效价较低（低于64），但在室温条件下能引起红细胞非特异性凝集，可以干扰 ABO 血型鉴定、交叉配血等输血前实验室检查。在 4℃ 孵育或者使用酶介质处理的红细胞，抗 I 抗体活性增强。少数人终生保持 i 表型，可以产生同种抗 I 抗体。抗 I 抗体与脐血几乎无反应。抗 I 抗体与红细胞反应强度为：$O_{成c}=B_{成c}$ 或 $A_{成c} > O_{脐c}$。

（2）抗 HI 抗体：与表达有 H 和 I 抗原的红细胞可以发生凝集反应，凝集强度为：$O_{成c} > B_{成c}$ 或 $A_{成c} > O_{脐c}$。ABO 血型正常的 A_1 个体也可产生抗 HI 抗体，该抗体能与 O 型红细胞及 A_2 细胞出现强凝集反应。

（3）抗 i 抗体：很少见，与脐血和 i 成人红细胞能发生较强的免疫反应。

3. 临床意义　慢性溶血性疾病患者，其 i 抗原增多，是过度造血的表现。例如，遗传性有核红细胞增多症患者 i 抗原明显增多，并伴有慢性溶血。肺炎支原体感染引起的冷凝集综合征患者，可以产生大量的自身抗 I 抗体，甚至导致严重的自身免疫性溶血性贫血（AIHA），患者若输血治疗需要预热血液。由 EB 病毒或 CMV 病毒导致的传染性单核细胞增多症患者，可出现一过性的抗 i 抗体，可能与病毒感染有关。

五、Lutheran 血型系统

Lutheran 血型系统，ISBT 命名为 LU，数字序号为 005，由位于 19 号染色体 *LU* 基因编码形成。Lutheran 糖蛋白是由 597 个氨基酸组成的多肽链，单次穿过红细胞膜，成熟 Lutheran 蛋白有 5 个二硫键，胞外属于免疫球蛋白超家族功能区。

1. Lutheran 抗原　Lutheran 血型系统抗原有 26 个，主要抗原为 Lu^a（LU1）、Lu^b（LU2）。Lutheran 血型抗原对胰蛋白酶和糜蛋白酶敏感，而对木瓜酶不敏感，可被二硫苏糖醇（dithiothreitol，DTT）、2-巯基乙醇（2-mercaptoethanol，2-Me）等破坏。Lutheran 血型抗原在脐带血红细胞上表达很弱，常被认为是 Lu（a-b-），到 15 岁左右逐步发育成熟，达到成人水平。Lutheran 抗原广泛表达在人体各种细胞和组织上，如表达在完整的膜糖蛋白与基质细胞黏附分子（CD239）上，与细胞内核纤蛋白结合，具有黏附和介导细胞内信号传递功能。

2. Lutheran 抗体　Lutheran 血型抗体以 IgM 为主，IgG、IgA 抗体相对较少。抗 Lu^a 抗体可以自然产生，也可通过妊娠和输血等免疫产生。抗 Lu^b 抗体较为罕见，均由妊娠和输血产生。Lutheran 血型抗体偶尔可引起轻微溶血和 HDN。

六、Kell 血型系统

Kell 是第一个应用抗球蛋白试验发现的红细胞血型系统，ISBT 命名为 KEL，数字序号为006，由位于 7 号染色体 *KEL* 基因编码产生。*KEL* 编码区有 19 个外显子，编码产生由 732 个氨基酸组成的 II 型糖蛋白。Kell 血型抗原对水解二硫键的试剂敏感，DTT 等试剂可通过破坏 Kell 血型抗原的二硫键使其失活。

1. Kell 抗原　Kell 血型抗原有 37 个，主要抗原有 K、k、Kp^a、Kp^b 等。白种人 K 抗原阳性者约占 10%，中国人群 100% k 抗原阳性。

2. Kell 抗体　Kell 血型系统抗体为免疫产生的 IgG 抗体，较为常见的抗体为抗 K、抗 k 抗体，欧美白人由于 K 抗原频率较高较易产生，中国汉族人群中不易产生抗 K 抗体。抗 Kp^a、抗 Kp^b、抗 Js^a 及抗 Js^b 抗体均较少见。

3. 临床意义　Kell 血型抗原性较强，K 的免疫原性仅次于 ABO 血型抗原和 RhD 抗原，免疫产生的 IgG 可以引起严重的 HTR 和 HDN。临床输血治疗应选择相应抗原阴性且交叉配血相合的血液。由于 Kell 血型抗原带正电荷，该血型系统抗原抗体检测不宜使用凝聚胺方法（详见本章第六节），应使用抗球蛋白试验进行检查。

七、Kidd 血型系统

Kidd 血型系统，ISBT 命名为 JK，数字序号为 009，由位于 18 号染色体上的 *JK* 基因编码产生。*JK* 基因编码产生的 JK 蛋白由 391 个氨基酸组成。*JK* 基因单核苷酸突变可产生相应的对偶抗原。

1. Kidd 抗原 Kidd 血型 3 种抗原，即 Jk^a（JK1）、Jk^b（JK2）和 JK3，可以形成 Jk（a–b+）、Jk（a+b–）、Jk（a+b+）和 Jk（a–b–）4 种表型。Jk^a 和 Jk^b 抗原为对偶抗原，可表达在红细胞、中性粒细胞和肾脏细胞上，体液中未发现有可溶性的 Jk 抗原。Kidd 糖蛋白是尿素转运蛋白分子，Jk 抗原可溶解在 2mol/L 尿素中，但 Jk（a–b–）细胞能较长时间抵抗这种溶解作用，故可通过这个特性筛查出 Jk（a–b–）细胞。Kidd 血型具有种族地域分布差异性，白种人和黑人中 Jk^a 频率较高，东方人中 Jk^b 一般高于 Jk^a。

2. Kidd 抗体 Kidd 血型包括抗 Jk^a、抗 Jk^b 和抗 Jk3 抗体，由免疫刺激产生，一般为 IgG 型，IgM 抗体较少见。抗 Jk^a、抗 Jk^b 抗体由缺乏相应抗原的个体产生，极易消失，输血前很难被检出，并且部分抗体能够结合补体。抗 Jk3 抗体是由 Jk（a–b–）个体免疫产生。

3. 临床意义 Jk 抗体可以引起 HTR 和中等程度的 HDN，特别应注意严重的迟发性 HTR 病例，应高度怀疑有 Jk 抗体。若 Kidd 血型抗原产生回忆性免疫反应，产生 Jk 抗体的速度很快，可以快速破坏外周血液中的红细胞，出现严重的溶血反应。Jk 抗体阳性的患者应选用相应抗原阴性的血液进行配合性输血治疗。

八、Duffy 血型系统

Duffy 血型系统，ISBT 命名为 FY，数字序号为 008，由位于 1 号染色体上 Duffy 血型基因（*DARC*）编码产生。*DARC* 靠近 *RH* 基因，包含 2 个外显子，其中 1 个外显子编码 FY 糖蛋白，形成由 338 个氨基酸组成的多肽链，7 次贯穿红细胞膜。FY 糖蛋白可在多种细胞上表达，是红细胞趋化因子，也是间日疟原虫的受体，间日疟原虫的裂殖子能够通过 Fy 抗原结合到红细胞表面，入侵并破坏红细胞。非洲西部多数人红细胞是 Fy（a–b–）表型，Fy（a–b–）表型个体能抵抗疟原虫的感染。虽然非洲人红细胞缺乏 Fy 抗原，但在其他组织上也表达 Fy 抗原，所以，这类人群不产生抗 Fy^b 抗体。FY 糖蛋白对有些蛋白酶敏感，如木瓜蛋白酶、菠萝蛋白酶和无花果酶可以破坏 FY 糖蛋白抗原，但胰蛋白酶不影响其抗原结构，所以，Duffy 血型抗原抗体慎用酶法检测技术。

1. Duffy 抗原 Duffy 血型系统共有 5 个抗原，即 Fy^a、Fy^b、Fy3、Fy5、Fy6，主要抗原为 Fy^a、Fy^b，形成 4 种表型，即 Fy（a–b+）、Fy（a+b–）、Fy（a+b+）及 Fy（a–b–），在不同地区和种族中分布不同。

2. Duffy 抗体 通过输血、妊娠等免疫刺激 Duffy 血型系统可以产生 IgG 类的抗 Fy^a、抗 Fy^b 等抗体，其中抗 Fy^a 抗体较常见，抗 Fy^b 抗体较少见，其他抗体则较罕见。

3. 临床意义 抗 Fy^a 抗体能引起中、重度 HDN 和急性、迟发性输血反应。抗 Fy^b 抗体引发的免疫反应弱于抗 Fy^a 抗体，较少引起急性溶血反应。抗 Fy3 抗体可以存在于 Fy（a–b–）个体血清中，可引起急性、迟发性输血反应。

九、Diego 血型系统

Diego 血型是 1955 年在一名委内瑞拉妇女 Diego 患者血液中发现而命名。Diego 血型系统 ISBT 命名为 DI，数字序数为 010，由位于 17 号染色体的 *AE1* 基因编码产生 Diego 抗原。Diego 抗原位于红细胞阴离子通道带 3 蛋白上。

1. Diego 抗原 Di 抗原，共有 23 种抗原，如 Di^a、Di^b、Wr^a、Wr^b 等抗原，其中 Di^a 和 Di^b 是 2 种最主要的对偶抗原。Di^a 分布具有明显的种族差异性，主要存在于蒙古人群中。中国汉族人群中 Di^a 频率为 2%～5%，南美洲印第安人 Di^a 抗原频率约为 36%，白种人和澳洲土著人群该抗原极为罕见，表型为 Di（a–b+）。Di^b 是高频抗原。Di 抗原出生时已经发育成熟，是重要的人类学标记，用于群体遗传学研究。

2. Diego 抗体　Diego 血型抗体基本上都是免疫产生的 IgG 抗体，抗 Di^a 抗体较多见，抗 Di^b 抗体较少见，二者都可以导致 HDN 和 HTR。

第五节　多凝集红细胞

红细胞膜发生异常改变后，能与所有成人血清（包括自身血清）发生凝集反应，该种细胞称之为多凝集红细胞。遗传性和获得性因素（如微生物感染）均能引起红细胞多凝集，具有多凝集红细胞的患者在输注血浆或血浆制品时，可发生严重的 HTR。

一、微生物引起的多凝集

微生物引起的红细胞多凝集包括 T、Th、Tk、获得性 B 抗原等多凝集，并与多种疾病相关，如伤口感染、消化系统或呼吸系统感染、肠梗阻、菌血症及恶性肿瘤等均可引发多凝集现象。微生物或微生物酶通过肠壁或其他方式进入血液循环，达到一定数量时，就会修饰红细胞膜，红细胞体外试验即可出现多凝集现象。微生物引起的多凝集现象多数情况下是短暂的，当感染控制后，多凝集现象也随之减弱或消失。植物血凝素有助于 T 多凝集和 Th 多凝集的诊断。

1. T 多凝集　产气荚膜杆菌、霍乱弧菌、肺炎双球菌和流感病毒等微生物均能够产生唾液酸酶，能够切除 GPA、GPB 的唾液酸四糖分子和水解红细胞膜上的唾液酸，使红细胞膜上隐蔽的 T 抗原暴露出来，易与抗体结合。T 抗原为 M 或 N 抗原的前体，T 抗原暴露，M 或 N 抗原减弱或消失。与成人比较，婴幼儿红细胞膜上 T 抗原更易被激活和形成多凝集红细胞，常见于呼吸道、肠道疾病患儿。肺炎双球菌肺炎患儿易发溶血性尿毒症，大多与细菌酶引起的 T 抗原暴露相关。T 抗原也可暴露于白细胞、血小板和肾小球上，可能是溶血性贫血、血小板减少及肾功能衰竭的病因。

2. Th 多凝集　先天性发育不全性贫血和先天性脊髓发育不全患者，发生大肠埃希氏菌、脆弱拟杆菌、梭状芽孢菌及变形杆菌等感染，可以激活红细胞 Th 抗原。水生棒状杆菌唾液酸酶也可以激活红细胞 Th 抗原。如果持续存在 Th 多凝集，可能是糖基合成不完全所致。

3. Tk 多凝集　脆弱拟杆菌、黏质沙雷菌及白念珠菌等感染后可以引发红细胞暴露 Tk 抗原，同时使 ABO、I、P 抗原明显减弱，甚至失去活性。肠道疾病患者可以出现 Tk 多凝集，同时伴有获得性 B（或称"类 B"），疾病恢复后"类 B"现象消失。Tk 多凝集红细胞可与植物血凝素 GSII 反应，红细胞经木瓜酶处理后反应增强，而其他多凝集细胞则不能与 GSII 发生凝集反应，通过该反应鉴别多凝集红细胞的类型。

二、其他多凝集

基因突变等遗传因素也可引起红细胞多凝集，如造血干细胞发生突变导致的寡糖生物合成阻断及其产生的 Tn 多凝集，与感染无关，不随感染消失而转归。由于 Tn 抗原是 T 抗原前体，T 抗原又是红细胞唾液酸糖蛋白双唾液酸四糖的前体，突变的造血干细胞缺乏 T 转移酶（β-3-D-半乳糖基转移酶），使细胞膜上糖蛋白 A 和 B 上的 O-连接寡糖不能合成，致使隐蔽 Tn 抗原处于显性位置而暴露，唾液酸含量减少，M 和 N 抗原量减少，产生 Tn 多凝集。木瓜酶处理红细胞可以破坏 Tn 抗原。

在健康献血者中，偶见 Tn 阳性红细胞，类似 A 型红细胞，寡糖链末端均为 *N-*乙酰-D-半乳糖胺，能与大多数成人血清中含有的抗 Tn 抗体反应，并呈现混合视野凝集。某些恶性肿瘤患者，也可出现 T 或 Tn 抗原暴露。Tn 多凝集常伴有溶血性贫血、白细胞减少和血小板减少。

低频抗原 Cad、HEMPAS、NOR 及 Hyde Park 也可以引起遗传性多凝集。正常人 Cad 抗原出现频率很低，血清中常含有抗 Cad 抗体，所以，Cad 阳性红细胞被认为是多凝集红细胞。

（张亚丽）

第六节　红细胞血型血清学检验

输血是一种临床上不可替代的治疗手段，红细胞血型鉴定、意外抗体筛查、交叉配血试验等血液安全检验技术在临床输血实践中均发挥着重要作用，为临床科学、合理、有效用血和安全输血提供了保障。

一、标本和试剂

（一）标本

红细胞血型血清学检测标本包括血清、血浆、红细胞悬液和唾液，其具体要求：①新鲜、无污染，标记清楚，标识唯一。②稀释后的标本（如3%～5%的红细胞悬液）只限当天使用。③血浆标本需要排除纤维蛋白原的干扰，血清标本需要排除补体的干扰。④血液抗凝所使用的抗凝剂为枸橼酸钠或 EDTA-K$_2$，用于输血相容性检查的血液标本不能出现凝集、溶血。⑤唾液应排除黏蛋白的干扰。⑥用于交叉配血试验的标本一般为3天内无污染的标本，并且能代表患者当时的免疫状况。⑦配血后的标本必须在4℃冰箱中保存一周，以备复查。

（二）试剂

红细胞血型血清学检测试剂包括生理盐水、抗体、红细胞、酶、凝聚胺、微柱凝胶卡和增强剂等，临床上用于红细胞血型鉴定、交叉配血、意外抗体筛查与鉴定等试验。

1. 生理盐水　0.9% 的氯化钠水溶液，主要用于洗涤红细胞和制备不同浓度的红细胞悬液，其中微柱凝胶技术常使用 0.8%～1% 红细胞悬液、盐水法常使用 3%～5% 红细胞悬液进行红细胞血型鉴定、交叉配血和意外抗体筛查等试验。

2. 抗体试剂

（1）ABO 血型鉴定相关的抗体：抗 A、抗 B、抗 A, B、抗 A$_1$ 及抗 H 等抗体试剂，可以是从健康人血清分离的多克隆抗体，也可以是应用杂交瘤技术制备的单克隆抗体和从植物中提取的凝集素，以及 ABO 血型微柱凝胶卡，用于 ABO 血型及其亚型的红细胞抗原鉴定（正定型）。

ABO 单克隆抗体试剂的质量要求：①特异性高，只凝集含相应抗原的红细胞。②效价高，抗 A 抗体不低于 128，抗 B 抗体不低于 64。③亲和力强，加入试剂后 15 秒内出现凝集，3 分钟时凝块＞1mm^2。④已灭活补体（分离血清后经 56℃ 30 分钟灭活补体）。⑤无菌，无冷凝集素，稳定性好。

（2）Rh 血型鉴定的抗体：包括单克隆 IgM 抗 D 和 IgG 抗 D、抗 C、抗 E、抗 c、抗 e 抗体，以及商品化微柱凝胶卡试剂，应用于红细胞 Rh 血型抗原的鉴定。

（3）红细胞其他血型鉴定的抗体：由于反复输血、多次妊娠等免疫刺激临床上常见的血型可以产生意外抗体，需要使用相应的抗体试剂验证红细胞上有无相应的血型抗原。例如，使用谱细胞检测 MNS 血型系统抗体（如抗 M、抗 N、抗 S 及抗 s 抗体等），Kell 血型系统抗体（如抗 K 抗体等），Kidd 血型系统抗体（如抗 Jk^a、抗 Jk^b 抗体等）和 P1PK 血型系统抗体（如抗 P1 抗体）等。

（4）抗人球蛋白试剂：主要有抗 C3d、抗 IgG 和抗 IgG+C3d（多特异性），用于抗球蛋白试验（antiglobulin test，AGT），又称为 Coombs 试验。血清 IgG 抗体与红细胞抗原结合后并致敏在红细胞上，但是仅在盐水介质中目视无法观察到凝集和 / 或溶血现象，需要使用第二抗体（抗人球蛋白试剂）发挥桥梁作用（图 2-12），提高反应敏感性，以便目视能观察到阳性结果。临床上，抗球蛋白试验常用来进行 Rh 阴性确认，以及自身免疫性溶血性贫血、新生儿溶血病、输血反应和药物致敏红细胞等的研究。

3. 红细胞试剂

（1）ABO 细胞：包括 3%～5% 的 A$_1$ 细胞（A$_1$c）、B 细胞（Bc）、O 细胞（Oc）和 A$_2$ 细胞（A$_2$c）悬液，可以从正常人血液中分离红细胞进行制备，也可以是商品化的红细胞悬液，用于血清中 ABO 抗体的鉴定（反定型）。

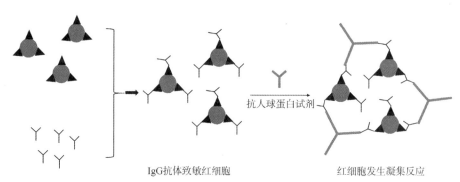

图 2-12 Coombs 试验反应原理示意图

●红细胞；▲抗原；Ⲩ IgG 抗体；Y 抗人球蛋白抗体

（2）意外抗体筛选细胞：由 2～3 人份的 O 型红细胞组成的一组人红细胞抗原谱，部分临床常见的红细胞抗原已清楚鉴定（表 2-10），采用盐水法、酶技术、抗球蛋白试验及微柱凝集法能大致筛查出待检血清中常见的意外抗体。成组筛选红细胞与待检血清反应，任何一种细胞出现阳性结果，说明待检血清中有意外抗体。但是，若成组细胞某种抗原均为阴性，可导致待检血清中的意外抗体漏检，如表 2-10 中的 3 种细胞均为 K 抗原阴性，无法检出待检血清中的抗 K 抗体。

表 2-10 意外抗体检测试剂的抗原谱

	Rh-hr					Kidd		MNS				Duffy		Kell		Lewis		P1PK
	D	C	E	c	e	Jk^a	Jk^b	M	N	S	s	Fy^a	Fy^b	K	k	Le^a	Le^b	P1
I	+	+	−	−	+	−	+	+	+	+	+	+	−	−	+	−	+	+
II	+	+	−	+	+	+	+	+	−	+	+	+	+	−	+	+	−	+
III	+	+	+	+	+	+	+	+	+	+	+	+	+	+	+	−	+	+

注："+" 为凝集；"−" 为不凝集

（3）意外抗体鉴定细胞：由 8～16 人份的 O 型红细胞组成一组谱细胞，细胞数量比筛选细胞多，涉及更多的红细胞血型系统，如 Diego、DO、Yt 等，其红细胞表面的血型抗原已清楚鉴定，配套有相应的反应格局表，用于鉴定血清意外抗体的特异性。

4. 酶试剂 主要有木瓜蛋白酶、无花果蛋白酶、胰蛋白酶或菠萝蛋白酶等试剂，其作用是破坏红细胞表面的唾液酸，降低红细胞间的排斥力，促进红细胞抗原与抗体反应，可用于红细胞血型鉴定和交叉配血试验。

5. 增强剂 包括低离子强度溶液（low ionic strength solution，LISS）和聚乙二醇（polyethylene glycol，PEG），二者都能加快反应速度，缩短孵育时间。原因是：红细胞膜上带负电荷，形成的排斥力（Zeta 电位）使红细胞保持一定的间距；IgG 抗体能致敏在红细胞上，但不出现凝集；通过增强技术处理，可以增加抗原抗体之间的引力（降低 Zeta 电位），使原来在盐水介质中不能凝集红细胞的 IgG 抗体，能够发生凝集。增强剂 LISS 主要用于凝聚胺技术，PEG 主要用于间接抗球蛋白试验。

6. 微柱凝胶卡 将特定配比的葡聚糖凝胶颗粒填充于微柱中，制成微柱凝胶卡（图 2-13a），在反应柱的上层为红细胞抗原和相应抗体发生反应的反应舱，反应柱的下层为葡聚糖凝胶颗粒填充的分离池，根据其是否含有特异性抗体（抗 A、抗 B 抗体等）及抗人球蛋白试剂（IgG 和 / 或 C3d），可以分为中性凝胶卡和特异性凝胶卡。特异性凝胶卡包含 ABO、Rh 血型检测卡（图 2-13b）和抗人球蛋白检测卡，前者用于 ABO 和 / 或 Rh 血型鉴定，后者可进行交叉配血、抗球蛋白试验（Coombs 试验）及意外抗体的筛查与鉴定（表 2-11）。由于凝胶形成的分子筛作用，未发生凝集反应的红细胞因体积小在离心力作用下通过凝胶介质间隙到达反应柱的底部，为阴性反应；抗原抗体反应形成的红细胞凝块无法通过介质间隙并集中在凝胶上层，为阳性反应（图 2-13c）。

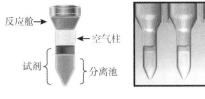
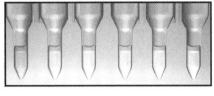
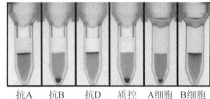

抗A　抗B　抗D　质控　A细胞　B细胞

图 2-13　微柱凝胶卡及其用于血型鉴定

a. 凝胶卡的微柱结构；b. 特异性凝胶卡；c. 血型卡的临床应用

表 2-11　不同类型微柱凝胶卡的成分与应用

类型	成分	应用
中性凝胶卡	不含特异性抗体和抗球蛋白试剂	检测红细胞抗原与相应 IgM 类抗体的反应，如 ABO 血型鉴定、交叉配血等
血型检测卡	含有特异性血型抗体	检测红细胞上相应的血型抗原
抗人球蛋白检测卡	含有抗人球蛋白试剂	检测 IgM 和 IgG 抗体与相应抗原的反应，如交叉配血、意外抗体筛查与鉴定

7. 凝聚胺试剂　包括 LISS、凝聚胺溶液和枸橼酸钠重悬液。① LISS：可以降低溶液的离子强度，使红细胞 Zeta 电位降低，减少红细胞周围的阳离子云，增加抗原抗体之间的引力。②凝聚胺（一种带 4 个阳离子的氨聚合物），溶解后产生多个阳离子基团，可以中和红细胞表面的负电荷，缩短红细胞的间距，引起红细胞非特异性凝集。③枸橼酸钠重悬液：枸橼酸根阴离子能中和凝聚胺的阳离子，可以中和电荷而解聚集凝聚胺引起的红细胞非特异性凝聚。

8. 放散试验相关的试剂　包括生理盐水、乙醚、二磷酸氯喹和酸放散试剂。其中，酸放散试剂由放散液 A（主要成分为甘氨酸和氯化钠）、放散液 B（主要成分为乙二胺四乙酸二钠）和中和液（主要成分为三羟甲基氨基甲烷）组成。放散试剂主要用于释放红细胞上致敏的抗体，间接证明红细胞上有无相应抗原和诊断 HDN 等。

二、血型鉴定技术

（一）ABO血型鉴定

根据抗原抗体特异性反应的原理，使用已知的 ABO 特异性抗体检查红细胞上的 ABO 抗原，使用已知抗原阳性的红细胞检查血清中有无相应 ABO 血型抗体（表 2-5）。

1. 鉴定方法　临床上一般使用试管、玻璃片（或纸板）、微孔板和微柱凝胶卡等耗材通过盐水法和微柱凝集法进行 ABO 血型定型。

（1）盐水法：ABO 血型抗体以 IgM 为主，属于完全抗体，分子量较大，在生理盐水介质中能与相应红细胞抗原特异性结合，借助试管、玻璃片和微孔板等耗材能目视观察到阳性反应（凝集或溶血现象）。试管法凝集强度的判断标准见表 2-12。

表 2-12　试管法凝集强度的判断标准

现象	反应强度	计分
背景清晰，一个大凝块，无游离的红细胞	4+	12
背景清晰，数个较大凝块和部分小凝块，无游离的红细胞	3+	10
背景清晰，凝块较小较多，游离红细胞较少	2+	8
背景混浊，凝块较细小较多，游离红细胞较多	1+	5

续表

现象	反应强度	计分
目视可见小颗粒，显微镜下有小凝块	±	2
背景混浊，肉眼和显微镜下均无凝集	-	0
背景清澈透明红色，液体中无红细胞凝块	完全溶血	/
背景清澈透明红色，有红细胞凝块	不完全溶血	/
既有红细胞凝块，又有散在游离的红细胞	混合凝集	/

注："+"为凝集；""为不凝集

（2）微柱凝集法：利用分子筛技术和免疫学技术，血型卡中的抗体与受检者红细胞上的抗原在微柱凝胶卡中发生反应，在一定离心力的作用下，可以目视观察凝集现象，也可使用自动化血型分析仪直接判读结果（图2-14）。

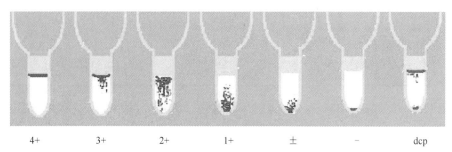

4+   3+   2+   1+   ±   -   dcp

图2-14   微柱凝集强度及其判断标准

4+：红细胞复合物位于凝胶表现；3+：大部分红细胞复合物位于凝胶表面，少部分位于凝胶中上部；2+：大部分红细胞复合物位于凝胶中部，少部分位于凝胶中上部；1+：大部分红细胞复合物位于凝胶底部，少部分位于凝胶近底部；±：同阴性结果对比，还有少许红细胞复合物位于凝胶近底部，可疑为阳性；-：红细胞完全沉积在凝胶管尖底部；两群细胞（dcp）：凝胶表面和其管尖底部均有红细胞

2. 不同鉴定方法的评价   ABO血型鉴定的方法有多种，各有利弊（表2-13）。

表2-13   ABO血型鉴定方法评价

鉴定方法	优点	缺点
玻片法	操作简单，无需离心处理，常用于大规模普查和POCT检查	灵敏度差、费时，弱凝集易被误定为阴性，不适用反定型检查
试管法	结果敏感、可靠，用时短，适用于急诊；离心增强凝集反应，可发现较弱的抗原抗体反应，结果可半定量分析；临床较为常用	操作较玻片法复杂
微孔板法	可以自动化、标准化，适用于血液中心（或中心血站）大批量血液标本血型鉴定	需要特殊设备
微柱凝集法	可以自动化和标准化，操作快速、简便，结果灵敏可靠，扫描后可长期保存，临床应用广泛	需特殊试剂和器材，成本较高；假阳性率高

3. 质量控制

（1）盐水法：①所用的器材必须清洁干燥，滴管一次性使用，防止交叉污染。②试剂质量、性能应符合要求，于2～8℃保存，使用前需平衡至室温。③血液标本新鲜，无溶血和细菌污染。④标本和试剂的加样比例要合适，应先加抗体（血浆或血清），后加红细胞悬液，防止抗体（血浆或血清）漏加。⑤按操作规程严格控制离心的速度和时间，防止结果假阳性和假阴性。⑥为了避免温度和反应时间对结果判定的影响，反应结果可以在4℃、室温（20～25℃）、37℃和多次离心下进行观察。⑦离心后不要摇动或振动试管，先在光线良好的白色背景下观察上清液有无溶血（溶血结果视为阳性），然后轻弹试管观察有无凝集，弱凝集结果必须在显微镜下予以确认。⑧实验后标本置于 2～8℃冰箱中保存 7 天，以备复查。

（2）玻片法：①对器材、试剂、标本等的要求同试管法。②红细胞与血清（或抗体）混匀应充分，转动玻片动作要轻缓，反应时间应充足。③室温太高时注意防止细胞悬液干涸，勿将玻片边缘干涸的红细胞误认为抗原抗体反应的凝集。④弱凝集需要使用显微镜予以确认。

（3）微孔板法：①标本新鲜，避免脂血和溶血。②正反定型不符时，应用血型血清学试验进一步确认，可能是冷抗体、弱亚型、弱抗体或假凝集等情况。

（4）微柱凝集法：①凝胶卡应置于 4℃冰箱竖立保存，使用前需平衡至室温，检查凝胶卡封口是否完整、卡液面是否干涸、凝胶中有无气泡，经离心处理后再使用，以避免运输或放置过程中凝胶卡产生气泡。②标本应新鲜，避免红细胞破碎或细菌污染等引起假阳性。③建议使用 EDTA-K$_2$ 或枸橼酸钠抗凝的血浆标本，血清标本应完全去除纤维蛋白，按试剂说明书的要求调整红细胞浓度。④使用中性凝胶卡进行 ABO 血型鉴定时，需要先向检测管内滴加红细胞悬液，而后再加入血浆或抗体试剂，保证血浆或抗体试剂要加在红细胞液面上。⑤严格按说明书要求的比例加样，加样动作要轻柔，不能穿过空气柱，不能破坏凝胶面。严格按临床检验操作规程进行操作。⑥注意巨幼红细胞、镰状红细胞、白细胞过多、血清未完全去除纤维蛋白、标本污染及红细胞陈旧或破坏等造成的假阳性结果。⑦注意抗原抗体比例不合适、离心力不足或漏加抗体等造成的假阴性结果。⑧注意温度过冷或过热、细菌污染标本、低渗透压反应液、理化因素破坏红细胞及红细胞抗原抗体结合后激活补体等造成的溶血。

4. 临床意义　ABO 血型鉴定可用于：①输血前检查：输血前先鉴定供受者的 ABO 血型，以便进行 ABO 同型配血和输血治疗。②器官移植前检查：实体器官移植和干细胞移植最好选择供受体 ABO 同型，避免受体内的血型抗体作用于移植物血管内皮表面的 ABO 血型抗原，以降低超急性排斥反应，提高移植成功率。③诊断 ABO-HDN：母子 ABO 血型是否相合可初步预测 HDN 患病的可能性。④ ABO 血型鉴定也可用于亲子鉴定、法医学鉴定、血型遗传学研究以及某些疾病的相关调查等。

（二）Rh血型鉴定

Rh 血型是临床上较为重要的血型系统，主要抗原有 D、E、C、c 和 e，其中 D 的抗原性最强，仅次于 ABO 血型抗原。红细胞膜上有 D 抗原者为 Rh 阳性，无 D 抗原者为 Rh 阴性。

1. 鉴定方法　正常情况下，受检者体内无自发产生的 Rh 抗体，但其受输血或妊娠等免疫刺激后体内可以产生 IgG 抗体。所以，Rh 血型鉴定，一般只采用正定型检测红细胞上有无抗原。

（1）盐水法：常规使用 IgM 类的特异性抗 D、抗 E、抗 C、抗 c 和抗 e 抗体（或标准血清）通过盐水介质直接检查红细胞表面的 D、E、C、c 和 e 抗原。但有时 Rh 血型鉴定也可能出现假阴性的情况。例如，抗 D 引起的新生儿溶血病（HDN）患儿，由于其红细胞表面的 D 抗原表位被母体高效价的 IgG 抗 D 抗体致敏，出现红细胞"遮蔽"现象，常规使用 IgM 抗 D 抗体检测 Rh 血型可能出现 RhD 假阴性的情况。针对此种情况，需要先对患儿红细胞进行放散试验，释放其红细胞上致敏的 IgG 抗体，再进行 Rh 血型鉴定。

（2）其他检测方法：包括酶法、抗球蛋白法、微柱凝集法等，为更敏感的实验技术，可用于一些特殊情况，如弱 D、部分 D 或 Del 等 D 变异型，尤其是无偿献血者，需要应用不同厂家或批号的试剂采用更敏感的技术进行 Rh 阴性确认。

2. 临床意义　Rh 血型鉴定可用于：①输血前检查：为了避免 Rh 血型抗体引起的迟发性溶血性输血反应（HTR），为 Rh 阴性和 D 变异型的患者提供合适的血液成分，输血前必须进行 Rh 血型鉴定。②诊断新生儿溶血病：母婴 Rh 血型不合时，母体产生 IgG 抗体可以通过胎盘进入胎儿体内破坏其红细胞，引起 HDN。

（三）其他红细胞血型鉴定

用已知特异性抗体（或标准血清），如抗 M、抗 N、抗 K、抗 P、抗 Jk^a 抗体等，检查红细胞上有无相应的血型抗原。

（四）ABO 亚型鉴定

ABO 血型有时出现正反定型不符的情况，可能的原因：①新生儿、ABO 弱亚型和疾病因素等引起的 ABO 抗原减弱。②新生儿、老年人和血清抗体（或免疫球蛋白）缺乏引起的 ABO 抗体减弱。③意外抗体、冷抗体、自身抗体等干扰 ABO 血型鉴定。

1. 鉴定方法　针对 ABO 血型正反定型不符的个案，需要采用更敏感的试剂或试验，如选用人源化的多克隆抗体、抗 A$_1$ 抗体、抗 H 抗体、新鲜红细胞、A$_2$ 细胞等试剂进一步确认抗原的有无，选用筛选细胞、谱细胞、脐血红细胞等试剂进行试验以排除冷抗体、意外抗体和自身抗体的干扰，以及追加吸收放散试验、凝集抑制试验（检测唾液血型物质）和分子生物学试验（详见本章第八节）等，进一步鉴别确认（图 2-15）。

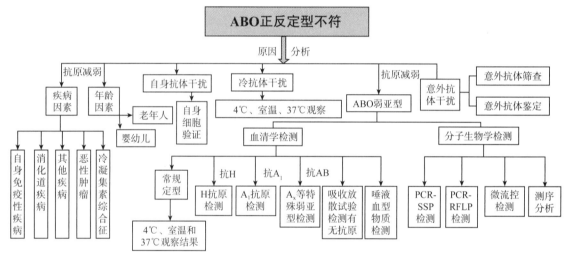

图 2-15　ABO 血型正反定型不符的原因分析和鉴定流程

2. 临床意义　ABO 亚型鉴定可用于：①避免 ABO 血型错误定型。②避免临床常见的 A$_1$、A$_2$ 血型间输血可能引起的输血反应。③协助诊断 HDN 和 AIHA。④鉴定或制备特异性抗体。

三、交叉配血试验

交叉配血试验（cross matching test）是在血型鉴定的基础上，进一步检测受血者和供血者血液中是否含有不相配合的抗原和抗体成分，其目的是避免因血型鉴定错误、弱亚型或意外抗体引起的 HTR，确保临床输血安全。交叉配血试验包括主侧配血和次侧配血试验：①主侧配血试验：供者红细胞与受者血清或血浆反应，检测受者血清或血浆中是否含有针对供者红细胞抗原的抗体。②次侧配血试验：受者红细胞与供者血清或血浆反应，是检测供者血清或血浆中是否含有针对受者红细胞抗原的抗体。临床上常采用的配血方法有盐水法、凝聚胺法、抗球蛋白法、微柱凝集法和电子配血法，ABO、RhD 同型且交叉配血相容后方可进行输血治疗。

（一）反应原理

红细胞抗原抗体反应的原理：在盐水介质中，IgM 抗体能与红细胞抗原反应出现目视凝集现象，IgG 抗体反应则不能目视到阳性结果（图 2-16a）。原因是：①红细胞表面含有丰富的唾液酸而使其带有大量的负电荷，其在液体中相互排斥，保持约 25nm 的间距而不凝集。②IgM 血型抗体为五聚体，分子量较大，1 个 IgM 抗体能结合多个含有相应抗原的红细胞，在盐水介质中能出现目视可见的凝集现象。③ IgG 血型抗体为单体分子，分子量较少，其 2 个 Fab 片段的最大距离是14nm，所以在盐水介质中 1 个 IgG 抗体只能结合 1 个红细胞，无法同时结合 2 个红细胞，虽然红细胞上能致敏抗体但仍处于散在游离状态，所以 IgG 抗体与红细胞发生了反应却无法目视到凝集现象，若想检测到阳性结果，需要加入抗人球蛋白抗体发挥"桥梁"作用（图 2-16b），促进红细胞凝块的形成，提高反应的敏感性。

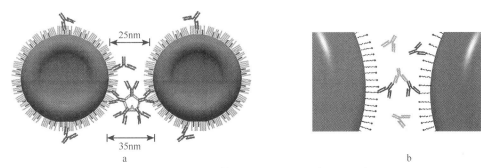

图 2-16　IgM、IgG 抗体与红细胞抗原结合反应示意图

IgM 抗体：结合抗原的 Fab 段最大间距为 35nm；IgG 抗体：结合抗原的 Fab 段最大间距为 14nm，红细胞间的间距为 25nm；IgM 抗体能直接结合至少 2 个红细胞，IgG 抗体不能直接结合 2 个红细胞

a. IgM 抗体与红细胞抗原结合可出现目视反应；b. IgG 抗体与红细胞抗原结合后需借助抗人球蛋白抗体试剂才能出现目视反应

（二）检测方法

临床上最常用的交叉配血方法为盐水法，但其仅能检出 IgM 抗体参与的抗原抗体反应，若要检测 IgG 抗体参与的反应，需要在盐水配血的基础上再追加凝聚胺法、抗球蛋白法、微柱凝集法等配血试验，以提高反应敏感性。

1. 盐水法

（1）检测步骤：标记主侧、次侧管→制备标本→加标本（先加血清，再加红细胞）→混匀、离心→观察和判断结果。

（2）结果判断：主、次侧管红细胞凝集或溶血都视为阳性，表示供受者血液不相容。主、次侧管红细胞均不发生凝集或溶血，表示供受者血液相容。

（3）质量控制：盐水法是临床首选的配血试验，盐水法配血主侧、次侧出现凝集或溶血现象，说明供受者血液不相容。临床输血相关的医务人员应具备高度的责任心，多人份血液供应时，不同供血者之间也需要进行交叉配血试验。盐水法配血所需要的标本、实验耗材和具体的操作要求同试管法血型鉴定。

2. 凝聚胺法

（1）检测步骤：标记主、次侧管→制备标本→加标本→加低离子溶液（LISS）→加凝聚胺溶液→离心，弃上清→观察红细胞是否凝集→滴加悬浮液→判断结果。

（2）结果判断：本试验加入的凝聚胺溶液（高价阳离子多聚物），可以中和红细胞表面的负电荷，促使红细胞发生可逆的非特异性聚集。当加入枸橼酸钠重悬液中和凝聚胺后，由凝聚胺引起的非特异性聚集会发生解聚集，而由 IgG 或 IgM 血型抗体介导的特异性凝集依然存在。所以，在加入枸橼酸钠重悬液后，轻轻摇动主、次侧反应管，在 1 分钟内目视观察凝集现象是否消失。若红细胞凝集消失为阴性，凝集不消失则为阳性。主、次侧管均发生凝集现象消失，表示交叉配血结果相合。

（3）质量控制：①标本：新鲜无污染，配血最好采用血清标本或经 EDTA-K_2 抗凝处理的血浆标本。由于枸橼酸钠、肝素能中和凝聚胺，减弱使红细胞之间发生的非特异性聚集反应，尽可能避免枸橼酸钠或肝素抗凝的血液。②试剂与耗材：质量要求同血型鉴定。凝聚胺溶液应保存于深色或黑色塑料瓶中。③操作要求：按临床操作规程要求加样和离心；应先加抗体（血浆或血清）后加红细胞悬液，防止漏加抗体；LISS 溶液加入后，适当静置 1～2 分钟以增加致敏时间；凝聚胺溶液加入后，必须出现非特异性凝集，使用枸橼酸钠重悬液中和凝聚胺后，应在 1 分钟内观察非特异性凝集是否消失；若标本中含有枸橼酸钠或肝素成分，操作时应多加几滴凝聚胺溶液。④对于外籍人员，凝聚胺配血试验不适用，其原因是：凝聚胺和 Kell 血型抗原均带正电，凝聚胺无法引起红细胞发生非特异性的聚集现象。

3. 抗球蛋白试验　包括直接抗球蛋白试验（direct antiglobulin test，DAT）和间接抗球蛋白试验（indirect antiglobulin test，IAT）。DAT，即直接 Coombs 试验，用于检测红细胞上是否致敏有 IgG 抗体和 / 或补体，临床常用于 HDN 的检查；IAT，即间接 Coombs 试验，用于检测受检者血清中有无 IgG 抗体和 / 或补体，临床常用于交叉配血试验。

（1）检测步骤：标记主、次侧管→制备标本→加标本，混匀→ 37℃水浴孵育 30 分钟→生理盐水洗涤 3 次，弃上清→加抗人球蛋白试剂→混匀后离心→观察凝集现象→判断结果。

（2）结果判断：轻轻摇动主、次侧管，目视观察是否凝集，凝集为阳性结果。主、次侧不凝集，表示交叉配血结果相合。

（3）质量控制：①试剂、标本和耗材质量合格。②无论标本或试剂，应先加抗体（血浆或血清），后加红细胞悬液，防止漏加抗体。③按临床检验操作规程的要求加样和离心。④ IgG 抗体的最佳反应温度为 37℃，所以需要在 37℃孵育 30～60 分钟，便于抗原抗体更好地结合。⑤红细胞洗涤必须彻底，防止未完全去除的血清抗体结合抗人球蛋白抗体而导致结果假阴性。⑥红细胞洗涤中途不能停止，防止 IgG 抗体从红细胞上解离。⑦红细胞洗涤后要求扣干，尽可能完全去除液体，避免抗人球蛋白抗体被稀释，影响反应结果。

4. 微柱凝集法　为抗球蛋白试验的改良。

（1）检测步骤：标记主、次侧→制备标本→加标本→ 37℃专用孵育器中孵育 15 分钟→离心后观察结果→判断结果。

（2）结果判断：同 ABO 血型鉴定。主、次侧均为阴性，表示供受者血液相容，供者血液可以供给患者。

（3）质量控制：①试剂、标本质量合格。凝胶卡使用前先离心处理一下，以避免运输或放置过程中产生气泡而影响结果判断。②按临床检验操作规程的要求加样和离心。在微孔中应先加红细胞悬液，后加血清或血浆。③ IgG 抗体的最佳反应温度为 37℃，所以需要 37℃孵育 15 分钟，以便于抗原抗体更好地结合。④凝胶中出现溶血现象应视为阳性，需要排除人为原因造成的溶血。

5. 酶法

（1）检测步骤：标记主、次侧管→制备标本→加标本、酶，混匀→ 37℃水浴 30 分钟→离心→观察凝集现象→判断结果。

（2）结果判断：轻轻摇动主、次侧管，目视观察是否凝集，凝集为阳性结果。主、次侧管均不凝集，表示供受者血液相容。

（3）质量控制：①试剂、标本质量合格。②无论标本或试剂，应先加抗体（血浆或血清），后加红细胞悬液，防止漏加抗体。③严格按临床检验操作规程的要求加样和离心。④ IgG 抗体的最佳反应温度为 37℃，所以需要 37℃孵育 30 分钟，便于抗原抗体更好地结合。⑤临床常用的蛋白水解酶有木瓜酶、菠萝酶、无花果酶、胰蛋白酶等，易失效，应分装冻存。⑥酶法配血可以增强 Rh、Kidd 血型系统免疫反应，但可以破坏红细胞表面的 N、M、S、Fy^a、Fy^b 等抗原，所以不适用于 MNS、Duffy 血型系统的抗原抗体检测。

6. 电子配血法　是将信息化技术应用到配血实践中的一种技术，即用计算机代替传统的血清学交叉配血，将献血者和患者的血液信息输入计算机，由计算机系统判读和传输 ABO 和 RhD 血型鉴定结果、审核血型信息并为患者选择相容性血液成分。

（三）不同配血方法评价

临床常用的交叉配血试验各有优缺点，方法学评价详见表2-14。

表2-14　不同交叉配血方法的评价

配血方法	优点	缺点
盐水法	首选最常用的配血方法，操作简便、快速，常用于无输血史或妊娠史的患者	仅适用于检出IgM血型抗体参与的反应
凝聚胺法	快速、灵敏、结果可靠，临床应用广泛，能检出IgG、IgM参与的免疫反应	操作复杂且技术要求较高，不适用于Kell血型抗原抗体的检查
抗球蛋白法	灵敏、特异、结果可靠，是检查IgG抗体最可靠的方法，适用于有输血史或妊娠史的患者	试剂较贵，操作复杂、费时
微柱凝集法	灵敏、特异、准确、重复性好，操作简单、快速，可手工亦可自动化，结果拍照后可长期保存，能检出IgG、IgM抗体，临床应用广泛	需要特殊试剂和仪器，试剂成本较高
酶法	灵敏、经济；适用于有输血史或妊娠史患者，尤其适用于Rh、Kidd血型检测	酶的稳定性相对较差，操作较费时
电子配血法	便捷、准确、实用；能节省人力、耗材和设备所需的经费，便于血液资源灵活运用，减少血液过期报废；能提高工作效率和保证血液安全；方便稀有血型患者快速找到相匹配的供者	需要具备优质信息软件系统进行供者、患者ABO/RhD血型电子信息管理和配血管理

四、意外抗体筛查与鉴定

临床输血治疗前必须开展ABO、RhD血型鉴定和交叉配血试验，针对短期内需要大量输血或有妊娠史、输血史的患者，还需要进行意外抗体的筛查和特异性鉴定，以便临床先筛查出适合的血液并进行交叉配血试验，避免意外抗体引起的输血反应。孕妇产前意外抗体筛查可以及时有效地进行HDN的早期预知干预。

（一）筛查试验

使用2~3人份的筛选细胞与待检血清反应，并在生理盐水、凝聚胺、酶、抗人球蛋白、微柱凝胶卡等多种介质条件下观察反应结果，初步判断待检血清中是否存在IgM、IgG类的意外抗体。3人份O型筛选细胞中的任何一种细胞发生凝集或溶血反应，均视为阳性。①IgM抗体：在生理盐水介质中可以与筛选细胞发生阳性反应。②IgG抗体：在凝聚胺、酶、抗人球蛋白、微柱凝胶等介质中能与筛选细胞发生阳性反应。

在意外抗体筛查实践中，临床常需要进行自身红细胞与自身血清反应的试验，以排除自身抗体对意外抗体筛查的干扰。由于筛选细胞的数量有限，红细胞上可能缺少某些低频抗原，低频抗原对应的意外抗体可能无法检出。

（二）鉴定试验

将成套谱细胞（8~16人份O型红细胞）与待检血清（或血浆）在盐水条件下反应并观察反应结果，依据谱细胞的反应格局表，应用阴性排除原则判断待检血清（或血浆）中IgM意外抗体的特异性。然后再通过凝聚胺法、酶法、抗人球蛋白法、微柱凝集法等技术观察IgG型意外抗体的特异性。单特异性抗体比较容易判断结果，而多特异性抗体或存在自身抗体时，鉴定相对较难，必要时通过红细胞吸收放散试验予以排除或确认。

不同厂家的成套谱细胞表型分布各具特点，临床可同时采用不同厂家的谱红细胞进行检测，避免意外抗体的漏检。

（三）意外抗体判定方法

1. 抗原谱检出的抗体类型　抗原谱能筛查和鉴定红细胞血型IgG和IgM类意外抗体，其判定原则为：①筛选细胞均为 O 型红细胞，待检血清中的抗 A 和 / 或抗 B 抗体不会干扰结果判断。② Rh、Kidd、Duffy、Diego、Kell 等红细胞血型系统产生的意外抗体为 IgG 抗体；Lewis、I 和 P1PK 血型系统抗体为 IgM 抗体；MNS 血型系统的抗 M 和抗 N 抗体可以是 IgM 和 / 或 IgG 抗体，抗 S 和抗 s 抗体均为 IgG 抗体。

2. 筛查方法　先通过盐水法筛查待检血清中有无 IgM 类的意外抗体，进而再用凝聚胺法、酶法、抗球蛋白法、微柱凝集法等技术检测有无 IgG 抗体。无论采用哪种方法，待检血清与 3 种筛选细胞中的任何一种发生阳性反应，说明血清中有意外抗体。下面以表 2-15 的反应结果为例，通过阴性排除法推测血清中可能的抗体。

（1）盐水法：Ⅰ号和Ⅲ号细胞凝集，Ⅱ号细胞不凝集，血清中可能有 IgM 的抗 Le^b 抗体。推测原因：①与筛选细胞抗原谱对照，反应结果与 Lewis 的 Le^b 抗原一致。②阴性排除法：Ⅱ号细胞不凝集，说明血清中可能有抗 C、抗 e、抗 S、抗 Fy^b、抗 K、抗 Le^b 抗体，但这些抗体中仅抗 Le^b 是 IgM 抗体，在盐水介质中能与相应抗原呈阳性反应，所以初步推测血清中的冷抗体为抗 Le^b 抗体。

（2）微柱凝集法：Ⅰ号和Ⅱ号细胞不凝集，Ⅲ号细胞凝集，采用阴性排除法判断：①Ⅰ号细胞不凝集：血清中可能有抗 E、抗 c、抗 Jk^a、抗 M、抗 Fy^b、抗 K、抗 Le^a 抗体。②Ⅱ号细胞不凝集：血清中可能有抗 C、抗 e、抗 S、抗 Fy^b、抗 K、抗 Le^b 抗体。③综合Ⅰ号、Ⅱ号细胞的阴性反应结果：推测血清中可能有抗 Fy^b、抗 K 抗体，Ⅰ号和Ⅱ号细胞推测共同存在的抗体。若血清中有抗 E、抗 c、抗 Jk^a、抗 M、抗 Le^a 抗体，可引起Ⅱ号细胞凝集，但是该检测结果是Ⅱ号细胞不凝集，说明血清中无这些抗体；若血清中有抗 C、抗 e、抗 S、抗 Le^b 抗体，可引起Ⅰ号细胞凝集，同样也排除了这些抗体的存在。④无法判断血清中有无抗 K 抗体，因为Ⅰ～Ⅲ号筛选细胞 K 均为阴性。⑤初步判断血清中的 IgG 抗体为抗 Fy^b 抗体，该反应结果与 Duffy 血型的 Fy^b 抗原一致。

由于筛选细胞为 2～3 种，数量太少，初步筛选判断的结果可能不准确，若想确认血清中的抗体，需要选用更多的成组谱细胞进行意外抗体鉴定试验。

表 2-15　待检血清与筛选细胞的反应结果

	Rh-hr					Kidd		MNS				Duffy		Kell		Lewis		P1PK	盐水法	微柱凝集法
	D	C	E	c	e	Jk^a	Jk^b	M	N	S	s	Fy^a	Fy^b	K	k	Le^a	Le^b	P1		
Ⅰ	+	+	−	−	+	−	−	−	+	+	+	−	+	−	+	−	+	+	+	−
Ⅱ	+	−	−	+	+	+	+	+	−	−	+	+	+	−	+	−	+	+	−	−
Ⅲ	+	+	+	+	+	+	+	+	+	+	+	+	+	−	+	+	+	+	+	+

注："+"为阳性；"−"为阴性

3. 鉴定方法　与筛选细胞相比，成组谱细胞包含的 O 型红细胞数量更多（8～16 种），已清楚鉴定的血型系统及其抗原种类也更多，同样采用阴性排除法，能更准确地鉴定受检血清中抗体的特异性。意外抗体的特异性鉴定方法同意外抗体筛查，也是采用阴性排除法，结合成组谱细胞的反应格局，表 2-16 的盐水法反应结果（2、3、8、9 号细胞不凝集）示受检血清中有抗 M 的冷抗体，微柱凝集法结果（7、9 号细胞不凝集）示受检血清中有 IgG 抗 D 抗体。

由于成组谱细胞的选择受限，如 K 阳性细胞主要来自于欧美白人，表 2-16 中的谱细胞未遴选到 K 阳性、Mur 阳性的 O 型红细胞，所以该谱细胞无法鉴定受检血清中的抗 K、抗 Mur 抗体。

表 2-16　待检血清与谱细胞的反应结果

	Rh-hr					Kidd		MNS					Duffy		Diego		Kell		Lewis		P1PK	盐水法	微柱凝集法
	D	C	E	c	e	Jk^a	Jk^b	M	N	S	s	Mur	Fy^a	Fy^b	Di^a	Di^b	K	k	Le^a	Le^b	P1		
1	+	−	+	+	−	−	+	+	+	+	−	−	−	−	/	−	−	+	−	+	+	+	+
2	+	+	−	−	+	+	−	−	+	−	+	−	−	+	/	−	−	+	+	+	−	+	+

续表

	Rh-hr					Kidd		MNS					Duffy		Diego		Kell		Lewis		P1PK	盐水法	微柱凝集法
	D	C	E	c	e	Jk^a	Jk^b	M	N	S	s	Mur	Fy^a	Fy^b	Di^a	Di^b	K	k	Le^a	Le^b	P1		
3	+	+	−	−	+		+	+			+			+		−		+			−	−	+
4	+	+	−	−	+		+			+			+			+		+		+	+	+	+
5	+	−	−	+	+		+			+			+			+		+			+	+	+
6	+	+	−	+	+		+			+			+			−		+			/	−	+
7	+	−	−	+	+		+			+			+			+		+			+	+	+
8	+	−	−	+	+		+			+	+			+		+		+			+	+	+
9	+	+	−	−	+		+			+			+			+		+			+	+	+
10	+	+	+	+	+		+			+			+			+		+			/	−	+

注："+"为阳性；"−"为阴性；"/"为未检测

五、吸收放散试验

吸收放散试验包括吸收试验和放散试验,其中吸收试验包含冷吸收、热吸收和自身吸收等试验,放散试验包含热放散、乙醚放散、磷酸氯喹放散和酸放散等试验。通过吸收放散试验可以判断红细胞上有无抗原,具体操作流程见图2-17(以A亚型为例)。

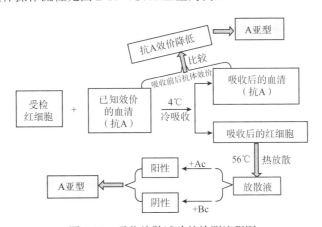

图 2-17 吸收放散试验的检测流程图

（一）吸收试验

被检红细胞与相应的已知效价的血清抗体发生反应后,血清抗体效价降低,可以间接证明被检红细胞上有无相应抗原（图2-17）。血清中的混合抗体,根据其反应条件的不同,也可以选用相应抗原阳性的红细胞进行分离。吸收试验也可用于人多克隆抗体试剂的制备,如使用A$_2$型红细胞与B型血清反应,可以制备人源的抗A$_1$多克隆抗体。

1. 冷吸收试验 红细胞上有弱反应或未见反应的弱抗原（如A亚型）,与相应的血清（如IgM抗A抗体）混合后,置于4℃冰箱吸收1～2小时或过夜,血清中的抗体与红胞表面的抗原发生特异性结合反应。该试验主要是针对IgM抗体,用于ABO、P1PK等血型系统的鉴定,尤其是ABO亚型的鉴定。

2. 热吸收试验 主要针对IgG抗体,37℃热吸收效果较好。该试验可用于IgG类混合抗体的分离鉴别。例如,受检血清中疑似有IgG类的抗D和抗E抗体,无法通过谱细胞鉴定抗体特异性,可以采用如下步骤分离鉴别:先使用其中一种抗原阳性（如D$^+$E$^-$）的红细胞进行反复热吸收试验,从血清中移出其中一种抗体（如抗 D），血清中的另一种抗体（抗 E）就能通过谱细胞鉴定其特异性。D^+E^- 红细胞反复吸收后致敏其上的抗体，也可以通过释放试验在放散液鉴定其特异性。

3. 自身吸收试验　使用患者自身洗涤的红细胞反复与自身血清反应，可以吸收自身抗体，吸收后的血清再进行同种抗体特异性的鉴定。

（二）放散试验

针对 DAT 阳性的标本，进行放散试验。放散试验包括热放散（56℃）和化学试剂放散（如乙醚放散、磷酸氯喹放散、酸放散等），利用抗原与抗体可逆性结合的原理，通过改变条件把致敏在红细胞上的 IgG、IgM 类抗体蛋白释放下来，然后用已知抗原阳性的红细胞检查放散液中抗体的强度及其类型。通常情况下，热放散用于鉴定 ABO 弱亚型红细胞上有无弱抗原和诊断 ABO-HDN；乙醚放散、磷酸氯喹放散、酸放散等试验用于诊断 Rh-HDN，鉴定发生溶血性贫血和输血反应患者血清中的抗体特异性，以及纯化生物化学研究中的抗体。

1. 热放散试验　在受检洗涤压积红细胞中加入等量的生理盐水，混匀后置于 56℃ 水浴箱中 10 分钟，离心分离上清液即为放散液，然后用已知抗原阳性的红细胞（如酶处理的 Ac、Bc、Oc）检查放散液有无相应抗体（图 2-17）。该试验可用于诊断 ABO-HDN（红细胞致敏有 IgG 抗体），结合冷吸收试验（红细胞上的弱抗原可以结合 IgM 抗体）也可用于鉴定红细胞 ABO 亚型。

2. 乙醚放散试验　在 1 份受检洗涤压积红细胞中加入 1 份生理盐水和 2 份乙醚溶液，振摇 1～2min 后离心取其下层放散液，使用已知抗原阳性的红细胞检查放散液有无相应抗体。该试验主要用于致敏红细胞上的意外抗体释放，常用于诊断 Rh-HDN。由于剧烈振摇反应，红细胞几乎全部破碎，无法再进行抗原检查。

3. 磷酸氯喹放散试验　若红细胞上致敏有 IgG 抗体，DAT 试验阳性，不能直接用酶法或抗球蛋白试验进行血型鉴定，应将红细胞表面的 IgG 抗体放散下来，再检测红细胞血型。将受检洗涤压积红细胞与二磷酸氯喹以 1∶4 混合，室温孵育 30 分钟，放散出其上致敏的 IgG 抗体。该试验中的二磷酸氯喹可以放散出红细胞上的抗体，又能保持红细胞膜的完整性和抗原的活性，抗体放散后的红细胞可以进行抗原检查。

4. 酸放散试验　在 1mL 洗涤压积红细胞中加入酸放散液 1mL（放散液 A∶放散液 B=4∶1），混匀后室温孵育 1～2 分钟，3000rpm 离心 1～2 分钟，转移上清液至干净试管中，在其内以上清液∶中和液 =6∶1 的比例加入中和液，此时溶液的 pH 近中性，然后以 3000rpm 离心 1～2 分钟，分离获取放散液，用于后继试验。该试验既可以放散出红细胞上的抗体，又能保持红细胞膜的完整性，但是经放散处理的红细胞不适合检查 Kell 血型系统表型。

吸收放散试验可用于鉴定 ABO 亚型，诊断 HDN 和 AIHA，鉴定意外抗体，除去血清中不需要的抗体，分离鉴定混合抗体，浓缩低效价抗体，以及通过先吸收再放散以鉴定或制备单特异性抗体。

六、凝集抑制试验

ABO 血型抗原能以可溶性形式存在于血液、唾液、尿液等体液中，也可以非溶解的形式存在于骨骼、皮肤、毛发等组织中。体液中的 ABO 抗原称为血型物质，可以与相应抗体结合。为了能检出体液中可溶的血型物质，先用特异性抗体与之结合，然后用已知抗原阳性的红细胞验证特异性抗体是否被血型物质中和（图 2-18）。若红细胞没有发生凝集反应，说明体液中存在血型物质，中和了特异性抗体，试验结果为阳性；若红细胞发生凝集反应，说明红细胞与特异性抗体发生了反应，体液中不存在相应的血型物质，试验结果为阴性。因此，这种反应称为凝集抑制试验，主要用于 ABO 亚型鉴定、唾液、毛发中血型物质检查，以及分泌型和非分泌型个体的鉴别。

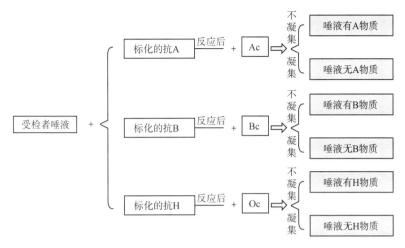

图 2-18 凝集抑制试验的操作流程图

七、红细胞抗体效价测定

红细胞血型系统较为常见的抗体为 IgM、IgG 抗体，在临床输血实践和孕妇围生期保健期间，需要检测其抗体的质量和数量，即相应抗体效价。抗体效价测定为半定量试验，可通过试管法或微柱凝集法进行检查。

1. IgM 抗体效价测定　将待检血清（或血浆）标本用生理盐水倍比稀释，与相应抗原阳性的红细胞进行反应，肉眼观察凝集情况，以观察到"1+"凝集强度的最高稀释度作为判断终点，最高稀释倍数即为该血清（或血浆）IgM 抗体效价。特异性 IgM 效价测定可用于 ABO 血型正反定型不符的原因分析。

2. IgG 抗体效价测定　将待检血清（或血浆）标本先用巯基试剂 2-Me 或 DDT 裂解其中的 IgM 型抗体，然后再进行生理盐水倍比稀释，进而用抗球蛋白试验、凝聚胺法或微柱凝集法等技术测定 IgG 抗体的效价。IgG 效价测定主要应用于夫妇血型不合的孕妇围生期保健和预防 HDN，以及患者发生溶血反应后的原因分析。

3. 质量控制　为确保检测结果准确，需要从以下几个方面加强质量控制：①血清倍比稀释时，稀释液容量越小，产生的误差越大，尽可能采用较大容量血清进行倍比稀释。②血清倍比稀释时，每次取液前应先将稀释液混匀，以保证准确稀释。③盐水介质中仅能检测 IgM 抗体，若出现溶血现象，说明存在抗原抗体反应，补体被激活，提示有重要临床意义。④检测 IgG 抗体，需要先经 2-Me 或 DDT 裂解受检血清中的 IgM 抗体，然后再通过酶、抗人球蛋白或微柱凝集法等技术进行检测。⑤不同介质中 IgG 抗体的敏感性不同，结果报告时应注明检测方法。

（孙连桃　张晨光）

第七节　输血相容性检测的质量控制

临床输血实验室应进行输血相容性检测，以确保受血者输注安全的血液。输血相容性检测结果的准确与否与实验室的操作人员、仪器设备、试剂耗材、质控品、试验方法、标准操作规程（standard operating procedure，SOP）、实验室环境条件等因素密切相关。临床输血实验室应做好输血相容性检测的质量管理，开展室内质量控制（internal quality control，IQC），参加相容性检测室间质量评价（external quality assessment，EQA），以达到预期的质量要求，确保临床输血安全、及时和有效，最大程度地减少输血风险。IQC 适用于获得检测结果所有步骤的活动，以排除质量环节所有阶段中导致不满意的原因，旨在使检测达到质量要求，提供可靠检测报告。IQC 决定当批次测定的有效性，监测实验室测定的精密度，提高常规检测结果的一致性，而 EQA 则提供实验室间比对的结果，在质量保证中对 IQC 有补充作用。

一、质控影响因素分析

目前输血相容性检测仍然是实验室日常工作的核心部分，检测质量直接决定临床输血安全。临床输血实验室应对输血相容性检测涉及的人、料、物、法、环等全过程的每一环节进行有效质量控制。

（一）检测人员

从事输血相容性检测的技术人员应经过专业培训，独立上岗前需要经能力评估且考核合格，并按计划定期参加能力评估和获得授权；熟练掌握输血相容性检测及质控的 SOP 文件，规范操作，以保证输血相容性检测质量，为临床输血安全提供有效保障。输血相容性检测若采用手工操作，或者人为因素对检验结果可能有明显影响时，应开展人员比对，判断不同检测人员进行试验操作的差异。人员比对通常是以实验室内经验最丰富的技术人员为标准，其他人员检测结果与标准结果相比较，评估不同检验人员检测结果的一致性。

1. 人员比对考核　输血相容性检测项目的人员比对应至少每年 1 次，每次每个项目至少有 5 份样本，涉及的检验项目：①血型鉴定：A、B、O、AB 和 RhD 阴性、RhD 阳性标本。②交叉配血试验：至少选择 2 份阴性、2 份弱阳性和 1 份阳性样本，应包含 IgM、IgG 血型抗体所致的不相合。③意外抗体筛查：应至少选择 2 份阴性、2 份弱阳性和 1 份阳性标本。ABO 和 RhD 血型鉴定、交叉配血试验的人员比对合格标准均为符合率 100%，意外抗体筛查的人员比对合格标准为符合率 ≥80%。人员比对不合格者，应对其进行相应内容的再培训和考核，考核合格后经授权，方可从事输血相容性检测工作。

2. 理论知识考核　人员比对全员合格时，实验室还应积极采取预防措施，加强技术人员的理论知识及操作技能培训等，不定期进行技术人员专业知识考核，促使人员参加继续教育，提升理论水平。

（二）试剂和耗材

试剂是获得准确可靠输血相容性检测结果的前提，是安全有效输血的基础保障。试剂必须符合国家和 / 或行业相关要求；实验室应制定并执行一定的验收标准，贮存和使用严格按照试剂说明书的要求。临床输血实验室在应用商品化试剂前，应根据试剂说明书所标明的性能指标进行性能验证。影响检验质量的耗材也应在使用前进行性能验证。若试剂盒的试剂组分或试验过程改变，或者使用新批号、新货运号的试剂盒之前，均应进行性能验证。

1. 血型鉴定试剂　单克隆的血型定型试剂，如抗 A、抗 B 和 IgM 抗 D 抗体，其效价均应不低于 128；A_1 型试剂红细胞与抗 A、抗 A_1 抗体反应时的凝集程度达 "4+"，与抗 B 无反应；B 型试剂红细胞与抗 B 抗体反应凝集达 "4+"，与抗 A 及抗 A_1 抗体无反应。

2. 意外抗体筛查试剂　试剂红细胞来自不少于两个已知表型的 O 型供者，每个抗筛细胞来源于单一供者，不能混合使用，其中红细胞抗原表达应互补，至少包括 R1R1 与 R2R2 表型红细胞，至少表达 C、c、D、E、e、Di^a、Di^b、Fy^a、Fy^b、Jk^a、Jk^b、S、s、M、N、P1、K、k、Mur/Mi^a、Le^a 和 Le^b 抗原，细胞组合中应至少有一个细胞为抗原阳性或阴性，Rh、Duffy、Kidd、MNS 血型系统等存在剂量效应的血型抗原，如 E、c、Fy^a、Fy^b、Jk^a、Jk^b、S 和 s 等，最好包含有纯合子。意外抗体鉴定谱细胞则应对常见同种抗体或混合抗体有明确的反应格局。

（三）仪器设备

输血相容性检测涉及的仪器设备必须满足其预期使用要求，按照其使用说明书要求使用，并应始终由经过培训的授权人员操作。临床输血实验室应在仪器设备安装和使用前验证其能达到必要的性能，并符合相关检验的要求；应制定并严格执行仪器设备维护保养措施，定期进行校准。临床常用的仪器设备有专用离心机、移液器、孵育器、全自动血型仪等，均应进行日常维护保养和定期校准，如血型血清学专用离心机由专业机构每半年校准一次（参数包括离心力/转速和离心时间）；温度计和移液器每年送专业机构校验并粘贴合格标识；水浴箱或孵育器每 3 个月使用校准后的温度计进行比对校准（允许误差为 ±0.5℃）；全自动血型仪由生产商提供评估、确认、维护、校准的服务及报告，至少每年一次对其加样系统、检测系统和温控系统进行校准。

（四）检验方法

1. 不同检验项目的方法选择

（1）ABO 和 RhD 血型鉴定：应用可靠、稳定、干扰因素少和易于标准化的检测方法，最好选择试管法或微柱凝集法。

（2）意外抗体筛查试验：国内外公认的检测方法是间接抗球蛋白试验，最好选择使用抗球蛋白试验试管法或微柱凝集法。

（3）交叉配血试验：必须选择能检出有临床意义的 IgM 和 IgG 血型抗体的检测方法，即应选择最敏感的技术和方法，以保证检出受血者体内存在的可能破坏输入的献血者红细胞的同种抗体，推荐使用经典的盐水介质试管法联合抗球蛋白试验试管法或微柱凝集法，也可使用盐水介质试管法结合凝聚胺法。

根据输血相容性检测目的选择适宜的检测方法，临床应用前实验室应做方法确认，包括但不限于检测符合率、检出限等；宜选择已知来源的阴、阳性标本各 20 份进行方法比对。必要时，方法学比对须参照相关标准、准则或规范进行。

2. 方法学比对　临床输血实验室若使用两种及以上的检测系统开展相同的输血相容性检测项目，应进行比对，通常以参加 EQA 的检测系统为标准，将其他检测系统的检测结果与标准检测系统结果进行比较，评估不同检测系统检测结果的一致性，应至少每年 1 次，每次每个项目至少 5 份样本，血型应至少包括 A、B、O、AB 和 RhD 阴性、RhD 阳性血型，交叉配血试验和意外抗体筛查均应至少选择 2 份阴性、2 份弱阳性和 1 份阳性样本，且交叉配血试验还应包含 IgM、IgG 血型抗体所致的不相合；ABO 和 RhD 血型鉴定、交叉配血试验的比对合格标准均为符合率 100%，意外抗体筛查的比对合格标准为符合率 ≥80%；若比对结果不能满足要求，应分析原因，采取必要的纠正措施，并评估纠正措施的有效性。

（五）实验室环境

为保证检测结果的准确性，临床输血实验室应有充足的空间、良好的照明和通风以及空调设备，还应维持稳定、符合要求的温湿度环境。温湿度变化对抗原抗体反应影响较大。实验室应有温湿度失控时的处理措施并记录。另外，临床输血实验室应配置双路电源和/或不间断电源（UPS），保证关键检测设备和储血冰箱的安全运行。

二、室内质量控制

室内质量控制（internal quality control，IQC）是由检测人员按照实验室制定的 IQC 程序和 SOP，选择合适的质控品，采取一定的方法和步骤连续评价本实验室检测工作的可靠性程度，旨在监测和控制本实验室检测的精密度，提高实验室常规工作中的批内、批间标本检测结果的一致性，以确定检测结果是否可靠、能否发出报告，这项工作是对实验室检测的即时性评价。输血相容性检测 IQC 旨在对检测过程中的人员技能、检验方法、试剂耗材和仪器设备等环节进行监控，保证检测质量，满足检测要求，判断检验结果是否达到预期标准，及时发现质量问题并采取纠正措施防止再次发生，确保发出安全血液。

（一）质控品

质控品是专门用于 IQC 目的的样本，可以是实验室自制或选购的商品化质控品，后者由一组（一般 2~3 个）质控细胞和一组（一般 2 个）质控血清共同组成一套或全血样本来实现输血相容性检测 IQC 需求。质控品应按照说明书规定的方法保存，在有效期内使用，并与患者标本在同样测定条件下检测。

1. 质控细胞 至少具备含有和不含有 A、B、D 三种抗原表达的细胞，如两个质控细胞分别为 A 型 RhD 阳性和 B 型 RhD 阴性，要求 ABO 血型鉴定质控细胞检测结果符合预期，且发生反应的凝集强度不低于"3+"，RhD 阳性质控细胞凝集强度不低于"2+"，RhD 阴性质控细胞测定为阴性。

2. 质控血清 至少具备含有和不含有 IgM 的抗 A 和抗 B 抗体，同时均含有可与意外抗体筛查细胞反应的 IgG 抗体。例如，两个质控血清，其中一个含有抗 A 和抗 D 抗体，另一个含有抗 B 和抗 Fy^a 抗体；其中至少一支质控血清含有弱阳性 IgG 抗体，其与筛查细胞在间接抗球蛋白试验中的反应凝集强度宜不高于"2+"。建议使用有临床意义的特异性弱抗体（如抗 Fy^a、抗 E、抗 c），为低值阳性质控血清，以确保检测灵敏度和试剂保存过程中红细胞抗原表达的完整性；使用弱 IgG 抗 D 抗体（抗 D<0.1U/mL）为质控血清，其与 O 型 R1R1 或 R2R2 表型筛查红细胞反应，以监测整个检测过程。

（二）基本原则

1. 通过检测质控品实现 IQC 任何情况下都应在报告检测结果前评价质控结果。根据每检测批次质控品的结果是否在设定的靶值和控制限内来判断检测质量。检测批是指预期检测系统的准确度和精密度所处的一个稳定检测区间（如一段时间或一定的检测标本量），其影响因素包括试剂、仪器、方法及人员等。

2. 制定 IQC 程序 设定本实验室检测质控品的数量、类型和频次、质控靶值和失控限等，以及设置阴性、弱阳性（临界值）和/或阳性的质控标准等。

3. 设定质控频次 质控频次的设定需要依据检测项目、方法学及实验室实际检测情况，并满足相关规定和试剂说明书要求。不论手工操作还是使用全自动血型仪，输血相容性检测的质控频率一般为每批次检测。手工 ABO 和 RhD 血型鉴定宜采用每批次检测质控品，每次进行血型鉴定的标本为 1 个批次，可以仅检测 1 例患者标本，也可一次同时检测多例标本。应用全自动血型仪进行输血相容性检测，将质控品和待测标本按同样的方式装载入仪器，同步进行检测，可根据标本量或时长设置质控频率，建议每天至少一次。

以下情况时应重新检测质控品：①更换试剂批号；②更换实验材料，如开启同一批号的一瓶新试剂；③全自动血型仪重新开机后检测前；④更换检测系统中的仪器设备或加样设备；⑤仪器设备出现影响方法学性能的故障，修复后或做重大维护保养等。

4. 质控记录完整 质控记录包括检测项目，检测仪器和唯一标识，检验方法，试剂生产商、批号及有效期，以及质控品的提供者、批号和有效期，质控品的检测结果、反应格局和凝集强度，质控结论（在控、失控），检测日期及检测者签名，失控原因及分析、处理措施等信息。

（三）质控方法

1. 确定本实验室质控靶值 质控靶值是指临床输血实验室依据质控品提供者所给定的参考值并结合本实验室使用的仪器、方法和试剂等通过检测质控品确定的质控目标/结果。执行室内质控时，需要将每检测批次质控品结果与质控靶值进行比对。

2. 依据靶值确定失控限 阴性和阳性质控品检测结果须与靶值比对一致；阳性结果的凝集强度与靶值之间差异≤"1+"。

3. 判定室内质控失控　超出质控失控限的检测结果即判定为失控，按照实验室 IQC 程序和作业指导书进行下一步失控处理。

4. IQC 数据评价与总结　实验室应每月进行 1 次，确保持续性改进，避免同类失控问题再次发生。

（四）质控规则

每检测批阴性质控结果必须为阴性，阳性质控结果符合预期反应格局且凝集强度变化在"1+"以内，为在控，否则为失控。交叉配血试验质控一般分 IgM 和 IgG 两组供受者对，阴性、阳性质控检测结果符合预期，且阳性结果凝集强度变化在"1+"以内，为在控，否则为失控。

（五）失控判断

临床输血实验室应明确区分阴性、阳性质控结果，超出可接受范围即判断为失控；质控品检测结果的凝集强度低于设定靶值，但在可接受范围内时作为预警提示（警告）；若意外抗体筛查项目弱阳性质控品检测结果低于质控靶值，应进一步分析检测的灵敏度，并采取有效措施防止失控发生。

1. ABO 和 RhD 血型鉴定　ABO 正、反定型和 RhD 血型鉴定的质控结果与设定的靶值不符、凝集强度相差＞"1+"时，判断为失控；反应格局中任一凝集强度一次低于或高于设定靶值时，预警提示失控（警告）；连续 3 次低于或高于设定靶值即判断为失控；质控检测结果的凝集强度不符合试剂说明书设定标准或违背实验室设定的质控规则时，判断为失控。

2. 意外抗体筛查　意外抗体筛查的质控结果与设定靶值不一致，或者在不改变筛选红细胞批号的情况下任一凝集强度相差≥"2+"时，即判断为失控；质控品与任一筛选红细胞的反应凝集强度一次低于或高于设定的靶值时，预警提示失控（警告）；连续 3 次低于或高于设定的靶值即判断为失控；质控结果的凝集强度不符合试剂说明书设定标准或违背实验室设定的质控规则时，判断为失控。

3. 交叉配血试验　交叉配血试验的质控结果与设定的靶值比对不一致和 / 或任一凝集强度相差≥"2+"时，判断为失控；质控结果的凝集强度一次低于或高于设定的靶值时，预警提示失控（警告）；连续 3 次低于或高于设定的靶值即判断为失控；质控结果的凝集强度不符合试剂说明书设定标准或违背实验室设定的质控规则时即判断为失控。

（六）失控处理

临床若发现质控数据违背了质控规则，应填写失控报告单。常见的失控原因包括但不限于检测人员、试剂、仪器设备、质控品、检验方法、实验操作和环境因素等。当质控失控时，提示实验室检测状况不良，立即停止试验，通常采取的措施主要包括但不限于：确定失控类型、分析和查找原因、针对不同原因采取相应的纠正措施、验证纠正措施的有效性、验证措施有效后恢复患者标本检测、评估最后一次质控在控检测标本的结果等，具体处理步骤包括：

1. 重新测定同一质控品　若重测结果在控，可能是人为误差和 / 或偶然误差所致；若重测结果仍然失控，则可进行下一步操作。

2. 重新打开一支质控品进行检测　若结果在控，提示原来那支质控品可能过期和 / 或在室温放置时间过长而变质失效，或者被污染；若结果仍然失控，则进行下一步。

3. 维护仪器或更换试剂，重新检测失控项目　检查仪器状态，对仪器进行清洗等维护保养；检查试剂，更换试剂进一步查明原因；若结果仍然失控，则进行下一步。

4. 寻求技术指导　若前几步都未能得到 IQC 在控的结果，那就有可能是仪器或试剂的原因，应积极与仪器或试剂厂家联系，寻求他们的技术支援，查找失控原因。

一旦确认失控原因，妥善解决、消除失控原因后，重新检测质控品，结果在控后方可进行患者标本检测。

（七）IQC注意事项

1. 根据IQC的要求选择质控品，若使用自制质控品，应验证其稳定性与可靠性，不能随机选择未经确证的A、B细胞作为质控细胞，不能随机选择未经确证的抗A、抗B血清作为质控血清。

2. 使用商品化质控品，应在其有效期内使用，按照说明书妥善保存，并注意防污染，使用后剩余的质控品不能与新质控品混合，若分装质控品应标识清楚，不得混用不同批号质控品。

3. 将质控品从冰箱内取出后，于室温放置30分钟平衡后再使用。

4. 随机放置质控品在样本位置，并按照实验室常规检测方法与患者标本同时检测。

5. 质控品检测完成后，放置于2～8℃冰箱保存（以质控品说明书为准），室温放置不宜超过1小时，确保开瓶后有效期内使用（必要时评估质控品开瓶后有效期）。

6. 试剂过期或保存不当、实验材料污染、仪器设备状态异常、实验操作不当、孵育时间过长或过短等多种因素均可导致假阳性或假阴性的结果。

三、室间质量评价

室间质量评价（EQA）是指多家实验室检测同一份标本，并由外部独立机构收集、分析和反馈上报结果来客观评价每个参与实验室的检测能力，是为确保实验室维持较高检测质量而对其检测能力进行考核、监督和确认的一种活动。EQA作为一种质量控制工具，是实验室质量保证的外部监督工具，可提供实验室检测质量的客观证据，是医学实验室认可和我国卫生健康委等级医院评审的要求，有助于医院和各级卫生行政主管部门对实验室质量实施监督管理，可帮助临床输血实验室识别、分析检测中存在的问题并采取相应的改进措施，有利于改进自身实验室检测方法，提高其检测质量与能力。EQA活动尽可能覆盖实验室开展的所有检测项目。EQA也被称为能力验证（proficiency testing，PT），是通过实验室间比对以判定实验室的校准/检测能力的活动。

临床输血实验室EQA是输血科质量管理体系的重要部分，有助于提高输血相容性检测的质量水平、监控其持续改进与发展，以保证为患者提供合适的、安全有效的血液，为临床安全输血奠定了坚实的基础。输血相容性检测EQA是由国家、省市级临床检验中心通过每年向参评的临床输血实验室发放EQA样本，定期、连续、客观地评价各实验室的检测能力，以发现IQC不易察觉的不准确性，了解各实验室之间检测结果的差异，帮助校正检测结果的准确性，提高不同实验室之间结果的可比性，从而提高本地区、本省或全国输血相容性检测实验室的检测质量水平。国家卫生健康委临床检验中心现已在全国范围内开展的输血相容性检测EQA项目包括ABO正定型、ABO反定型、RhD血型鉴定、意外抗体筛查和交叉配血试验五个检测项目，每年3次，每次5个检测项目，每个项目均发放5个样本。临床输血实验室应将尚未开展EQA的检测项目与同级别或上级别实验室的同类项目进行比对，或用其他方法验证其结果的可比性。

（一）EQA样本检测要求

1. 临床输血实验室收到EQA样本后，应及时检查样本外观是否合格，并核对相关信息是否与EQA计划一致，若有错误应及时与组织者联系。

2. 对于EQA样本，应与患者标本进行同样处理，不能特殊对待，必须采用本实验室常规方法进行检测，与患者的输血相容性检测同步进行。

3. 必须按照EQA计划进行相关项目的检测与回报。

4. 应制定本实验室的EQA样本检测程序，记录整个检测过程，并保留原始记录。EQA上报的结果应保留至少2年。

（二）EQA样本检测注意事项

1. 采用常规检测方法检测EQA样本，与临床患者标本同时检测，不得另选检测系统。

2. 采用与常规试验相同检测程序和检测次数检测 EQA 样本。

3. EQA 样本在规定时间内检测，在 EQA 截止日期之前回报结果。

4. 在 EQA 截止日期之前，实验室间不能进行有关 EQA 样本检测结果的交流。

5. 实验室检测 EQA 样本后，应将处理、准备、方法、检测、审核的每一步骤形成文件化的记录，并按规定保存所有记录。

（三）EQA合格标准

1. 每次 EQA 的合格标准

（1）ABO、RhD 血型鉴定和交叉配血试验：均为 100% 准确。

（2）意外抗体筛查：≥80% 准确，有条件实验室应建立更严格的标准。

2. 输血相容性检测项目的合格标准 5 个 EQA 项目中的每个项目每年 3 次检测结果全部合格才可通过此项目。

3. EQA 证书发放标准 输血相容性检测 5 个 EQA 项目全年 3 次全部合格通过，颁发年度合格证书；若某个或几个检测项目未通过，给参评实验室颁发不含此项目的合格证书。

（四）EQA结果分析与处理

1. 临床输血实验室不仅需要关注每次 EQA 成绩，还需关注每份 EQA 样本、每个 EQA 项目的结果符合情况。

2. 实验室应关注每个 EQA 项目不同浓度样本的合格情况，并分析其趋势。

3. 所有工作人员均应参与 EQA 结果的分析和讨论，并从中吸取经验和教训。

4. 实验室管理者必须审核 EQA 结果、成绩、EQA 的分析讨论结果，以及 EQA 的纠正措施及效果，并关注采取的预防措施，持续关注 EQA 结果的变化趋势，必要时应主持召开 EQA 专题会议。

（五）EQA结果不合格原因分析与改进

1. 原因分析 原因主要包括：①上报 EQA 结果时录入错误。②工作人员的能力不能满足实验要求。③检测仪器设备未经有效维护保养或校准。④检测试剂质量不稳定。⑤IQC 失控。⑥EQA 样本处理不当。⑦EQA 样本存在质量问题。

2. 改进措施 对于 EQA 不合格的项目，临床输血实验室应及时查找原因，采取纠正措施，并评估纠正措施的有效性。建立识别、分析和纠正 EQA 活动中出现任何不合格成绩的程序，收集、分析和审核相关数据，梳理、分析可能造成不合格项的原因，针对不同的原因采取有效的纠正和预防措施，必要时对相关人员进行培训，并针对其他可能存在的潜在问题采取预防措施并持续改进，最终达到提高实验室输血相容性检测能力和技术水平的目的。

第八节 红细胞血型分子生物学检验

分子生物学技术作为血清学技术的有效补充，在红细胞血型系统（如 ABO、Rh、MNS 等）、白细胞 HLA 和人类血小板抗原的基因分型和遗传多态性调查，以及亲子鉴定和法医学个体识别等方面均发挥着重要作用。例如，血型血清学无法明确判定的 ABO 亚型，为避免 HDFN 可开展无创性产前血浆胎儿游离 DNA 检测，通过分子生物学检测技术确认胎儿血型。

用于血型基因分型的分子生物学检测方法很多，大多建立在聚合酶链反应（polymerase chain reaction，PCR）的基础上，如 PCR-限制性内切酶片段长度多态性（PCR-restriction fragment length polymorphism，PCR-RFLP）、PCR-序列特异性引物（PCR-sequence specific primer，PCR-SSP）、PCR-序列分型（PCR-sequence based typing，PCR-SBT）、PCR-等位基因特异性寡核苷酸（PCR-allele-specific oligonucleotide，PCR-ASO）、PCR-序列特异性寡核苷酸探针（PCR-sequence specific oligonucleotide probe，PCR-SSOP）、实时荧光定量 PCR（real-time fluorescent quantitative PCR）、

高分辨率熔解曲线（high-resolution melting，HRM）、高通量测序、基因芯片（gene chip）和质谱等，在临床输血实践中应用广泛。

一、标本和试剂

1. 标本 一般选用 EDTA-K$_2$ 抗凝的全血标本，提取基因组 DNA，进而进行血型基因分型。提取的 DNA 未能及时检测时，最好置 -20℃ 以下保存。

2. 试剂 依据不同试剂说明书的要求，在相应条件下保存和使用。

二、常用的检验技术

（一）PCR-RFLP

用 PCR 扩增目的基因（图 2-19），由于等位基因之间核苷酸存在差异，对 PCR 扩增产物进行酶切处理，以检测其多态性（图 2-20）。

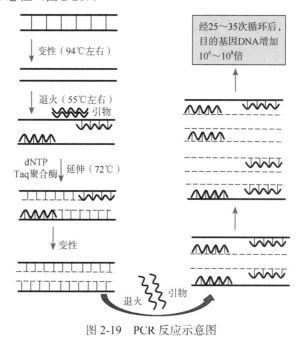

图 2-19 PCR 反应示意图

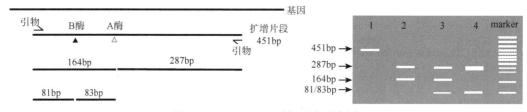

图 2-20 PCR-RFLP 酶切反应示意图

泳道 1：451bp 片段，未发生酶切；泳道 2：为纯合子基因，且 451bp 片段上有 A 酶的酶切位点；泳道 3：为杂合子基因，且451bp 片段的一条链上有 A 酶和 B 酶的酶切位点，另外一条链上仅有 A 酶的酶切位点；泳道 4：为纯合子基因，且两条链上均有 A 酶和 B 酶的酶切位点

1. 基本原理 先用 PCR 扩增目的基因 DNA，然后用特异性限制性内切酶将 PCR 扩增产物酶切消化成不同大小的片段，经凝胶电泳分离酶切产物。不同等位基因的限制性酶切位点分布不同，进而产生不同长度的 DNA 片段条带，以分析待检标本的基因多态性。在应用 PCR-RFLP 进行血

型基因分型时，首先需了解待测基因序列信息，设计特异性引物和合适的限制性内切酶酶切位点。

2. 检测步骤 提取基因组 DNA → PCR 扩增→酶切反应→电泳检测→结果判读。

（二）PCR-SSP

在序列特异性引物引导下，PCR 扩增与其相应的特异性等位基因片段，而不扩增其他等位基因，然后通过电泳检测 PCR 扩增产物的有无以判断是否存在相应等位基因（图 2-21）。

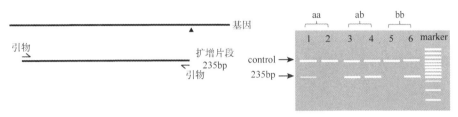

图 2-21 PCR-SSP 结果判读示意图

▲为序列特异性位点；control 示扩增产物为质控对照结果；泳道 1 和泳道 2 示第 1 种特异性引物能扩增出 235bp 片段，第 2 种特异性引物不能扩增出 235bp 片段，此为纯合子基因；泳道 3 和泳道 4 示第 1 和第 2 种特异性引物均能扩增出 235bp 片段，为杂合子基因；泳道 5 和泳道 6 示第 1 种特异性引物不能扩增出 235bp 片段，第 2 种特异性引物能扩增 235bp 片段，为纯合子基因

1. 基本原理 根据决定某等位基因的碱基性质，设计出一系列 3′ 端第一个碱基分别与各等位基因的特异性碱基互补配对的序列特异性引物，在 PCR 反应时，只有 3′ 端第一个碱基与决定特定等位基因碱基互补的引物才能实现 DNA 片段的扩增，最后根据是否有 PCR 产物进行等位基因的分型。

2. 检测步骤 提取基因组 DNA → PCR 扩增→电泳检测→结果判读。

（三）PCR-SBT

PCR 扩增目的 DNA，应用 Sanger 测序法检测 PCR 扩增产物的核苷酸序列，从而确定基因型别。基因测序是血型基因分型的金标准。

1. 基本原理 PCR 扩增目的 DNA，电泳分离纯化 PCR 扩增产物，接着用双向测序引物直接检测等位基因多态性位点的核苷酸序列，然后结合软件分析并与已知等位基因序列进行比较，从而确定基因型别（图 2-22）。

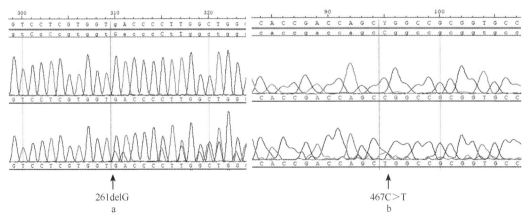

图 2-22 PCR-SBT 结果判读示意图

a. 表示 261 位点具有多态性。261 位点：上图为 GG，下图为 G-；b. 表示 467 位点具有多态性。467 位点：上图为 CC，下图为 CT

Sanger 测序法即双脱氧核苷酸终止法，是将 DNA 合成分为四组体系，每一组体系中除了 4 种脱氧核糖核苷酸（dNTP）外，还分别加入少量某一种双脱氧核糖核苷酸（ddNTP），四种 ddNTP 分别用四种不同颜色的荧光标记，ddNTP 的 C-5′ 端磷酸基正常、但 C-3′ 端少了一个羟基，

一旦 ddNTP 掺入到正常合成链中，DNA 合成就终止；DNA 链不断合成和偶然终止，产生了一系列四种长短不一的核苷酸链，最后以四种不同颜色的波峰表现出来。

2. 检测步骤 提取基因组 DNA → PCR 扩增→ PCR 产物电泳检测→ PCR 产物纯化→双脱氧核苷酸终止法测序反应→结果判读。

（四）实时荧光定量PCR

将 PCR 扩增和检测同时在同一管中进行，在 PCR 反应体系中加入荧光探针或荧光染料，用荧光信号的积累实时监测整个 PCR 反应进程，通过循环阈值（cycle threshold，Ct）和标准曲线对样本核酸中靶基因进行定量。Ct 为荧光到达阈值时所经历的 PCR 循环数，靶核酸起始浓度的对数与 Ct 值之间存在反比线性关系，Ct 值越小，提示靶基因起始浓度越高。荧光探针包括 Taqman 探针（又称为水解探针）、双杂交探针和分子信标探针等，其中 Taqman 探针应用最广。

1. 基本原理

（1）Taqman 探针技术：在 PCR 反应体系中加入与靶序列互补的特异性 Taqman 探针，其 5′ 端标记荧光报告基团、3′ 端标记荧光淬灭基团，由于荧光共振能量转移，完整的 Taqman 探针荧光报告基团发射光被淬灭基团淬灭掉，而在 PCR 延伸阶段，Taq DNA 聚合酶的 5′-3′ 核酸外切酶活性可切割掉与靶序列互补结合的 Taqman 探针，使荧光报告基团远离淬灭基团，可检测到荧光报告基团发出的特定荧光信号，其荧光强度取决于起始模板浓度。

（2）荧光染料法：在 PCR 反应体系中加入荧光染料（如 SYBR Green I），SYBR Green I 是一种可以非特异性结合双链 DNA（dsDNA）的荧光染料，但不结合单链 DNA，游离的 SYBR Green I 几乎没有荧光，当它选择性地掺入 dsDNA 分子中，则产生强的荧光信号，在 PCR 扩增过程中随着循环数的不断增加，PCR 扩增产物不断增加，结合到 dsDNA 分子中的 SYBR Green I 不断增加，荧光信号也不断增强。但是，SYBR Green I 能掺入到任何 dsDNA 分子中，可通过熔解曲线分析可区分特异性和非特异性 PCR 产物。

高分辨率熔解曲线（HRM）利用荧光染料可掺入到 dsDNA 的特性，通过缓慢升温过程中染料与 dsDNA 扩增产物的结合情况，记录高分辨率熔解曲线，检测样本的突变类型。

2. 检测步骤 提取基因组 DNA →实时荧光定量 PCR 扩增→结果判读。

（五）基因芯片

基因芯片又称为 DNA 微阵列（DNA microarray）或 DNA 芯片，是通过核酸杂交原理，将大量核酸探针固定于尼龙膜等载体表面，与已标记被检样本核酸进行杂交、检测与分析，解决了传统核酸印迹杂交技术的不足，可对某一个体进行多血型系统基因分型。

1. 基本原理 将一组已知序列的基因探针有规律地排列固定于载体（包括尼龙膜、硅片和玻片等）表面构成一个二维 DNA 探针阵列，然后与标记的样本核酸分子进行杂交，检测每个探针分子的杂交信号强度，并进一步确定基因型别。

2. 检测步骤 提取基因组 DNA →多重 PCR 扩增→探针杂交→信号检测→结果判读。

（六）悬浮阵列技术

1. 基本原理 悬浮阵列技术又称为液相芯片技术，将已知序列特异性寡核苷酸探针包被在荧光微球上，然后与 PCR 扩增产物进行特异性杂交、孵育，通过 Luminex 仪器检测荧光信号和结果分析，以判断基因型别。

2. 检测步骤 提取基因组 DNA →多重 PCR 扩增→探针杂交→信号检测→结果判读。

（七）高通量测序

高通量测序又称新一代测序技术（next-generation sequencing，NGS），即二代测序技术，应用接头进行高通量的并行 PCR 和并行测序反应，结合微流体技术，用高性能计算机对大规模的测序数据进行拼接和分析。NGS 可分为全基因组测序（whole genome sequencing，WGS）、全外显子组测序（whole exome sequencing，WES）和特定基因或区域的靶向测序等。

1. 基本原理 NGS 的工作流程包括：①构建 DNA 模板文库，再在双链 DNA 片段两端连上接头；② DNA 片段的固定，变性的单链 DNA 模板固定于平面或微球表面；③ DNA 片段单分子扩增，通过 PCR 扩增，在平面或微球上形成 DNA 簇阵列或扩增微球；④并行测序反应，用聚合酶或连接酶进行一系列循环反应；⑤光学图像采集和处理，对产生的阵列图像进行时序分析，获得 DNA 片段序列；⑥ DNA 序列拼接。

2. 检测步骤 提取基因组 DNA → PCR 扩增→文库制备→上机检测→数据处理→结果判读。

（八）质谱

质谱技术可用于检测蛋白质和代谢物，也可用于检测核酸。用于血型基因分型的质谱技术为基质辅助激光解吸电离飞行时间质谱（matrix-assisted laser desorption/ionization-time of flight mass spectrometry，MALDI-TOFMS），可将样品与基质混合进样，激光解吸方式电离以及飞行时间方法进行质量分析。基因检测所选用的基质通常为羟基吡啶甲酸。核酸质谱可区分单个碱基的质量差异；当核酸发生变异，不论是碱基的替换还是修饰，都会改变分子质量，核酸质谱能对其进行精准识别。因此核酸质谱既可检测基因的多态性和基因的突变，也可检测核酸的化学修饰，还能对拷贝数变异和修饰水平等进行定量分析。

1. 基本原理 通过脉冲电场对离子化的样品加速，使不同分子量的离子在真空飞行管内以不同的恒定速度飞向离子检测器，根据离子到达检测器的飞行时间不同以区分不同分子量的样品。质谱进行基因分型通常分为：①提取基因组 DNA，多重 PCR 扩增出多个含待测位点的目标片段；②用虾碱性磷酸酶去除反应液中剩余 dNTP；③加入 SNP 延伸引物等进行单碱基延伸反应，根据 PCR 产物在 SNP 的碱基不同得到差别为一个碱基的延伸产物；④经树脂处理的延伸产物点样至基质，质谱检测，得到峰图，通过软件分析出样品的基因型。

2. 检测步骤 提取 DNA →多重 PCR 扩增→虾碱性磷酸酶去除 dNTP →延伸反应→点样前处理→质谱检测→结果判读。

三、方法学评价

分子生物学检测技术具有较高的敏感性，血型基因分型方法灵活多变，临床可根据实际需要，选择适合的技术手段（表 2-17）。

表 2-17 不同分子生物学检测技术的评价

检测方法	优点	缺点
PCR-RFLP	不需要特殊设备，费用低	易受实验条件影响 PCR 产物酶切消化不完全，且操作较为烦琐，所需时间较长，通量低，目前已较少应用
PCR-SSP	操作简便、快速，结果直观；灵敏度、特异性较高，广泛应用于红细胞、HLA 和 HPA 血型基因分型。琼脂糖凝胶电泳简便、快速，但分辨率较聚丙烯酰胺凝胶电泳低。目前应用多重 PCR-SSP 技术结合聚丙烯酰胺凝胶电泳可同时检测多个基因	只能检测已知的多态性位点，无法检测新的突变位点，且通量较小，分型可能出现假阳性或假阴性结果
PCR-SBT	精确度好，双脱氧核苷酸终止法测序可一次性读取 1000bp 的核苷酸序列，但以靠近测序引物的 500bp 最为精准；可准确获得目标序列的全长核苷酸，直接发现新的突变位点，鉴定新的等位基因	需要特殊设备，价格较昂贵，实验耗时长
RT-qPCR	操作简便、快速，通量较高。由于 PCR 扩增和检测在同一管中封闭进行，降低了处理 PCR 产物可能导致的实验室污染问题	需要特殊设备

续表

检测方法	优点	缺点
基因芯片	可一次进行大量靶基因的杂交检测，高效、快速，通量较高	需要特殊设备，价格较昂贵
悬浮阵列技术	操作简便、快速，可进行大规模检测，结果可靠，灵敏度高，通量高	需要特殊设备
高通量测序	操作简单、快速，通量高，应用前景广	需要特殊设备
质谱	多重、准确，检测速度快，灵敏度高，可同时检测几十种血型基因，是一种高通量方法	需特殊设备

四、质控要求

分子生物学检测技术要求操作规范，注意生物安全防护，避免假阴性和假阳性的结果。

1. 所有操作均在规范的临床基因扩增实验室内进行，实验室分区设置并控制空气流向。

2. 建立完善的质量控制体系，涵盖人员、设施、设备、试剂、耗材、环境、检测方法和过程等要素。

3. 依据待测基因的序列，设计特异性引物、选择合适的限制性内切酶进行 PCR 系列试验。

4. 在观察和拍摄凝胶图像结果时，不能直视紫外光源，需要戴上防紫外光的保护镜。

5. 所有血液标本均应视为有潜在传染性，操作时应佩戴手套。

五、临床应用

血型基因分型是血清学技术的有效补充，二者各有优势，不能相互取代。红细胞血型基因分型并不能全部代表抗原表达，因此不能完全取代血型血清学技术。

1. 红细胞血型基因分型可以准确鉴定 ABO 亚型和变异型 D 抗原表达，还可探索未知血型，特别是高通量测序技术在新血型系统编码基因的鉴定中发挥关键作用。对于个别疑难血型标本需要进行特定抗原鉴定，可采用 PCR-SSP、PCR-SBT 等一些中低通量检测方法。而对于大规模标本需要同时进行多种血型抗原的鉴定，适合采用质谱、NGS 等高通量的分型技术。

2. 应用高通量的血型基因分型方法有助于筛查稀有血型献血者，建立稀有血型资料库，以备不时之需。对于近期输血、体内有自身抗体或有复杂抗体（如多种同种抗体、针对高频抗原的抗体等）的患者，采用血清学方法常难以判读结果，可能延误输血治疗，血型基因分型可快速准确鉴定疑难血型，辅助判断抗体的特异性，有助于选择相容性血液进行临床输血治疗。

3. 红细胞血型基因分型技术适用于不具备血清学检测条件、分子背景较为单一的血型抗原以及供受者的扩展红细胞抗原谱分型等，不受患者血清自身抗体、意外抗体和疾病等影响，对安全输血及血型研究具有重要意义。例如，对于一些长期依赖输血的慢性贫血患者（如镰状细胞贫血和地中海贫血），应用通量高、成本低廉的血型基因分型平台，对供、患者进行 Rh、MNS、Kell、Kidd、Duffy 等重要红细胞血型系统扩展血型分型，有助于献血者与受血者在多个血型系统之间广泛匹配，进行预防性扩展红细胞抗原谱匹配输血，减少同种异体免疫的发生率，保障临床输血安全。

4. 为协助诊断胎儿是否发生 HDFN，临床可借助分子生物学检测技术通过孕妇无创性产前血浆胎儿游离 DNA 检测确认胎儿血型，以便临床及时采取措施防治胎儿新生儿溶血病（HDFN）。

（陈凤花）

本章小结

人类红细胞血型系统极为复杂，截至 2023 年 7 月，ISBT 已确认了 45 个红细胞血型系统和

362 种抗原，人类逐渐揭开了血型的奥秘，输血医学也推动着人类血型遗传学、免疫血液学、输血医学等学科进一步发展。在众多红细胞血型系统中，ABO 和 Rh 血型系统最为重要，与临床输血和胎儿新生儿溶血病（HDFN）的关系最为密切；红细胞其他血型系统产生的意外抗体也不容小觑，出现的输血反应在临床也偶见报道。随着血型血清学和分子生物学研究的深入，红细胞血型基因分型与抗原鉴定、意外抗体筛查和交叉配血试验等输血前实验室检查的方法越来越多，结果检测的敏感性和准确性明显提高，输血相容性检测及其室内质控、室间质评日渐规范，为临床开展安全可靠、科学合理和精准有效输血治疗提供了保障。

第三章　白细胞血型系统与检验

人类对白细胞血型系统了解较晚。自 1958 年法国科学家 Dausset 发现人类第一个白细胞抗原以来，白细胞血型研究迅速展开，涉及免疫学、生物学、遗传学及分子生物学等多个学科。人类白细胞血型是最复杂的血型系统之一，广泛应用在器官移植、临床输血、亲子鉴定和人类学研究中。

第一节　白细胞抗原

人类白细胞抗原（human leucocyte antigen，HLA），又称为主要组织相容性复合体（major histocompatibility complex，MHC）分子，具有个体特异性，表达在多种细胞表面，通过识别自体和异己成分，参与免疫调节，在组织器官移植和临床成分输血治疗中具有重要的临床意义。HLA 可通过妊娠、输血及器官移植等途径产生免疫性的 HLA 抗体，引起血小板输注无效（platelet transfusion refractoriness，PTR）、发热性非溶血性输血反应（febrile nonhemolytic transfusion reaction，FNHTR）等输血反应。

一、HLA 复合体及其分子结构

（一）HLA复合体分类

人类 HLA 复合体位于 6p21.3 上，全长 3600kb，按其编码分子的结构、表达方式、组织分布与功能等特点可分为 3 类，即 HLA-Ⅰ、HLA-Ⅱ和 HLA-Ⅲ，每种 HLA 基因都含有多个基因位点（图 3-1）。经典 HLA-Ⅰ类基因包括 *A*、*B* 和 *C* 3 个基因座位，每个基因座位上存在多个等位基因，编码高度多态性的糖蛋白分子抗原（HLA-A、HLA-B、HLA-C），并具有很强的免疫原性；经典 HLA-Ⅱ类基因为 *DP*、*DQ* 和 *DR*，具有高度的多态性，分别编码对应的抗原；HLA-Ⅲ类基因包括 *C4B*、*C4A*、*C2*、*Bf*、*TNF* 和 *HSP70* 等基因。

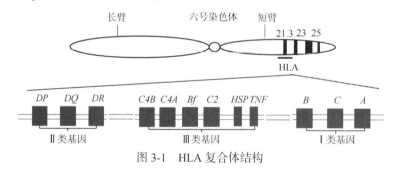

图 3-1　HLA 复合体结构

（二）HLA复合体命名

HLA 基因命名一般采用字母结合数字的方式（图 3-2）。四组数字间用冒号分隔，自左→右顺序依次代表：①第一组数字：表示等位基因，对应血清学中的同种异型抗原的特异性。②第二组数字：表示等位基因的亚型，依据 DNA 序列进行编号。③第三组数字：用于区分编码序列同义突变的等位基因。④第四组数字：用于区分非编码区（如内含子、5′ 或 3′ 端非翻译区）序列多态性的等位基因。若前两组数字不同，表示核苷酸不同，其编码蛋白质的氨基酸序列也不同。在不能区分等位基因时，可允许前两组数字表示该 HLA 的特异性。数字后面的字母表示基因表达状态，如"N"表示基因不表达。

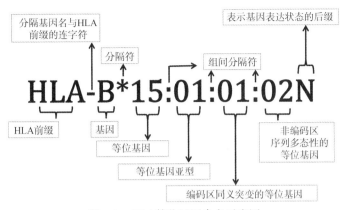

图 3-2　*HLA* 等位基因命名示意图

（三）HLA分子结构

1. HLA-Ⅰ类分子　由 α 链和 β₂-微球蛋白（β₂-microglobulin，β₂-M）以非共价键形式形成异二聚体（图 3-3）。其中 α 链由 *HLA-A*、*B*、*C* 位点基因编码形成，可区分为胞外区、跨膜区、胞内区，且链内有二硫键；β₂-M 由位于 15 号染色体上的基因编码形成。

2. HLA-Ⅱ类分子　由 *HLA-DP*、*DQ* 和 *DR* 位点基因编码抗原形成的 α 链和 β 链，并以非共价键的形式组成异二聚体（图 3-3）。α 链和 β 链内均存在有二硫键，两条链可区分为胞外区、跨膜区、胞内区。

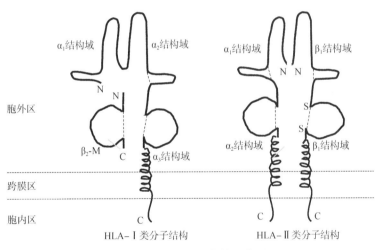

图 3-3　HLA 分子结构示意图

二、白细胞抗原分类

人类白细胞上表达的抗原可分三类，即与红细胞共有的抗原，与机体其他组织细胞共有的抗原，白细胞本身所特有的抗原。与机体其他组织细胞共有的抗原，如 HLA-Ⅰ类和 HLA-Ⅱ类抗原，除表达在白细胞上，还可以表达在其他组织细胞上。

（一）与红细胞共有的血型抗原

人类白细胞膜上也表达某些红细胞血型系统抗原，如 ABO、P、LE、XG、Sc、Do、CROM、KN、LN、OK、JMH、GLOB 等抗原，但在白细胞上的表达量比较少，临床意义不大。

（二）与其他组织细胞共有的血型抗原

HLA-Ⅰ类抗原分布相当广泛，几乎表达在所有有核细胞上，在淋巴细胞上表达量最高，其次是巨噬细胞、树突状细胞（dendritic cell，DC）、中性粒细胞、血小板上也表达 HLA-Ⅰ类抗原，血浆中存在着可溶性 HLA-Ⅰ类抗原，但在成熟红细胞上无 HLA 抗原。HLA-Ⅱ类抗原在细胞上分布较少，主要表达在巨噬细胞、DC、单核细胞及 B 淋巴细胞等专职性抗原提呈细胞（antigen presenting cell，APC）表面。HLA-Ⅰ和 HLA-Ⅱ类分子的差异性比较见表 3-1。

表 3-1　HLA-Ⅰ和 HLA-Ⅱ类分子的差异性比较

性质	Ⅰ类分子	Ⅱ类分子
HLA 基因	A、B、C	DP、DQ、DR
化学结构	重链由 MHC 编码，轻链非 MHC 编码	α 链和 β 链均由 MHC 编码
组织中的分布	所有体细胞	B 淋巴细胞、巨噬细胞等
主要作用	提呈内源性抗原	提呈外源性抗原
同种移植物排斥作用	很强	很强
诱发产生抗体的能力	很强	很强
混合淋巴细胞反应能力	弱	很强
移植物抗宿主反应能力	较强	很强
细胞介导的淋巴细胞溶解作用	很强	尚可
物种间的交叉反应	常见	少见
抗原递呈的限制作用	少见	很强

（三）白细胞本身所特有的血型抗原

白细胞本身所特有的血型抗原主要有人类中性粒细胞抗原（human neutrophil antigen，HNA）、中性粒细胞前体细胞的特异性抗原和淋巴细胞上的 Gr 系统抗原等。其中 HNA 除分布于中性粒细胞表面，也分布在嗜酸性粒细胞和嗜碱性粒细胞表面上，但仅在中性粒细胞上容易被检测，故又称为粒细胞特异性抗原。

1998 年 ISBT 粒细胞抗原工作组在西班牙建立了粒细胞同种特异性抗原新的命名原则：①命名为 HNA。②抗原的糖蛋白位点以 HNA 后数字编号表示。同一位点上的不同抗原用小写英文字母表示，如 HNA-1a、HNA-1b 和 HNA-1c 等。③中性粒细胞的命名原则以"粒细胞"的英文首个字母 N 为字头，第二个大写字母表示控制该抗原的基因位点，然后再标出这个位点的等位基因特异性编码，如 NA1、NA2 和 NB1 等。④新发现的粒细胞抗原暂时用字母缩写命名，直至粒细胞工作委员会提出正式命名。目前已确认的人类中性粒细胞特异性抗原见表 3-2。

表 3-2　人类粒细胞特异性抗原

抗原系统	基因	定位	抗原多态性	曾用名
HNA-1	FcGR3B*01	FcrR Ⅲ b	HNA-1a	NA1
	FcGR3B*02		HNA-1b、HNA-1d	NA2
	FcGR3B*03		HNA-1b、HNA-1c	SH
	FcGR3B*04		HNA-1a	
	FcGR3B*05		HNA-1b	
HNA-2	CD117*01	GP50	HNA-2a	NB1

抗原系统	基因	定位	抗原多态性	曾用名
HNA-3	*SLC44A2*01*	GP70~95	HNA-3a	5b
	*SLC44A2*02*		HNA-3b	
	*SLC44A2*03*		HNA-3a	
HNA-4	*ITGAM*01*（230G）	CD11b	HNA-4a	MART
	*ITGAM*02*（230A）		HNA-4b	
HNA-5	*ITGAM*01*（2372G）	CD11a	HNA-5a	OND
	*ITGAM*02*（2372C）		HNA-5a	

第二节　白细胞抗体

同红细胞抗原作用原理类似，人类白细胞血型抗原也可以通过免疫反应产生相应的抗体，导致血小板、粒细胞输注无效，以及其他的输血反应。目前，研究较多的白细胞抗体为 HLA 抗体和粒细胞抗体。

一、HLA 抗体

HLA 基因具有遗传多态性，其编码的 HLA 抗原具有较强的免疫原性，致使个体之间 HLA 抗原相容性概率很低，容易通过妊娠、输血及移植等免疫刺激产生 HLA 抗体。目前，国内各级采供血机构提供的红细胞、血小板和血浆等制剂虽然经过去白细胞处理，但这些血液制剂中仍会残存一定数量的白细胞，并且血小板上本身就有 HLA 抗原，所以，反复输血患者容易产生 HLA 抗体，导致输血反应。

经过多次输血或妊娠等免疫刺激，人体可以产生多克隆 HLA 抗体，属 IgG 类，多为群体反应性抗体（panel reactive antibody，PRA），具有结合补体的淋巴细胞毒性质。这种抗体可以通过患者血浆置换直接获取，可以作为抗体试剂用于临床输血、器官移植前开展相关的实验室检查。目前，在临床或科研层面应用较多的是具有较高效价、亲和力和特异性的 HLA 单克隆抗体，很难识别所有的或差异性很小的 HLA 抗原决定簇，且其结合补体能力较差，很难应用于常规的淋巴细胞毒试验中，只能应用于流式检测技术中。

二、粒细胞抗体

粒细胞抗原免疫刺激机体后可以产生粒细胞抗体，如 HNA-1a、HNA-1b、HNA-1c、HNA-2a、HNA-3a、HNA-4a 和 HNA-5a 等抗体，多为 IgG 抗体，但也可能出现 IgM 抗体，或者 IgM 与 IgA 的混合抗体。多数情况下，IgG 抗体可以与粒细胞抗原结合并致敏粒细胞，导致粒细胞被肝和脾中的单核-吞噬细胞系统清除。

第三节　白细胞血型的检验

人类白细胞抗原系统主要包括 HLA 和粒细胞抗原，与输血治疗、器官移植等临床实践活动密切相关。HLA 具有重要的生物学作用和临床意义，其分型技术已广泛应用于多个领域，如 HLA 群体遗传多态性研究、HLA 生物学功能研究、器官移植和造血干细胞移植（hematopoietic stem cell transplantation，HSCT）时的供受者组织相容性配型，以及 HLA 与疾病的关联性研究、药物个性化治疗和人类遗传学研究等方面。

一、HLA 系统检验

临床常用的 HLA 分型技术主要有三种，即血清学分型、细胞学分型和基因分型。早期 HLA

的研究主要采用血清学方法检测抗原，随着分子生物学技术的发展和应用，HLA 基因分型技术飞速发展，HLA 分型技术已由原来血清学方法逐步转变到等位基因检测为主、抗原检测为辅的模式。基因分型方法与血清学检测方法侧重点不同，血清学方法主要用于检测抗原或抗体，而基因分型方法则是检测核苷酸多态性。

（一）血清学检验

1964 年，Terasaki 等发明了微量淋巴细胞毒性试验（microlymphocytotoxicity test，LCT）及相应的组织配型板，并于 1970 年被美国国立卫生研究院（National Institutes of Health，NIH）确定为国际通用标准技术，用于 HLA 抗原 / 抗体检测和供受者选择的初步筛查。HLA 血清学研究也得到了迅速发展，血清学方法成为免疫遗传学和组织相容性研究的基本方法与手段。同时，通过交流标准细胞株和交换标准抗血清，使之进入国际大协作阶段。

血清学分型是采用一系列已知抗 HLA 的标准分型血清来检测未知淋巴细胞上的 HLA 抗原，如 HLA-A、-B、-C、-DR 等位点上的抗原，也称为血清学鉴定的抗原（serologically defined antigen，SD 抗原），是 HLA 抗原分型的经典技术。HLA- Ⅰ类抗原和 HLA- Ⅱ类抗原均可采用 LCT、ELISA 及流式细胞术等血清学方法检测。

1. 微量淋巴细胞毒性试验

（1）检测原理：LCT 又称为补体依赖性细胞毒（complement dependent cytotoxity，CDC）技术，指淋巴细胞的 HLA 抗原与分型血清中的相应抗体结合，在补体参与情况下，破坏或损伤淋巴细胞膜，致淋巴细胞死亡。若淋巴细胞不带有相应的抗原，则无此反应。通过荧光液或曙红染色确定是否为阳性反应。死细胞因为细胞膜损伤，染料可以进入到细胞内并与 DNA 结合，在相差显微镜下观察并计算死细胞占全部细胞的百分比，该种方法可反映出抗原抗体反应的强度。目前，国际通用的判断方法为 NIH 计分法：①无法读数，计 0 分。②死细胞≤10%，计 1 分，为阴性反应。③ 11% ＜死细胞≤20%，计 2 分，为可疑阴性反应。④ 21% ≤死细胞＜50%，计 4 分，为弱阳性反应。⑤ 51% ＜死细胞＜80%，计 6 分，为阳性反应。⑥死细胞＞80%，计 8 分，为强阳性反应。

由于 T、B 淋巴细胞上都存在 HLA-A、-B、-C 抗原，因此检测这些抗原一般直接使用淋巴细胞。但是，某些 HLA-A、-B、-C 分型血清中同时存在 HLA-DR 抗体，所以，为了避免 HLA-DR 抗体可能造成的干扰，通常使用 T 淋巴细胞进行 HLA-A、-B、-C 分型。近几年，HLA 单克隆抗体的出现，可避免 HLA-DR 抗体的干扰。

（2）方法学评价：血清学分型技术常用于研究 HLA 多态性及其功能、器官移植、组织配型，尤其在筛选异基因骨髓移植的无关供体，建立"骨髓库"等方面发挥着重要作用。该技术操作简便、快速，标准化和自动化程度较高，是目前临床用于 HLA- Ⅰ类抗原分型的主要方法之一。

1）优点：①分型技术已实现微量化，试验所用的抗体、细胞及补体用量各需 1 毫升就能得到较敏感的结果，目前已成为国际通用的标准技术。②交流标准细胞株和交换标准抗血清的国际大协作，基本上满足了不同地区、不同种族的人群 HLA 分型的要求。③分型技术与方法更加完善。例如，1994 年美国加州大学组织配型中心建立了单克隆抗体技术用于标准抗血清的筛选，大大提高了标准抗体的特异性；同期，免疫磁珠淋巴细胞分离技术问世，使 T、B 淋巴细胞分离更加简洁、快速，特异性更强；随着快速荧光染色技术的发展，计算机读板也成为可能。④从加样到读板均已实现了自动化，大大提高了工作效率，使大批量样本的 HLA 分型成为可能。

2）局限性：①随着 HLA 分子结构与核苷酸序列分析研究的深入，每年有许多新的等位基因被发现和确定，却无法获得能够分辨或识别特异性抗原的标准抗血清。② HLA 等位基因序列的高度同源性，使血清学出现较多、较强的交叉反应，影响了分型结果的准确性，并给亚型的进一步确定带来了困难。③分型血清本身也有局限，如多数Ⅱ类分型血清是用血小板吸收去除Ⅰ类抗体获取的，容易造成抗体效价下降，同时残留的Ⅰ类抗体也会干扰分型结果。④缺乏针对 HLA-C 抗原的单特异性抗血清。⑤血清学表型相同，DNA 核苷酸序列不一定完全相同。⑥多种因素可影响和干扰淋巴细胞膜上的抗原表达，HLA抗原有可能被遮盖或表达量下降。⑦HLA-Ⅱ类抗原主要表达在B淋巴细胞上，血清学分型较Ⅰ类A、B抗原误差率更高。⑧源于白种人群的血清学分型试剂用于黄种人检测，存在一定的误差。⑨标准抗血清或单克隆抗体的筛选技术复杂，难度大，试剂来源受到限制。⑩血清学检测需要活的淋巴细胞，样本来源受到一定的限制。

2. ELISA技术

（1）检测原理：将HLA抗原或抗体包被在ELISA反应板上，加入待测标本，如标本中存在相应抗体或抗原，则形成抗原抗体复合物，与加入酶标记第二抗体再次结合并吸附在反应板上。随后，加入酶显色反应体系，根据显色程度来判定结果，显色颜色的深浅与标本中相应抗原或抗体的量成正比。

（2）方法学评价：该法操作简单、快速，无须特殊仪器，且无放射性污染、能定性及半定量分析，适合在二级以下医院推广使用。但是，由于ELISA法采用的是多克隆抗体，易与血清中的其他物质发生交叉反应，影响其特异性和敏感性。

3. 流式细胞术

（1）检测原理：荧光标记的HLA单克隆抗体和淋巴细胞表面的HLA抗原结合后，使细胞荧光染色，在激光束的照射下产生散射光和激发荧光，通过流式细胞仪收集散射光和荧光信号，经光电倍增管接收后转换为电信号，通过软件分析HLA抗原的有无与强弱。

（2）方法学评价：流式细胞术（flow cytometry，FCM）特异性较高，具有方便、灵敏、多参数检测的特点，且稳定性和重复性都很好，但检测结果易受标本的质量、抗体效价影响，容易产生假阳性或假阴性。由于流式细胞仪器比较昂贵，基层单位应用有一定的局限性。

（二）细胞学检验

利用细胞学分型方法鉴定HLA-D位点上的抗原，称为淋巴细胞鉴定的抗原（lymphocyte defined antigen，LD抗原）。细胞学分型方法主要有混合淋巴细胞培养（mixed lymphocyte culture，MLC）、纯合分型细胞（homozygote typing cell，HTC）试验、预致敏淋巴细胞（primed lymphocyte，PL）试验，主要用于HLA-D抗原的特异性分型，但由于细胞来源困难、操作繁琐、试验流程长及指定抗原偏差较大，不适合临床常规检测，故该技术逐渐被淘汰。

1. 混合淋巴细胞培养试验 MLC是一种用于测定受体和供体HLA抗原相容程度的方法，其基本原理：将两种无关个体、功能正常的淋巴细胞在体外进行混合培养，由于两者的HLA-Ⅱ类抗原不同，可相互刺激对方发生增殖、转化，称为双向MLC；若将其中一方淋巴细胞先用丝裂霉素C处理或用X射线照射，使细胞DNA失去复制能力，但仍能够刺激另一方淋巴细胞发生增殖、转化，称为单向MLC。细胞增殖程度可通过细胞数量、形态检查或氚标记的胸腺嘧啶核苷掺入法（3H-TdR）等进行检测。

2. 纯合分型细胞试验 用已知HLA-Dw型别且经灭活的纯合子细胞作为刺激细胞，待检细胞作为反应细胞，进行MLC试验，若二者发生刺激反应说明受检细胞能够识别刺激细胞上的抗原，受检细胞不具有纯合子细胞的HLA-Dw型别；若不发生反应或反应较弱，则表明受检细胞与纯合子分型细胞有相同的HLA-Dw型别，故该试验也称为阴性分型法。

3. 预致敏淋巴细胞试验 将应答细胞与刺激细胞进行初次MLC后，应答细胞增生后又回到小淋巴细胞，这种处于静止状态的小淋巴细胞即为PL。当这种PL再次遇到相应抗原刺激后，可迅速发生淋巴细胞转化和增殖。将待检淋巴细胞作为刺激细胞，分别与一系列PL进行单向MLC，若待检细胞与PL预先识别的抗原相同，PL会迅速转化增殖；反之，则没有此刺激反应。该试验是用阳性反应作为判断标准，故也称为阳性分型法。

（三）分子生物学检验

个体HLA遗传学差异的本质在于编码相应抗原的基因。目前，随着基因分型技术的广泛应用，

HLA 已全面进入 DNA 分型阶段。

1. 分子生物学检测方法　白细胞血型基因的检测技术同红细胞，主要的分型方法包括：①以 PCR 为基础的分子生物学方法，如 PCR-SSP、PCR-SSOP、PCR-RFLP 等分析方法；②以测序为基础的分子生物学方法，如 PCR-SBT、单核苷酸多态性（single nucleotide polymorphism，SNP）等；③其他分型方法，如基因芯片分型、Luminex 检测技术等。HLA 基因检测技术由于检测原理、方法不同，差异较大（表 3-3）。

表 3-3　HLA 基因分型方法的比较

方法	时间	程序	分辨能力	成本	结果准确性	常用设备
PCR-SSP	最短	最简单（PCR）	低、高分辨	较低	较准确，可能出现漏检或假阳性	PCR 仪
PCR-SSOP	较长	较复杂（PCR+杂交反应）	低、中分辨	较低	较准确，部分探针易出现干扰	PCR 仪 + 杂交设备
Luminex 检测技术	较长	复杂（PCR+杂交反应）	中、高分辨	较低	较准确，受探针数量影响	PCR 仪 +Luminex 仪
PCR-SBT	最长	复杂（PCR+测序）	高分辨	较高	最准确，用于新等位基因确认	PCR 仪 + 测序仪
基因芯片	较长	较复杂（PCR+杂交反应）	中、低分辨	较低	较准确，可能受信号干扰	PCR 仪 + 杂交设备 + 读数设备

2. 方法学评价　HLA 基因分型技术具有分辨率高、错误率少、样本需要量少、样本能长期保存、分型试剂可大量制备且来源不受限制，试验结果精确、可靠、重复性好等优点。基因分型技术主要检测 HLA 位点上等位基因的核苷酸序列，而血清学、细胞分型技术是检测 HLA 抗原，基因分型结果与血清学、细胞分型技术可能存在着不一致的现象（如无效等位基因等）。

3. HLA 高分辨分型中的歧义结果分析及其区分对策　HLA 具有多基因性和高度多态性，同一位点不同等位基因之间的碱基差异序列较少，导致大量等位基因碱基序列高度同源，基因检测时可以产生歧义的分型结果。

（1）歧义结果产生的原因：PCR-SSP 和 PCR-SSOP 分型技术中的序列特异性引物或序列特异性探针可能与一种以上的等位基因结合，导致歧义的分型结果。PCR-SBT 歧义结果产生的主要原因：①测序区域内的等位基因序列相同。②由于 PCR 产物的杂合性，有时不同等位基因的组合可得到相同的杂合子序列。③等位基因多态性位于分析区域之外。④有些等位基因的序列未被全部测定。

（2）歧义结果的区分对策：①使用组特异性测序引物技术，即利用 HLA 等位基因核苷酸序列的差异性，选择、设计特异性测序引物，该引物只能与某一个等位基因的序列互补，实现对单一等位基因的测序分析。②根据已知低分辨结果选择合适的高分辨 SSP 位点复核。③使用单链 DNA 抽提技术。④PCR 扩增后，经测序验证，再用特定引物进行单链基因序列测试。⑤由于不同厂家引物或探针的组合不同，可改用其他厂家试剂进行检测。⑥多种方法检测的结果进行综合判断。

二、粒细胞系统检验

粒细胞系统开展血清学和分子生物学检测技术，分别用于检测粒细胞抗原、抗体和分析 HNA 系统等位基因多态性。

（一）血清学检验

血清学检测技术主要包括粒细胞凝集试验（granulocyte agglutination test，GAT）、FCM、粒细胞免疫荧光试验（granulocyte immunofluorescence test，GIFT）、单克隆抗体特异性粒细胞抗原捕获试验（monoclonal antibody immobilization of granulocyte antigen，MAIGA）和 ELISA 等方法，

其中 GAT 是最早应用于粒细胞抗原、抗体鉴定的经典方法，且是鉴定 HNA-3a 抗体的唯一方法，但其灵敏度及特异性较差，已较少使用；FCM 敏感性高、特异性好，是目前大多数实验室使用的方法；GIFT 敏感度、特异性均较好，但影响因素较多；MAIGA 灵敏度、特异性也很好，是鉴定 HNA 抗体的常用方法。

血清学方法检测抗原时，要求相应抗血清具备效价高、特异性好；检测抗体时，制备的粒细胞抗原谱应覆盖 HNA 系统中的不同抗原，且所选方法能检测 HNA 系统的免疫抗体，并可鉴定、区分 HNA 和 HLA 抗体，鉴别多种 HNA 抗体并存情况，区分非细胞毒性和细胞毒性的抗淋巴细胞抗体。另外，待检标本要求新鲜，应控制在 24 小时内，存在操作烦琐、耗时等不足。

■ （二）基因分型技术

与 HLA 系统基因分型方法相同，如 PCR-SSP、PCR-RFLP、PCR-SBT 等，可有效区分 HNA-1、HNA-2、HNA-3、HNA-4 和 HNA-5 系统基因多态性，但尚有少数 HNA 表型的分子机制尚不清楚，导致无合适方法进行基因分型。

第四节　白细胞血型检验的临床意义

白细胞血型抗原具有重要的生物学作用和临床意义，对其进行分型有助于指导 HLA 在移植医学、输血医学、人类遗传学和法医学等学科中的应用，更好地实行输血治疗。

一、HLA 检验在输血医学中的应用

在临床输血治疗中，HLA 可以引起 NHFTR、PTR、输血相关急性肺损伤（transfusion-related acute lung injury，TRALI）、嵌合体及输血相关移植物抗宿主病（transfusion-associated graft versus host disease，TA-GVHD）等输血反应。因此，对于需要反复输血治疗的患者，应避免 HLA 引起的免疫反应，选择合适的血液成分进行临床输注，以降低急、慢性输血反应的发生。HLA 导致的输血反应机制和临床症状详见第十五章。

二、HLA 检验在移植医学中的应用

作为人体组织细胞的遗传学标志，HLA 在抗原识别、提呈、免疫应答及免疫调控等方面均发挥着重要作用。HLA 是器官移植免疫排斥反应的主要抗原，移植物能否在受者体内存活，很大程度上取决于供受者 HLA 型别是否匹配。

1. 造血干细胞移植　造血干细胞（hematopoietic stem cell，HSC）来源于脐带血、骨髓及外周血，含有大量免疫细胞（如成熟 T 淋巴细胞），可以引起免疫排斥反应。在实体器官移植中，供受体 HLA-A、HLA-B、HLA-C、HLA-D 基因位点可以完全匹配，也可以部分匹配。但在 HSCT 中，对 HLA 匹配程度要求最为严格，要求上述基因位点全部匹配。

2. 实体器官移植　HLA-A、HLA-B 及 HLA-DR 位点的匹配程度影响肾移植效果。HLA-DR 与移植后肾近期存活有关，而 HLA-A、HLA-B 与移植后肾远期存活有关。随着新型免疫抑制剂的逐渐推广和应用，HLA 不匹配肾移植的近期存活率明显提高，但是 HLA 不匹配的肾源影响移植肾的长期存活效果。临床上最好选择 HLA 位点匹配的供体进行肾移植。目前，临床肝脏移植、心脏移植和肺移植未完全要求 HLA 匹配。

三、HLA 检验在法医学和亲子鉴定中的应用

人类基因终生不变，HLA 具有复杂的遗传多态性，最能代表人类遗传标志。除同卵双生外，人类个体间 HLA 型别完全相同的概率极低。HLA 基因型或表型检测已成为法医学上个体识别和亲子鉴定的重要手段之一。

1. 个体识别　通过对嫌疑人遗留的血迹、分泌物或其他组织标本进行 HLA 检测，并与被认定

对象的 HLA 进行比对，从而得出排除或不排除的结论。个体识别主要用于法医学上的案件分析。

2. 亲子鉴定 依据孟德尔遗传定律，确定父母与子女之间的血亲关系。肯定孩子的某个基因来自父/母亲，而假设父/母亲并不带有这个基因，可以排除假设父/母亲是孩子的亲生父/母亲；而假设父/母亲带有这个基因，则不能排除假设父/母亲是孩子的亲生父/母亲的可能性。

四、粒细胞系统检验在临床输血中的应用

粒细胞抗原可以通过免疫刺激产生粒细胞抗体，引起免疫性粒细胞减少症和输血反应。临床常见于：①新生儿同种免疫性粒细胞减少症（neonatal alloimmune neutropenia，NAN），多由 HNA-1a、HNA-1b 和 HNA-2a 等抗体引起，少数病例也可检测到 HNA-1c、HNA-3a 和 HNA-4a 抗体。②自身免疫性粒细胞减少症（autoimmune neutropenia，AIN），多由于 HNA-1、HNA-2a 和 HNA-4a 抗体引起。③药物诱导的免疫性粒细胞减少症（drug-induced autoimmune neutropenia，DIAN），常由于止痛药、抗炎药、抗精神病药、抗抑郁药、抗惊厥药、抗甲亢药及抗生素等引起。④输血相关性同种免疫性粒细胞减少症（transfusion-related alloimmune neutropenia，TRAN）和 TRALI，由献血者血浆中的高滴度 HNA 抗体（如 HNA-1b 抗体）引起。⑤骨髓移植后同种免疫性粒细胞减少症（alloimmune neutropenia after bone-marrow transplantation，ANBT），主要由患者体内的 IgM、IgG 粒细胞抗体引起。⑥ NHFTR，多由于粒细胞破坏后释放的致热原引起。

（刘　湘）

本章小结

人类白细胞抗原包括与红细胞共有血型抗原、与其他组织细胞共有的血型抗原（如 HLA）及白细胞本身所特有的血型抗原（如粒细胞抗原）。HLA 是由具有高度多态性的紧密连锁基因群组成，分别编码 HLA-Ⅰ、Ⅱ、Ⅲ分子。HLA-Ⅰ类分子广泛分布于体内所有的有核细胞表面，HLA-Ⅱ类分子主要表达在巨噬细胞、DC 及 B 细胞等专职 APC 表面。HLA 可以通过输血、妊娠、器官移植等免疫产生抗体，诱发机体发生免疫学反应。临床通过血清学试验（如微量淋巴细胞毒、ELISA、流式细胞术等）、细胞学试验（如混合淋巴细胞培养试验、纯合分型细胞试验及预致敏淋巴细胞试验等）进行 HLA 抗原抗体检测，以及 PCR-SSP、PCR-SSOP、PCR-SBT、基因芯片等开展 HLA 基因分型，主要用于临床输血治疗、器官移植和 HSCT 的供受者组织相容性配型、HLA 群体遗传多态性及人类遗传学等方面。粒细胞特异性抗原主要分布在粒细胞表面，也可由输血免疫产生抗体，导致粒细胞相关的免疫反应，临床上可通过粒细胞凝集、粒细胞荧光及流式细胞术等血清学试验检测抗原或抗体，通过分子生物学技术进行粒细胞系统基因多态性研究。

第四章 血小板血型系统与检验

血小板是由骨髓成熟巨核细胞胞质脱落释放到血液中的有形成分，具有黏附、聚集、释放、促进血液凝固和血块收缩等功能。血小板表面具有复杂的结构，含有多种抗原成分，如血小板特异性抗原和血小板相关抗原，在自身免疫、同种免疫和药物诱导免疫反应中均发挥着重要作用。

第一节　血小板抗原

血小板血型抗原主要分为两类，即血小板相关抗原（platelet associated antigen）和血小板特异性抗原。血小板相关抗原是指血小板与其他细胞或组织共有的抗原，又称血小板非特异性抗原，如 HLA 和某些红细胞血型系统抗原。血小板特异性抗原通常是血小板膜糖蛋白（glycoprotein，GP）结构的一部分，由特有的抗原决定簇组成。

一、血小板相关抗原

（一）与红细胞血型系统共有的抗原

血小板表面存在着红细胞 ABO、I、Lewis、P1PK 等血型系统抗原，但没有发现 Rh、Duffy、Kidd、Kell、Lutheran 等血型系统抗原。ABO 抗原表达在血小板表面的数量明显少于红细胞，大多是从巨核细胞分化而来的，少量是从血浆中吸附的。ABO 血型抗原在血小板糖蛋白 GP IIb、GP IIIa、GP IV、GP V、PECAM-l、GP Ib/ IX、GP Ia/ IIa 和 CD109 等分子上表达，其中 GP Ia/ IIa 表达的 ABO 血型抗原最多。血小板表面的 ABO 抗原存在着个体差异，不同个体血小板表面的 ABO 抗原含量不同，即使同一个体不同血小板上的红细胞抗原量也不相同。ABO 抗原的表达量与血清中糖基转移酶的活性密切相关。部分个体血清中糖基转移酶活性很高，血小板膜上出现较高水平的 A 或 B 抗原，这就是临床上要求 ABO 同型血小板输注的原因之一，以降低血小板输注不良反应或 PTR。

（二）与HLA系统共有的血型抗原

血小板上存在 HLA-A、HLA-B 和 HLA-C 抗原，位于血小板内膜上，是血小板膜的组成部分。迄今，血小板表面未发现 HLA-DP、HLA-DQ 和 HLA-DR 抗原，但在特定细胞因子的刺激下，血小板表面可以表达 HLA-DR 抗原。血小板表面的 HLA 抗原（如 HLA-I 分子）多是血小板膜固有蛋白，小部分是从血浆中吸附的。血小板 HLA 抗原的免疫原性比白细胞弱。在 0℃条件下，使用氯喹或酸溶液处理血小板可以去除血小板表面的 HLA 抗原，为临床避免 PTR 提供了有力支撑。

（三）其他非特异性抗原

血小板表面除了 ABO 抗原、HLA 抗原外，还可表达 CD36、CD109 等分子。其中 CD36 是一种多功能的细胞膜糖蛋白，存在于血小板的 GP IV 分子上，也可视为血小板特异性抗原。CD36 缺失人群，多次输血或妊娠后可产生抗 CD36 抗体，导致 PTR 或者输血后紫癜（post-transfusion purpura，PTP）。

二、血小板特异性抗原

血小板特异性抗原又称为人类血小板抗原（human platelet antigen，HPA），是血小板膜 GP 携带的一类特异性抗原，是构成血小板膜结构的一部分，具有独特的遗传多态性和独特的型特异性

（图 4-1）。血小板特异性抗原基因属于双等位共显性遗传系统，具有单核苷酸多态性。最新研究发现，HPA 并非只表达在血小板表面，也分布于其他细胞上，如 HPA-1 和 HPA-4 存在于成纤维细胞、内皮细胞和平滑肌细胞表面；HPA-5 存在于活化的 T 淋巴细胞和内皮细胞上。大部分 HPA 定位于细胞膜糖蛋白 IIb/ IIIa、 Ib/ IX、 Ia/ IIa 和 CD109 上。

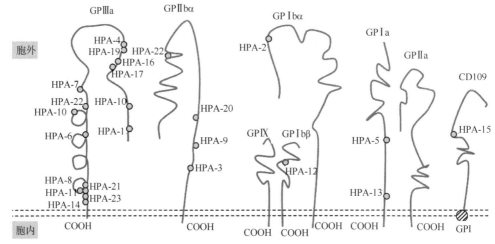

图 4-1　血小板膜糖蛋白上的特异性抗原

（一）HPA命名

血小板特异性抗原起初以发现者的名字或患者的名字进行命名，如 Bak、Ko、Gov、Mo、Max、Yuk 等抗原。1990 年国际血液学标准化委员会（International Council for Standardization in Hematology，ICSH）和 ISBT 统一了国际命名方法：①人类血小板抗原系统用英文缩写 HPA 表示。②不同的抗原系统按发现时间的先后顺序进行数字编号。③共显性双等位基因遗传系统中，"a"表示高频等位基因对应的抗原，"b"表示低频等位基因对应的抗原，而"w"则表示没有对应等位基因的抗原。

（二）HPA分类

依据人类血小板抗原免疫多态性数据库（Immunol Polymorphism Database of human platelet antigen，IPD-HPA），通过免疫血清学已经确定了 41 个血小板同种特异性抗原（HPA-1~35bw），其中 12 个对偶抗原已纳入了 6 个系统，即 HPA-1~HPA-5 和 HPA-15 系统。血小板基因多态性由 HPA 发生 SNPs 引起，导致相应位置氨基酸变异。HPA 分布及其多态性变化见表 4-1。

表 4-1　HPA 及其多态性变化

系统	抗原	曾用名	发现年份	基因	糖蛋白	CD	DNA 多态性	氨基酸改变
HPA-1	HPA-1a	Zw[a]、pl[A1]	1959	ITGB3	IIIa	CD61	T176	Leu33
	HPA-1b	Zw[b]、pl[A2]	1961				C176	Pro33
HPA-2	HPA-2a	Ko[a]	1969	GP1BA	Ibα	CD42b	C482	Thr145
	HPA-2b	Ko[b]	1965				T482	Met145
HPA-3	HPA-3a	Bak[a]、Lek[a]	1980	ITGA2B	IIb	CD41	T2621	Ile843
	HPA-3b	Lek[b]	1988				G2621	Ser843
HPA-4	HPA-4a	Yuk[b]、Pen[a]	1985	ITGB3	IIIa	CD61	G506	Arg143
	HPA-4b	Yuk[a]、Pen[b]	1986				A506	Gln143

续表

系统	抗原	曾用名	发现年份	基因	糖蛋白	CD	DNA 多态性	氨基酸改变
HPA-5	HPA-5a	Br^b、Zav^b	1988	ITGA2	Ⅰa	CD49b	G1600	Glu505
	HPA-5b	Br^a、Zav^a、Hc^a	1989				A1600	Lys505
	HPA-6bw	Ca^a、Tu^a	1993	ITGB3	Ⅲa	CD61	A1544G	Gln489Arg
	HPA-7bw	Mo^a	1993	ITGB3	Ⅲa	CD61	G1297C	Ala407Pro
	HPA-8bw	Sr^a	1990	ITGB3	Ⅲa	CD61	T1984C	Cys636Arg
	HPA-9bw	Max^a	1995	ITGA2B	Ⅱb	CD41	A2602G	Met837Val
	HPA-10bw	La^a	1997	TGB3	Ⅲa	CD61	A263G	Gln62Arg
	HPA-11bw	Gro^a	1994	TGB3	Ⅲa	CD61	A1976G	His633Arg
	HPA-12bw	Iy^a	1995	GP1BB	Ⅰbβ	CD42c	A119G	Glu15Gly
	HPA-13bw	Sit^a	1999	ITGA2	Ⅰa	CD49b	T2483C	Met799Thr
	HPA-14bw	Oe^a	2002	ITGB3	Ⅲa	CD61	1909～1911 AAG Del	Lys611Del
HPA-15	HPA-15a	Gov^b	1990	CD109	CD109	CD109	T2108	Tyr703
	HPA-15b	Gov^a	1995				C2108	Ser703
	HPA-16bw	Duv^a	2002	ITGB3	Ⅲa	CD61	C497T	Thr140Ile
	HPA-17bw	Va^a	1992	ITGB3	Ⅱb/Ⅲa	CD61	C662T	Thr195Met
	HPA-18bw	Cab^a	2009	ITGA2	Ⅰa	CD49b	G2235T	Gln716His
	HPA-19bw	Sta	2010	ITGB3	Ⅲa	CD61	A487C	Lys137Gln
	HPA-20bw	Kno	2010	ITGA2B	Ⅱb	CD41	C1949T	Thr619Met
	HPA-21bw	Nos	2010	ITGB3	Ⅲa	CD61	G1960A	Glu628Lys
	HPA-22bw	Sey	2012	ITGA2B	Ⅱb	CD41	A584C	Lys164Thr
	HPA-23bw	Hug	2012	ITGB3	Ⅲa	CD61	C1942T	Arg622Trp
	HPA-24bw	Cab2^{a+}	2011	ITGA2B	Ⅱb	CD41	G1508A	Ser472Asn
	HPA-25bw	Swi^a	2011	ITGA2	Ⅲa	CD49b	C3347T	Thr1087Met
	HPA-26bw	Sec^a	2012	ITGB3	Ⅲa	CD61	G1818T	Lys580Asn
	HPA-27bw	Cab3^{a+}	2013	ITGA2B	Ⅱb	CD41	C2614A	Leu841Met
	HPA-28bw	War	2013	ITGA2B	Ⅱb	CD41	G2311T	Val740Leu
	HPA-29bw	Kha^b	2015	ITGB3	Ⅲa	CD61	C98T	Thr7Met
	HPA-30bw	Lab^a	2015	ITGA2B	Ⅱb	CD41	G2511C	Gln806His
	HPA-31bw	Cab4^{b+}	2017	GP9	Ⅸ	CD42a	C 368T	Pro123Leu
	HPA-32bw	Dom^b	2017	ITGB3	Ⅲa	CD61	A521G	Asn174Ser
	HPA-33bw	Bl^a	2019	ITGB3	Ⅲa	CD61	A1373G	Asp458Gly
	HPA-34bw	Bzh^a	2019	ITGB3	Ⅲa	CD61	C349T	Arg91Trp
	HPA-35bw	Efs^a	2019	ITGB3	Ⅲa	CD61	A1514G	Arg479His

1. HPA-1 系统 最早发现的血小板同种特异性抗原，位于血小板 GPⅢa 分子上。由于 GPⅢa 多肽链第 176 位的 T → C 转换，导致 GPⅢa 分子第 33 位氨基酸 Leu → Pro 的替换，决定了 HPA-1a 和 HPA-1b 的特异性。不同地域和种族人群中，HPA-1a、HPA-1b 基因频率不同，HPA-1a 均高于 HPA-1b。HPA-1 抗原可以诱导产生特异性抗 HPA-1 抗体，导致 PTP 和新生儿同种免疫性血小

板减少症（neonatal alloimmune thrombocytopenia，NAIT）等。

2. HPA-2 系统 HPA-2 抗原定位于 GP Ibα 分子上，由于 cDNA 第 482 位发生 C → T 转换，导致了 GP Ibα 分子的 145 位氨基酸 Thr → Met 发生替换，产生了 HPA-2a 和 HPA-2b 抗原。Ko^b（HPA-2a）为高频抗原，Ko^a（HPA-2b）为低频抗原，Ko 抗原刺激机体所产生的抗体多为 IgM 型，可直接使血小板凝集。

3. HPA-3 系统 HPA-3 抗原位于 GP IIb 上，由于其 cDNA 第 2621 位 T → G 转换，导致 GP IIb 多肽链的 843 位氨基酸 Ile → Ser 发生了替换，产生了 HPA-3a 和 HPA-3b 抗原。

4. HPA-4 系统 HPA-4 抗原位于 GP IIIa 上，由于其 cDNA 第 506 位的 G → A 转换，导致了 GP IIIa 的 143 位氨基酸 Arg → Gln 替换，产生了 HPA-4a 和 HPA-4b 抗原。

5. HPA-5 系统 HPA-5 抗原位于 GP Ia 上，由于其 cDNA 第 1600 位发生了 G → A 转换，出现 GP Ia 分子 505 位 Glu → Lys 氨基酸替换，产生了 HPA-5a 和 HPA-5b 抗原。

6. HPA-15 系统 HPA-15 抗原定位于 CD109 糖蛋白上，由于其 cDNA 第 2108 位发生了 T → C 转换，发生了 CD109 分子 703 位 Tyr → Ser 氨基酸替换，产生了 HPA-15a 和 HPA-15b 抗原。

7. 其他 HPA 随着血小板血型研究的深入，更多的低频抗原不断被检出，其等位基因多态性和分子结构有待进一步研究。

第二节 血小板抗体

HPA 和血小板相关抗原 HLA 均具有多态性，可介导免疫反应产生同种抗体，引发同种免疫性血小板减少。

一、HLA 抗体

血小板表面的 HLA 数量较多，约占外周血 HLA-I 类抗原总量的 70%，对于多次血小板输血治疗的患者来说，容易发生免疫反应产生 HLA 抗体，引起 PTR。HLA 抗体的产生，与患者免疫抑制剂的使用、血液制剂中白细胞数量和基础疾病等因素也密切相关。若患者输注的血液制剂中含有足量的白细胞，由于白细胞表面表达有 HLA-I 类抗原，可以使患者诱发初次同种免疫反应，产生记忆性 B 淋巴细胞，当患者再次接受含有少量 HLA 抗原的血小板（或其他血液制剂）时，机体就会产生回忆性的免疫反应，迅速产生大量的 HLA 抗体，导致输入的血小板被破坏。因此，临床上各种血液制剂输注前需要去除白细胞，以降低白细胞造成的不良反应。

二、血小板特异性抗体

HPA 是血小板表面所具有的特异性抗原，具有遗传多态性。患者因反复输血或多次妊娠等免疫刺激，机体可以产生血小板特异性抗体，如 HPA-1a、HPA-2b、HPA-3a、HPA-4a 等抗体，可引起 PTP、PTR 或 NAIT。由于不同人种间血小板抗原出现的频率不同，血小板特异性抗体出现的频率也不相同。我国 HPA-1a 阳性率＞99%，HPA-1a 抗体产生的概率很小，因 HPA-1a 抗体引起的 PTR 较为少见，而欧美国家由 HPA-1a 抗体引起的 PTR 和 NAIT 相对较多。在中国和日本等国家，曾发生有 HPA-2b 抗体引起的 PTR。

三、血小板自身抗体

自身免疫性疾病患者，由于免疫系统紊乱，针对自身血小板抗原（如 HPA、HLA 等），患者机体可以产生相应抗体，且多为 IgG 或 IgA 类，可引起免疫性血小板减少症。

第三节 血小板血型的检验

在临床输血实践中，传统的血小板血型检测方法主要依靠血清学技术，通过已知抗原或抗体检测血小板抗体或抗原，为协助临床诊断是否为血小板血型抗原引起的同种免疫反应提供了重要依据。近年来，随着检测技术的进步，分子生物学技术开始应用于血小板血型分型。

一、血清学检验

血小板血清学检测方法主要包括血小板抗原鉴定、抗体筛查与鉴定、交叉配血试验等，可以通过酶联免疫、荧光免疫、流式细胞术等技术进行检测。

（一）检测方法

1. 血小板免疫荧光试验 血小板经多聚甲醛或氯喹预处理后，与特异性的血小板抗体共孵育，然后再与异硫氰酸荧光素（fluorescein isothiocyanate，FITC）标记的抗人球蛋白试剂进行反应，通过荧光显微镜直接观察结果。根据抗体与血小板的反应情况来判断血小板抗原的特异性。血小板免疫荧光试验（platelet immunofluorescence test，PIFT）在临床上较为常用，可用于血小板抗原鉴定、抗体检测和交叉配血试验。

2. 微柱凝集试验 是建立在传统血小板检测和微柱凝集基础上的一项新技术，技术要点同第二章 ABO 血型鉴定。原理：在微柱凝胶管中加入受检者血清、血小板和指示细胞，共孵育和离心后直接观察结果。受检者血清中若存在血小板抗体，凝集复合物就出现在凝胶中上部，为阳性结果。血清中若无血小板抗体，红细胞仍游离存在，离心后沉到柱底，为阴性结果（图 4-2）。

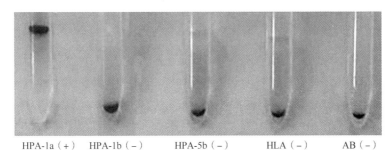

HPA-1a（＋） HPA-1b（－） HPA-5b（－） HLA（－） AB（－）

图 4-2 微柱凝集法鉴定血小板血型

3. 简易致敏红细胞血小板血清学试验 是固相红细胞吸附技术的一种类型，可用于检测血小板抗体（如 HLA、HPA 抗体）、药物抗体、自身抗体和交叉配合试验，也可用于血小板抗原的鉴定，适宜于免疫性血小板减少症的诊断和发病机制研究，以及开展配合型血小板输血治疗等工作。由于氯喹或酸可以破坏血小板表面的 HLA 抗原，所以使用氯喹或酸预处理的血小板可用来区分抗 HPA 和抗 HLA 抗体。下面以血小板交叉配血试验为例，简要介绍简易致敏红细胞血小板血清学试验（simplified sensitized erythrocyte platelet serology assay，SEPSA）的检测原理及结果判定。

（1）SEPSA 检测原理：将血小板抗体固定在 U 形板孔壁上，与供者血小板和患者血清共孵育，洗涤去除未参与反应的物质，加入指示细胞（IgG 致敏的红细胞）和兔抗人 IgG（第二抗体），观察反应结果。若患者血清中有血小板抗体，就形成抗体（U 形板孔壁）-血小板抗原（供者）-血小板抗体（患者）复合物，兔抗人 IgG 就会在 IgG（致敏在指示细胞上的）的 Fc 段和复合物 IgG（患者血小板抗体）的 Fc 段起桥梁作用，形成更大的复合物并附着于孔壁，离心时阻止指示细胞向孔底移动，为阳性结果。若患者血清中无血小板抗体，不能形成抗体-抗原-抗体复合物，无法附着于孔壁，离心后移入孔底中央，形成红细胞扣，为阴性结果（图 4-3）。

（2）SEPSA 技术应用：基于抗原抗体免疫反应的原理，SEPSA 技术可应用于血小板抗原、自身抗体、同种抗体的检测和交叉配合试验（图 4-4）。

1）直接试验：受检者血小板直接加入到 U 型板孔内，再依次加入指示细胞和第二抗体，观察反应结果，结果阳性说明受检者血小板上已致敏有血小板抗体。

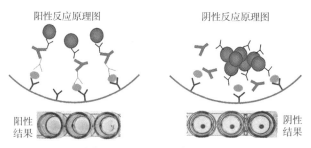

图 4-3　SEPSA 反应原理图

丫U 型板包被血小板单克隆抗体；人患者血清中的血小板抗体；●人 IgG 致敏的指示细胞；丫抗人 IgG 多克隆抗体；●献血者血小板

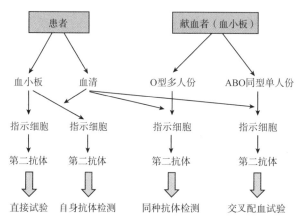

图 4-4　SEPSA 的技术应用

2）自身抗体检测：受检者的血小板和血清一并加入到 U 型板孔共孵育，再依次加入指示细胞和第二抗体，观察反应结果，结果阳性说明受检者血清中有自身抗体。

3）同种抗体筛检：受检者血清和多人份混合的 O 型血小板加入到 U 型板孔中孵育，再依次加入指示细胞和第二抗体，观察结果，结果阳性说明受检者血清中有同种抗体。若使用已知抗原特异性的血小板谱细胞和受检者血清反应，可判断患者血清中抗体的特异性。

4）血小板抗原鉴定：受检血小板和已知的特异性抗体加入到 U 型板孔共孵育，再依次加入指示细胞和第二抗体，观察结果，根据已知的特异性抗体判断血小板抗原。

5）交叉配血试验：同红细胞交叉配血试验，供受者的血小板和血清加入到 U 型板孔共孵育，再依次加入指示细胞和第二抗体，观察结果，结果阳性说明供受者血液不相容。临床上应选择交叉配合试验阴性反应的血小板进行输血治疗。

4. 单克隆抗体特异性捕获血小板抗原试验　血小板先与血清抗体结合，再与不同的鼠抗人血小板膜糖蛋白单克隆抗体结合（如抗 GP Ib、IIb、IIIa、IX 等抗体），洗涤去除未结合的游离物质，然后裂解血小板，裂解产物转移到包被有羊抗鼠 IgG 抗体的微孔板内，并与之结合，洗涤去除未结合的物质，再加入辣根过氧化物酶（horseradish peroxidase，HRP）标记的羊抗人 IgG 抗体，反应产物作用底物显色，用以判定血小板膜糖蛋白特异的同种抗体（图 4-5）。单克隆抗体特异性捕获血小板抗原试验（monoclonal antibody-specific immobilization of platelet antigens assay，MAIPA）是目前检测和鉴定血小板特异性抗体最为广泛的方法。

5. 改进的抗原捕获酶联免疫吸附试验　将随机混合血小板或供者血小板与待测血清反应，血小板上的 GP IIb/IIIa 抗原与血清中的 GP IIb/IIIa 抗体结合形成复合物，经裂解处理后，转移裂解物至包被有 GP Ib、GP IIb、GP IIIa、GP IX、HLA 等鼠抗人单克隆抗体的微孔内，裂解物中的复合物被固定在微孔中，与碱性磷酸酶（alkaline phosphatase，AP）标记的羊抗人 IgG 抗体（第二抗体）反应，形成大的复合物，然后作用于底物显色（图4-6）。该技术为改进的抗原捕获酶联免疫吸附试验（modified antigen capture ELISA，MACE），临床上常用来区分血清 HLA 和 HPA 抗体。

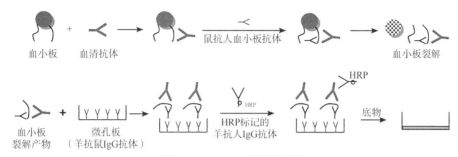

图 4-5　MAIPA 反应原理图

◀.血清抗体；⟨.血小板膜糖蛋白抗体（如抗 GP Ib、-IIb、-IIIa、-IX 抗体），或者抗 HLA 抗体；ɣ.微孔板中包被的羊抗鼠 IgG 抗体；ɣ HRP·HRP 标记的羊抗人 IgG 抗体

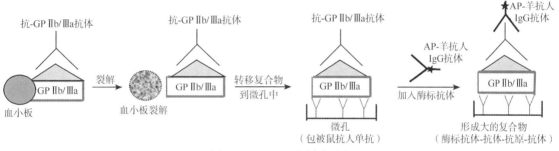

图 4-6　MACE 反应原理图

6. 流式细胞术　血小板抗原与血小板抗体特异性反应后，加入荧光素标记的抗人 IgG 抗体，孵育，然后通过流式细胞仪进行检测。根据前向散射光和侧向散射光强度确定血小板区域，以排除红细胞、白细胞和细胞碎片等干扰，再分析血小板区的荧光强度。流式细胞术（flow cytometry，FCM）可用于鉴定血小板抗原、检测血小板抗体，也可用于血小板交叉配合试验（图4-7）。

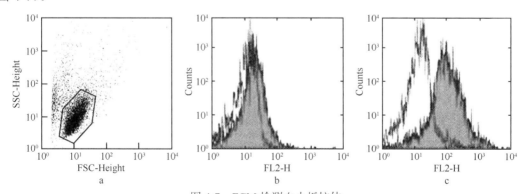

图 4-7　FCM 检测血小板抗体

a.血小板设门；b.血小板抗体阴性；c.血小板抗体阳性

■（二）方法学评价

血小板血清学检测方法各有利弊，优缺点见表4-2。

表 4-2　血小板血清学检测方法的比较

检测方法	优点	缺点
SEPSA	操作快速，敏感性、特异性好，结果直观可靠，可同时检出 HPA 和 HLA 抗体，无需特殊仪器，临床应用广泛。固相化的血小板及指示细胞能长期保存，使用方便	操作繁琐
微柱凝集法	操作简便、快速、敏感性好，可用于血小板交叉配合试验、血小板抗体筛检和致敏血小板检测等	需要专用的仪器
PIFT	可以在显微镜下观察荧光标记的血小板，避免细胞碎片引起的非特异性反应	敏感性差，HPA-5 抗体易漏检
MAIPA	敏感性好，能检出血小板表面低表达的抗原（如 HPA-5），可以去除血小板非特异性抗体（如抗 HLA）的干扰	操作烦琐，易出现假阴性
MACE	特异性较高，血小板无需氯喹或酸预处理就能直接检测和区分血清 HLA 和 HPA 抗体	无
FCM	敏感性非常高，可以检测完整血小板，也可以检测 MAIPA 和 MACE 等技术无法检测的同种抗体（如血小板裂解后的不稳定 GP 表位）	需要特殊仪器，成本较高

二、分子生物学检验

血小板血清学检测需要一定数量的血小板及特异性抗血清，由于血小板抗原难以重组，特异性 HPA 抗血清难以获得，血小板血清学技术受到了较大的制约。随着分子生物学技术的发展，血小板血型的分子背景、基因结构得到了深入研究，目前国内外已广泛开展 HPA 基因分型工作，主要通过 PCR-RFLP、PCR-ASO、PCR-SSP 及 DNA 序列分析法等进行检测。

1. PCR-RFLP　较早运用于 HPA 基因分型法，方法比较简单，DNA 纯度要求不高，实验重复性好，可进行大批量检测，如人群 HPA 基因频率调查。但是，PCR-RFLP 检测需要特定的限制性酶切位点，因此，有些 HPA 等位基因无法使用此方法进行基因分型。

2. PCR-ASO　是用一对特异性引物扩增包含 HPA 等位基因多态性的一段 DNA，然后将 PCR 扩增产物点样固定于杂交膜上，分别与两个 5′ 端标记有地高辛的特异性寡核苷酸探针进行杂交，根据杂交结果判断 HPA 的特异性。PCR-ASO 技术特异性强，常用于 HPA-1、HPA-4 和 HPA-8 等的检测，但该技术也存在杂交过程费时、操作繁琐，杂交背景较强和杂交信号较弱等缺点，影响结果的判断。

3. PCR-SSP　临床上最常用的 HPA 基因分型方法（图 4-8），具有快速、操作简单和结果可靠的优点。PCR-SSP 广泛用于：①采供血机构无偿献血者的血小板基因分型和构建血小板供者资料库。②血小板配合性输注，降低或避免 PTR、PTP。③ NAIT 的病因学诊断。④冠状动脉性疾病、心脑血管血栓性疾病的辅助检查及病因学研究。⑤人类 HPA 遗传特点分析，为人类学研究和地区遗传背景提供资料。

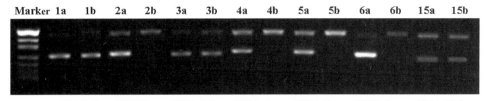

图 4-8　HPA 基因分型的电泳示意图

4. DNA 序列分析　利用 PCR 或克隆纯化制备的 DNA 或 cDNA 模板，通过 DNA 序列分析仪对 HPA 多态性位点进行序列分析。该方法可以直接检测 HPA 的未知多态性位点和新突变的位点，但耗时较长。

第四节 血小板血型检验的临床意义

血小板表面存在着复杂的抗原系统,如相关抗原(HLA 和 ABO 抗原)和 HPA 等,可通过妊娠、输血或移植等免疫刺激产生血小板同种抗体,导致 PTR、PTP、NAIT 等疾病。由于自身免疫系统失调,患者体内产生的血小板自身抗体也可以导致自身血小板减少。

一、血小板抗原的同种免疫作用

1. HLA 引起的同种免疫 反复输血是引起血小板上的 HLA 发生同种免疫反应的主要原因,尤其是多次输注含有白细胞或白细胞碎片的血液制剂,HLA 抗体产生的概率增高。因此,为了有效降低或避免 HLA 发生的同种免疫反应,血液制剂输注前需要去除白细胞。

2. 红细胞血型抗原引起的同种免疫 血小板表面含有红细胞 ABO、Lewis 等血型抗原,以 ABO 抗原最为重要。ABO 主、次侧不合的血小板输注均可产生同种免疫反应。ABO 主侧不合:受者体内的抗 A 或抗 B 抗体与供者血小板表面上的 A 或 B 抗原反应,可以导致血小板破坏或寿命缩短;ABO 次侧不合:供者体内的抗 A 或抗 B 抗体与受者血小板悬液中的可溶性 ABO 血型物质形成复合物,易被血小板膜上的 Fc 受体和补体受体吸附,导致血小板被单核-巨噬细胞吞噬破坏。

3. HPA 引起的同种免疫 因反复输血或多次妊娠等免疫刺激,位于血小板膜 GP 上的 HPA 可以诱导受体产生血小板特异性抗体,引起新生儿血小板减少症和 PTR、PTP 等免疫学反应。由于 HPA 的分布具有种族特异性和区域性,白种人容易产生 HPA-1a 抗体;黄种人容易产生 HPA-3a、HPA-4a 抗体。

二、血小板输注无效

血小板输注无效(PTR)是指患者多次输入 ABO 血型相合的血小板,并且治疗剂量充足,但血小板增加值低于预期值,甚至血小板数目不增加反而下降,临床出血症状未见明显改善。PTR 可分为免疫性血小板输注无效(immune platelet transfusion refractoriness,IPTR)和非免疫性血小板输注无效。判定血小板输注效果可以通过血小板增量校正值(corrected count increment,CCI)或血小板回收率(percentage of platelet recovery,PPR)来衡量。如果输血有效,血小板输注后 1 小时的 CCI 应大于 $10m^2/L$、PPR 应大于 60%,输血后 24 小时的 PPR 应大于 40%;否则应判定为 PTR。CCI 和 PPR 换算公式如下:

$$CCI=\frac{输血前后血小板计数的差值(\times 10^9/L)\times 体表面积(m^2)}{输入的血小板总数值(\times 10^{11})}$$

$$PPR=\frac{输血前后血小板计数的差值(\times 10^9/L)\times 血容量(L)}{输入的血小板总数值(\times 10^{11})}$$

血小板计数的单位为 $10^9/L$,输入血小板数值的计量为 10^{11},体表面积的单位为 m^2。体表面积(m^2)=0.0061× 身高(cm)+0.0128× 体重(kg)−0.01529。

1. 免疫性血小板输注无效 IPTR 是由免疫性抗体介导产生的血小板输注无效,其原因是:患者由于反复输血其体内产生了同种抗体,当再次输入相应抗原阳性的血小板时,容易发生免疫学反应,导致输注的血小板被破坏。临床上,在 IPTR 患者血清中,通常可检出 HLA 抗体、HPA 抗体、CD36 抗体、血小板自身抗体和药物相关的血小板抗体,这些抗体均可导致 PTR,其中 HLA 抗体占主导地位。

2. 非免疫性血小板输注无效 非免疫性因素引起血小板寿命缩短的主要因素:①血小板本身质量因素:血小板采集数量不足,不合适的保存温度、保存时间、保存器材,离心或振荡损伤,运输和输注过程中操作不当等因素均可影响血小板输注效果。②患者自身因素:脾肿大伴脾功能亢进、感染、发热、败血症、药物作用和 DIC 等,均可使血小板破坏或消耗增加。

三、输血后紫癜

输血后紫癜（PTP）主要发生于有输血史和／或孕产史的患者，是一种少见的血小板输注不良反应。由于患者体内已产生了血小板抗体，可以破坏输入的和／或自身的血小板，引起急性、暂时性血小板减少的临床综合征。PTP 患者体内可检测到高效价的血小板特异性抗体，如 GP Ⅱb/Ⅲa 抗原介导而产生的 HPA-1a、HPA-1b、HPA-3a 等抗体。血小板特异性抗体破坏自身血小板的机制目前尚不清楚，可能是抗体致敏的外源性血小板吸附在自身血小板上而使其破坏，或者是抗体与自身和／或外源性血小板存在着交叉反应，致使自身血小板破坏。

为预防 PTP 和 PTR 的发生，临床应积极提倡配合型血小板输注，选用 ABO 同型的血小板，RhD 阴性的育龄女性最好选用 RhD 阴性供者的浓缩血小板或机采血小板，以及 HPA 与 HLA 配合型的血小板。对已发生 PTP 或 PTR 的患者，最有效的方法是血浆置换疗法，同时输注机采血小板，结合静脉注射大剂量免疫球蛋白及皮质激素，采取短程治疗等方法，以改善患者的临床症状。

四、胎儿新生儿同种免疫性血小板减少症

胎儿新生儿同种免疫性血小板减少症（fetal-neonatal alloimmune thrombocytopenia，FNAIT）是由于母胎或母婴血小板血型不同的同种免疫引起，妊娠前、中期胎盘表达的 HPA-1a 也可以刺激母体产生血小板抗体，并通过胎盘进入胎儿体内，结合胎儿血小板并导致其破坏和减少。由于 HPA 存在着种族差异性，白种人 HPA-1a 抗体引起的 FNAIT 较多，并且第一胎就可致病。黄种人由于 HPA-1a 抗原频率极高，HPA-1a 抗体产生的概率很低，FNAIT 多由于 HPA-3a、HPA-4a 抗体引起。

五、免疫性血小板减少症

免疫性血小板减少症（immune thrombocytopenia，ITP），曾称为特发性血小板减少性紫癜，主要是由于血小板自身抗体导致的自身免疫性疾病，临床以血小板减少和皮肤黏膜出血为主要特征。ITP 患者机体产生的自身抗体与血小板抗原结合后，通过抗体 Fc 段结合单核-巨噬细胞，血小板被单核-巨噬细胞清除，导致血小板持续减少。由于巨核细胞与血小板表面存在相同的抗原成分，所以血小板自身抗体还能与巨核细胞结合，抑制巨核细胞成熟，导致血小板生成障碍。

（王　林）

本章小结

血小板表面具有复杂的抗原组成，包括 HLA、红细胞血型抗原和特有的 HPA 抗原。反复输血、多次妊娠等均可免疫刺激机体产生相应抗体，引起 PTR、PTP、FNAIT、ITP 等血小板相关的免疫性疾病。临床上要求 ABO 同型血小板输血治疗，输血前最好施行血小板交叉配合性试验。血小板血型血清学检验方法较多，主要包括 SEPSA、微柱凝集试验、PIFT、MAIPA、MACE 和 FCM 等，其中 SEPSA 最为常用。近年来，随着分子生物学技术的发展，采供血机构已开始了血小板血型基因分型，逐渐构建了 HLA、HPA 基因资料库，为临床科学合理实施血小板输血治疗提供了保证。

第五章 血液成分制备及其临床应用

血液是一种流体组织，由血浆和血细胞组成，在人体内不断循环流动。正常人体血液约占体重的 7%～8%，相对密度（或比重）1.050～1.060，pH 7.35～7.45。血浆是血液中的液体成分，包括水、电解质、血浆蛋白、凝血因子等。血细胞是血液的有形成分，包括红细胞、白细胞和血小板。通过物理或化学方法可以把全血分离制备成高纯度、高活性的单一成分，以便临床合理输血治疗，有效达到治疗或缓解疾病的目的。成分输血的开展能最大限度地实现一血多用、节约血液资源，同时也可提升采供血机构和临床用血单位的输血技术水平。

第一节 概　述

将采集的血液置入含有抗凝剂的容器中，经自然沉降或离心后，血液分为两部分，上部分淡黄色透明的液体为血浆，下部分红色不透明的沉淀物为红细胞。在血浆和红细胞之间呈现的灰白色薄膜层，为白细胞和血小板。离体血液不经抗凝处理，自然凝固后析出的淡黄色透明液体为血清。与血浆相比，血清中不含纤维蛋白原（fibrinogen，Fg）和凝血因子。

一、血液采集

血液采集包括全血、单采血小板和单采粒细胞等血液成分的采集。依据《中华人民共和国献血法》、《献血者健康检查要求》（GB 18467—2011）、《血站管理办法》和《临床输血技术规范》等法律法规文件，由采供血机构（血液中心或中心血站）具有采血资格的医务人员负责执行无偿献血者的血液采集工作。血液采集前，应对献血者做好健康征询及知情同意，对献血者开展必要的健康检查，确保献血者的身体健康，采用唯一的献血编码标识献血者的信息，准备好血液成分采集的程序和设备，严格遵守采血有关规程和制度采集所需要的血液或其成分。血液采集结束时，先留取血清学检测标本管，再留取核酸检测标本管，血液标本采集后要及时开展实验室检查（如血型、ALT 及输血相关传染病标志物等），按要求进行血液成分制备、血液储存、发放与运输和质量控制等，并做好献血者的生理恢复指导工作。一次性血液采集器材用后必须销毁。

二、血液成分制备

成分输血之所以能够迅速开展，得益于血液成分分离方法和保存技术的不断进步，相比于全血输注有明显的优越性。依据《血站质量管理规范》，血液成分制备应建立和执行血液制备的质量体系，制备程序和方法必须经过审核确认，制备的血液成分必须符合《全血和成分血质量要求》，要求血液成分制备环境整洁卫生，定期有效消毒，环境温度严格在控，能确保血液的安全性和有效性。血液成分制备的原理是将全血中各种成分制备成体积小、浓度大、纯度高的单一有效成分。血液制备的关键设备应按规定进行维护和校准，确保运行可靠和稳定。血液制备过程尽可能在密闭系统中进行，所有血液及其包装均应正确标识，追根溯源确保质量控制，涉及到血液和原材料来源、设备、血液制备人员、操作方法步骤、环境条件等信息，如血液交接、成分制备、成分的常规抽检及质量结果分析，以及仪器使用、维护校准、成分制备环境控制和医疗废弃物处理等内容。血液成分制备过程的每个操作均应规范记录，有执行人员的签名。

血液中各种成分的相对密度不同，如血小板为 1.030～1.060，淋巴细胞为 1.050～1.078，粒细胞为 1.080～1.095，红细胞为 1.090～1.111，血浆为 1.025～1.030，通过密度梯度离心分层可以得到高浓度、高纯度的单一成分。血液成分制备分为手工法和自动化血液成分单采分离法，均通过离心、过滤等物理方法实现血液成分分离。

（一）手工法

通过大容量低温离心机（详见第十九章图19-2）和多联塑料采血袋（图5-1）进行手工法血

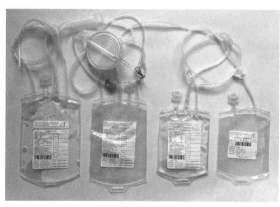

液成分制备。多联采血袋是多个采血袋通过管道相连形成的无菌密闭系统，包括含有抗凝剂的全血收集首袋、含有红细胞添加剂的末袋和1～2个空袋，用于全血的采集、成分制备和储存。将献血者全血采集到含抗凝剂的首袋，通过离心分离全血中的各种成分，浅黄色血浆因相对密度最小处于最上层，红细胞的相对密度最大在最下层，二者之间的灰白色膜层为血小板和白细胞，然后通过虹吸或挤压的方法，将它们分到相应的空袋中得到各自单一的血液成分。离心机的运行参数（如离心机半径、离心转速、离心时间、离心温度、离心加速度和离

图5-1　无菌塑料四联袋

心刹车强度等）直接影响血液成分的分离效果。血液成分制备时，将多联塑料采血袋对称放在大容量低温离心机内，用塑料片平衡离心杯，根据所制备血液成分的类型，严格按操作规程选择不同的离心力进行操作。

（二）自动化单采法

应用自动化血细胞分离机,在封闭无菌的管道治疗系统中完成血液的采集、离心、成分提取（或去除）和回输等整个工作程序。血液成分分离机可单独或混合采集各种血液成分,如血小板、血浆、红细胞等，提高了成分输血的水平，为治疗性血液成分去除或置换提供了有效手段，使造血干细胞移植得以广泛开展。目前自动化单采法分为两种：一种是从健康献血者体内一次性采集足够多的有效血液成分，输给有适应证的患者，以达到成分输血治疗的目的；另一种是减除或置换患者机体内的病理性血液成分，如治疗性血液成分单采术，在临床上应用广泛。

1. 离心式血细胞分离法　根据血液成分相对密度的差异，经不同离心力作用后，全血中的血浆成分和血细胞（包括红细胞、白细胞、血小板）出现分层、分离，提取需要的成分或去除病理性成分后，再将其他成分回输给供者。离心式血细胞分离机分为间断流动离心式和连续流动离心式，在临床上应用最为广泛，既能进行治疗性血细胞单采去除，又能进行血浆置换。

（1）间断流动离心式：采集、处理、回输为一个循环。完成一个循环后再进行下一个循环，间断进行，一般只需要一个静脉通路即可。

（2）连续流动离心式：采集、处理、回输是一个连续不间断的过程。通常使用双静脉通路，一侧静脉抽出血液，另一侧静脉回输分离后的血液成分。

2. 膜过滤式分离法　使用通透性和生物膜相容性都较好的高分子材料制成的膜滤器（孔径0.5nm），代替离心容器，当血液流入膜滤器时，在一定膜压下，血浆从膜中透过后由导管排出，而血细胞成分被阻挡于膜滤器内，从另一导管排出，与置换液混合后回输给供者或患者。膜过滤式分离机在临床上有不同的用途，针对供者，其用于血浆单采制备；对于患者，它多用于治疗性血浆置换。

为了选择性去除血浆中的致病物质，克服全部血浆被去除的缺点，在膜过滤式基础上又研制出双重过滤膜式血浆分离机，其工作原理为：先把患者的血液通过一个孔径较大的膜式过滤器，使血浆和血细胞分开，再采用一个孔径较小的膜式过滤器，去除血浆中的病理性大分子物质，然后把剩余的血浆与血细胞回输给患者。此技术的优点是无需补充大量置换液，节约血浆制剂，减少感染。

3. 吸附柱式分离法 依据免疫亲和层析的工作原理，选用有特殊吸附作用的物质（如单克隆抗体、血型物质、DNA 等）作为吸附剂并制成不同的免疫吸附柱，当患者血液流经吸附柱时，可以吸附病理性抗体、蛋白抗体和免疫复合物等，吸附净化后的血液再回输给患者，达到纯化血液成分、减除病理成分，以及有针对性地治疗临床不同疾病的目的。

吸附柱式分离机一般配备两个吸附柱，即原柱和二次柱。全血原柱可用于低密度脂蛋白血浆单采术清除脂蛋白，白细胞单采术去除白细胞，还可用于血液透析相关性淀粉样变的血浆单采术，以清除 β_2-M 或分离血浆。

（三）方法学评价

手工法和机器自动制备法各有利弊，自动化分离获取的某种单一血液成分的含量和纯度明显高于手工法（表 5-1）。

表 5-1 手工法和自动化血液成分制备的优缺点比较

	优点	缺点
手工法	只需要多联塑料采血袋、大容量低温离心机，不需要其他特殊设备，费用低廉，基层医疗机构易于开展	操作费时，易造成细菌污染，单次去除血液病理性成分的量有限，病情严重者不宜使用。该法多用于血浆置换，很少用于治疗性血细胞成分去除，偶尔用于儿童患者和真性红细胞增多症患者的治疗
自动化法	离心式临床应用最为广泛；膜过滤式分离速度快，操作简便，血浆去除率高，血小板不易混入；吸附柱式无需去除血浆，避免置换液的副作用	膜滤器为一次性使用的耗材，价格较昂贵；膜压的变化可能引起轻度溶血；膜过滤式分离不能选择性地去除血浆病理成分，需要去除全部血浆，只能用于血浆置换，不能用于治疗性血细胞单采或去除

三、成分血液分类及优点

（一）成分血液分类

全血是将血液直接采集到含有保养液的血袋中，不做任何处理。血液保养液仅针对红细胞而设计（表 5-2），除红细胞外，血袋中的其他细胞很快就丧失了生理功能，因此，采供血机构通常把全血分离制备成不同的成分血。成分血液是将采集的全血分离制备成纯度高、临床疗效好的单一血液制剂，如血浆、红细胞、血小板、白细胞等，再按各自的最佳保存状态进行储存。红细胞制剂品种较多，如浓缩红细胞（concentrated red blood cell，CRBC）、悬浮红细胞（suspended red blood cell，SRBC）、少白细胞红细胞（leukocyte-reduced red blood cell，LRRBC）、洗涤红细胞（washed red blood cell，WRBC）、冰冻解冻去甘油红细胞（frozen thawed deglycerolized red blood cell，FTDRBC）、辐照红细胞（irradiant red blood cell，IRBC）和年轻红细胞（young red blood cell，YRBC）等。血浆成分主要有冰冻血浆（frozen plasma，FP）、新鲜冰冻血浆（fresh frozen plasma，FFP）、病原体灭活血浆等。血浆可制成白蛋白、球蛋白、冷沉淀凝血因子等血液产品。血小板成分包括单采血小板、浓缩血小板、混合浓缩血小板、冰冻血小板、富血小板血浆（platelet-rich plasma，PRP）等品种。

表 5-2 血液保存液配方及保存时间

	ACD-A	ACD-B	CPD	CP2D	CPDA-1	CPDA-2
枸橼酸钠（g/L）	22.0	13.2	26.3	26.3	26.3	26.3
枸橼酸（g/L）	8.0	4.8	3.27	3.27	3.27	3.27
无水葡萄糖（g/L）	24.5	14.7	25.5	51.1	31.8	44.6
磷酸二氢钠（g/L）	—	—	2.22	2.22	2.22	2.22
腺嘌呤（g/L）	—	—	—	—	0.275	0.550
保养液∶血（mL）	1.5∶10	2.5∶10	1.4∶10	1.4∶10	1.4∶10	1.4∶10
保存时间（d）	21	21	21	21	35	42

（二）成分血液优点

全血输注在临床上容易扩充患者血容量，诱发输血相关的反应和病原微生物感染。红细胞、血小板、血浆等成分制剂可以有效节约血液资源，根据不同疾病选择不同血液成分，更合理、经济地利用血液资源，减少患者个人经济负担和社会压力，同时也避免输入不必要的血液成分所引起的输血反应，也可以降低输血传播疾病的风险。各种成分血液制剂在各自最佳保存状态下进行贮存和运输，保持相对高的活性和含量，最大限度地保证了血液质量，临床输注后也可发挥最佳的治疗效果。

第二节　红细胞类成分

红细胞是血液的主要成分之一，占全血总量的 40% 以上，可以提高血液携氧能力，缓解缺氧引起的临床症状。全血采集于多联塑料采血袋中，根据血液中各成分的相对密度差异，利用低温离心机通过重力离心法分离制备成红细胞和其他各种血液成分。红细胞制剂种类较多，如浓缩红细胞、悬浮红细胞、洗涤红细胞、去白细胞红细胞、冰冻解冻去甘油红细胞、辐照红细胞等，临床输注时不能在其内加入任何药物，以免引起红细胞变性或溶血。

一、浓缩红细胞

浓缩红细胞（CRBC）是将全血离心分离出大部分血浆后剩余的部分，可在全血保存期的任何时间内制备。一般推荐使用双联袋制备浓缩红细胞。

（一）制备方法

将双联塑料袋采集的全血在（4 ± 2）℃条件下，以 $5000\times g$ 离心 7 分钟，小心取出血袋并放置于分浆夹中，在全封闭的条件下转移大部分血浆至空转移袋内，热合断离血袋连接管，即制备成浓缩红细胞制剂。

（二）特点

1. 浓缩红细胞含有全血中全部的红细胞、白细胞、血小板和部分血浆。浓缩红细胞的血细胞比容（hematocrit, Hct）为 0.65～0.80。200mL 全血制备的浓缩红细胞容量为（120 ± 12）mL；300mL 全血制备的浓缩红细胞容量为（180 ± 18）mL；400mL 全血制备的浓缩红细胞容量为（240 ± 24）mL。

2. 浓缩红细胞能够最小限度扩充血容量，减轻受血者的循环负荷，也减少血液添加剂对患者的影响。

3. 浓缩红细胞因去除大部分血浆而使红细胞浓缩、黏稠，不方便输注，输注前一般需要使用生理盐水适当稀释，也容易造成污染，目前临床已很少应用，逐渐被悬浮红细胞取代。

（三）适应证

浓缩红细胞去除了全血中的大部分血浆，适用于存在循环超负荷高危因素的患者，如充血性心力衰竭患者及幼儿患者等。

（四）保存

浓缩红细胞保存温度为（4 ± 2）℃，其中含有 ACD-B、CPD 保养液的制剂保存期为 21 天，含有 CPDA-1 保养液的制剂保存期为 35 天（表 5-2）。

二、悬浮红细胞

悬浮红细胞（SRBC），又称为添加剂红细胞（red blood cells in additive solution），是全血离心分离移出约 90% 血浆后，向剩余物中加入红细胞添加液即可。SRBC 多采用三联袋制备，临床应用最为广泛，适用于大多数需要补充红细胞、提高血液携氧能力的患者。

（一）制备方法

1. 手工夹板法 用含有红细胞添加液的三联袋采集全血（图 5-2a），在（4±2）℃的条件下以 3838×g 离心 12min，小心转移上层血浆至空转移袋内，不能混入红细胞（图 5-2b），然后将红细胞添加液加入首袋红细胞内并混合均匀，热合断离血袋连接管，就完成了悬浮红细胞的制备过程（图 5-2c）。

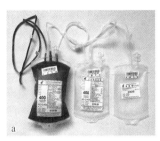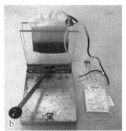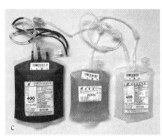

图 5-2 悬浮红细胞制备示意图

2. 全自动血液成分分离机法 将离心后血袋挂于自动分浆机挂钩上，折断易折塞，血转移袋和红细胞保存液袋放于机顶挤压板上，将各转移管卡入各个相应的探测器内，选择相应的程序，仪器自动分浆，并将红细胞保存液完全转移至采血袋中，而后自动热合红细胞悬液和血浆袋（详见第十九章图 19-3）。新一代全自动血液成分分离机可自动挤压分离全血中的各种成分，利用挤压板上的界面传感器自动判断结果，从而实现血浆、白膜层、红细胞和血小板的高效分离。仪器均可精确探测和识别红细胞-白膜界面、血浆-白膜界面的白膜层。

（二）特点

1. 悬浮红细胞含有全血中全部的红细胞、一定量的白细胞和血小板、少量血浆成分，具有补充红细胞和扩充血容量的双重作用（表 5-3）。

2. 容量为标示量 ±10%，Hct 为 0.50～0.65，输血过程较为流畅。

表 5-3 悬浮红细胞的特点

项目	质量要求
外观	肉眼观察色泽正常，无溶血、凝块、气泡等情况；血袋完好，并保留注满全血经热合的导管至少 35cm
容量（mL）	200mL、300mL、400mL 全血分别可制备（200±20）mL、（300±30）mL、（400±40）mL
Hct	0.50～0.65
血红蛋白含量	200mL、300mL、400mL 全血中含量分别为 ≥20g、≥30g、≥40g
储存期末溶血率	＜红细胞总量的 0.8%
无菌试验	无细菌生长

（三）适应证

悬浮红细胞含有红细胞添加液，红细胞保存效果更佳。由于去除了大部分血浆，可减少血浆引起的输血反应，已成为临床应用最为广泛的红细胞制剂，适用于除存在循环超负荷高危因素的患者、稀有血型患者及有特殊情况患者的自体红细胞保存与使用等之外的慢性贫血或急性失血患者。

（四）保存

悬浮红细胞的保存温度为（4±2）℃，保存时间因添加液种类不同而不同（表 5-4）。添加液种类较多，如 MAP（甘露醇-腺嘌呤-磷酸盐）、SAGM（生理盐水-腺嘌呤-葡萄糖-甘露醇）、CPDA-1、AS 系列等。红细胞添加液种类与全血保养液呈现一一对应关系，如全血保养液为

ACD-B 时，悬浮红细胞添加液必须为 MAP。含 CPDA-1、MAP、SAGM 添加液的悬浮红细胞保存期为 35 天，含 AS-1、AS-3、AS-5 添加液的悬浮红细胞保存期为 42 天。

表 5-4　悬浮红细胞添加液的配方

	MAP	SAGM	AS-1	AS-3	AS-5
葡萄糖（g/L）	7.93	9.00	22.00	11.00	9.00
甘露醇（g/L）	14.57	5.25	7.50	0	5.25
腺嘌呤（g/L）	0.14	0.17	0.27	0.30	0.30
枸橼酸（g/L）	0.20	0	0	0.42	0
枸橼酸钠（g/L）	1.50	0	0	5.88	0
氯化钠（g/L）	4.97	8.77	9	4.10	8.77
磷酸二氢钠（g/L）	0.94	0	0	2.76	0
对应的全血保养液	ACD-B	CPD	CPD	CP2D	CPD
保存时间（d）	35	35	42	42	42

三、去白细胞红细胞

去白细胞红细胞（LRRBC）是将全血中大部分白细胞、血小板及血浆去除后的红细胞制剂，又分为去白细胞浓缩红细胞和去白细胞悬浮红细胞。各种红细胞制剂中均存在着一定数量的白细胞：①全血：1×10^9/U。②浓缩红细胞：1×10^8/U。③洗涤红细胞：1×10^7/U。④冰冻解冻去甘油红细胞：$\leqslant 2 \times 10^7$/U。⑤去白细胞红细胞$\leqslant 2.5 \times 10^6$/U。患者因反复输血、多次妊娠或移植等免疫刺激，可能诱发机体产生白细胞抗体（如 HLA 抗体），若再次输入含有白细胞的血液成分时，可出现严重的 NHFTR、PTR、TA-GVHD 等（表 5-5），也可传播白细胞携带的血源性病毒，如巨细胞病毒（CMV）、人类免疫缺陷病毒（HIV）、人类嗜 T 淋巴细胞病毒（human T-cell lymphotropic virus，HTLV）等，诱发输血相关传染性疾病。因此，去除全血或成分血中的白细胞可以减少输血反应的发生，一般认为白细胞$\leqslant 2.5 \times 10^8$/U 可预防 NHFTR，白细胞$\leqslant 2.5 \times 10^6$/U 可预防 CMV 感染或 HLA 抗体所致的同种免疫。

表 5-5　白细胞数量与输血反应的相关性

白细胞数量（个）	作用细胞	副作用
$\geqslant 10^9$	粒细胞、单核细胞	NHFTR
$\geqslant 10^8$	$CD4^+$ T 细胞	HTLV-1 感染
$\geqslant 10^7$	单核细胞、B 淋巴细胞	HLA 免疫反应
	淋巴细胞、粒细胞、单核细胞 $CD4^+$、$CD8^+$ T 细胞	CMV 感染 TA-GVHD

去除白细胞的方法很多，效果各异，但白细胞过滤器是滤除血液制剂中白细胞的最简便、最有效的方法，在血液成分分离制备中应用最为广泛，目前已发展到第三代（表 5-6）。

表 5-6　不同种类血液过滤器的作用

	材料	作用
一代	孔径 170～260μm 的网状微聚体	去除大的微聚体颗粒，预防急性呼吸窘迫综合征
二代	孔径 20～40μm 的网状聚酯或塑料；柱状纤维或泡沫	吸附微聚体、细胞碎片，预防急性呼吸窘迫综合征、发热性非溶血性输血反应
三代	聚酯纤维无纺布	高效去除白细胞，可从浓缩血小板中去除白细胞

（一）制备方法

1. 离心法　使用三联袋或四联袋采集全血，（22±2）℃的条件下以 1848×g 离心 7 分钟，使红细胞下沉，白膜层松散不成片，转移上层血浆至空转移袋内，再将白膜层及近白膜层 1～1.5cm 处的红细胞一并挤入另一空转移袋内，热合断离血袋连接管，即为去白细胞浓缩红细胞，然后在其中加入添加液，混合均匀，即为去白细胞悬浮红细胞。

2. 洗涤法　使用无菌生理盐水将红细胞洗涤 3～6 次（常规洗涤 3 次），可以去除 98% 以上的血浆蛋白和 80% 以上的白细胞，再用生理盐水悬浮红细胞，制成的洗涤红细胞可用于有临床适应证的患者。

3. 冰冻融化法　冰冻红细胞在反复洗涤去除甘油的过程中可去除绝大多数白细胞，主要用于稀有血型个体的输血治疗。

4. 过滤法　将全血或悬浮红细胞、浓缩红细胞悬挂于白细胞过滤监测仪上，经白细胞滤器过滤后，制成去白细胞红细胞制剂。该方法应在血液采集后 48 小时内制备完成。若血液制备前已存放在（4±2）℃，在室温 18～25℃条件下过滤应小于 3 小时，过滤后及时返至（4±2）℃。根据过滤器的种类和对血液成分的要求，分为前过滤法和后过滤法：①前过滤法：全血→过滤→去白细胞全血→去白细胞悬浮红细胞。②后过滤法：全血→悬浮红细胞→过滤→去白细胞悬浮红细胞。方法简单易行，过滤效果很好，

（二）特点

1. 离心法　成分血液中约 70% 的白细胞被去除。为了提高白细胞的去除效果，需将靠近白膜层的红细胞一起去除，因此该方法红细胞丢失较多。

2. 过滤法　白细胞去除率可达 99.9%（表 5-7），临床应用广泛。

表 5-7　去白细胞悬浮红细胞的特点

项目	质量要求
外观	肉眼观察色泽正常，无溶血、凝块、气泡等情况；血袋完好，并保留注满全血经热合的导管至少 35cm
容量（mL）	标示量 ±10%
Hct	0.45～0.60
血红蛋白含量	200mL、300mL、400mL 全血中含量分别为 ≥18g、≥27g、≥36g
白细胞残留量（个）	源于 200mL、300mL、400mL 全血中残留量分别为 ≤2.5×10⁶、≤3.8×10⁶、≤5.0×10⁶
储存期末溶血率	<红细胞总量的 0.8%
无菌试验	无细菌生长

（三）适应证

离心法制备的少白细胞红细胞由于残存白细胞多，仅用于预防 NHFTR。白细胞滤器制备的少白细胞红细胞因白细胞去除率高，可以用来预防 NHFTR、HLA 同种免疫、嗜白细胞病毒感染，主要用于反复输血、有发热性非溶血性输血反应史、免疫功能低下且易感染 CMV 等病原微生物、器官移植患者的输血治疗。该红细胞制剂不适用于预防 TA-GVHD。

（四）保存

保存温度和时间同悬浮红细胞。

四、洗涤红细胞

洗涤红细胞（WRBC）是将保存期内的浓缩红细胞或悬浮红细胞在密闭无菌条件下用生理盐

水洗涤，去除血浆等非红细胞成分，并将红细胞悬浮在生理盐水或红细胞保存液中。WRBC 中不仅血浆蛋白含量少，还能去除大部分白细胞和血小板，临床输注时可有效避免白细胞和血浆蛋白引起的副作用。

（一）制备方法

1. 手工法　使用无菌接合机将保存期内浓缩红细胞（或悬浮红细胞）的血袋导管和三联袋（或四联袋）的洗涤管路进行无菌接合连通，然后打开生理盐水联袋易折塞，使盐水缓慢流入红细胞袋内，每单位红细胞中加入生理盐水 100mL，夹紧导管，混匀，（4±2）℃条件下以 1977×g 离心 5 分钟，离心后通过分浆夹转移上清液和白膜层至空袋内（图 5-1）。重复洗涤 3～4 次。最后每单位红细胞中加入 50mL 红细胞保存液或生理盐水，热合并切断相连接的导管，即完成了洗涤红细胞制剂的制备。

2. 机器洗涤法　自动血液处理仪采用全封闭系统进行红细胞洗涤，安全性好，洗涤效率高，红细胞洗涤质量优于手工法。

（二）特点

洗涤红细胞制剂可去除全血中 98% 以上的血浆，能降低过敏、发热性非溶血性输血反应等输血反应（表 5-8）。

表 5-8　洗涤红细胞的特点

项目	质量要求
肉眼观察	无色泽异常，无溶血、凝块、气泡等情况；血袋完好，并保留注满洗涤红细胞或全血经热合的导管至少 20cm
容量	200mL、300mL、400mL 全血或悬浮红细胞分别可制备（125±12.5）mL、（188±18.8）mL、（250±25）mL
血红蛋白含量	源于 200mL、300mL、400mL 全血中的含量分别为 ≥18g、≥27g、≥36g
上清液中的蛋白质	源于 200mL、300mL、400mL 全血中的含量分别为 <0.5g、<0.75g、<1.0g
溶血率	<红细胞总量的 0.8%
无菌试验	无细菌生长

（三）适应证

洗涤红细胞适用于对血浆成分过敏的患者、IgA 缺乏的患者、非同型造血干细胞移植的患者、高钾血症及肝肾功能障碍的患者，也适用于新生儿输血、宫内输血及换血等，可以改善慢性贫血或急性失血引起的缺氧症状。

（四）保存

洗涤红细胞保存温度同悬浮红细胞，也是（4±2）℃。若以生理盐水作为保存液混悬，保存期为 24 小时；若以红细胞添加液混悬保存，保存时间同洗涤前的悬浮红细胞。

五、冰冻解冻去甘油红细胞

冰冻解冻去甘油红细胞（FTDRBC）是采用甘油作为冰冻保护剂进行红细胞超低温保存，临床需要时经解冻、洗涤、去甘油等处理的红细胞制剂。低温可使红细胞代谢速度减慢，代谢消耗减少，进而避免代谢毒物积累，延长红细胞保存时间。但是在 0℃ 以下血液结冰时，细胞内外可形成冰晶破坏细胞结构，使细胞脱水死亡，因此红细胞在冰冻的过程中必须加入保护剂，使细胞不被破坏。临床常用的细胞内保护剂有甘油、二甲基亚砜（dimethyl sulfoxide，DMSO）；细胞外保护剂有羟乙基淀粉（hydroxyethyl starch，HES）、乳糖。

（一）制备方法

将采集 2～6 天内的全血或悬浮红细胞，在（4±2）℃条件下以 1977×g 离心 5 分钟，去除血浆及白膜层，制备成浓缩红细胞，再使用无菌接驳机将红细胞转移至 1000mL 的冻存袋内。

1. 高浓度甘油慢冻-解冻-去甘油法

（1）甘油化慢冻：每单位浓缩红细胞加入 57.1% 甘油溶液 160mL，加入速度先慢后快，15～20 分钟内加完，其间不断振荡混匀，室温平衡 30 分钟后于 -65℃ 以下低温保存。

（2）解冻：输注前从低温冷冻保存箱中取出冰冻红细胞，立即放入 37～40℃ 恒温水浴箱中，轻轻摇动使其快速融化，直至完全解冻。

（3）洗涤去甘油：在其中加入 9% NaCl 溶液 80mL，加时振摇混匀，而后平衡 5 分钟，再加入 0.9%NaCl 溶液 250mL，混匀后 3400×g 离心 9 分钟，去上清，完成第一次洗涤；再依次用 400mL、100mL 的 0.9% NaCl 溶液完成第二、第三次洗涤过程，最后用 100mL 的 0.9% NaCl 制备成红细胞悬液，即为冰冻解冻去甘油红细胞（FTDRBC）。

2. 低浓度甘油超速冷冻-解冻-去甘油法　在浓缩红细胞中加入等体积甘油，1.5～2 分钟冷冻后保存在 -196℃ 液氮中。输注前从液氮中取出，45℃ 水浴振荡快速解冻，用细胞分离机分次进行洗涤，加入 16% 甘露醇生理盐水 300～350mL，离心去上清，再加 1000～2000mL 的 0.9% NaCl 溶液洗涤，去上清，最后用等体积的 0.9% NaCl 溶液悬浮。

3. 自动化设备冰冻-解冻-去甘油法

（1）红细胞甘油化和冰冻保存：①打开全自动细胞洗涤机电源，机器自检，开启离心机，进入甘油化程序。②安装甘油化耗材并检查耗材安装情况，连接甘油化耗材与甘油袋，预冲甘油入滴壶，安装完毕后确认。③红细胞转移袋与甘油化耗材无菌接驳，放置于摇床上，按确认键。④设置红细胞重量参数并甘油化红细胞。⑤参数设置完毕后按启动键，机器开始进入自动甘油化程序。⑥当显示真实数值与目标数值一致时，机器停止甘油化。⑦甘油化红细胞室温平衡 30 分钟后于 -65℃ 以下低温保存。

（2）FTDRBC 复苏和洗涤去甘油：①取保存期内冻存红细胞，检查血液外观是否有破损。②42℃ 水浴摇动解冻红细胞，计算净重量。③加入洗涤所用 9% NaCl 溶液。④开启机器，按照要求安装去甘油耗材。⑤开启离心机，进入去甘油程序。⑥当显示真实数值与目标数值一致时，停止去甘油化，提示程序结束。⑦热合洗涤红细胞产品袋。

（二）特点

FTDRBC 是长期保存红细胞的理想方法。不同容量冰冻解冻去甘油红细胞中的血红蛋白含量和白细胞残留量不同（表 5-9）。

表 5-9　冰冻解冻去甘油红细胞的特点

项目	质量要求
外观	肉眼观察无色泽异常、溶血、凝块、气泡等情况；血袋完好，并保留注满 FTDRBC 经热合的导管至少 20cm
容量	源于 200mL、300mL、400mL 全血中的容量分别为（200±20）mL、（300±30）mL、（400±40）mL
血红蛋白含量	源于 200mL、300mL、400mL 全血中的含量分别为 ≥16g、≥24g、≥32g
游离血红蛋白含量	≤1g/L
白细胞残留量（个）	源于 200mL、300mL、400mL 全血中的残留量分别为 ≤2.0×10^7、≤3.0×10^7、≤4.0×10^7
甘油残留量	≤10g/L
无菌试验	无细菌生长

（三）适应证

FTDRBC 适用于稀有血型有特殊情况患者的自体红细胞保存与使用等。

（四）保存

FTDRBC 在 ≤ -120℃（20% 甘油）、≤ -65℃（40% 甘油）保存期均为 10 年。FTDRBC 解冻洗涤后应保存在（4±2）℃条件下，并于 24 小时内完成输注。

六、辐照红细胞

辐照红细胞（IRBC）是用射线照射灭活淋巴细胞的红细胞制剂，用来预防 TA-GVHD 的发生。因为 TA-GVHD 是最严重的输血并发症之一，若受血者输入含有淋巴细胞（主要是 T 淋巴细胞）的血液或血液成分，可出现与骨髓移植引起 GVHD 类似的临床综合征，死亡率高达 90%～100%，多发生于免疫功能受到抑制的患者。该病起病突然，临床表现缺乏特异性，不易早期诊断，极易漏诊或误诊，绝大多数对皮质激素或免疫抑制剂治疗无效，而且治疗效果较差，但可以有效地预防。绝大多数血液制剂中都含有足够量的能引起 TA-GVHD 的淋巴细胞（表 5-10），采用 γ 射线辐照是预防 TA-GVHD 的可靠、有效方法。

表 5-10　全血和血液成分制剂中的淋巴细胞含量

血液成分	剂量（单位）	淋巴细胞数量（个）	血液成分	剂量（单位）	淋巴细胞数量（个）
全血	1	$(1～2)×10^9$	手工粒细胞	1	$1×10^{10}$
洗涤红细胞	1	$(1～2)×10^8$	单采血浆	1	$1.5×10^5$
FTDRBC	1	$5×10^7$	FFP	1	0
手工血小板	1	$4×10^7$	冷沉淀凝血因子	1	0
单采血小板	1	$3×10^6$			

（一）制备方法

按照辐照仪使用说明书设置辐照参数，用照射强度为（25～30）Gy 的 γ 射线或 X 射线对红细胞制剂进行照射，使血液中的 T 淋巴细胞失去活性，从而起到预防 TA-GVHD 的目的。

（二）适应证

辐照红细胞制剂中的淋巴细胞已失去活性，不易引起 TA-GVHD，可用于宫内换血或宫内输血、已知或疑似免疫缺陷的儿科患者、先天性细胞免疫缺陷病（如重症联合免疫缺陷、先天性胸腺和甲状旁腺发育不全）和霍奇金淋巴瘤，以及接受移植手术患者的输血治疗。一、二级亲属提供的红细胞成分，输注前需要辐照处理。

（三）保存

辐照红细胞制剂的保存温度为（4±2）℃。红细胞在采集后 14 天内可辐照，辐照后能再储存14 天，原则上辐照后尽快使用。

七、年轻红细胞

年轻红细胞（YRBC）是一种具有较多网织红细胞（Ret）、酶活性相对较高、细胞平均年龄较小的红细胞成分。国外多使用血细胞分离机制备 YRBC，国内多数采供血机构用离心结合手工分离方法进行制备。

（一）制备方法

红细胞在分化成熟的过程中体积逐渐变小，密度逐渐变大。年轻红细胞为 Ret 与成熟红细胞之间的红细胞，比成熟红细胞体积大、密度小，根据这一原理采用离心法制备年轻红细胞。

1. 特制挤压板法 使用三联袋采集 400mL 全血，（4±2）℃条件下以 1670×g、1960×g、2280×g 依次离心 5 分钟，将主袋放在特制挤压板上，先分离出上层血浆，再分离主袋红细胞上层约 100mL 的红细胞并转移至收集袋（图 5-2），即为 2U 年轻红细胞。

2. 离心分离钳法 年轻红细胞的具体制备流程见图 5-3。

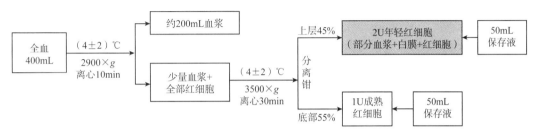

图 5-3 离心分离钳法制备年轻红细胞的流程图

3. 血液分离机法 把浓缩红细胞引入分离机的加工袋中，用生理盐水洗涤红细胞两次，再收集最先流出的红细胞，收集量为原来的一半，即为年轻红细胞。

（二）适应证

年轻红细胞多为 Ret 与成熟红细胞之间的红细胞，在体内存活时间比成熟红细胞长，可以延长输血间隔周期，多用于需要长期输血治疗的患者，如严重的 AA、地中海贫血等患者。

（三）保存

保存温度为（4±2）℃，含 ACD-B、CPD 保养液的年轻红细胞可保存 21 天，含 CPDA-1 保养液的年轻红细胞可保存 35 天。

第三节　血小板类成分

血小板是血液有形成分中最小的一种血细胞，相对密度约为 1.040，利用离心法可以从全血中分离提取较浓、较纯的血小板成分。目前血小板制备方法有两种：①手工法：制备浓缩血小板，可进行多人份汇集保存。②血细胞分离机法：从单一献血者直接采集达 1～2 个治疗剂量的单采血小板，将不需要的血液成分回输给献血者。美国规定 1 个治疗剂量血小板≥3.0×10^{11} 个，中国规定 1 个治疗剂量血小板≥2.5×10^{11} 个。与手工制备方法相比，机器制备的 PRP 成分比较稳定。

无论哪种方法采集的血小板均需要健康献血者血小板（platelet，PLT）≥150×10^9/L 且 <450×10^9/L，血细胞比容（Hct）≥0.36，预测采集后 PLT≥100×10^9/L。若 PLT≥250×10^9/L，体重达 60kg，可一次性采集 2 个治疗剂量血小板（≥5.0×10^{11} 个）。血小板采集前禁服阿司匹林、吲哚美辛（消炎药）、保泰松、布洛芬、维生素 E、双嘧达莫、氨茶碱、青霉素及抗过敏类药物。血小板单采献血间隔时间不少于 2 周，一年不超过 24 次。单采血小板后再捐献全血间隔时间应大于 4 周；全血献血后再单采血小板间隔时间应大于 3 个月。采集的血小板还可以进行去除白细胞、病毒灭活、辐照等处理，以制备高质量和安全的血小板制剂。

一、富血小板血浆

将采集后 6 小时内的全血置于（20～24）℃保存和运输，在全封闭条件下离心，使红细胞、白细胞基本下沉，血小板因相对密度较轻约 70% 保留于血浆中，收集白膜层以上成分即为富血小板血浆（platelet-rich plasma，PRP）。近年来研究发现，PRP 中含有大量的蛋白质，如血小板衍生生长因子（platelet-derived growth factor，PDGF）、转化生长因子-β（transforming growth factor-β，TGF-β）、胰岛素样生长因子（insulin-like growth factor，IGF）、血管内皮生长因子（vascular endo-thelial growth factor，VEGF）和表皮生长因子（epidermal growth factor，EGF）等，作为一种新兴的生物材料而得到了广泛应用。

（一）制备方法

PRP 的制备方法有很多种，目前尚无统一的制备标准，使用不同的离心时间、离心力和温度，制备的 PRP 中的血小板、白细胞和生长因子的浓度都是不同的。由于各种 PRP 采集制备工艺差异较大，不同制备系统的血小板采集率也不相同，不同 PRP 中有不同浓度的血小板和白细胞成分，可以产生不同的治疗效果。

1. 手工法 抗凝全血在（22±2）℃条件下以 1328×g 离心 7 分钟，血液分成三层：上层主要包含血浆和血小板，中间白膜层主要为血小板和白细胞，底层以红细胞为主。①少白细胞 PRP 的制备：需将富含血浆和血小板的上层液体转移至空袋中，热合断离主袋（浓缩红细胞）与转移袋之间的导管。②富含白细胞 PRP 的制备：将富含血浆和血小板的上层液体，以及含有血小板和白细胞的中间层液体转移至空袋中，热合断离主袋（浓缩红细胞）与转移袋之间的导管。③乏血小板血浆（platelet-poor plasma，PPP）和高浓度 PRP 的制备：将上述制备的 PRP，在（22±2）℃条件下以 2533×g 离心 12 分钟，使血小板下沉于袋底部，将袋上部的液体（PPP）与富含有血小板的颗粒分离，保留袋下部约三分之一的血浆溶液，重新悬浮袋底部的血小板，即为高浓度的 PRP。

PRP 制备的关键技巧是使用两次离心法。第一次慢速和短时间离心后，丢弃沉降系数最大的红细胞，第二次高速长时间离心收集尽可能多的血小板。

2. 试剂盒制备法 除了使用离心技术，还有市售的 PRP 制备试剂盒，可以轻松制备成 PRP，但需要额外花费。

（二）适应证

作为许多治疗的生长因子来源，PRP 技术已成为一种重要的临床疗法。PRP 的最大优势之一是它可以直接到达损伤区域。

（1）促进创面愈合与再生：PRP 含有丰富的生长因子，如促血管生成因子和细胞黏附分子，这些因子可以促进细胞增殖、分化和血管生成，对创面愈合过程起积极作用，如止血、炎症、增殖和重塑。PRP 也可用于糖尿病足溃疡、促进周围神经的再生和雄激素性脱发等的治疗。

（2）治疗眼科疾病：干眼症是最常见的眼部疾病之一。自体血清（autologous serum，AS）已被建议作为重度干眼症的治疗方法，而 PRP 因其含有高浓度的血小板和极少量的其他物质，则治疗效果更优于 AS。

（3）骨科疾病：PRP 可以治疗骨折、骨缺损、肌腱损伤、创面、关节内软骨损伤和骨关节炎等，还可用于骨髓炎和股骨头坏死的辅助治疗。

PRP 应用的局限性：患者年龄、PRP 的制备技术、PRP 中的细胞组成、应用频率和次数、评价方式等多种因素都可能会产生临床异质性。

（三）保存

PRP 保存时间大约 7 天，其中的生长因子释放到达一个平台期后，随着时间增加，生长因子流失以及功能丧失会越来越多，所以建议 PRP 制备后立即使用，避免生长因子减少或失活，半小时内使用效果最佳。

二、浓缩血小板

将采集后 6 小时内置于 20～24℃保存的全血，在全封闭条件下分离的血小板并悬浮在少量血浆内，称为浓缩血小板（platelet concentrated，PC），又称随机供者血小板或手工制备血小板。

（一）制备方法

PC 可通过手工法和仪器单采法制备。手工方法包括 PRP 法和从白膜中提取血小板的白膜法。美国多使用 PRP 法，欧洲多使用白膜法，而中国两种方法都有使用。200mL 全血应在 5 分钟内完成采集，400mL 全血应在 10 分钟内完成采集。

1. PRP 法　使用三联袋或四联袋采集 400mL 全血，按上述手工方法制备少白细胞的 PRP，PRP 袋与空转移袋在（22±2）℃条件下以 2533×g 离心 12 分钟，使血小板下沉于袋底部，分离上层 PPP 进入空转移袋内，尽量减少红细胞的混入，留下 40～60mL 的血浆和沉淀为浓缩血小板，其中的血小板约为全血中的 60%，然后（22±2）℃静置 1～2 小时，使血小板自然解聚，重新悬浮后置于血小板振荡器中保存。

2. 白膜法　使用四联袋采集全血 400mL 于主袋中，（22±2）℃条件下以 2793×g 离心 15 分钟，离心后将主袋置于分浆夹内，分出上层大部分血浆至第一个转移袋内，当主袋内血浆剩余量距白膜层约 2～3cm 时，将 20～30mL 血浆连同白膜层及白膜层下约 1cm 高度的红细胞挤到第二个转移袋内（保证导管内无血液残留），即为含有少量血浆、白细胞、血小板、红细胞混悬液。主袋中加入红细胞保存液为悬浮红细胞。热合断离主袋与第二个转移袋。将第二个转移袋和另一个空转移袋整齐叠放入离心杯，加入适当填充物挤压避免袋体产生皱褶，（22±2）℃条件下以 269×g 离心 10 分钟，离心后红细胞和白细胞下沉，将上清液挤入空袋内，热合保留导管至少 15cm，即为浓缩血小板。白膜法操作简单，可一次性得到血浆、浓缩（或悬浮）红细胞和白膜层等产品。

3. 自动分离法　使用四联袋采集全血 400mL 于主袋中，全自动成分分离机通过自动挤压分离，利用挤压板上的界面传感器自动判断结果，从而实现对血浆、白膜层、红细胞、血小板成分的高效分离。

（二）特点

PC 手工制备法和仪器单采法各有利弊：①手工法：PRP 法血小板回收率较高，白细胞污染量较多；白膜法血小板回收率较低，白细胞污染量少。②仪器单采法：在制备浓缩血小板的过程中，通过挤压板的配合，可以将白膜层最大限度地收集到转移袋中，避免白膜损失。在二次轻离心分离过程中，可以精准控制挤压板推进精度，保证血小板终产品的产率，红细胞混入率低。浓缩血小板的特点见表 5-11。

表 5-11　浓缩血小板的特点

项目	质量要求
外观	肉眼观察为黄色云雾状液体，无色泽异常、蛋白析出、气泡及重度乳糜等情况；血袋完好，并保留注满血小板经热合的导管至少 15cm
容量	源于 200mL、400mL 全血中的容量分别为 25～38mL、50～76mL
储存期末 pH	6.4～7.4
血小板含量（个）	源于 200mL、400mL 全血中的含量分别为 ≥2.0×10^{10}、≥4.0×10^{10}
红细胞混入量（个）	源于 200mL、400mL 全血中混入量分别为 ≤1.0×10^9、≤2.0×10^9
无菌试验	无细菌生长

（三）适应证

综合评估病情、外周血小板数量和功能，以及引起血小板减少的原因等，才决定患者是否输注血小板。血小板输注分为预防性输注和治疗性输注。

1. 预防性输注　在血小板输注中占主导地位，仅限于出血危险性较大的情况，可使 PLT 提高到安全水平，显著降低血小板低下者的出血概率和程度，特别是减少颅内出血和内脏大出血的危险性，降低死亡率，具有显著的临床价值，主要用于：①各种血小板生成障碍性疾病，如 AA、恶性血液病、大剂量放疗化疗等，均可引起血小板减少，当 PLT$<5\times10^9$/L 时，无论有无明显出血都应及时输注血小板，以免发生颅内出血。②各种原因引起的 PLT$<20\times10^9$/L 且伴有严重出血者，需要预防性输注血小板。③若 PLT$\leq50\times10^9$/L，需要进行手术治疗者，应综合考虑手术大小和部位，进行预防性输注。

2. 治疗性输注　主要用于治疗存在活动性出血且血小板减少性疾病，如①血小板生成减少引起的出血。②大量输血所致的血小板稀释性减少，PLT$<50\times10^9$/L 并伴有严重出血者。③严重感染或 DIC 导致 PLT 低下并伴有出血者。④ ITP 患者体内存在血小板自身抗体，使自身血小板和输注的血小板破坏严重，应严格掌握输血指征：若脾切除治疗术前或术中有严重出血者，或者 PLT$<20\times10^9$/L 并伴有出血危及生命者。⑤血小板数量正常，但功能异常所致严重出血危及生命者。

（四）保存

为防止血小板聚集和被激活，并促进气体交换，血小板必须在（22 ± 2）℃且恒定振荡条件下保存，水平振动频率 60 次 /min，振幅 5cm。PC 在普通采集袋中可保存 24 小时，在专用采集袋可保存 5 天，控制其 pH 在 6.4～7.4，pH 过高或过低都可损伤血小板功能及活性，影响血小板输注疗效。

三、单采血小板

使用血细胞分离机从单个献血者体内采集的血小板并制成血小板制剂，为单采血小板，又称机采血小板。一次采集为 1～2 个成人治疗剂量，且要求去除白细胞。在每份单采血小板制剂中，白细胞残留量$\leq5.0\times10^6$ 个（欧洲规定）、$\leq1.0\times10^6$ 个（美国规定）。血细胞分离机通过离心式、膜滤式和吸附柱式制备的单采血小板，具有纯度高、质量好等优点，临床应用广泛。

（一）制备方法

以血细胞分离机采集血小板为例，制备方法类似 PRP 分离方法，详见第十九章图 19-5。

献血者的全血与抗凝剂混合后被泵入到分离袋中，通过离心分离成 PRP 及 PC 成分（包括白细胞和红细胞）。为了提高血小板收集效率并控制白细胞的混入，结合血液 Hct 与密度之间的正比关系（Hct 越高、密度越大），通过界面探测系统与血浆再循环泵的联动性，将进入分离袋的血液成分 Hct 恒定在 0.35，此时血液成分的密度大于血浆和血小板的密度，小于白细胞和红细胞的密度；在分离袋中只允许血浆和血小板被淘洗出来进入收集袋，而白细胞和红细胞回输给献血者。

抗凝全血进入分离袋后，密度较小的 PRP 将在靠近分离袋内壁的位置，而密度较大的浓缩红细胞（CRBC）在靠近分离袋外壁的位置。PRP 从分离袋中泵入收集袋内；CRBC 通过浓缩红细胞管路流出分离袋，最终回输给献血者（第十九章图 19-6）。白细胞（淋巴细胞、单核细胞和粒细胞）的密度大于血小板淘洗环境的密度，不能通过富血小板血浆管路，而随着压积红细胞回输给献血者（第十九章图 19-6）。

PRP 进入采集袋后，密度较大的血小板在离心力作用下留在收集袋内；而密度较小的血浆通过血浆管路流出收集袋。采集程序结束后，收集袋中为浓缩血小板和少量血浆；用于血小板再悬浮的血浆及副产品血浆留在血浆袋中，其余部分回输给献血者。

（二）特点

1. 单采血小板只采集血小板，可节省献血者资源。

2. 单采血小板的浓度较高，纯度较高，白细胞含量低，红细胞混入量少（表 5-12），明显优于手工制备的浓缩血小板（表 5-13）。1 次能从健康献血者血液中采集大于 $2.5×10^{11}$ 个血小板，足够 1 位患者 1 次治疗。一次机采血小板相当于 10～12U 的手工浓缩血小板（每 200mL 全血仅可提取约 $2.0×10^{10}$ 个浓缩血小板）。

3. 单采血小板混入白细胞少，可减少输血传播性疾病的概率。

4. 单采血小板可减少多种异体抗原对患者的免疫刺激，降低 NHFTR 和 PTR 的发生率。

表 5-12 单采血小板的特点

项目	质量要求
外观	肉眼观察呈黄色云雾状液体，无色泽异常、蛋白析出、气泡及重度乳糜等情况；血袋完好，并保留注满血小板经热合的导管至少 15cm
容量	储存期为 24h：125～200mL；储存期为 5d：250～300mL
储存期末 pH	6.4～7.4
血小板含量（个）	$≥2.5×10^{11}$/袋
白细胞残留量（个）	$≤5.0×10^6$/袋
红细胞混入量（个）	$≤8.0×10^9$/袋
无菌试验	无细菌生长

表 5-13 不同血小板制剂的特性比较

项目	单采血小板	浓缩血小板
血小板含量（个）	$≥2.5×10^{11}$/袋	在 200mL 全血中，$≥2.0×10^{10}$；在 400mL 全血中，$≥4.0×10^{10}$
白细胞残留量（个）	$≤5.0×10^6$/袋	约 10^7/200mL 全血
红细胞混入量（个）	$≤8.0×10^9$/袋	在 200mL 全血中，$≤1.0×10^9$/
保存期	开放系统制备或普通血袋：24h；密闭系统制备或血小板专用袋：5d	普通血袋：24h；专用袋：5d
容量	普通血袋：125～200mL，专用袋：250～300mL	在 200mL 全血中，25～38mL

（三）适应证

单采血小板适用于如下疾病的治疗：

1. 急性血小板减少，如大量失血、严重感染等。

2. 血小板生成障碍引起的血小板减少，如白血病、 AA 、淋巴瘤和恶性肿瘤等大剂量放化疗后的骨髓衰竭者，以及骨髓移植患者在移植成功前血小板过低，必须输入血小板以度过危险期。

3. 先天性或获得性血小板功能缺陷，如巨大血小板综合征、血小板无力症、血小板病等，以及药物、肝肾疾病等引起的血小板功能异常者，虽然血小板数量正常，但机体可引起严重出血。

4. 预防性输注血小板应慎重选择适应证，血小板数量减少或血小板功能异常但无严重出血者不宜采用。

（四）保存

保存温度和环境同"浓缩血小板"。

四、混合血小板

手工制备 PC 中的血小板含量较低，要达到一个成人治疗剂量，需要约 5～7 袋 400mL 全血，因此将多人份 PC 汇集后并滤除白细胞，可提高血小板含量。

（一）制备方法

对全血的要求同浓缩血小板。

1. 白膜汇集法

（1）白膜过夜保存法：①通过三联袋或四联袋采集 400mL 全血，（22±2）℃条件下以 2793×g 重离心 15 分钟，全血自上而下分成明显可见的血浆部分和细胞部分，在上层血浆与下层红细胞之间形成肉眼可见的灰白色细胞混合物，即为白膜层。②使用全自动成分分离机将白膜层单独分离，即为白膜。将制备完成的白膜放入血小板保存箱，（22±2）℃静置过夜保存。③采用无菌接驳方法，将 6 袋同血型酶免结果合格的白膜与一套血小板汇集耗材（一次性使用的白细胞过滤输血器材）进行连接，将白膜导入汇集袋内，再以 402×g 轻离心 15 分钟，然后全自动成分分离机将白膜汇集袋中的上清液挤入转移袋中，初步获取混合的浓缩血小板（转移袋中含有白细胞）。④使用无菌接驳机，将浓缩血小板转移袋与带有产品袋的白细胞过滤输血器材连接，然后悬挂转移袋，混合浓缩血小板呈点线状流速进行白细胞滤除，转移至终产品袋中，滤除后热合断开滤器与成品袋，成品袋即为去除白细胞的混合浓缩血小板。

（2）全血过夜保存法：①全血采集后在（22±2）℃条件下静置过夜，离心前充分混匀，重离心分离出白膜，分离的白膜静置至少 2 小时。②采用无菌接驳将 6 袋同血型酶免结果合格的白膜与一套血小板汇集耗材（一次性使用的白细胞过滤输血器材）进行连接，将白膜导入汇集袋内，再轻离心 15 分钟。③使用全自动成分分离机将白膜汇集袋中的上清液挤入转移袋中，使用无菌接驳机将制备完成后的混合浓缩血小板转移袋与白细胞过滤输血器材混合浓缩血小板终产品袋连接，然后悬挂转移袋，使流速呈点线状进行白细胞滤除，滤除后热合断开滤器与成品袋，即为混合浓缩血小板。

2. 单人份浓缩血小板汇集法 采用白膜法或 PRP 法进行单人份浓缩血小板的分离制备，制备的单人份浓缩血小板自然解聚后，立即汇集到血小板专用转移袋中，使用无菌接驳机将汇集后的混合浓缩血小板转移袋与白细胞过滤输血器材混合浓缩血小板终产品袋连接，然后悬挂转移袋，使流速呈点线状进行白细胞滤除，滤除后热合断开滤器与成品袋，即为混合浓缩血小板。

（二）特点

汇集后的混合血小板含量 ≥2.0×10^{10} 个 × 汇集单位数，红细胞混入量 ≤1.0×10^9 个 × 汇集单位数。白膜汇集法血小板产量高，可以提供更多的血浆。

（三）适应证

同浓缩血小板。

（四）保存

（22±2）℃振荡保存，开放系统多单位血小板汇集后有细菌污染的可能，处理后的血小板必须在 6 小时内输注。密闭系统汇集后，储存于血小板专用袋时保存期为 5 天，或按照血小板专用血袋说明书执行。

五、少白细胞血小板

临床上常采用多个浓缩血小板（10～12U）给一个患者输注以达到治疗目的，每次输入的 PC 中的白细胞 >1.0×10^8 个，反复多次输注多人份的血小板容易产生 HLA 抗体，引起发热、同种免疫等输血反应。因此，去除血小板中的白细胞对降低临床输血反应尤显重要。

（一）制备方法

1. 单一单位离心法　使用二联袋将 PRP 法制备的 PC 放于振荡器上完全解聚，在（22±2）℃条件下以 450×g 离心 10 分钟，沉淀 PC 中的红细胞和白细胞，将上清血小板悬液挤入空转移袋内，热合封闭导管，即获得少白细胞血小板。离心法能去除 70%～95% 的白细胞，血小板损失较大，血小板回收率约为 70%。

2. 多个单位 PC 混合离心法　将 4 袋解聚后的 PC 转移入特制的转移袋（下端有凸出 2mL 的容器）中，390×g 离心 10 分钟，分离上层悬液即为少白细胞血小板。

3. 过滤法　用无菌接口机连接 PC 与滤除白细胞输血器，打开滤器上端止流夹，倒置滤器，当滤器完全被血小板混悬液浸润后放下滤器，调节滑轮对白细胞进行滤除。过滤法是以吸附为基础去除白细胞，临床床边使用滤器较为常用，操作简单，白细胞滤除率＞98%，血小板回收率＞90%，可以有效地避免同种免疫的发生，降低白细胞传播病毒的风险，是一种比较理想的减除白细胞的方法。但在制备过程中可能导致过滤器阻塞、细胞因子释放和血小板活化。

4. 血细胞分离机法　仪器采用涡旋减少白细胞的原理，使血小板中白细胞含量降到≤5.0×10⁶个 / 治疗量。血细胞分离机单采血小板纯度高，白细胞残留量低，不必再用白细胞滤器进行过滤，一般不会出现细胞因子释放和血小板活化。

（二）适应证

单采血小板由于血小板纯度高，白细胞残留量低，适用于血小板数量和质量异常引起的出血或有潜在出血者，尤其适用于机体已产生 HLA 抗体的患者，以及骨髓移植需要血小板输血治疗的患者。

（三）保存

（22±2）℃振荡保存，多单位血小板汇集后离心有细菌污染的可能，处理后的血小板必须在24 小时内完成输注。

六、辐照血小板

用 γ 射线或 X 射线（25～30Gy）辐照血小板可灭活淋巴细胞，而对血小板功能影响很小，大大降低了 TA-GVHD，适用于所有存在免疫缺陷的患者或者正在接受免疫抑制治疗的患者。另外，有较近亲缘关系的供者血小板、HLA 配型的血小板，以及实施宫内输血和新生儿换血治疗所用的血小板也需要辐照处理。

七、病毒灭活血小板

根据病原体的化学和生物学特性，采用不同的病原体去除技术进行灭活。①有机溶剂、去污剂和表面活性剂处理及加热灭菌技术，为灭活血浆病毒而开发的高效技术，但不能用于细胞成分的灭活。② TNTERCEPT（又称 S-59 补骨脂素系统）和 Mirasol 等处理血小板和血浆，再经紫外线照射处理，可灭活淋巴细胞，有效预防 TA-GVHD；阻止微生物增殖，从而避免发生输血传播疾病，同时也减少了辐照、传染病检查和献血者血小板筛查的相关费用。③ Amotosalen 是一种天然存在的小平面分子家族，能迅速通过细胞膜和病毒外壳，可逆性地插入 DNA 和 RNA 的螺旋区域。紫外线照射时，UV-A 与核酸碱基 T 和 C 形成共价键交联，阻断 DNA 复制和 RNA 转录，从而有效地灭活病毒、细菌、原虫和白细胞。但由于血浆对病毒灭活有干扰作用，使用 Amotosalen 灭活血小板中的病原体时，需将血小板重新悬浮于血浆较少的介质中。此外，通常采用 S-59 减少设备或类似方法移除制剂中残余的 Amotosalen。病毒灭活后，可将血小板制剂置于常规条件下保存。④核黄素（维生素 B₂）是一种营养物，也可以迅速插入 DNA 和 RNA 碱基之间，在 280～320nm 紫外光下可引发光溶解，导致单股螺旋断裂及共价化合物形成，进而抑制病毒复制。

第四节　白细胞类成分

白细胞是一群形态、功能和来源不同的细胞群，分为淋巴细胞、中性粒细胞、单核细胞、嗜酸性粒细胞和嗜碱性粒细胞。临床上真正用于输注治疗的白细胞是中性粒细胞，可提高机体抗感染能力。

一、浓缩粒细胞

手工制备浓缩粒细胞因其含量较少，无法满足临床 1 个治疗剂量。一般要求收集 5～10 名献血者的粒细胞（每人每次献血 400mL）才能满足 1 个治疗剂量，而且患者需要连续输注 4～5 天，极易诱发免疫反应，产生粒细胞抗体，导致粒细胞输注无效。手工法制备浓缩粒细胞现已较少使用。

（一）制备方法

使用四联袋采集全血，在 (22 ± 2) ℃条件下以 $2793\times g$ 离心 15 分钟，然后将主袋置于分浆夹内，移出大部分血浆至第 2 个转移袋内，在血浆剩余量距白膜层大约 1～2cm 时，夹住第 2 个转移袋管路，将剩余血浆、白膜层及白膜层下约 1cm 的红细胞挤入第 3 个转移袋内，即为浓缩（白）粒细胞。第 4 个袋内的红细胞保存液转移主袋内，混匀，即为悬浮红细胞。

（二）特点

200mL 全血制成的浓缩粒细胞制剂含有粒细胞数量约为 0.5×10^9 个，容量为 20～30mL/U。

（三）适应证

1. 粒细胞输注主要用于抗感染治疗，在严格掌握患者输注指征和充分权衡利弊条件下，才可考虑是否输血治疗。一般要求有明确的细菌感染症状、中性粒细胞 $<0.5\times10^9$/L 且强有力抗生素治疗 48 小时仍无效者及先天性粒细胞功能障碍患者，如慢性肉芽肿病，才进行粒细胞输注。

2. 粒细胞进入患者体内后很快离开血管到达感染部位，因此输注效果不能以外周血粒细胞数量作为评判标准，要以患者体温是否下降、感染是否得到控制或好转来评价治疗效果。

3. 推荐成人和年龄较大的儿童每次粒细胞输注剂量为 $(4\sim8)\times10^{10}$ 个，婴幼儿每次输注 $(1\sim2)\times10^9$ 个粒细胞 /kg。粒细胞输注频率宜参考患者病情，一般每日 1 次，严重感染时可 1 日 2 次，输注 4～6 天，直到感染得到控制。

目前临床开展粒细胞治疗的单位不多，原因：①浓缩粒细胞中含有较多的红细胞，容易产生同种免疫反应，输注前必须选择 ABO 同型的血液进行交叉配血试验。②粒细胞离体后功能很快丧失。③粒细胞抗原性强，多次输注易产生粒细胞抗体。④浓缩粒细胞制剂中常混有大量有免疫活性的淋巴细胞，免疫功能低下者输注后可导致 TA-GVHD。⑤浓缩粒细胞输注后容易并发肺部并发症，还能传播病毒。⑥随着新型抗生素的不断应用，以及无菌层流病房的抗菌、控制感染效果比输注浓缩粒细胞更好。⑦粒细胞显著减少者可通过注射粒细胞集落刺激因子（granulocyte colony stimulating factor，G-CSF）和粒-单细胞集落刺激因子（granulocyte monocyte colony stimulating factor，GM-CSF）提高粒细胞数量，不良反应少。

（四）保存

(22 ± 2) ℃保存浓缩粒细胞不超过 8 小时。

二、单采粒细胞

单采粒细胞是用血细胞分离机从 1 位献血者体内单采获得足够 1 次输注量的粒细胞。由于骨髓中贮存的粒细胞是外周血液循环中的 10～15 倍，所以单纯从外周血不易采集足够量的粒细胞，需要使用刺激剂（如皮质固醇类药物）使骨髓和边缘池的粒细胞释放进入外周血液循环中。一般在采血前 17 小时、前 12 小时和前 2 小时，献血者口服泼尼松 20mg，以增加血液循环中的粒细胞数量。美国 AABB 用 G-CSF 诱导献血者，每次可单采粒细胞达 10×10^{10} 个，并不影响献血者的健康。

（一）制备方法

严格按照不同仪器的要求机采粒细胞。

（二）特点

单采的粒细胞肉眼观察无色泽异常，无凝块、溶血、气泡及重度乳糜出现等情况。血袋保留注满单采粒细胞经热合的导管至少 20cm。单采粒细胞的中性粒细胞 $\geqslant 1.0 \times 10^{10}$ 个，容量为 150～500mL，血细胞比容 $\leqslant 0.15$。

（三）适应证

粒细胞输注主要用于抗感染治疗，适应证同浓缩粒细胞。

（四）保存

单采粒细胞采集后尽快使用，不适合贮存。保存同浓缩粒细胞。

三、单个核细胞

外周血单个核细胞（peripheral blood mononuclear cell，PBMC）即外周血中具有单个核的细胞，包括淋巴细胞和单核细胞，常用聚蔗糖-泛影葡胺（ficoll-hypaque）密度梯度离心法分离提取。红细胞和粒细胞的密度大于分层液而处于管底，尤其红细胞遇到 Ficoll 而凝集成串钱状后沉积于管底。血小板因密度小而悬浮于血浆中，唯有与分层液密度相当的单个核细胞密集在血浆层和分层液的界面中，呈白膜状，该层细胞经小心吸取、洗涤、离心、重悬即得到单个核细胞。此方法适用于外周血、脐血及骨髓中单个核细胞的分离。

（一）制备方法

利用全自动血细胞分离机，采集已经注射动员剂的供者外周血单个核细胞，或者在无菌条件下采集供者脐血或骨髓，抗凝处理后注入无菌塑料袋内。先将 ficoll-hypaque 混合溶液加入四联袋主袋内，利用无菌接口机将盛有 ficoll-hypaque 混合溶液的四联袋与标本收集袋相连接，按样本与试剂体积 1∶1 的比例，将血液样本沿袋壁缓慢加入四联袋主袋内液面上，保持血液和淋巴细胞分离液的界面清晰。将四联袋平衡后置入大型低温离心机内，$800 \times g$，22℃离心 30 分钟。离心后轻轻取出四联袋，将主袋放在分浆夹上，此时袋内的液体自上而下分为 5 层：血浆血小板层、单个核细胞层、淋巴细胞分离液层、多核细胞层、红细胞层。将血浆血小板层上的 2/3 液体挤压入四联袋的一空袋内，再将剩余的血浆血小板层液体、单个核细胞层和淋巴细胞分离液层的上部分，挤压入四联袋的另一空袋内，即为富含单个核细胞的液体（图 5-4）。打

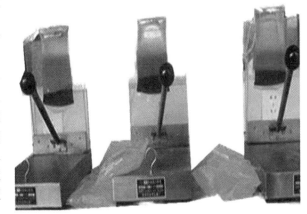

图 5-4　手工法制备 PBMC

开无菌生理盐水袋与富含单个核细胞袋的通道，将无菌生理盐水加入单个核细胞袋内，混匀后以 $1800 \times g$，22℃离心 7 分钟，弃去上清液，再重复洗涤 1 次，根据临床要求用无菌生理盐水或脐带血血浆悬浮单个核细胞。

（二）特点

国内外 PBMC 的分离制备方法很多，多采用试管法，但由于受到试管容量（最大容量为 50mL）和不能完全无菌操作的限制，只能得到有限的 PBMC，多局限于实验研究。目前利用无菌塑料四联袋分离提取的 PBMC，分离全过程采用无菌连接技术，不仅能解决分离过程的细菌污染问题，还能分离得到足量的 PBMC，可用于临床治疗。

四、造血干细胞

正常人外周血中存在少量造血干细胞，称为外周血造血干细胞（peripheral blood stem cells，PBSC）。肿瘤患者经过细胞毒性药物化疗后，在骨髓造血恢复期外周血中会出现大量干细胞。随着造血生长因子的发现，人们对 PBSC 的研究更加深入，造血生长因子单独应用或与化疗联合应用，能够将骨髓中造血干细胞动员到外周血中，通过自动化血细胞分离机采集获取，用于血液病的移植治疗，使得自体及异体 PBSC 移植技术迅速发展起来。

（一）制备方法

1. PBSC 动员 是将骨髓造血干/祖细胞动员到外周血的过程。造血生长因子、骨髓抑制性化疗，以及骨髓抑制性化疗联合造血生长因子均具有动员作用。应用于骨髓抑制性化疗的许多抗肿瘤药物，如大剂量的环磷酰胺、阿糖胞苷，具有动员 PBSC 的作用，动员效果与药物剂量、骨髓抑制程度呈正相关。化疗后 PBSC 的增多与骨髓抑制后造血功能恢复一致，PBSC 产生的高峰时间即为血细胞恢复最快的时间，随后迅速下降。化疗后使用造血生长因子能增加动员效果，还能减轻化疗对骨髓细胞的毒性。然而，化疗动员 PBSC 只限于肿瘤患者的自体 HSCT。

2. PBSC 采集 与血细胞单采技术相同，采用全自动血细胞分离机连续分离外周血中的单个核细胞。一般情况下，选择供者较大的静脉穿刺，以保证分离时血流速度，成人 PBSC 单采时血流速度为 50～70mL/min，循环总量为 10～15L。一般在造血生长因子动员后的第 5 天、6 天、7 天采集 PBSC。单纯化疗或化疗联合 CSF 动员时，应检查外周血 CD34$^+$ 细胞数量达到（20～40）×10^6/L 时开始采集 PBSC。每次采集的 PBSC 数量与动员情况、采集时间长短、仪器采集效率有关。为保证 PBSC 植活，植入的 CD34$^+$ 细胞数量应达到 2×10^6 个/kg。异体供者一般采集一次，而多次化疗的患者需要多次动员和采集。每次采集的 PBSC 总体积为 150～400mL，循环血量 15L 时采集的有核细胞数为（10～80）×10^9 个，其中 90% 以上的细胞为单个核细胞，CD34$^+$ 细胞占 0.1%～5%，还有少量分叶核细胞和红细胞。肿瘤患者的自体 PBSC 中可能混有少量肿瘤细胞。

（二）特点

供者经过充分动员，无需住院和麻醉，通过细胞成分分离技术采集的 PBSC 多于骨髓，并且可以多次采集，采集后没有明显疼痛，耐受性好，明显优于骨髓（一般不能多次采集）。PBSC 移植后，患者白细胞和血小板恢复较快，优于骨髓移植。

个别献血者 PBSC 动员和采集可能出现不良反应，如造血生长因子引起的骨痛、头痛、乏力、肌肉疼痛、失眠、厌食、恶心呕吐、脾脏肿大等；静脉插管可能引起出血、血肿、感染、血栓等；采集过程中可能出现枸橼酸中毒，低钙引起口腔异味、麻木、抽搐等；采集后可能发生血小板减少。

（三）适应证

HSCT 能够治疗多种疾病，如血液系统、免疫系统、代谢系统和肿瘤等疾病，主要用于治疗造血系统的恶性疾病。抗肿瘤化学药物治疗及放射治疗虽然能够大量杀灭肿瘤细胞，并能克服轻度耐药，但是大剂量放化疗会造成严重的骨髓抑制，必须有造血干细胞作为拯救措施，才能进行大剂量的化疗或放疗，增强抗肿瘤治疗的疗效。PBSC 支持高剂量化疗，适用于短期内干细胞移植，简便、经济、可靠、实用。

（四）保存

1. 4℃液态保存　第一次采集的 PBSC 在 4℃保存 24 小时后再第二次采集，并在 48 小时内将两次采集的 PBSC 一起输给患者，可以获得移植成功。PBSC 在 4℃可以保存数小时到数天，随着存放时间的延长，PBSC 会出现进行性减少。

2. -80℃简易保存　由 6% 的细胞外冷冻防护剂羟乙基淀粉（HES）、5% 的细胞内冷冻保护剂二甲基亚砜（DMSO）和 4% 的人血白蛋白作为 PBSC 的冷冻保护剂，与 PBSC 混合后直接在 -80℃冰箱保存。此种 PBSC 进行移植，与非程序控降温保存的干细胞同样有效，DMSO 用量少并可减轻回输引起的毒副作用。

3. 液氮保存　由外周血分离采集的 HSC，经程序降温仪降温后，置于 -196℃液氮长期冷冻保存是最常用的方法。在冷冻保存过程中，为防止细胞内液形成冰晶造成细胞损伤，冷冻前必须在干细胞悬液中加入 DMSO，使其在血浆中的终浓度为 10%。为避免室温下 DMSO 对造血干细胞的毒副作用，应在冰水浴中操作，先以 1～3℃/min 的速度冷冻降温，降至 -40℃后，再以 3～5℃/min 的速度降至 -80℃，然后将样品置于液氮中长期保存。液氮保存需要程序降温仪，其设备昂贵、复杂、不易普及。

第五节　血浆及凝血因子类成分

血浆是指抗凝全血去除细胞成分后的淡黄色液体，含有水、电解质、白蛋白、免疫球蛋白和各种凝血因子等，由血液中心（或中心血站）通过无偿献血者的全血分离制备，主要用于临床输注；也可以由单采血浆站采集原料血浆用于制备血浆制剂或制品。目前，根据制备方法及来源的不同，国内常用的血浆制剂分为 FFP 和 FP；根据采集和处理方式不同，分为单采血浆和病毒灭活血浆等。

一、新鲜冰冻血浆

FFP 是全血采集后 6～8 小时内在 4℃条件下离心分离出的血浆，在 -30℃以下速冻成块后贮存于 ≤-18℃，从血液采集到完成血浆分离最长时限不得超过 18 小时。我国采供血机构制备的 FFP 有 200mL、100mL 和 50mL 等规格，37℃水浴中融化后输注。

（一）制备方法

全血采集后 6 小时（保养液为 ACD）或 8 小时（保养液为 CPD、CPDA-1）内进行重离心，分离出新鲜液体血浆，并迅速冷冻，使其血浆中心温度在 60 分钟内降至 -30℃以下，并储存于低温血浆速冻机中，即为 FFP。

（二）特点

FFP 含有全部的凝血因子及血浆蛋白，其中Ⅷ因子（FⅧ）活性≥0.7IU/mL，血浆蛋白含量≥50g/L（表 5-14）。

表 5-14　FFP 的特点

项目	质量要求
外观	肉眼观察呈黄色澄清液体，无色泽异常、蛋白析出、气泡及重度乳糜等情况；血袋完好，并保留注满 FFP 经热合的导管至少 10cm
容量（mL）	标示量 ±10%
血浆蛋白含量	≥50g/L
Ⅷ因子含量	≥0.7IU/mL
无菌试验	无细菌生长

（三）适应证

临床上无相应凝血因子浓缩制剂应用时，FFP 可用于多种原因导致的凝血因子缺乏患者的治疗：①Ⅷ因子、Ⅴ因子缺乏的患者，在缺乏冷沉淀凝血因子的情况下。②肝病患者获得性凝血功能障碍，如急性肝衰竭引起的出血。③24 小时内输注等于或大于自身血容量的大量输血，发生了稀释性凝血病，或伴发凝血功能障碍者。④口服香豆素类药物过量引起凝血酶原时间（prothrombin time，PT）延长的出血者，应立即应用维生素 K_1，若为急性出血应先输注 FFP 或普通 FP。⑤抗凝血酶Ⅲ（antithrombin Ⅲ，AT-Ⅲ）缺乏引起的出血患者。⑥免疫功能紊乱性疾病、血栓性血小板减少性紫癜（TTP）实施血浆置换者。

FFP 不适用于单纯扩充血容量和升高血浆蛋白浓度，也不适用可通过其他方式（如维生素 K、冷沉淀凝血因子、凝血因子浓缩制剂等）治疗的凝血障碍。

（四）保存

FFP 保存在 ≤-18℃，保存期为 1 年。FFP 不能反复冻融，融化后必须尽快输注，避免不稳定凝血因子失活。若融化后未能及时输注，需要 4℃保存，但不能超过 24 小时。FFP 不能在室温下自然融化，避免大量纤维蛋白析出。血浆冰冻后采血袋脆性增大，易造成破袋，应轻拿轻放，在冰冻状态下运输。

二、冰冻血浆

（一）制备方法

全血采集后超过 6 小时（保养液为 ACD）或 8 小时（保养液为 CPD、CPDA-1）分离出的血浆，即为冰冻血浆（FP）。FFP 制备成冷沉淀凝血因子后的血浆，为 FP。FFP 保存 1 年后，由于凝血因子活性下降，改为 FP。

（二）特点

FP 中含有稳定的凝血因子及血浆蛋白，血浆蛋白含量 ≥50g/L（表 5-15）。

表 5-15　FP 的特点

项目	质量要求
外观	肉眼观察呈黄色澄清液体，无色泽异常、蛋白析出、气泡及重度乳糜等情况；血袋完好，并保留注满 FFP 经热合的导管至少 10cm
容量（mL）	标示量 ±10%
血浆蛋白含量	≥50g/L
无菌试验	无细菌生长

（三）适应证

与 FFP 相比，FP 缺乏不稳定凝血因子，主要用于Ⅴ因子和Ⅷ因子以外的凝血因子水平降低或缺乏者的输血治疗，如严重烧创伤、大手术所致的急性失血性休克并且出现胶体液与凝血因子缺乏者，以及严重肝脏疾病、弥散性血管内凝血（DIC）、大量输血患者等。

（四）保存

-18℃以下冰冻保存，自采集日期起有效期为 4 年。

三、冷沉淀凝血因子

冷沉淀凝血因子又简称为冷沉淀（cryoprecipitate，Cryo），是 FFP 在低温（1～6℃）融化后不溶解的白色沉淀物，补充Ⅷ因子、ⅩⅢ因子、血管性假血友病因子（von Willebrand factor，vWF）、纤维蛋白原（Fg）和纤维连接蛋白（fibronectin，FN）等。由于 Cryo 制备过程中缺乏病毒灭活，临床输注易诱发病毒感染，在一些发达国家已较少使用。

（一）制备方法

1. 离心法　将待制备成冷沉淀凝血因子的 FFP 置 1～6℃冰箱中过夜融化，或在 1～6℃水浴装置中融化。当血浆基本完全融化时，取出血浆袋，在（4±2）℃的环境下重离心，然后转移大部分上层血浆至空袋中，制成 FP，余下的 20～30mL 血浆与沉淀物混合，即为冷沉淀凝血因子。

2. 虹吸法　将 FFP 置于冷沉淀制备仪中的 1～6℃恒温水浴融化箱中融化，待双联袋导管融化变软后，解开双联袋并核对献血条码，将空转移袋置于水浴箱外，位置低于血浆袋，两袋之间形成一定的高度落差。血浆融化后，随时被虹吸至转移袋中，当融化至剩下 40～50mL 血浆沉淀物时，闭合导管，阻断虹吸，称重热合，保留注满血浆的导管至少 10cm，检查血袋条码完整性，热合断离导管，即为冷沉淀凝血因子。

（二）特点

冷沉淀凝血因子的制备工艺较为简单，含有丰富的凝血因子Ⅷ、ⅩⅢ 和 Fg、FN、vWF 等（表 5-16），在临床使用广泛。

表 5-16　冷沉淀凝血因子的特点

项目	质量要求
外观	融化后的冷沉淀凝血因子应呈黄色澄清液体，无色泽异常、蛋白析出、气泡及重度乳糜等情况；血袋完好，并保留注满血浆经热合的导管至少 10cm
容量（mL）	标示量 ±10%
Fg 含量	源于 200mL、300mL、400mL 全血中的含量分别为 ≥75mg、≥113mg、≥150mg
Ⅷ因子含量	源于 200mL、300mL、400mL 全血中的含量分别为 ≥40IU、≥60IU、≥80IU
无菌试验	无细菌生长

（三）适应证

冷沉淀凝血因子的使用应严格掌握适应证，不可滥用，临床主要用于以下疾病情况。

1. 冷沉淀凝血因子中含有丰富的 FⅧ，常用作 FⅧ浓缩剂的替代物治疗血友病 A 及获得性凝血因子Ⅷ缺乏症。

2. 先天性或获得性 Fg 缺乏症、低 Fg 血症、异常 Fg 血症或 Fg 消耗增多时，可引起不同程度的出血，在缺乏 Fg 浓缩剂时，可选用冷沉淀凝血因子。

3. 冷沉淀凝血因子中含有较高的 FⅧ和 vWF，是 vWF 的理想替代品，但血小板型 vWD 患者输注冷沉淀凝血因子的同时还应输注血小板制剂。

4. 在严重感染、创伤、烧伤、皮肤溃疡和肝功能衰竭时，可用冷沉淀凝血因子补充 FN，也可在局部外用以促进创口、溃疡组织快速修复。

5. 低血容量性休克并发 DIC，可选用冷沉淀凝血因子治疗。

6. 有特异性凝血因子浓缩制品可供使用时，冷沉淀凝血因子不宜作为首选治疗方案。

（四）保存

冷沉淀凝血因子制备过程中温度应控制在 1～6℃范围内，制备完成后应在 1 小时内重新迅速冻结，自采集日起在≤-18℃温度下可保存 1 年。

（五）使用

冷沉淀凝血因子应在冰冻状态下运输。输注前先在 37℃水浴中不断轻轻摇动，10 分钟内融化，避免局部温度过高导致 F Ⅷ失活。若 37℃加温后未完全融化，说明 Fg 已转变为纤维蛋白不能使用。融化后的冷沉淀凝血因子应在 6 小时内以患者可以耐受的最快速度输注，不可重新冻存。

四、单采血浆

由于人体血浆蛋白合成速度远远快于血细胞的更新，所以间隔 2 周可以采浆 1 次，每次单采量不超过 580mL（含抗凝剂溶液），主要用作原料血浆生产各种高浓度、高纯度的蛋白制品，如白蛋白、免疫球蛋白和凝血因子浓缩剂等。尤其在发达国家，血浆较少直接用于临床输注，多用于生产各种蛋白制品，而中国血浆（如 FFP、FP）主要用于临床治疗，有些血浆被进行了病毒灭活处理。用于生产血液制品的原料血浆要求使用 FFP，已经全部通过病毒灭活。自 1985 年后，欧盟和美国逐步将各种病毒灭活技术应用于血浆蛋白制品的生产过程，中国从 1995 年后开始对凝血因子类产品及白蛋白制品进行病毒灭活处理。因此输注血浆蛋白制品比血液成分更为安全。

目前国内外多采用多人份血浆混合，通过复杂的物理和化学方法（如低温乙醇法和层析法）分离和析出不同的蛋白组分，用于制作蛋白制品。分离人凝血因子Ⅷ的血浆，自单采之日起保存期不超过 1 年；用于分离其他血液制品的血浆，自单采之日起保存期不超过 4 年。

五、病毒灭活血浆

病毒灭活血浆（virus inactivated plasma，VIP）是将血浆进行物理或化学方法处理，降低经输血传播疾病的风险，但会损失部分凝血因子，尤其是不稳定的 V 因子和Ⅷ因子。

（一）制备方法

1. 物理方法

（1）加热法：使用特定的温度和作用时间，对血浆中病毒进行灭活同时保留血浆蛋白活性，如巴斯德消毒法。

（2）照射法：通过 X 射线、γ 射线、紫外线等照射灭活病毒，如亚甲蓝／光照法、紫外线／光敏剂法。光照处理后的血浆，用输血过滤器滤除绝大部分白细胞和亚甲蓝成分，即得病毒灭活血浆。亚甲蓝光照灭活法操作简单，能有效灭活大多数包膜病毒，在采供血机构广泛应用。

（3）滤除法：通过纳米膜技术过滤去除病毒。

（4）压力循环法：也称超高压或高静水压法。是将不同规格的单袋血浆放入到密封的超高压容器内，采用液体介质均匀作用于血浆袋表面，在各个方向上压力相等，从而实现物理灭菌。该方法是一种新型的单袋血浆病毒灭活方法，无化学品加入，也不同于高温处理，即时均匀施压和泄压。

2. 化学方法
主要用于血浆成分及其衍生物病毒的灭活。①过烷化剂处理灭活病毒核酸。②有机溶剂结合表面活性剂处理法、氧化剂处理灭活病毒。

（二）特点

1. 亚甲蓝／光照灭活的血浆
大多数包膜病毒得到了有效灭活，HBV、HCV、HIV 等包膜病毒失去了感染、致病和繁殖能力，对 HAV、B19 等非包膜病毒仍有活性。经病毒灭活后的血浆可通过过滤吸附去除亚甲蓝，使终产品中亚甲蓝含量≤0.3μmol/L。

2. 压力循环法灭活的血浆
压力循环法能有效杀灭致病微生物，血浆蛋白成分的活性正常。

（三）适应证

适应证同 FP。

（四）保存

-18℃以下冰冻保存，有效期为 4 年。

（李建斌　黄吉娥）

本 章 小 结

将采集的血液进行抗凝处理，通过物理方法分离成体积小、纯度高、临床疗效好、不良反应少的单一血液成分，如红细胞、白细胞、血小板、造血干细胞、血浆等，这种技术被称为血液成分制备，可以通过手工法实施，也可通过自动化血液分离机单采提取单一血液成分完成。成分血液各自在其最佳的状态保存，具有较高的纯度和活性，输给患者可发挥其应有的生理功能。红细胞制剂品种较多，如浓缩红细胞、悬浮红细胞、去白细胞红细胞、洗涤红细胞、冰冻解冻去甘油红细胞、辐照红细胞和年轻红细胞等。血浆成分主要有新鲜冰冻血浆、冰冻血浆、病毒灭活血浆等。血小板成分有单采血小板、浓缩血小板、混合血小板等品种。临床根据患者的输血适应证，合理选择血液成分进行输血治疗，既充分利用和保护了宝贵的血液资源，又使患者需要什么补充什么，避免不需要的血液成分导致临床输血反应的发生，同时也提高了输血的安全性和有效性。

第六章　血液制品及代用品的临床应用

随着输血医学的发展，人们开始应用生物技术和基因工程方法制备血液制品和血液代用品，安全有效的血液制品及血液代用品逐渐引起人们的重视。多种血浆蛋白制品（如白蛋白、免疫球蛋白、纤维蛋白原浓缩剂、凝血因子浓缩剂、纤维蛋白胶、AT-Ⅲ浓缩剂和活化蛋白C等）和血液代用品（血红蛋白代用品、细胞因子等）具有高纯度、高活性等优点，在临床应用日益广泛，用于急症处理和治疗某些疾患，可以达到或超过常规输血疗效，还可以规避血液输注产生的某些风险。

第一节　白　蛋　白

白蛋白制品是临床上常用的血浆容量扩张剂之一，人血浆白蛋白是一种由肝脏合成的单链蛋白质，在血浆中含量最多，半衰期较长，约为19～21天，分子量为66kDa，由584个氨基酸残基构成，亲水氨基酸在分子内呈均匀分布，决定了白蛋白具有高度可溶性。白蛋白的主要生理功能是维持血浆胶体渗透压，维持血容量和调节组织与血管之间水分的动态平衡。血液中的白蛋白还可结合、运输小分子物质，转运各种离子、脂肪酸、激素和多种药物，清除各种毒性代谢产物。

白蛋白制品的制备通常以健康人血浆为原料，采用低温乙醇蛋白分离法进行提纯，然后再经60℃加温灭活病毒10小时，即可制成安全、稳定的白蛋白制品。临床常用的白蛋白浓度为5%、10%、20%和25%，其中25%白蛋白的黏度与全血相当。白蛋白的pH多为中性，于2～6℃保存，有效期为5年。

一、适应证和禁忌证

白蛋白具有维持血液胶体渗透压、扩充血容量的作用，在各种血浆蛋白制品中，白蛋白临床应用最广泛。

（一）适应证

白蛋白制品主要适用于：①低蛋白血症患者，通过补充白蛋白改善血流动力学状态，减轻水肿、减少腹水和胸腔积液。②大面积烧伤、失血性休克、外伤、外科手术等患者，需要补充蛋白质和扩充血容量。③需要开展血浆置换疗法的严重肝、肾疾病患者，可选用白蛋白溶液或白蛋白与生理盐水组成的等渗溶液作为置换液，以降低术后肾功能衰竭的危险。④HDN患儿，需要补充白蛋白制品以结合血液中的游离胆红素（又称为未结合胆红素或间接胆红素）。⑤脑水肿患者，通过补充外源性白蛋白提高血液胶体渗透压，减轻脑水肿。

（二）禁忌证

白蛋白制品输注不良反应比较少见，大多是暂时性的，但有些患者需慎用白蛋白制品：①对白蛋白制品过敏者。②体内容量负荷过重者，如充血性心衰和肺水肿等。③低钙血症和高铝血症患者：白蛋白能结合Ca^{2+}，引起低钙血症。白蛋白制品中含有微量的铝，大剂量使用可引起高铝血症。④急性失血引起血容量不足者，可先采用晶体液部分扩容，恢复组织灌注，再输注白蛋白，否则可能会加重组织灌注不足，导致组织器官功能衰竭。

二、用　　法

白蛋白制品可单独静脉点滴，也可通过适量生理盐水稀释后静脉点滴，根据患者病情调整输注速度，紧急快速扩容时需要加快输注速度。一般情况下，血容量正常或轻度减少的患者，5%白蛋白输注速度应为 2～4mL/min，25% 白蛋白输注速度为 1mL/min，儿童及老年患者应酌情减慢。

第二节　免疫球蛋白

免疫球蛋白（Ig）是机体接受抗原刺激后，由浆细胞产生的一类具有免疫保护作用的蛋白质，分为 IgG、IgM、IgA、IgD 和 IgE 五种，广泛分布于人体的各种体液和外分泌液中，抵挡抗原对人体的侵害作用。目前，作为血液制品生产的免疫球蛋白主要为 IgG，常用的制品有肌内注射免疫球蛋白（intramuscular injection immunoglobulin，IMIg）、静脉注射免疫球蛋白（intravenous immunoglobulin，IVIg）、皮下注射免疫球蛋白（subcutaneous immunoglobulin，SCIg）和特异性免疫球蛋白。

一、适应证和禁忌证

（一）适应证

1. 肌内注射免疫球蛋白　又称丙种球蛋白，只能用于肌内注射，主要用于感染、毒素损伤或者需要暂时性被动免疫者，如白喉、脊髓灰质炎、甲肝以及其他细菌或病毒感染的非特异性被动免疫。

2. 静脉注射免疫球蛋白　是采用胃酶消化、化学修饰、离子交换层析等进一步处理制备的免疫球蛋白，多为冻干粉剂，可配成 5% 或 10% 的溶液进行使用，主要用于先天性免疫缺陷、获得性抗体缺陷、自身免疫性疾病、病毒或细菌感染性疾病患者，以及治疗肾、肝、肺等实体器官移植排斥反应等。

3. 皮下注射免疫球蛋白　不含防腐剂，耐受性好，不良反应少，主要用于原发性抗体缺陷和混合免疫缺陷等疾病的治疗。

4. 特异性免疫球蛋白　从特殊供者血浆中提取的高效价免疫球蛋白，如抗破伤风、抗狂犬病、抗乙型肝炎、抗牛痘、抗风疹、抗 D 等免疫球蛋白，与相应疾病对应进行特异性治疗，效果优于普通免疫球蛋白。

（二）禁忌证

过敏反应是临床最常见的输血反应，如 IgA 缺乏的患者，因输血治疗体内产生了抗 IgA 抗体，若再次输注含有 IgA 的血浆成分，可出现过敏反应。

二、用　　法

1. 肌内注射免疫球蛋白　根据预防或治疗需要，一次肌内注射 0.3～0.6g，必要时剂量可适当加倍。

2. 静脉注射免疫球蛋白　常用的剂量为 100mg/kg，每 3～4 周静脉注射一次，一般提高患者IgG 水平达 2～4g/L 即可。

3. 皮下注射免疫球蛋白　对于免疫缺陷者，以 0.05～0.20mL/（kg·h）的剂量进行皮下缓慢注射。

第三节　凝血因子制品

凝血因子是一系列具有酶活性和凝血功能的蛋白质（Ca^{2+} 除外），目前发现有 14 个凝血因子，包括凝血因子 I～XⅢ（除外 FⅥ）、激肽释放酶原（PK）、高分子量的激肽原（HMWK）。凝血因子制品种类较多，临床常用的有纤维蛋白原浓缩剂、凝血因子Ⅷ浓缩剂、凝血因子Ⅸ浓缩剂、抗凝血酶（antithrombin，AT）浓缩剂、凝血酶原复合物（prothrombin complex concentrate，PCC）、纤维蛋白胶和活化的蛋白 C 制品等。在病理情况下，机体缺乏某些凝血因子可能会出现出血现象，因此凝血因子缺陷病需要补充相应的凝血因子进行预防和治疗。

一、纤维蛋白原浓缩剂

正常人血浆纤维蛋白原（Fg）由肝脏合成，含量约为 2～4g/L。当肝脏受到严重损伤或机体营养不良时，Fg 合成减少，血浆 Fg 含量减低，可引起凝血障碍。机体维持有效止血功能需要 Fg≥0.5g/L，进行大手术或大创伤治疗时应保持 Fg≥1.0g/L。

（一）适应证

Fg 浓缩剂适用于治疗：①先天性无（低）Fg 血症。②肝病等引起的 Fg 缺乏症。③ DIC。④原发性纤溶症等。

（二）用法

首次使用 Fg 浓缩剂，体重剂量为 60mg/kg，维持剂量为每日 20mg/kg。

二、凝血因子Ⅷ浓缩剂

凝血因子Ⅷ（FⅧ）又称抗血友病球蛋白（antihemophilic globulin，AHG），是体内内源性凝血系统重要的凝血因子。从多人份（500～5000 个献血者）血浆中分离、提纯可获得 FⅧ浓缩剂，并制备成冻干品。不同来源的 FⅧ浓缩剂其 FⅧ活性差异较大。与冷沉淀凝血因子相比，FⅧ浓缩剂具有高活性、高稳定性等特点。

（一）适应证

FⅧ浓缩剂适用于：① FⅧ缺乏症（血友病 A）的替代治疗。②血管性假血友病（von Willebrand's disease，vWD）的预防和治疗。③治疗 DIC。

（二）用法

FⅧ浓缩剂的使用剂量可以精确计算，输注方便，过敏反应及其他输血反应较少。体内有 FⅧ抗体者可考虑加大输注剂量。近年来，基因重组的 FⅧ（rFⅧ）制品也开始应用于临床。

所需剂量（IU）＝期望提升的 FⅧ水平（%）× 体重（kg）×0.5（小儿患者为 0.67）。

三、凝血因子Ⅸ浓缩剂

凝血因子Ⅸ（FⅨ）由肝脏合成，是体内内源性凝血系统中重要的凝血因子之一，主要用于：① FⅨ缺乏（血友病 B）的替代治疗。②肝功能障碍导致 FⅨ合成障碍者的治疗。③治疗维生素 K 缺乏症、DIC 等。而血栓性疾病、体内存在 FⅨ抗体的患者应慎用。

四、抗凝血酶浓缩剂

AT-Ⅲ是体内重要的抗凝蛋白，抑制血液凝固。采用肝素琼脂凝胶亲和层析技术，可以从血浆中分离纯化制备 AT-Ⅲ浓缩剂，并经过病毒灭活处理后，可用于临床治疗，主要用于治疗：①先天性 AT-Ⅲ缺乏症，长期口服 AT-Ⅲ浓缩剂可预防血栓。②获得性 AT-Ⅲ缺乏症，如 DIC、急性肝功能衰竭或肝硬化需要手术的患者，在禁用肝素时可考虑输注 AT-Ⅲ浓缩剂。

五、凝血酶原复合物

凝血酶原复合物（PCC）是依赖维生素 K 的凝血因子Ⅱ、Ⅶ、Ⅸ、Ⅹ的混合制品，通过多人份混合血浆制备获取，主要用于治疗：①先天性凝血因子Ⅱ、Ⅶ、Ⅸ、Ⅹ缺乏症，如血友病 B、严重肝病、DIC 等。②过量口服抗凝剂（如香豆素类）诱导的出血。

六、纤维蛋白胶

纤维蛋白胶（fibrin sealant，FS）是从人血浆中分离制备的具有止血作用的黏合剂，也叫纤维蛋白黏合剂，由 Fg、F XIII、纤维连接蛋白（FN）、凝血酶和 $CaCl_2$ 组成，无组织毒性，几秒钟到几分钟内快速黏合，对局部组织生长和修复有促进作用，广泛应用于临床显微外科、神经外科、心脏外科、普外科、泌尿科、耳鼻喉科、烧伤外科、眼科和妇科等疾病的止血治疗。

七、活化蛋白 C

活化蛋白 C 是一种重要的生理抗凝剂，通过灭活凝血因子 V a 和Ⅷ a、抑制凝血酶的生成，起到抗凝作用，主要用于治疗：①血栓性疾病。② DIC。③死亡危险高的成年严重感染患者。但重组人活化蛋白 C 可导致出血，如胃肠道和腹腔内出血。

第四节　血液代用品

血液代用品包括晶体液、血红蛋白代用品、血浆代用品和细胞因子等。血红蛋白代用品主要用于替代红细胞行使携氧和供氧功能，又称为红细胞代用品（red blood cell substitutes），可以看作是具有携氧能力的血浆容量扩充剂。血浆代用品具有扩充血容量和维持胶体渗透压的作用。血液代用品由于不含凝血因子、血小板等血液成分，不具有天然血液的全部生理功能，不能替代天然血液。随着分子生物学技术的发展，许多细胞因子的基因被克隆、重组，使得细胞因子得以大量生产，有力地推动了细胞因子的基础研究和临床应用。

一、晶　体　液

临床输血治疗中，晶体液主要用来快速补充血容量，一般与胶体液按 2 : 1 的比例同时使用，能及时保护大出血等低血容量患者的肝肾功能。根据成分不同，晶体液可分为电解质溶液和非电解质溶液：①电解质溶液，包括 0.9% NaCl、复方 NaCl、乳酸钠林格液（等渗电解质平衡液）、5% $NaHCO_3$。电解质溶液是围手术期常用的液体。②非电解质溶液，如 5% 葡萄糖、10% 葡萄糖、25% 葡萄糖、50% 葡萄糖。

晶体液具有黏度低，可以快速输注，对需要快速补充血容量的低血容量患者很有价值。晶体液为小分子溶液，不能自由透过细胞膜，可以自由透过毛细血管，在血管内存留时间较短，半衰期为 20～30 分钟，可以维持细胞内外水分的相对平衡和纠正电解质紊乱，不会发生变态反应。

二、血红蛋白代用品

（一）未经改良的血红蛋白

20 世纪 60 年代，发现血红蛋白溶液具有明显的肾毒性，主要是由其中的红细胞膜碎片引起。因此，尽管利用离心、过滤以及化学提取等方法制备了无基质血红蛋白溶液，其肾毒性大大降低，但仍对肾有不良作用。无基质血红蛋白溶液也不宜用作红细胞代用品。血红蛋白脱离红细胞后，其功能受限：①氧亲和力增高，不利于组织供氧。而红细胞中的血红蛋白结合胞内的 2,3-二磷酸甘油酸（2,3-DPG）后，与氧的亲和力降低，有利于组织供氧。②胞外血红蛋白半存活期仅 2～4 小时，容易从原来的四聚体迅速降解为二聚体，经肾排泄。③游离血红蛋白可使血浆胶体渗透压升高，组织间隙的水分被吸入血管内，使循环负担加重。

（二）改良的无基质血红蛋白

改良的无基质血红蛋白一般分为交联血红蛋白和微囊化血红蛋白两类。其中，交联血红蛋白又分为聚合血红蛋白、分子内交联血红蛋白和结合血红蛋白三种。

1. 交联血红蛋白

（1）聚合血红蛋白：即分子间交联血红蛋白。用戊二醛将 4～5 个血红蛋白分子聚合成大分子，可以稳定血红蛋白四聚体结构，降低胶体渗透压并延长血管内半存活期。

（2）分子内交联血红蛋白：将血红蛋白分子内的 2 条 α 链或 β 链交联，稳定四聚体结构并降低氧亲和力。临床常使用双阿司匹林作为交联剂，使血红蛋白分子内的 2 条 α 链交联，制备双阿司匹林交联血红蛋白。

（3）结合血红蛋白：将血红蛋白分子与聚乙二醇等大分子物质交联，形成大分子复合物，不能经肾排出，从而延长血管内存活期。

2. 微囊化血红蛋白
利用脂质体包封血红蛋白形成微囊，模拟红细胞的结构和功能，氧、二氧化碳和其他小分子物质可以通过微囊薄膜出入，而血红蛋白、酶等大分子物质不能透过薄膜到溶液介质中。微囊中的血红蛋白渗透压降低并保持四聚体结构，保持良好的释氧功能。包封形成微囊化的血红蛋白可长期冻干保存，是目前血红蛋白基氧载体。

（三）临床应用评价

目前，美国 FDA 已经批准交联血红蛋白产品投入临床试用。红细胞代用品具有良好的载氧能力和释放氧的功能，能够减少红细胞的输注量，有效扩充血容量，临床应用前景很好。血液代用品代替红细胞输注，其优势体现在：①不用考虑红细胞膜上的血型抗原，输注前不需进行交叉配血试验，特别适用于急症处理和战伤抢救。②可长期储存。③血红蛋白溶液可耐受灭菌处理而使病毒灭活，无传播病毒的危险。④血红蛋白的来源不限于人血（一般采用过期的库血），除可从牛血中提取外，利用基因工程生产的重组人血红蛋白有可能成为新的来源。

三、血浆代用品

血浆代用品（plasma substitutes）指用天然形成或人工合成的高分子人造胶体颗粒溶液，分子量比晶体大，不能穿过毛细血管壁而保留在血管内，从而维持或提升血液胶体渗透压。血浆代用品属血浆容量扩充剂，可代替血浆用于静脉输注，补充循环血容量，主要用于纠正低血容量和救治低血容量性休克。

理想的血浆代用品应具备：①平均分子量和分散度接近白蛋白，输入血管后能存留适当时间，以维持胶体渗透压及血容量。②易于代谢或排泄，在组织和血浆中均无长期蓄积作用。③无致敏原性和抗原性，不引起过敏反应。④对器官无损害、无肾毒性、无致畸性和无致突变性。⑤不影响凝血和止血机制，不干扰血型鉴定和交叉配血试验。⑥不影响免疫功能。⑦理化性质稳定，可长期保存。⑧廉价易得。目前，临床应用的血浆代用品有右旋糖酐、羟乙基淀粉（HES）和明胶制品等。

（一）右旋糖酐类药物

右旋糖酐（dextran）是大分子葡萄糖聚合物，属于第二代人工胶体，其主链的葡萄糖单位之间以 α-1,6-糖苷键结合，在体内分解缓慢。天然右旋糖酐含 20 万个葡萄糖结构单位，需经部分水解及分级处理，制成分子量相对较小的制品供临床应用，如中分子右旋糖酐和低分子右旋糖酐等。

1. 适应证
右旋糖酐主要用于：①治疗低血容量性休克，扩充血浆容量，改善血流动力。②低分子右旋糖酐用于治疗休克或高黏滞血症，使血液稀释，覆盖在毛细血管内皮及血细胞表面，防止红细胞聚集、避免血细胞沉积，有促进毛细血管血流、改善微循环的作用。③围手术期预防性地应用中分子或低分子右旋糖酐，能有效预防手术后深静脉血栓的形成，降低肺动脉栓塞。④低分子右旋糖酐可用于血栓闭塞性脉管炎、脑血栓、心肌梗死等疾病的治疗。⑤血液成分异常者，右旋糖酐可用作体外循环的预充液和治疗性血浆置换术的置换液。

2. 禁忌证
对右旋糖酐过敏、严重出血性疾病、充血性心力衰竭或肾功能衰竭的患者，禁用右旋糖酐。

3. 用法

（1）作为扩容剂用于治疗低血容量性休克,6% 中分子右旋糖酐的使用不应超过 20mL/（kg·d）,10% 低分子右旋糖酐不应超过 15mL/(kg·d)。若需继续治疗,每日剂量减半,使用时间不超过 5 天。

（2）预防术后深静脉血栓的形成及肺动脉栓塞,目前多采用小剂量肝素、右旋糖酐或华法林。手术当日右旋糖酐剂量为 10mL/kg,随后每日 5～7mL/kg,连用 7 天或连用至患者离床活动。

（二）羟乙基淀粉

羟乙基淀粉（HES）的分子结构与糖原类似,是具有高度分支结构的支链淀粉复合物,在血液循环中存留时间较长,扩容效应至少能维持 4～6 小时,从而发挥扩充血浆容量的作用。在人和动物体内其支链淀粉易被 α-淀粉酶快速水解,并通过肾脏排泄。

1. 适应证　HES 具有快速强效的扩容效应,主要用于大出血、大面积烧伤、重症监护或手术患者,用以扩充血容量,改善微循环。目前第二代产品贺斯（中分子量 HES,200/0.5）和第三代产品万汶（中分子量 HES,130/0.4）是最为理想的胶体液。（注:中分子量即平均分子量为 200kDa,取代度 0.5）

2. 禁忌证　第一代高分子量的 HES 可影响凝血功能,对肾脏有毒性作用,并在体内蓄积。贺斯和万汶等产品在有效性、安全性和耐受性等方面明显优于第一代产品,但长期大剂量使用万汶,患者可以出现皮肤瘙痒等临床症状。

3. 用法　贺斯的最大体重剂量可达 33mL/kg,一般每次 500～1000mL。万汶每日使用体重剂量最大可达 50mL/kg,并可持续使用数天。

（三）明胶制品

明胶是胶原蛋白部分水解的产物,明胶制品包括氧化聚明胶、琥珀酰明胶和脲联明胶。①琥珀酰明胶:亦称改良液体明胶（市场称佳乐施）,临床应用最广泛。②脲联明胶:亦称海脉素。目前,临床应用的明胶制品大多是明胶衍生物,具有大分子特性,又具有较低的胶凝点。

1. 适应证　明胶制品适用于各种原因所致低血容量性休克的扩容治疗,也能用作治疗性血浆置换术的载体溶液,可以减少胰岛素在玻璃容器或塑料输液管道中的损失。

2. 禁忌证　明胶制品虽无抗原性,但在临床输注时可出现轻重不同的类过敏反应,可能与明胶直接作用于肥大细胞引起组胺释放有关,也可能与补体系统激活有关。随着生产工艺的改进,过敏反应的发生率也有所下降。

脲联明胶制品由于 Ca^{2+} 浓度较高,经同一输液管输入枸橼酸钠抗凝血或 FFP 可以产生凝块,输血前应先用生理盐水冲管;接受强心甙治疗的患者应慎用脲联明胶。

第五节　细胞因子制品

细胞因子（cytokine,CK）是指由免疫细胞（淋巴细胞、单核巨噬细胞等）和非免疫细胞（成纤维细胞、上皮样细胞等）产生的一组具有调节细胞功能的高活性、多功能小分子多肽,大多以糖蛋白形式分泌至周围组织液中。目前,已发现的细胞因子种类繁多。①干扰素（interferon,IFN）:包括 I 型（IFN-α、IFN-β）和 II 型（IFN-γ）。②白细胞介素（interleukin,IL）:IL-1、IL-2、IL-3、IL-4、IL-11 等。③造血因子（hematopoietic factor）:集落刺激因子（colony stimulating factor,CSF）、粒细胞集落刺激因子（G-CSF）、粒-单细胞集落刺激因子（GM-CSF）、多能集落刺激因子（multi-CSF）、巨噬细胞集落刺激因子（macrophage CSF,M-CSF）、干细胞因子（stem cell factor,SCF）、促红细胞生成素（erythropoietin,EPO）等。④肿瘤坏死因子（tumor necrosis factor,TNF）:TNF-α、TNF-β。⑤转化生长因子（transforming growth factor,TGF）:TGF-α、TGF-β。

一、干 扰 素

干扰素（IFN）是一族具有抗病毒活性的蛋白质（主要是糖蛋白），并不直接杀伤或抑制病毒，主要是通过细胞表面受体作用使细胞产生抗病毒蛋白，影响细胞生长、分化和调节其免疫功能。Ⅰ型干扰素 IFN-α 主要来自白细胞、IFN-β 主要来自成纤维细胞，二者同样能与细胞表面的受体结合，具有相似的生物学活性。Ⅱ型干扰素 IFN-γ 主要由 T 细胞和 NK 细胞产生，其生物学活性与 IFN-Ⅰ型不同。

1. IFN-α 是一种能够诱导一系列细胞内蛋白表达，继而发挥抗病毒、抗细胞增殖和调节免疫应答的 CK。IFN-α 具有如下生物学活性：①通过活化 NK 细胞、巨噬细胞和增强其免疫功能，产生更广泛的抗病毒效应。②防止病毒性疾病，如 IFN-α 能有效减轻乙型、丙型和丁型肝炎的症状，阻止病情发展。③免疫调节淋巴细胞和巨噬细胞，以及诱导 MHC 分子的表达。④抑制肿瘤细胞分裂和调节免疫反应，治疗造血系统肿瘤和淋巴瘤的疗效显著。

2. IFN-γ 具有多种生物学活性：①诱导Ⅰ类和Ⅱ类 MHC 分子表达，提高免疫系统对肿瘤细胞的识别，诱导产生 NO 合成酶和 IL-1 等。②诱导抗病毒蛋白合成，抑制病毒 mRNA 复制，防止受感染细胞的转化。IFN-γ 在调节免疫、抗增殖活性等方面的作用强于 IFN-α，而抗病毒活性低于 IFN-α。IFN-γ 在临床上主要用于治疗慢性肉芽肿病、类风湿关节炎、系统性硬皮病、亚急性重症肝炎等疾病，以及辅助治疗肿瘤、感染和损伤性疾病。

二、白细胞介素

白细胞介素（IL）是由多种细胞产生并作用于多种细胞的一类细胞因子，功能复杂，成网络复杂重叠，在免疫细胞的成熟、活化、增殖和免疫调节等一系列过程中均发挥重要作用，参与机体的多种生理及病理反应。

1. IL-1 对热敏感，70℃处理 30 分钟能被灭活。pH＜4.5 时，IL-1α 和 IL-1β 均不稳定。IL-1 具有如下功能：①介导炎症反应：IL-1 能诱导单核细胞和中性粒细胞趋化入侵到炎症局部，释放溶酶体酶，还能引起嗜碱性粒细胞和肥大细胞脱颗粒，释放炎症介质。②免疫调节作用：IL-1 可促进胸腺细胞和 T 细胞增殖，表达 IL-2 受体，分泌 IL-2、IL-4、IL-6、IFN-γ 等，增强 CTL 的杀肿瘤细胞活性；促进前体 B 细胞增殖和分化，表达膜表面免疫球蛋白（surface membrane immunoglobulin，SmIg）和 C3b 受体；增强 NK 细胞的肿瘤杀伤活性；增强巨噬细胞的抗肿瘤作用，引起巨噬细胞趋化和合成 IL-1、IL-6 等。③IL-1 诱导多种造血因子（如 GM-CSF、M-CSF 和 IL-3）的释放，并与这些造血因子协同刺激造血细胞（特别是干细胞）增殖和分化。④IL-1 还可以刺激骨骼及细胞分解蛋白质；作用于下丘脑食欲中枢，引起厌食；刺激胰岛素分泌，降低血糖。

2. IL-2 又称 T 细胞生长因子，是 Th 细胞受抗原或丝裂原刺激后分泌的具有免疫调节作用的细胞因子。IL-2 具有很多生物学活性：①促进 T 淋巴细胞生长、增强活化的 T 细胞产生 IFN 和 CSF，增强机体免疫功能，常用于病毒感染性疾病的治疗，如治疗慢性活动肝炎、单纯疱疹病毒感染。②诱导或增强细胞毒性细胞（如 NK、CTL 等）的杀伤活性，与体外致敏的 CTL 联合使用可增强肿瘤杀伤效应，改善患者的免疫状态。IL-2 已成功用于治疗黑色素瘤、肾癌、膀胱癌等。③协同刺激 B 细胞增殖和分泌 IgG。

3. IL-3 又称为多能集落刺激因子（multi-CSF），主要由活化的 $CD4^+$ T 细胞产生，能够多克隆刺激造血细胞前体和肥大细胞增殖分化。IL-3 与 GM-CSF、G-CSF、M-CSF 或 EPO 联合使用可刺激骨髓产生血细胞，改善化疗、放疗、再生障碍性贫血（aplastic anemia，AA）等所致的骨髓抑制状态。

4. IL-11 是由骨髓基质细胞产生的 CK，促进骨髓增生，支持造血前体细胞生长，诱导 IL-6 表达，抑制脂肪细胞生长，可用于治疗血小板减少和中性粒细胞减少性疾病，促进血小板恢复。

三、集落刺激因子

在进行造血细胞的体外研究中，发现一些细胞因子可刺激不同的造血干细胞（HSC）在半固体培养基中形成细胞集落，这类因子被命名为集落刺激因子（CSF）。根据 CSF 的作用范围，分别命名为 G-CSF、M-CSF、GM-CSF 和 multi-CSF，它们对不同发育阶段的造血干细胞起促增殖、分化的作用，是血细胞发生必不可少的刺激因子。此外，CSF 也可作用于多种成熟的细胞，促进其功能具有多相性的作用。

1. GM-CSF 主要由 T 细胞和巨噬细胞产生，能够诱导粒细胞前体和巨噬细胞前体细胞呈集落性生长。GM-CSF 具有种属特异性，对粒细胞系和单核细胞系细胞具有维持存活、促进生长、诱导分化和增强功能作用。GM-CSF 临床应用体现在：①化疗 24 小时后，使用 GM-CSF 可有效地减少患者中性粒细胞减少，降低感染率。②异体移植失败者，使用 GM-CSF 可增加骨髓功能恢复而不增加移植物抗宿主病（GVHD）。③治疗骨髓发育不良和 AA，可使部分个体白细胞、血小板和红细胞数量增加。

2. G-CSF 由骨髓基质细胞、巨噬细胞、成纤维细胞、内皮细胞和一些肿瘤细胞等产生，促进骨髓造血细胞增殖分化形成粒细胞集落，诱导中性粒细胞的终末分化和增强中性粒细胞功能，主要用于肿瘤化疗患者和器官移植患者发生免疫抑制后，改善其机体造血，加速中性粒细胞恢复，减少严重细菌或真菌感染的发生，还可用于治疗骨髓增生异常综合征（myelodysplastic syndrome，MDS）。

3. EPO 第一个被发现的造血刺激因子，由肾脏产生，主要调节红细胞生成，也能促进巨噬细胞及其前体细胞形成巨噬细胞集落，主要用于：①晚期肾病、慢性肾功能衰竭患者，促进造血。② HIV 感染的贫血患者。③实体肿瘤化疗后，EPO 能改善患者的贫血状态。

四、肿瘤坏死因子

肿瘤坏死因子（TNF）主要由激活的单核巨噬细胞产生，能特异性地杀伤某些肿瘤细胞。淋巴细胞产生的淋巴毒素在 DNA 和氨基酸序列上与 TNF 同源性较高，功能相似，故将巨噬细胞产生的 TNF 命名为 TNF-α，淋巴细胞产生的淋巴毒素命名为 TNF-β。TNF 在体外与 IFN、IL-2、环磷酰胺（cyclophoshamide，CTX）、5-氟尿嘧啶（fluorouracil，5-FU）等联合使用，有协同或相加作用。

（李 萍）

本 章 小 结

随着输血医学的发展，血液制品及其血液代用品得以快速发展，可适当补充血液成分治疗的不足。临床常用的血浆蛋白制品有白蛋白和免疫球蛋白。白蛋白主要用于纠正低蛋白血症、维持血液胶体渗透压、血浆置换疗法和 HDN 患儿的治疗等；免疫球蛋白主要用于免疫缺陷、免疫调节、感染性疾病和自身免疫性疾病等的治疗。血液代用品包括晶体液、血红蛋白代用品、血浆代用品、凝血因子制品等。晶体液和胶体液具有快速扩容，及时保护患者肝肾功能的作用。血红蛋白代用品是具有携氧能力的血浆容量扩充剂，血浆代用品用于纠正低血容量和救治低血容量性休克，凝血因子用于治疗出血性疾病，细胞因子在抗病毒、抗肿瘤、改善机体造血功能，以及细胞培养、诱导、分化等方面具有很好的应用前景。

第七章 输血治疗

随着输血技术的不断发展，现代输血治疗已不是血液及其成分的简单输注，而是在此基础上发展的治疗性输血，即通过改变血液质量以达到改善患者临床病症的目的。20世纪末，随着血液成分单采制备技术的逐渐成熟，治疗性血液成分去除术、置换术及细胞治疗技术逐渐应用于临床，并在恶性血液病、自身免疫性疾病、恶性肿瘤等领域实施干预或有效开展输血治疗发挥着重要作用。

第一节 治疗性血液成分去除术

治疗性血液成分去除术（therapeutic blood components apheresis，TBCA），又称为治疗性血液成分单采术，是一种疗效肯定且较为简便、安全的治疗手段，是通过手工方法或仪器自动化将患者血液采集，随后去除某种或某些病理性成分，然后再将其正常血液成分回输患者体内，也可适当补充置换液（胶体液、晶体液）和患者所需要的血液成分，从而恢复和调节其生理功能，达到疾病治疗的目的。

一、概　　述

（一）分类

TBCA主要用于去除血液中异常增多的病理成分。根据其去除种类的不同，TBCA可分为治疗性血浆去除术（therapeutic plasmapheresis，TPA）和治疗性血细胞去除术（therapeutic cytapheresis，TCA）。根据去除细胞成分的不同，TCA又可分为治疗性红细胞去除术（therapeutic erythrocytes apheresis，TEA）、治疗性白细胞去除术（therapeutic leukocytes apheresis，TLA）和治疗性血小板去除术（therapeutic thrombocytes apheresis，TTA）。

TPA因在操作过程中去除了病理性血浆，需要补充一定量的溶液或正常血浆以维持患者血容量动态平衡，故又称为治疗性血浆置换术（therapeutic plasma exchange，TPE）。TCA可通过血液成分单采术将红细胞、血小板、白细胞和外周血干细胞等单采分离并进行保留或去除，主要用于造血系统恶性增生性疾病，如真性红细胞增多症（polycythemia vera，PV），各种类型的急、慢性白血病及原发性血小板增多症等产生的过多异常血细胞，以减少对机体的致病作用。一般每次处理血量约为患者血容量的1.5倍，3～4次去除才能达到治疗目的。

（二）技术原理

1. 血液病理成分　患者血液循环中可出现数量或质量异常的血液成分及有害物质，影响临床疾病进展。血液病理成分包括：①功能或数量异常的血浆成分，如免疫球蛋白、抗体、免疫复合物等。②造血系统异常增殖（如原发性红细胞增多症、白血病、原发性血小板增多症等）产生数量过多或功能异常的血细胞。③药物、代谢性有毒物质等。

2. 病理成分去除原则　TBCA强调个性化原则，根据具体病情、疾病的病理特征和治疗目的确定治疗方案，既可以单采去除单一病理成分，也可以去除多项病理成分，以缓解患者病情，尤其是对于血细胞和血浆质量异常所导致的疾病，可以起到快速而有效的初始治疗作用，广泛用于一些难治性疾病。但该技术只是一项治"标"不治"本"的辅助性治疗手段，只能暂时去除患者血液中的病理成分，并不能阻止新病理性成分的产生，因此临床仍需在病理成分去除的基础上积极治疗原发病。TBCA治疗基于如下原则：①血液中含有明确的能被去除的病理性成分。②病理成分去除后，正常成分能有效保留，并且能消除或减轻病理成分对靶组织器官的致病作用，受累器官功能得到恢复，临床病症明显改善。

3. 病理成分去除方法 手工法和自动化血液成分分离法均可通过采集分离获取或去除血液中的病理性成分（详见第五章）。自动分离法可以借助连续流动的血液成分分离机，建立体外循环，动态地从离体血液中分离出红细胞、血小板、白细胞（粒细胞、淋巴细胞和单核细胞）和血浆成分。血液成分分离和去除的同时，尤其是血浆置换，需要考虑置换液的用量和患者循环血容量及体液平衡。一般情况下，患者置换 2 个血浆容量，病理成分可去除约 85%；置换 3 个血浆容量，病理成分可去除约 95%。因此，反复小量置换比一次大量置换效果好。

4. 抗凝剂 在血液成分去除和置换过程中，必须防止血液离体后凝固，常用 ACD 进行抗凝处理，也可采用肝素或 ACD 与肝素的混合液作抗凝剂。ACD 分 ACD-A 和 ACD-B 两种配方，详见第五章。

（1）ACD-A：在单采去除和置换术中，全血以 30～80mL/min 的流速泵入分离机，与 ACD-A 以 8∶1～12∶1 比例混合（患者 Hct 较低者采用 8∶1，较高者采用 12∶1），也可选用机器操作手册规定的比例。由于 ACD-A 中的柠檬酸盐能螯合钙离子，可能会导致患者出现低血钙症状，患者单采或置换术前可通过饮用牛奶（约 200mL）、口服钙盐等有效预防术中低血钙的发生。

在肝功能正常情况下，柠檬酸盐在体内代谢较快，术后 90 分钟钙离子含量可恢复正常。因此，若术后 90 分钟，患者仍出现低钙症状与柠檬酸盐中毒无关。

（2）肝素：肝素是一种高分子酸性黏多糖，与 AT-Ⅲ 结合后，能抑制凝血酶原激活，阻止凝血酶生成，从而达到抗凝的目的。对于有柠檬酸盐过敏、高凝状态及施行大量白细胞单采术且血容量较低的患者，可使用肝素抗凝。有些膜滤式血浆分离机也要求肝素抗凝，但肝素很少单独用于治疗性单采和置换术。根据活化凝血时间（activated coagulation time，ACT）或凝血时间（coagulation time，CT）来确定肝素的剂量。患者在治疗过程中，每 30 分钟测定 1 次 ACT，维持 ACT 为 150～300 秒。如无法测定 ACT，应测定 CT，通过肝素将 CT 保持在 20～30 分钟。若 CT 或 ACT 延长，应减少肝素用量；若 CT 或 ACT 缩短，可增加肝素用量。儿童的体重剂量首次以 40U/kg 的标准静脉注射肝素，再以小剂量肝素静脉滴注维持。成人首次静脉注射肝素剂量范围在 2000～5000U，并持续静脉滴注肝素 300～1200U/h。

（3）ACD-A 与肝素的混合液：当采血量较少时，也可选用肝素和 ACD-A 联合抗凝，如用于儿童患者外周血干细胞单采术中。全血与 ACD-A 的比例应维持在 20∶1～30∶1。术前肝素静脉注射体重剂量为 50mg/（kg·h），术中用 20～30mg/（kg·h）维持（肝素 1mg 为 125U）。此外，ACD-A 和肝素联合抗凝也可用于外周血干细胞单采术和大剂量白细胞单采术中，因这些单采术所需要处理的血量较大，两种抗凝剂联合应用的效果更好。

5. 置换液 在实施 TPA 或 TPE 操作过程中，为维持患者循环血容量的动态平衡，避免低血压和水肿，需要补充一定量的溶液替代被去除的血液成分，该溶液被称为置换液或替代液（表 7-1）。

（1）晶体液：临床常用的晶体液包括平衡盐溶液（balanced salt solution，BSS）、生理盐水、5% 葡萄糖氯化钠及林格液等。作为置换液，生理盐水不如 BSS；在缺乏 BSS 和生理盐水的情况下，可以使用 5% 的葡萄糖氯化钠；林格液不宜作为 TPE 的置换液。

（2）人造胶体液：又称血浆代用品，是由人工合成的一种分子量接近血浆白蛋白的胶体溶液，依赖其胶体渗透压而起到代替和扩张血容量的作用，用以纠正或预防循环功能不全。临床常用的胶体液包括右旋糖酐、明胶等。原则上，晶体液和血浆代用品的总用量不能超过患者总血容量的 40%。

（3）血浆蛋白制品：主要包括白蛋白、血浆蛋白溶液、冷沉淀凝血因子、新鲜冰冻血浆（FFP）和静脉注射免疫球蛋白（IVIg）等。

表 7-1　各类置换液的优缺点比较

	优点	缺点
晶体液	价格低廉，过敏反应少，无传播疾病的风险	不含凝血因子及免疫球蛋白（Ig），扩容效果相对较差，输入过多可引起组织水肿
胶体液	扩容效果好，价格相对低廉，无传播疾病的风险	不含凝血因子和Ig，用量大时有出血倾向，偶见过敏反应、低血压等
血浆蛋白制品	白蛋白扩容效果良好，不含炎性介质，无传播疾病的风险；FFP和冷沉淀凝血因子含有丰富的Ig及各种凝血因子，包括FⅧ；IVIg可增强抗感染能力，有免疫调节作用	白蛋白价格昂贵，不含凝血因子和Ig；FFP和冷沉淀凝血因子需要同型输注，异体蛋白输注能产生过敏反应，有传播血源性疾病的危险；IVIg价格昂贵，扩容效果比白蛋白差

依据患者的疾病类型、经济承受能力、置换血浆量和去除病理细胞数、实验室检查结果及医生临床经验综合评估选择置换液，临床常使用生理盐水配置的4%～5%白蛋白溶液，避免选用FFP做置换液。置换液的选用原则：①通常晶体液与胶体液配比为1.5∶1～2∶1，用以维持正常血容量。②补充患者所需要的成分。③凝血异常或Ig低下者，宜用病毒灭活的FFP或IVIg。④选用含有Ig的置换液，可反馈性地抑制病理成分的产生，防止血浆置换后"反跳"。⑤选用白蛋白作为置换液，能大量结合病理成分，可去除内源性或外源性毒性物质。⑥置换液的选用，需要结合患者病情、临床用药。

二、治疗性血浆去除术

患者血浆中出现的数量或功能异常的病理性物质（如异常Ig、低密度脂蛋白、同种抗体、自身抗体、循环免疫复合物等）和内、外源性毒素物质（如代谢性毒素、有害药物和毒物等），可通过TPE去除，以降低血浆炎性介质和毒性物质的含量，改善机体免疫功能和临床症状。实施TPE治疗应规范操作，避免感染，注意心血管反应和过敏反应，预防凝血异常和低钙血症的发生。对于某些病理性小分子物质，如异常增多的尿素氮、肌酐、血钾、血钙、小分子有害药物及毒物等，使用血液透析去除效果优于TPE。

（一）适应证

TPE适用于血浆病理成分的去除和置换。使用TPE应遵循的原则：①被清除的物质分子量≥15kDa，不能被普通的血液净化技术清除。②被清除的物质在体内有较长的半衰期，体外清除能较长时间地降低血中浓度。③被清除的物质具有毒性，并对传统治疗抵抗。

美国单采学会（American Society for Apheresis，ASFA）和血液与生物治疗促进协会（Association for the Advancement of Blood & Biotherapies，AABB）将TPE应用到4类疾病：①标准的、可接受治疗的疾病。②可接受辅助治疗的疾病。③疗效有待确定的疾病。④为某些缺乏效果的疾病开展研究工作。

（二）临床应用

TPE是一种价格昂贵、辅助性的治疗手段，已成功应用于治疗血液系统、神经系统、泌尿系统疾病，以及风湿性、代谢紊乱性疾病等，但TPE不是病因治疗，更不能替代药物治疗，不能盲目滥用。TPE适用于如下疾病的治疗。

1. 中毒性疾病

（1）外源性中毒：如麻醉药、洋地黄等药物中毒；农药、灭鼠药等有机磷中毒。

（2）内源性中毒：如高胆红素血症、急性肝衰竭、代谢性酸中毒、细菌内毒素血症、败血症等。TPE能迅速清除体内与蛋白质结合的大分子病理性物质，有效降低血浆毒物或药物浓度。

2. 血栓性血小板减少性紫癜　由于小动脉与微血管栓塞，导致器官缺血性功能障碍，对微循环依赖性强的器官（如脑、肾等）最易出现症状。TPE 是治疗 TTP 的主要方法，疗效较好。

3. 血液高黏滞综合征　多见于多发性骨髓瘤、巨球蛋白血症、轻链病等浆细胞克隆性疾病，以及异常冷球蛋白血症，因患者体内有大量异常 Ig，可引起血液黏度异常增高，易形成血栓及微血栓，使用 TPE 治疗效果显著。由于患者常出现高纤维蛋白原（Fg）血症，故不宜使用含 Fg 的血浆制剂（如 FFP 和冷沉淀凝血因子）作为置换液，可选用晶体液、低分子右旋糖酐及白蛋白进行血浆置换。TPE 对病理性 IgM 抗体去除效果较好，对病理性 IgG 和 IgA 抗体去除效果较差。

4. 母胎血型不合的妊娠　孕妇血液中含有高效价的 IgG 抗体，能通过胎盘可引起严重的新生儿溶血病（HDN）或死胎。孕妇通过 TPE 治疗，其体内的 IgG 抗体水平可迅速降低，能减轻对胎儿免疫溶血作用。

5. ABO 血型不合的骨髓移植　供受者 ABO 血型不合的骨髓移植，受者体内的血型抗体可破坏输入的红细胞，甚至破坏植入的供者干细胞。移植前开展 TPE 可有效降低受者体内的 ABO 抗体效价，阻止输入的红细胞和植入的干细胞被破坏。

6. 自身免疫性贫血　患者体内存在着自身抗体，可破坏自身红细胞，患者可出现贫血症状，若通过 TPE 治疗可降低其血液中的自身抗体和免疫复合物水平。

7. 重症肌无力　TPE 可迅速降低患者血液中的自身抗体（如抗乙酰胆碱受体），使症状得以缓解。通常情况下，1～2 周内血浆置换 5～6 次，若与免疫抑制剂联合应用可避免抗体水平反跳，效果更好。

8. 肺出血肾炎综合征　为病因不明的过敏性疾病，血浆中存在有大量的 IgG 类抗肾小球基底膜抗体、Ig 和补体，呈线样沉积于肾小球基底膜，使用 5% 白蛋白作为置换液开展 TPE，每天 1 次，每次置换 1.5 个血浆容量，可快速去除患者血液中的抗体、缓解病情、改善预后。该患者若不及时治疗，多死于肺出血和肾功能衰竭。

9. 溶血性尿毒综合征　病因不明，可能与遗传、病毒感染有关，也可能与某些化学物质、药物诱导有关，可以采用 FFP 作为置换液进行 TPE，每天每次置换 1.5～2 个血浆容量，必要时补充血小板。

10. 吉兰-巴雷综合征　是以周围神经、神经根脱髓鞘病变及小血管炎性细胞浸润为病理特点的自身免疫性周围神经病。TPE 能有效清除患者血浆中的抗外周神经鞘抗体、淋巴因子炎症介质。患者在急性期应尽早使用 TPE，慢性期在其他治疗方法无效时也可考虑使用 TPE。

11. 家族性高胆固醇血症　是一种由于低密度脂蛋白受体缺陷所致的遗传性代谢缺陷疾病，表现为低密度脂蛋白-胆固醇水平异常增高，伴有特征性黄色瘤和早发冠心病。TPE 治疗效果较为短暂，通常需要连续治疗，两周置换 1 次。

12. 伴有抑制物的血友病　血友病患者长期需要凝血因子浓缩剂治疗，但因其血液中存在凝血因子抑制物而呈难治状态。这类患者先实施 TPE 迅速清除或减少其体内的凝血因子抑制物，再输入凝血因子浓缩剂方能达到止血治疗的目的。

三、治疗性红细胞去除术

循环血液中的红细胞异常增多，可导致严重的高黏滞血症，形成血栓或一系列病理性损害，影响组织器官的正常供血供氧和生理功能，甚至危及患者的生命安全。TEA 可快速降低血细胞比容，依据患者治疗前的血细胞比容以及治疗后拟达到的目的血细胞比容而设定红细胞去除量，可降至正常或略高于正常，根据患者临床症状及实验室指标制定治疗周期。

（一）适应证

TEA 适用于红细胞增多症和红细胞形态、功能异常患者的治疗，在治疗过程中，血细胞分离机建立体外循环时处理的血量较大，应积极补充钙剂。由于 TEA 动态分离、去除患者体内病理性红细胞较多，若需要补充健康人的红细胞，最好选用洗涤红细胞或去除白细胞的悬浮红细胞，适当补充置换液，以调节、恢复患者的生理功能和维持血容量，达到缓解病情、改善健康状态的目的。

（二）禁忌证

凝血功能、心肺功能异常者，以及不能耐受血细胞分离机单采的成人或婴幼儿，禁用 TEA 治疗。

（三）临床应用

TEA 通常作为一种辅助治疗手段，可快速缓解临床症状，减少并发症的发生，为原发病的治疗创造条件。TEA 适用于如下疾病的治疗。

1. 原发性红细胞增多症　又称真性红细胞增多症（PV），属克隆性造血干细胞疾病，以骨髓红系病理性增生和外周血红细胞数量异常增多为主要表现，可伴有巨核系、髓系病态造血，外周血血小板、白细胞异常增多，晚期可能转变为骨髓纤维化、骨髓衰竭、白血病等。一般单采浓缩红细胞 200mL 可使 Hb 下降 8～12g/L。在施行 TEA 的同时，要以同样速率补充等量的晶体液（如生理盐水或平衡盐溶液）或胶体液（明胶），一般先用晶体液，后用胶体液，动态维持患者循环血量的出入量平衡。原发性红细胞增多症患者可同时伴有血小板异常增多，在使用 TEA 去除红细胞的同时，也可选择性去除血小板。多数患者施行 1 次 TEA 可取得良好的治疗效果。

2. 继发性红细胞增多症　由其他疾病所致的骨髓红系异常增生和外周血红细胞数量增多，若引起血液黏滞度增高，并且导致全身各脏器血流缓慢和组织缺血，也可选择 TEA 治疗。

3. 镰状细胞贫血伴急性危象　患者血液中含有大量不能变形的镰状红细胞，可引起微循环瘀滞，导致组织缺氧或坏死，临床上会出现溶血性贫血、脑卒中、急性胸部综合征、视网膜栓塞、持续性阴茎异常勃起、多器官衰竭等镰状细胞贫血危象，一旦出现上述并发症，应立即进行TEA 治疗，在去除病理性红细胞的同时，输入等量正常红细胞，使正常红细胞占红细胞总数的 60%～80%。治疗后，患者 Hct 不应超过 0.35，避免血液黏滞度增高。

4. CO 中毒并伴有组织器官严重缺氧　Hb 与 CO 的亲和力比与 O_2 的亲和力高约 200 倍，患者发生 CO 中毒时，大量红细胞失去运输 O_2 和 CO_2 的功能，可出现组织器官严重缺氧，临床可施行 TEA 进行治疗。

5. 铁代谢紊乱疾病　遗传性血色病、输血相关性铁负荷过多、迟发性皮肤型卟啉病等疾病，由于铁负荷过多可出现肝功能异常、心力衰竭等，临床可进行 TEA 治疗。

6. 其他情况　阵发性睡眠性血红蛋白尿症（paroxysmal nocturnal hemoglobinuria，PNH）、难治性温抗体型 AIHA、恶性疟疾及卟啉病等，也可开展 TEA 治疗。

四、治疗性白细胞去除术

白血病患者由于循环血液中存在大量白血病细胞，可导致高黏滞血症、白细胞淤积和微血管栓塞等严重病理损害，病情危重。临床常通过血细胞分离机选择性地单采去除患者体内异常增多的病理性白细胞，作为高白细胞性白血病化疗前的常规治疗。

（一）适应证

各类高白细胞性的急、慢性白血病且伴脑或肺部白细胞浸润的患者，应及时实施 TLA，可快速降低循环血液中的白血病细胞数量。TLA 主要适用于：① WBC ＞200×10^9/L 者。② WBC ＞100×10^9/L，伴有血液高黏滞综合征者。③ WBC ＞50×10^9/L，伴有严重的脑、肺等重要器官并发症者。④ WBC 处于（50～100）×10^9/L，准备实施化疗，需要预防化疗破坏大量白血病细胞所致的严重并发症者。高白细胞性白血病实施化疗前，应争取将外周血病理性白细胞降低到 30%，一般单采 1 次可减少细胞总数的 25%～50%。由于单采处理的血量较大，抗凝剂用量也较大，应积极补充钙剂和静脉补充适量晶体盐溶液。TLA 治疗不能抑制白血病细胞的生长，不能推迟或防止慢性髓细胞白血病急性病变的发生。

（二）禁忌证

有活动性出血，凝血功能、心肺功能异常者，以及不能耐受血细胞分离机单采的成人或婴幼儿，应禁用 TLA 治疗。值得注意的是，急性早幼粒细胞白血病应用 TLA 可能进一步加重凝血异常，应禁止使用 TLA 治疗。

（三）临床应用

恶性血液病引起的白细胞增多症、类白血病反应（包括细菌感染、变态反应、中毒、烧伤等）引起的白细胞增多症、继发性白细胞增多症等，通过 TLA 技术可快速有效地去除循环血液中异常增多的淋巴细胞、粒细胞等白血病细胞，减轻病理损害和肿瘤负荷，为进一步的化疗、放疗创造有利条件，能使化疗药物的效果充分发挥。

五、治疗性血小板去除术

循环血液中的血小板异常增多，可导致血栓形成、微血管栓塞，以及心、脑、肺等重要器官梗死，危及患者的生命，临床可通过 TTA 治疗快速有效地去除循环血液中异常增多的血小板，及时有效地降低病理损害。

（一）适应证

TTA 主要适用于 PLT $>1000\times10^9/L$，伴有血栓形成或出血的慢性髓系增生性疾病。但是，PLT 增高和临床症状有时不具有显著相关性。例如，原发性血小板增多患者，若 PLT $<1000\times10^9/L$，同时存在严重的心、脑、肺等重要器官基础疾病，或有血栓和微血栓形成以及有出血倾向者，也应考虑及时开展 TTA 治疗。TTA 治疗处理全血量为患者血容量的 1.5 倍时，可减少血小板 40% 左右。

（二）禁忌证

有活动性出血，凝血功能、心肺功能异常者以及不能耐受血细胞分离机单采的成人或婴幼儿，应禁用 TTA 治疗。

（三）临床应用

TTA 能有效去除循环血液中的异常血小板，该技术适用于血小板数量异常增多患者的治疗。

1. 原发性血小板增多症　为慢性骨髓增生性疾病，临床上以原因不明的血小板持续性增多为主要特征，可出现血栓、微血管栓塞、出血和脾大等并发症。若仅采用羟基脲、干扰素等抑制血小板生成的药物进行治疗，起效时间长，难以有效预防严重并发症的发生。若及时进行 TTA 治疗，能快速有效地去除病理性增多的血小板，降低血栓形成和微血栓形成的风险，预防严重并发症的发生。

2. 其他骨髓增生性疾病　若出现血小板增高，也可以进行 TTA 治疗。

第二节　富血小板血浆治疗

富血小板血浆（PRP）是从全血中通过离心分离出来的富含高浓度血小板的血液产品。PRP 中富含血小板及其被激活后释放出的生长因子、细胞因子和抗菌肽等生物活性物质，具有促进细胞增殖分化、基质合成、诱导细胞迁移和黏附等作用。

一、PRP 的主要成分

1. 血小板　具有止血和血栓形成、促进细胞修复和伤口愈合、调控炎症反应和免疫反应等功能，能修复损伤的血管内皮细胞和诱导器官移植排斥。血小板通过调节其表面黏附分子及免疫受体的表达，并在机体炎症过程中发挥黏附、聚集、释放、传导和直接杀灭病原微生物等重要功能。

2. 生长因子 血小板能分泌多种生长因子，如成纤维细胞生长因子（fibroblast growth factor，FGF）、血小板衍生生长因子（platelet derived growth factor，PDGF）、转化生长因子-β（TGF-β）以及血管内皮生长因子（VEGF）等。这些生长因子主要存在于血小板的 α 颗粒中，血小板被激活后，血小板的 α 颗粒和细胞膜融合，生长因子大量释放，从而促进细胞分裂增殖、趋化性迁移，达到损伤组织再生、修复的目的。

3. 纤维蛋白 可以形成合适的三维结构，有利于生长因子的分泌和组织的修复。

二、PRP 的临床应用

PRP 具有止血、止痛、加速伤口愈合、促进细胞生长的作用，可极大程度减轻术后瘢痕的形成。目前，PRP 亦被广泛应用于急慢性创面、烧伤、运动损伤后的修复和整形美容等领域，具有除皱、紧致嫩肤、植发等功能，已经成为再生医学研究的热点。

（一）在急、慢性创面修复中的应用

1. 急性创面 急性创面常常伴随大小血管出血和组织液渗出，手术后的创面血管收缩，导致短时间内创面血供不足和营养不良，影响伤口愈合。PRP 中富含的多种生物活性分子能够促进细胞分化、增殖、基质合成、血管形成和组织再生，从而能够加速创面的愈合。

2. 慢性难愈合创面 慢性创面，通常是指各种原因形成的创面，经 4 周以上正规治疗和护理未能愈合，也无愈合倾向的创面，如创伤感染、压力性溃疡、静脉性溃疡等形成的创面。PRP 由于能够释放大量生长因子、组织因子和抗菌肽等生物活性物质，可形成适于创面修复的微环境，并促进细胞分化增殖、迁移、基质蛋白合成和对抗感染，同时也能促进新生血管生成、肉芽组织增生、再上皮化，进而达到促进创面愈合的目的。

（二）在烧伤治疗中的应用

烧伤主要是皮肤或皮下组织由热暴露造成的创伤。烧伤创面若出现大量渗出液，极易发生感染等并发症，大面积烧伤还可引起全身症状，死亡率较高。PRP 也可用于烧伤创面的治疗，其治疗机制与急慢性创面相似，使用 PRP 涂布或注射到创面，同时添加 PRP 激活剂，使其快速形成一层血小板凝胶，这样可以封闭创面，减少创面的水分蒸发，保持创面的湿润，为其愈合创造局部环境条件，有利于创面组织的修复和再生。

（三）在整形美容中的应用

1. 面部美容 皮肤老化主要表现为：随着年龄的增长，面部皮肤变薄、皮下组织脂肪减少、下垂、移位而出现皱纹等。使用富含多种生长因子的 PRP 注入真皮层后，刺激其产生大量的胶原蛋白，弹性纤维新生，可以强力抗衰。PRP 作为一种新的治疗手段越来越受到医患双方的青睐，可选择性地单独注射，也可以与激光微针、透明质酸、射频、超声等其他治疗方法联合应用，最终达到改善皮肤外观，实现面部年轻化的目的。

2. 自体脂肪移植 由于 PRP 富含多种生物活性物质，具有能促进局部组织细胞增殖、分化、迁移、细胞基质生成等作用，同时能提供微环境支撑，也有利于脂肪干细胞的成活、分化和增殖等，从而提高脂肪移植的成活率。

3. 痤疮瘢痕 痤疮瘢痕是一种好发于面部、胸部及上肢，以皮脂腺单位为中心的皮肤炎症性疾病。PRP 治疗痤疮技术具有效果好、安全性高、不良反应发生率极低、价格适宜等优点。

（四）在治疗脱发中的应用

脱发是指受遗传、免疫、应激、服用某些药物、内分泌失调等因素影响，导致头发非正常脱落，造成头发稀疏或出现秃发斑。PRP 治疗基于血小板分泌的生长因子刺激毛发再生，诱

导抗凋亡调控因子，促进真皮乳头状细胞增殖，促进新生血管生成，改善局部缺血状态，从而促进毛发生长。

（五）在运动损伤治疗中的应用

运动损伤是指人体在运动过程中发生的和运动相关的各种损伤，损伤部位主要发生在骨、肌肉、肌腱、韧带以及软骨组织等。PRP 中的生物活性物质能够刺激骨细胞的增殖和分化，具有诱导骨形成、抗炎和抗菌的特性，可应用于保守或联合手术治疗中，从而促进损伤组织的愈合，已经成为运动损伤治疗的重要手段。

第三节 细胞治疗

正常人体中存在着一些具有特殊作用的细胞，一类为免疫细胞，可以抵抗病毒、细菌、杀灭肿瘤，保证人体功能正常和健康；另一类为干细胞，可以定向分化出多种功能独特的细胞，用来修复受损的人体器官组织。这些细胞可以采用生物工程方法获取，也可以经体外扩增、特殊培养处理后，使其免疫和杀死病原体、肿瘤细胞的功能增强，提升其组织器官再生和机体康复的功效，广泛用于临床损伤性疾病、退行性疾病、造血功能衰竭性疾病、恶性肿瘤、免疫性疾病等的治疗。这些具有特殊作用的功能性细胞可以来源于患者自身，也可来源于同种异体；可以独立使用，也可与常规手术、化学药物等联合应用；可以用于一般性的输注，也可以用于移植；可以直接修复受损的组织和器官，也可以通过分泌生物活性因子间接调节患者自身细胞的增殖和功能，更好地杀伤肿瘤细胞。下面简要介绍几种具有特殊功能的细胞及其临床应用。

一、造血干细胞

造血干细胞（HSC）是存在于造血组织中的一群原始细胞，具有自我复制、高度自我更新和多向分化为各种血细胞的能力。HSC 可通过骨髓、外周血和脐带血直接单采或动员后采集制备。造血干细胞移植（HSCT）是指通过输注造血干细胞以替代或恢复患者骨髓内的细胞成分并重建免疫系统，通常用于血液系统恶性肿瘤、原发性免疫缺陷、先天性血液系统疾病或接受化疗方案治疗后的患者。

（一）在移植中的分类

依据不同标准，可将 HSCT 分为不同类型：①依据 HSC 的来源不同，分为骨髓干细胞移植（bone marrow stem cell transplantation，BM-SCT）、外周血干细胞移植（peripheral blood stem cell transplantation，PB-SCT）和脐带血干细胞移植（umbilical cord blood stem cell transplantation，UCB-SCT）。②依据供受体的关系不同，可分为自体干细胞移植（autologous stem cell transplantation，auto-SCT）、同基因干细胞移植（syngeneic stem cell transplantation，syn-SCT）和异基因干细胞移植（allogeneic stem cell transplantation，allo-SCT），其中 syn-SCT 为同卵双生供者移植。供受体间均可通过骨髓、外周血、脐带血干细胞开展移植。③依据供受体 HLA 配型的相合程度，分为 HLA 全相合移植、不全相合移植、单倍体相合移植。④依据供受体是否有血缘关系，分为血缘相关移植、非血缘移植（即骨髓库来源供者）。⑤依据移植前预处理的方式和强度，分为清髓性移植和非清髓性移植。

（二）不同移植方式的特点

20 世纪 90 年代以来，随着中国超低温定向保温技术和抗损伤保存技术的世界领先水平确立，HSCT 技术得以飞速进展，临床应用更为广泛、安全有效，尤其是在 PB-SCT 临床上最为常用。由于脐血来源广泛且含有一定数量的 HSC，在临床血液、免疫及代谢等疾病治疗上，UCB-SCT 可以替代 BM-SCT。不同移植方式各具优点。

1. PB-SCT

（1）采集安全简便（详见第五章）。

（2）造血及免疫机能恢复较快,无论是自体移植还是异体移植,移植后的植活时间为两周左右,比 BM-SCT 至少提早一周。

（3）由于患者恢复较快,移植后感染及相关死亡率相对较低。

（4）移植后患者白细胞回升较快,可缩短住院时间,减轻患者的经济负担。

（5）辐照敏感性低,出血少,可以减轻大剂量化疗、放疗的危险性,有利于肿瘤患者的继续治疗。

（6）PBSC 采集物中含有较多的成熟淋巴细胞,异基因移植易发生移植物抗宿主病（GVHD）。

2. BM-SCT

（1）要求穿刺抽取骨髓,麻醉并住院一天,局部有时会出现淤血或疼痛。

（2）移植时要求 HLA 必须完全相合,供受体间的组织配型要求最高,而同胞间约有 25% 的相合概率,非亲属间的配对成功率只有十万分之一,且移植后排斥反应较重,易造成移植失败。

3. UCB-SCT

（1）脐带血采集时对产妇、新生儿无影响。

（2）移植时 HLA 无需完全相合,同胞间约有 75% 的相合概率,非亲属间适合使用的机会也大大增加,且排斥反应发生较少、程度较轻,感染病毒的风险性比 PB-SCT、BM-SCT 低。

（3）UCB-SCT 在移植和配型方面有更高的成功率,可弥补骨髓及外周血 HSC 的某些不足,但是,UCB-SCT 也面临的一个尚待解决的问题,即脐血 HSC 含量较少,尚不能为多数成年患者提供满意的干细胞数量,同时国内 UCB-SCT 起步较晚,大规模的脐带血库有待建立。

（三）临床应用

HSCT 是在严密分型和配型的基础上,把足量 HSC 移植给受体的治疗过程,是治疗血液疾病、免疫疾病、代谢疾病和肿瘤的有效手段,也是一种与化疗同样有效并且易于采用的细胞免疫疗法,适用于多种疾病的治疗。但是,临床在使用 HSCT 治疗的同时也可增加移植失败和肿瘤复发的风险,迄今,HSCT 仍然是一种高风险的治疗方法,目前主要用于以下疾病的治疗。

1. 血液系统恶性肿瘤　慢性髓细胞白血病、急性髓细胞白血病、急性淋巴细胞白血病、非霍奇金淋巴瘤、霍奇金淋巴瘤、多发性骨髓瘤、骨髓增生异常综合征等。

2. 血液系统非恶性肿瘤　再生障碍性贫血、范科尼贫血、地中海贫血、镰状细胞贫血、骨髓纤维化、重型阵发性睡眠性血红蛋白尿等。

3. 其他实体瘤　乳腺癌、卵巢癌、睾丸癌、神经母细胞瘤、小细胞肺癌等。

4. 免疫系统疾病　重症联合免疫缺陷症、严重自身免疫性疾病。

二、间充质干细胞

间充质干细胞（mesenchymal stem cell，MSC）是存在于骨髓、脐带、胎盘、脂肪等组织中的一类具有自我更新、多向分化潜力的非造血成体干细胞,以骨髓组织中含量最为丰富,因此又称为骨髓间充质干细胞。

（一）特点

1. 具有强大的增殖能力和多向分化潜能,可分化为肌细胞、肝细胞、成骨细胞、脂肪细胞、软骨细胞、基质细胞等多种细胞。

2. 具有免疫调节功能,可调节各种免疫细胞,并能抑制免疫系统,从而发挥免疫重建功能。

3. 来源充足、方便,容易获取,易于分离、培养、扩增和纯化,多次传代扩增后仍具有干细胞特性。

4. 细胞表面抗原免疫原性低,不表达或低表达免疫排斥相关标记,是一类免疫缺陷细胞,适宜于不同个体之间的移植,移植配型要求不严格,异体移植排斥反应较轻。

（二）临床应用

MSC 由于免疫原性低，可作为组织工程和细胞治疗的理想种子细胞，有可能成为最具临床应用前景的多能干细胞。

1. 支持造血，与 HSC 共同移植能促进其植入，提高白血病、难治性贫血等多种血液系统疾病的治疗效果。

2. 作为理想的种子细胞，可用于治疗衰老和多种难治性疾病引起的机体无法自行修复的组织器官损伤。

3. 作为免疫调节细胞，能治疗免疫排斥和自身免疫性疾病，如脊髓损伤、脑瘫、肌萎缩侧索硬化症、系统性红斑狼疮、系统性硬化症等。此外，间充质干细胞在神经系统修复等方面具有较广阔的应用前景。

三、树突状细胞

树突状细胞（DC）因其形态上呈树突样或有伪足样突起而得名。DC 通过其胞质皱褶形成的丰富突起与周围病原体进行广泛而充分的接触，方便捕获抗原物质，是体内功能最强的抗原提呈细胞，它可激活初始 T 细胞增殖，诱导初次免疫应答，促进细胞毒性 T 细胞（cytotoxic T lymphocyte，CTL）和辅助性 T 细胞（helper T cells，Th）生成，是机体免疫反应的启动者和参与者，在细胞抗肿瘤免疫应答中发挥着重要作用。

（一）特点

DC 主要来源于造血干细胞，髓系、淋巴系来源的造血祖细胞均可发育为浆细胞样 DC 和常规 DC。DC 存在于除脑组织外的其他组织和器官中，少量分布于皮肤和黏膜等部位，外周血中也可发现 DC。DC 数量很少，不足外周血单个核细胞的 1%，但 DC 表面具有丰富的抗原递呈分子（MHC-Ⅰ和 MHC-Ⅱ）、共刺激因子（CD80/B7-1、CD86/B7-2、CD40、CD40L 等）和黏附因子（ICAM-1、ICAM-2、ICAM-3、LFA-1、LFA-3 等），能高效地摄取、加工处理和提呈抗原。未成熟 DC 活化后，移至淋巴组织中并与 T、B 细胞互相作用，以刺激与控制免疫反应。人体内大部分 DC 处于非成熟状态，低表达共刺激因子和黏附因子，增殖反应能力较低，具有较强的迁移和吞噬抗原功能，摄取抗原或受到某些因素刺激后可分化成为成熟 DC。成熟 DC 形态特殊，具有许多伪足样突起，高表达共刺激因子和黏附因子，能激活未致敏的初始型 T 细胞，启动免疫应答。

（二）临床应用

以 DC 为基础的细胞治疗是目前肿瘤生物治疗发展的主要方向。使用 DC 细胞治疗，辅助放疗、化疗及手术，能很好地提高临床疗效，有助于减少恶性肿瘤的转移和复发，对于改善患者的生活质量具有重大意义。

1. 抗肿瘤 DC 肿瘤疫苗是临床治疗肿瘤最常用的技术，是通过体外诱导培养 CD34⁺ 造血干/祖细胞或外周血单个核细胞为成熟 DC，以此负载肿瘤抗原，制备成 DC 肿瘤疫苗，然后再回输诱导激发特异性抗肿瘤细胞免疫应答，杀伤肿瘤细胞并产生免疫记忆，起到肿瘤免疫的作用。例如，针对黑色素瘤、非霍奇金 B 细胞淋巴瘤等治疗的 DC 肿瘤疫苗，已进入Ⅰ期或Ⅱ期临床试验阶段。

2. 治疗自身免疫性疾病 B 细胞稳态的改变将产生过多的自身抗体，诱发自身免疫性疾病，而 DC 对维持 B 细胞成熟和分泌抗体具有调节作用，DC 可作为自身免疫性疾病治疗的新靶点。

3. 调控免疫排斥、GVHD 和免疫耐受反应 在器官移植中，免疫排斥、GVHD 和免疫耐受等问题关系着移植成败。成熟 DC 可以启动免疫排斥反应和 GVHD，导致移植失败，而未成熟 DC 及淋巴样 DC 因为不能提供共刺激因子或抑制性刺激因子，可以诱导免疫耐受，导致 T 细胞无免疫应答，或者激活调节性 T 细胞对免疫应答负调控，从而提高移植成功率。

四、自然杀伤细胞

自然杀伤细胞（NK 细胞）是机体的一种独特的免疫细胞，因其无需抗原致敏、无 MHC 限制、不依赖抗体且具有杀伤活性，直接杀伤靶细胞而被命名。

（一）特点

NK 细胞是淋巴细胞的亚群，起源于骨髓 $CD34^+$ 造血干 / 祖细胞，约占外周血淋巴细胞的 $10\%\sim15\%$。NK 细胞胞质丰富，形态上似大颗粒淋巴细胞，含有较大的嗜天青颗粒，颗粒含量与 NK 细胞的杀伤活性呈正相关。但 NK 细胞又不同于 T 细胞和 B 细胞，细胞表面特异性表达 CD56，不表达特异性抗原识别受体，缺乏 CD3 和膜表面免疫球蛋白，细胞表面可表达一些特殊的活化或抑制受体，用于识别自身正常、异常的组织细胞，杀伤病毒感染细胞和突变的肿瘤细胞，而对宿主正常组织细胞不具有明显的毒性作用，在机体抵御感染和防止细胞恶性转化等方面起着重要的免疫调节作用。NK 细胞主要利用其分泌的穿孔素及 TNF 来杀伤靶细胞，如肿瘤细胞、病毒或细菌感染的细胞、某些自身组织细胞（如血细胞）和寄生虫等。

（二）临床应用

1. NK 细胞属于淋巴细胞，是人体免疫系统的组成部分，能迅速溶解某些肿瘤细胞。

2. NK 细胞可用于免疫治疗，即利用细胞因子（cytokine，CK）激活 NK 细胞和体外产生淋巴因子激活的杀伤细胞（lymphokine-activated killer cell，LAK）、细胞因子诱导的杀伤细胞（cytokine-induced killer cell，CIK），实现 NK 细胞的体外扩增，从而杀伤自体肿瘤细胞。

3. 在异基因骨髓移植中，同种异体 NK 细胞具有较强的免疫抑制作用，可增强移植物抗白血病（graft versus leukemia，GVL）效应，却不会引起 GVHD 的发生，促进非清髓预处理后相合或不相合的 HSC 植入。

五、细胞因子诱导的杀伤细胞

在体外，将人外周血单个核细胞与 CD3 单克隆抗体和多种细胞因子（如 IL-2、IL-1、IFN-γ 等）共同培养而获得的异质性免疫效应细胞群，即为细胞因子诱导的杀伤细胞。国内外用于过继免疫治疗的 CIK 细胞，是将人外周血单个核细胞经多种细胞因子（如 IFN-γ、IL-2、IL-1α、CD3McAb）诱导培养及体外扩增，表现出以 $CD3^+CD56^+$、$CD3^+CD8^+$ 为主的异质性细胞群，可大大增强其杀瘤活性。

（一）特点

CIK 细胞同时表达 CD3 和 CD56 两种膜蛋白分子，故又称为 NK 细胞样 T 淋巴细胞，具有 T 淋巴细胞强大的抗瘤活性和 NK 细胞的非 MHC 限制性。CIK 细胞的抗肿瘤作用：①直接杀伤肿瘤细胞。②活化后产生的大量炎性 CK 具有抑瘤杀瘤作用。③诱导肿瘤细胞凋亡或坏死。④促进 T 细胞增殖或活化。目前，CIK 细胞与 DC 共培养的 DC-CIK 细胞，具有更高的增殖速率和更强的体内外抗肿瘤活性，是一种更有效的抗白血病的免疫治疗细胞。

（二）临床应用

1. CIK 细胞治疗属于过继细胞免疫疗法。由于 CIK 细胞的溶瘤作用和非 MHC 限制性，并对多种实体瘤及白血病均有良好疗效，尤其是骨髓移植或化疗缓解后能够清除残存的肿瘤细胞，防止复发。

2. 对于早期肿瘤患者，或者是经过手术及放化疗后肿瘤负荷较小的患者，CIK 细胞治疗效果明显。CIK 细胞可以清除残存的肿瘤细胞，防止肿瘤细胞扩散和复发，提高患者自身免疫力，减少毒性反应。

3. 对于某些不适合手术、不能耐受放疗和化疗的中晚期肿瘤患者，CIK 细胞治疗可以提高患者的生活质量，延长带瘤者的生存时间。

4. CIK 细胞可能还具有杀灭肝炎病毒的作用。

（黄远帅）

本章小结

随着输血技术的不断进步，输血治疗在输血医学领域有更广阔的发展空间，已逐渐成为集血细胞配型、分型及治疗为一体的综合性学科。治疗性血液成分去除术和置换术是通过手工法或血液成分单机分离、去除患者血液循环中的某些病理成分，并回输其正常血液成分，同时补充一定量的置换液，达到快速缓解病情、减轻相关病理损害的一种方法。治疗性血浆去除术和血细胞去除术在临床上较为常用。富血小板血浆（PRP）是一种通过手工法或仪器血液单采获取的富含血小板的血浆，已广泛应用于临床急慢性创面、烧伤创面的治疗、抗衰老以及运动损伤的恢复等方面的治疗中。细胞治疗技术是在单个核细胞采集、分离、培养等技术基础上拓展研发的新技术，目前临床常用的治疗细胞主要有 HSC、NK、DC 和 CIK 等，在过继免疫、抗肿瘤和免疫干预调控等方面发挥着重要作用，为多种恶性肿瘤和临床疑难疾病的治疗提供了重要手段。

第八章 自体输血

自体输血是采用患者自身的血液或血液成分回输给患者本人，以满足手术或紧急需要的一种输血治疗方法。自体输血不仅可以节约宝贵的血液资源，还可以避免同种异体输血诱发免疫性输血反应及输血传播疾病的风险，是一种经济、合理、科学、有效的输血方式。《医疗机构临床用血管理办法》要求医疗机构应当推行节约血液资源的新型医疗技术，临床输血相关科室也应当积极配合开展自体输血治疗，以提高合理用血水平和临床输血治疗的安全性。

第一节 概 述

自体输血（autologous transfusion，AT）作为一种有效的输血辅助方法，因其能够缓解日益紧张的血液供应，降低同种异体输血发生同种免疫反应和输血传播疾病的风险，逐渐被临床认可，已经成为外科输血不可分割的一部分。

一、自体输血发展史

1886年，John Duncan医师应用回收式自体输血技术给一名外伤下肢截肢手术患者输入自身流出的血液约8盎司（大约226.796g），并取得良好的效果。直至1936年，不同形式的自体输血陆续出现。但是，在随后的几十年中，因输血医学和血库快速发展，自体输血进入冷淡期。20世纪50~60年代，随着血液冷冻保存法、现代化自体血收集和回输装置的出现，自体输血又进入了快速发展期，并于20世纪90年代进入顶峰，尤其在欧美发达国家，自体输血比例占择期手术患者的80%~90%。20世纪70年代，我国北京和天津也陆续开展了自体输血，并取得了良好的治疗效果。随着《中华人民共和国献血法》《临床输血技术规范》的颁布实施，自体输血作为预防输血传播疾病、减少输血反应的一项临床输血技术正逐渐被广大医务工作者、患者及其家属所接受。近年来，随着全自动自体血回收机的普及和使用，自体输血已成为临床多学科择期手术和急诊手术的一种常规和标准的输血治疗技术，并得到了推广和应用，极大程度上缓解了临床用血的供需矛盾。

二、自体输血优点

由于患者输注自身血液，自体输血具备如下优点：①有效避免异体输血所导致的血液传播性疾病。②减少异体血液对受体的免疫抑制作用，降低围手术期感染的发生率或肿瘤早期复发率。③避免产生同种异体抗体的风险，可免去意外抗体筛查、交叉配血等实验室检查，减轻患者的经济负担。④节约血液资源，缓解血液供应紧张状况。⑤稀释式自体输血可降低血液黏稠度，改善微循环，增加组织对氧的摄取。⑥预存式自体输血（predeposited autotransfusion）可刺激骨髓造血，使红细胞生成增加。⑦回收式自体输血，用于抢救急诊大出血手术，快捷有效。⑧为特殊群体提供合适的血液和血液成分，如稀有血型、特殊宗教信仰、含有同种抗体致交叉配血不相容的患者等。

三、自体输血分类

自体输血又称自身输血（autotransfusion），是指采集（收集）患者或健康人自身的血液或血液成分，供患者本人手术或紧急情况时使用的一种输血疗法；按血液来源进行分类，可分为预存式自体输血，又称术前自体输血（preoperative autologous transfusion，PAT）、稀释式自体输血（hemodiluted autotransfusion，HAT）、回收式自体输血（salvaged autotransfusion，SAT）和三氧自体输血（autologous ozonized blood transfusion，AOBT）。其中，医用 AOBT 在欧洲应用多年，已经成为现代化医学的重要治疗手段，近年来被国内大力推广。在临床实践中，可根据患者病情联合应用促红细胞生成素（erythropoietin，EPO）以及术中控制性低血压技术，灵活选用自体输血技术。

第二节　预存式自体输血

预存式自体输血是指在手术前数天或数十天预先分阶段采集患者自体血液或血液成分，并储存起来，于术中、术后需要时再回输给患者，以达到输血治疗的目的。依据采集血液成分的不同，可分为全血、成分血液预存式自体输血。1921 年，Grant 医生首次给一名小脑肿瘤拟行择期手术患者开展了预存式自体输血，并取得了良好效果。随着血库相继成立和血液保存液的发明，进一步促进了预存式自体输血的发展。20 世纪 80 年代，人类免疫缺陷病毒（HIV）被发现并可通过同种异体输血进行传播，加快了预存式自体输血的应用。大多数择期手术患者为了避免感染 HIV，要求术前贮存自体血液，用于术中输注。

一、特　　点

■（一）优点

除冰冻保存外，一般不需要特殊的装置，只需要采血袋贮存血液即可；多次采集患者自身的血液不存在质量差异，多次采集贮存足够的自身血液，方便大部分外科择期手术患者自体使用。

■（二）缺点

患者多次采血贮血，有发生献血反应和细菌污染的风险；多次采血，有可能导致贫血，增加了术后输血的可能，使患者住院时间延长。

二、适应证和禁忌证

■（一）适应证

预存式自体输血适用于大部分外科择期手术患者，如心胸外科、神经外科、血管外科、整形外科、骨科、妇产科（剖宫产和前置胎盘）等，预期术中出血较多又必须输血，术前患者身体状况良好，心功能超过 Ⅱ 级，采血前要求 Hb＞110g/L 或 Hct＞0.33，可耐受放血的生理变化，有良好的肘前静脉提供穿刺，能很好地理解和配合。预存式自体输血也适用于既往有严重输血反应者、已产生同种免疫性抗体患者、稀有血型个体、边远地区或疫情原因供血困难或经济困难者、因宗教信仰拒绝使用他人血液者、准备进行骨髓移植者等。预存式自体输血前应充分考虑到血液采集、贮存和术中血液应用的时间节点。

■（二）禁忌证

下列情况，不宜开展预存式自体输血。①感染性发热、菌血症患者，以及正在使用抗生素治疗的患者。②充血性心力衰竭、严重主动脉狭窄、不稳定型心脏病、心肌梗死、严重高血压等严重心血管疾病患者。③正在服用抑制代偿性心血管反应药物的患者。④有献血反应史，或者曾发生过迟发性昏厥的患者。⑤有活动性癫痫病史的患者。⑥严重肝、肾功能不全的患者。⑦贫血、出血或血压偏低的患者。⑧遗传缺陷致红细胞膜、红细胞酶、血红蛋白异常，自身血液贮存期间易发生溶血者。⑨妊娠最初的 3 个月和第 7～9 个月间，孕妇不宜开展采血贮血。

三、实施方案及要求

预存式自体输血的实施，应具备洁净的医疗场所、医师、技师、执业护士等基本条件，可通过医疗机构输血科、输血科与临床科室联合、医院与血站联合组织完成。临床医师对患者用血情况进行评估，申请用血，进一步评估是否符合 PAT 适应证，如符合则开具 PAT 申请单及临床用血知情同意书，告知患者及其家属相关风险并签字确认。输血科护士负责采血，输血科医师或技师负责检验和出入库管理，临床医师负责体检和采血过程中的安全监护和不良反应处理等。

（一）采血时间和剂量

针对手术中需要大量备血的患者，通常术前 3～5 周进行采血。预存血量≤400mL 者，一般于术前 72 小时或 48 小时一次采血；预存血量＞400mL 者，术前多次采血，两次采血间隔不应少于 3 天，最后一次采血应在术前 3 天完成。根据手术中预计出血量估计预存血量。一般情况，每次采血量不超过 500mL，或控制在自身循环血量的 12% 以内。对于体重低于 50kg 的患者，按每少 1.0kg 少采血 8mL 计算，儿童按体重每次最大采血量为 8mL/kg。采用红细胞单采或血小板单采的患者，通常采集 1 次即可（单采浓缩红细胞 4～8U、单采血小板 1～2 个治疗量）。

（二）采血方法

自体贮存式采血方法有步积式采血法、蛙跳式采血法和转换式采血法。若采血量较大，为避免造血物质缺乏，必要时补充生理盐水、胶体液，在条件允许的情况下可注射 EPO，以刺激骨髓造血。

1. 步积式采血法 一般在术前 3 周开始采血，接着在术前 2 周根据患者的 Hb、Hct、年龄、体重等决定采血量（200～400mL），血液采集后通过数次累加而达到预定的贮血量。国内外常用的采血方法有四种，最大贮存血量可达 800～1200mL（表 8-1）。此法操作简单、易行，适用于较简单的手术，术前贮存较少的自身血液，临床应用广泛。

表 8-1 步积式采血日程表

方法	采血次数	术前 3 周（mL）	术前 2 周（mL）	术前 1 周（mL）	采血总量（mL）
第 1 种	3	400	400	400	1200
第 2 种	3	400	400	200	1000
第 3 种	3	400	400	0	800
第 4 种	3	400	200	200	800

2. 蛙跳式采血法 两次采血时间间隔一般为一周，一个月内最大采集血液量为 2000mL。此法从采血第 2 次开始，每次采血 2 袋，同时回输上次采集的血液 1 袋，以此类推，直到采够预存量（表 8-2）。与步积式采血相比，此种方法采集的血液更新鲜，术前贮存血量更多，但实际操作较为烦琐，该法在国内外较少应用，主要适用于较大或较复杂的手术。

表 8-2 蛙跳式采血日程表

采血日程	采血总袋数	采血袋号	回输袋号	再次采血袋号
第 1 天	1 袋	第 1 袋	/	/
第 8 天	2 袋	第 2 袋	第 1 袋	第 3 袋
第 15 天	2 袋	第 4 袋	第 2 袋	第 5 袋
第 22 天	2 袋	第 6 袋	第 3 袋	第 7 袋
第 29 天	2 袋	第 8 袋	第 4 袋	第 9 袋

注：1 袋采血量为 400mL

3. 转换式采血法 如果要求术前保存较多的自体血液，则可采用转换式采血法（表 8-3），术前采集自体血液可高达 1600mL。

表 8-3 转换式采血日程表

	术前 4 周	术前 3 周	术前 2 周	术前 1 周	术前 0 周
采血次数	第 1 次	第 2 次	第 3 次	第 4 次	/
采血量（mL）	400	800	1200	1600	0
回输量（mL）	/	400	800	1200	0
保存量（mL）	400	800	1200	1600	1600

（三）血液保存方法

按照《全血及成分血质量要求》（GB 18469—2012），自体血液应参照异体血液及成分的管理办法，同样进行计算机信息系统管理，并标识清楚后分开储存。血液通常贮存在 2～6℃冷藏箱中，全血收集在 CPDA 保存液中可贮存 35 天。若择期手术时间推迟，可能超过血液的保存期限，可采用冰冻保存方法。如需要保存血浆中不稳定的凝血因子，则应在采血 6～8 小时内分离出红细胞和新鲜血浆，并分开保存。新鲜血浆贮存在 -18℃冰箱内速冻成块，有效期为一年。用低浓度甘油快速冷冻红细胞，在 -80℃低温冰箱内可贮存数月至数年。

四、不良反应

（一）采血反应

1. 局部反应

（1）感染：采血局部若出现红、肿、热、痛等症状时，多为病菌感染所致，应结合相应症状进行预处理。严重者可出现疖肿、蜂窝组织炎、静脉炎症等。

（2）血肿：采血时若局部出现血肿，应立即停止采血，使用无菌纱布或消毒棉球覆盖穿刺针孔并压迫，嘱患者抬高手臂达心脏水平以上持续 10 分钟左右。

2. 全身反应

（1）医源性贫血：与采血时间间隔、采血量和个体差异有关。

（2）血管迷走神经反应：为临床较常见的采血反应，可出现面色苍白、恶心、出汗、头昏、换气过度、心动过缓、血压降低等，甚至加重至意识丧失，重者伴惊厥，应对症治疗。这些症状一般多见于高龄、年幼、体弱和女性患者，采血前应进行科学宣传，打消顾虑，缓解患者紧张情绪。患者一旦出现不良反应，除防摔倒外，可手按合谷、人中等穴位，让其行慢而深呼吸，平卧，抬高下肢，肌内注射地西泮 5～10mg（神志不清及呼吸困难者禁用），并密切观察其呼吸、心率和血压，严重者给予补液治疗。

（二）回输反应

1. 溶血反应　一般多见于回输冰冻解冻去甘油红细胞。由于解冻红细胞洗涤不彻底，残留的游离血红蛋白过多，引起溶血反应，但需排除人为输错血造成的免疫性 HTR。溶血反应一旦发现，立即停止输血，保留静脉输液通路，严密观察血压、尿色、尿量等，尽早尽快补充血容量，给予糖皮质激素治疗等。同时采集患者血液和尿液标本，连同剩余血送至输血科进行复查和溶血原因分析。

2. 细菌污染反应　多见于皮肤消毒不彻底、血袋热合有渗漏或患者本身有细菌感染等。一旦疑有污染血液所致的输血反应，立即停止输血，保持静脉通路，给予抗生素治疗。条件允许者，根据血液细菌培养和药敏试验结果，调整抗生素用药。

3. 循环超负荷　多见于高血容量的孕妇。一旦出现循环超负荷，立即停止输液、输血，并采取强心利尿、吸氧等措施。

五、注意事项

1. 应用自体输血前，临床医生应充分评估潜在输血的可能性，严格掌握适应证和禁忌证，避免滥用和造成血液浪费。自体输血需周密计划，控制采血量在患者能够承受的范围内，把握好患者的全身状况，估计手术用血量与贮存量，联合输血科医师制订采血方案和确定采血量，提高回输率。据国内外资料报道，术前自体储血评估标准不够严谨，导致储存血液的弃血率高达45%～90%，当患者输血的可能性＞50%时才行 PAT。"备而未用"可能会引起纠纷且给患者造成不必要的经济负担。

2. 采血前需要准备患者病史的详细记录，如现病史、既往病史、传染病史等，对心、肺、肝、肾等重要脏器功能进行评估，常规检测 Hb、Hct、血清铁、ABO 和 RhD 血型，以及进行意外抗体筛查。针对不符合采血标准者，应暂缓采血。

3. 需要采集大量血液时，术前适当应用 EPO 和铁剂，可促进患者红细胞的生成和成熟，预防贫血。EPO 和铁的联合应用可以在短时间内促进造血，增加患者血红蛋白水平，减少自体和异体输血量，且有助于患者的康复。

4. 采血时应严格无菌操作，避免使用细菌污染的血液。采血前，应仔细核对患者姓名、性别、年龄、住院号、血型、采血日期和失效日期，做好各种登记，应标有"仅供自体输血"字样，与异体血液标签有醒目的区分。

5. 实施自体输血时，需要签署自体输血知情同意书，说明输血的目的、过程、危险性和可能出现的并发症等。自体输血时若出现了不可控的意外情况，如污染、有异物凝块、过期等，需放弃自身血液。

6. 采血前后应密切观察患者情况，若发生不良反应必须立即处理。

第三节　稀释式自体输血

稀释式自体输血是指特定患者在术前采集一定量的血液，同时输以晶体液或胶体液维持其血容量，于术中和 / 或术后再将预采的血液回输给患者。稀释式自体输血是 20 世纪 60 年代发展起来的一项输血新技术，通过补充晶体液和胶体液降低单位体积血液中的血细胞浓度，使其在等量的外科出血情况下，明显减少血细胞丢失数，减少出血量。根据血液稀释形式的不同，可分为急性等容性血液稀释（acute normovolemic hemodilution，ANH）、急性高容性血液稀释（acute hypervolemic hemodilution，AHH）、急性非等容性血液稀释（acute non-isovolemic hemodilution，ANIH）。根据血液稀释后 Hct 的变化，血液稀释分轻、中、重度：① Hct＞0.30，为轻度稀释。② Hct 处于 0.25～0.30，为中度稀释。③ Hct＜0.25，为重度稀释。

一、分　　类

（一）急性等容性血液稀释

手术前麻醉诱导成功后，患者被采集一定量的血液，同时补充等量的晶体液和 / 或胶体液，以维持其循环血容量，待其手术失血止血后，再将采集的血液回输到患者体内。ANH 是唯一能提供新鲜自体血液的输血方法，对血小板、凝血因子的功能影响很小，很少丢失红细胞。

（二）急性高容性血液稀释

在手术前快速给患者输注一定量的晶体液和 / 或胶体液，以达到稀释血液扩充血容量的目的，但不采集血液，手术中若发生出血，使用等量的胶体液进行补充；术野蒸发的水分及尿量，使用晶体液进行补充，手术过程中始终维持血容量处于高容量状态。

（三）急性非等容性血液稀释

在麻醉前采集患者全血，采集量为循环血容量的 10%～15%，随后按 2∶1 的比例快速补充晶体液和胶体液，补充液体量约为采血量的 2 倍，以达到血液稀释的目的，采集的血液在需要时再进行回输，避免因前负荷过大造成急性左心衰。

二、特　点

（一）优点

操作简单，成本低，储存时间短，可见成分损伤小，可有效降低异体输血的概率；适量的血液稀释不仅有利于降低血液黏滞度，减轻心脏负荷，改善微循环，增加组织氧气的摄取，还可以减少外科手术中的红细胞损失，减少手术对患者机体血液系统的影响，减轻炎症反应等。

（二）缺点

作为侵入性操作，存在细菌污染的风险；血液稀释后 Hb 减低，凝血因子稀释，增加了围手术期贫血、出血的风险。

三、适应证和禁忌证

（一）适应证

各种择期手术患者，估计术中出血量≥1000mL 或 20% 血容量，术前 Hb ≥110g/L，Hct≥0.33，PLT≥$100×10^9$/L 且功能正常，凝血酶原时间（prothrombin time，PT）和活化部分凝血活酶时间（activated partial thromboplastin time，APTT）正常，无明显肝肾功能异常和心肺疾病，均适用于稀释式自体输血。体外循环或低温下进行心脏手术的患者；因血容量丧失、休克、血液浓缩、血液黏度高，微循环灌注不良的患者也可考虑实施稀释式自体输血。此外，需要开展重大手术的稀有血型患者，血源供应困难地区的人员，因宗教信仰而拒绝异体输血的个体，以及某些产生意外抗体、ABO 血型鉴定困难的患者，都适用于稀释式自体输血。临床上常用 ANH 联合控制性低血压来进行血液保护。

（二）禁忌证

下列情况，不宜开展稀释式自体输血。①严重贫血，Hct＜0.30，PLT≤$50×10^9$/L 或血小板功能异常者。②有严重心、肝、肾功能不全及颅内高压等疾病，如心肌梗死、严重高血压、肝硬化、肾功能不全者。③急性或慢性肺疾患者。④伴有凝血功能障碍、菌血症或感染性发热、未纠正的休克患者。⑤低蛋白血症，血浆白蛋白≤25g/L。⑥冠状动脉搭桥术患者，伴有不稳定型心绞痛或射血分数＜30%、左室舒张终末压大于 20mmHg，以及左冠状动脉主干病变者。⑦献血时曾发生过迟发性晕厥者。⑧老年人或小儿患者应慎重稀释式自体输血：老年人因重要器官退化、功能减退、机体代偿能力下降，需根据其全身情况和医疗监护条件决定；小儿因体重轻、血容量少等因素，一般不考虑行稀释式自体输血。

四、实施方案及要求

稀释式自体输血的实施需要制定详细的方案，实施前应给患者做详细的体格检查及必要的辅助检查，了解患者体重、Hb、Hct、PLT、电解质等指标，以及心、肝、肾等功能，排除禁忌证。实施场所一般为手术室，手术麻醉医生是主要负责人，负责组织、实施整个采血和循环血液稀释处理等，全过程进行监护。患者按一般的手术准备，原则是改善患者全身的营养状态，适当补充铁剂和 EPO，以便提升患者的红细胞数量和 Hb 含量。提前准备采血器具以及稀释血液所需要的晶体液和胶体液，如生理盐水、明胶品、羟乙基淀粉、5% 白蛋白和乳酸钠林格液等。酌情备适量的凝血因子等生物制品，以备应急使用。签署"自体输血同意书"，履行告知义务。

（一）采血剂量

根据患者身体状况和术中可能的失血量确定采血量，一般按总血容量的 10%～15% 计算，身体条件较好者采血可达 20%～30%，简易确定体重剂量为 7.5～20mL/kg 体重。一般成人采血量不超过 1200～1500mL。600mL 自体血可满足 800～1000mL 的出血需求。血液稀释程度通常依据 Hct 作为观察指标，一般认为开展稀释式自体输血最大稀释时，Hct≥0.20，Hb≥60g/L 是安全的。

（二）采血方法

为减少术中出血量，建议联合应用控制性低血压麻醉。麻醉诱导成功后，开放两条静脉通路，并在有效循环监测条件下，于手术失血前选择两条较粗静脉在无菌操作情况下进行穿刺。其中一条用于采血，另一条用于输入等量的血浆代用品，如 1∶2 配比的胶体液和晶体液，以维持正常血容量。患者在麻醉后 10 分钟内快速输入乳酸钠林格液 10～15mL/kg，待其生命体征稳定后，准备穿刺。采血穿刺一般选择浅表大的颈外静脉，成人采血速度一般按 20～40mL/min，不宜过快，应维持动脉血压及心电图在正常范围内。术中密切监测血压、脉搏、血氧饱和度、Hct 和尿量变化，必要时监测中心静脉压。

（三）自体血回输

按同种异体血液输注的方式回输自体血液，并进行监护，密切观察血液回输过程，并将回输情况记载于病历中。手术后期，当患者的出血量大于 600mL 时，将术前采集的血液回输给患者，先输后采集的血液，后输先采集的血液（富含红细胞、凝血因子和血小板），这样有利于减少术后出血，促进患者康复。自体血回输时，要避免出现循环超负荷，必要时在输血前注射速效利尿剂。

（四）血液保存

血液收集于含有 ACD 或 CPD 保存液的血袋中，在室温下保存备用，若手术时间较长也可置 4℃ 冷藏箱内保存。采集的血液要及时贴上标签，与预存式自体输血一样要注明患者的姓名、性别、年龄、病案号、采血时间、采血量、采血者及采血编号等标识。

五、不 良 反 应

1. 血压下降 稀释式自体输血若放血过快可引起低血压，甚至低血容量性休克。采血与扩容不等速，以及控制性低血压时降压速度过快均可引起心肌缺血，导致心律失常。尤其是心肺功能不全、严重高血压、冠心病等患者，不宜实施血液稀释。开展稀释式自体输血时，应严格掌握适应证，控制血液稀释度，最大稀释限度时应保持 Hct≥0.2，患者血液稀释过度可引起血液黏度下降和氧含量下降，心输出量显著增加，舒张压下降，诱发心肺功能不全。

2. 出血倾向 患者若大量输注血浆代用品，易出现血液稀释，可造成凝血因子稀释及末梢循环血流增加，血管扩张，血小板黏附功能下降和纤维蛋白形成异常，导致出血。

3. 急性肺水肿 在补充晶体液和胶体液时，如果采血速度低于扩容速度，或者扩容过多过快，可引起心脏负荷过重，严重时发生急性肺水肿。

六、注 意 事 项

1. 稀释式自体输血对血液的稀释程度以轻、中度为宜，以避免机体摄氧能力下降和凝血功能出现障碍。一般维持 Hct>0.25，Hb 在 80～100g/L 的水平，术中保证血压在正常范围内，保持供氧，维持良好通气。

2. 采血与扩容速度需要同步，且不能太快，避免血流动力学波动太大造成循环血容量不稳定。控制采血速度及稀释度，成人采血速度应控制在 20～40mL/min。及时补充血容量，血容量要维持正常或稍高于正常。

3. 麻醉状态下，肌肉松弛剂可使外周血液循环系统扩张且对组织缺氧不敏感，因此需要注意补充液体以保持有效循环血量，密切监测患者的生命体征。

4. 稀释式自体输血前，必须将血液稀释的优势和风险告知患者或其家属，同时签署自体输血治疗知情同意书。

5. 使用大量胶体液，可发生其在组织中沉积，应给予适当利尿剂来预防肾功能衰竭的发生。

6. 血液稀释可造成 Hb 和 Hct 下降，且在术后一段时间内难以恢复，为促进机体恢复，应在术后数日内补充铁剂或注射 EPO。

第四节 回收式自体输血

回收式自体输血是指在严格无菌操作下，将患者术中或创伤后流失在术野或体腔内无污染的血液回收，经抗凝、过滤、洗涤、浓缩等处理后再回输给患者本人的一种输血方法。自体血液回收技术发明最早、使用最简便，不仅可以节约血液资源和避免异体输血的危险，而且回收的自体血红细胞的半衰期与正常红细胞无差异，其抗渗透压细胞溶解能力及 2,3-二磷酸甘油酸、三磷酸腺苷（adenosine triphosphate，ATP）含量均高于库存血，有更好的携氧能力，有利于患者的康复。若无合适的异体血液供应，回收式自体输血可作为一种有效的应急措施。对于清洁无污染的手术，自体血液回收的应用是安全和有效的。自体血液回收在国内外已广泛应用，适用于创伤、战伤伴随大量的失血及各种手术，尤其是出血量较大的肝脏外科、心脏血管外科、整形外科、急诊创伤外科及器官移植等手术。血源不足时，回收式自体输血是帮助需血量较大手术得以顺利开展的有效手段。随着异体血液资源日益紧张，血液回收机器的临床应用范围不断扩大，回收式自体输血常与预存式自体输血、稀释式自体输血联合使用，作为大失血患者手术能顺利进行的有效保障。

一、分　类

（一）按回收时间分类

根据自体血液回收时间的不同，可将回收式自体输血分为术中回收和术后回收；术中回收血液是将手术野流出的血液回收，需要经抗凝处理。术后回收血液一般是指收集术后 6 个小时内引流出来的血液，其血液中 Fg 已被清除，血液无凝集性无需抗凝处理。

（二）按红细胞回收处理方式分类

按红细胞回收后的处理方式不同，可将回收式自体输血分为非洗涤式回收和洗涤式回收，两种自体回收输血的优缺点比较见表 8-4。

1. 非洗涤式回收 采用负压吸引装置将血液回收入无菌瓶内，经抗凝、过滤处理后回输给患者的一种回收式自体输血。该方法操作方便，设备简单，血液回输比较迅速且回收率高，能缩短循环血容量减少的时间，但只限用于纯粹的血液直接流出，如大动脉破裂、静脉破裂、血管外伤、脾脏破裂、异位妊娠破裂等，几乎没有组织挫裂损伤并且血液中不掺杂异物。如果回收血液中有异物混入，回输给患者时有可能发生以溶血为主的并发症，如高血红蛋白血症、肾功能障碍、败血症、DIC 及其他意外的血压下降。

表 8-4　非洗涤式与洗涤式自体回收输血的优缺点比较

	优点	缺点
非洗涤式	所需设备简单、便捷，血液回输迅速，回收率高	可以混入气泡引起空气栓塞，异物混入可能发生溶血、DIC 等并发症
洗涤式	彻底清除异物，单纯红细胞回输，并发症少	费用昂贵，红细胞回收率低，回输缓慢，稀释性凝血功能障碍

2. 洗涤式回收　利用自体血液回收机将患者创面血液回收，并经抗凝、过滤、离心处理后，再用大量生理盐水洗涤红细胞，去除其中的组织碎片、污染物、血浆、蛋白质和凝血因子，最终得到浓缩的红细泡，再回输给患者。洗涤后的血液其 Hct 可高达 0.50～0.60。洗涤式回收式自体输血临床使用较多，血液洗涤后能显著降低各种并发症，但需要昂贵的设备，血液回收率低，回输血液时间较长。血液洗涤后，血浆与血小板同时被清除，大量回输洗涤后的红细胞有可能造成稀释性凝血功能障碍，需要及时补充 FFP 及血小板。

二、适应证和禁忌证

（一）适应证

回收式自体输血是运用较广泛的自体输血，美国血库协会（AABB）输血指南建议在预计出血量＞20% 血容量的手术患者中使用。儿童血容量少可依其体重适当放宽标准，回收儿童小体积血液也有意义，能够显著减少异体血的用量。回收式自体输血广泛用于：①心脏外科，如心脏外科手术、瓣膜置换等。②普外科，如肝破裂、脾破裂、4 小时内的外伤手术等。③血管外科，如腹主动脉瘤破裂等。④泌尿外科，如肾切除、前列腺癌根治切除术等。⑤神经外科，如脑动脉瘤、脑膜瘤等。⑥器官移植。⑦妇产科，如宫外孕破裂大出血和子宫、输卵管手术等。⑧骨科，如髋关节置换术、双侧膝关节置换术、脊柱侧弯矫正术等。⑨稀有血型无法获得异体血液时，宗教信仰拒绝输入异体血时。

（二）禁忌证

下列情况，不宜开展回收式自体输血。①超过 4 小时的开放性创伤或非开放性创伤，体腔内积聚的血液超过 6 小时，该血液可能已被病原微生物污染，不宜回收。②被粪便、胃肠液、胆汁、羊水等污染的血液，以及感染伤口的血液均不宜回收。③患者全身状况不良，甚至出现肝、肾功能不全，有菌血症或败血症者。④肿瘤患者施行手术开展回收式自体输血尚存在争议，如果肿瘤较大，有骨髓转移和血液转移，并有淋巴结肿大者，应视为禁忌；如果患者肿瘤较小，无骨髓转移和血液转移的肿瘤手术时，在离肿瘤部位尽可能较远的地方剥离和切断，可以进行血液回收；如果肿瘤细胞一旦污染血液时，必须停止回收；回收的血液虽然通过离心和洗涤能去除一定的肿瘤细胞，但也不能完全清除，可能引起转移。

三、实施方案及要求

回收式自体输血应在严格无菌操作技术与适当医疗器械的辅助下，将患者在手术中或创伤后流失在术野或体腔内无污染的血液回收，通过血液回收装置过滤、洗涤或不洗涤、浓缩等处理后，于术中或术后回输给患者自身。

（一）回收自体血液

经过多年的改进，血液回收装置已日趋完善，通过抽吸、过滤、离心、洗涤流程自动化运行。回收式自体输血的设备种类较多，其主要区别在于处理的方法、速率与自动控制的程度。

自体血液回收机是临床较为常用的一种血液回收装置，其工作原理是依据负压原理，使用吸引头和吸血管将患者创口内血液吸入储血器内，同时滴加抗凝剂抗凝血液，再通过多层滤网过滤处理后进入回收罐，经分离、清洗、净化、浓缩等过程，分离去除废弃物，而后获得洗涤的浓缩红细胞，再回输给患者（图 8-1）。仪器在回收过程中，负压吸引压力一般控制在 200mmHg 以下，以免红细胞在吸引过程中遭到破坏。抗凝剂通常为 1 万～5 万单位肝素与 500mL 生理盐水的混合液，肝素生理盐水与吸入血液的比例为 1∶（4～5），并以 20 滴/分的速度滴加。

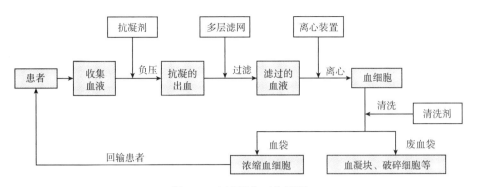

图 8-1 血液回收工作原理

（二）血液保存和回输

术中回收的血液一般不保存，处理后立即回输。暂不需要回输的血液，可置于室温保存，若保存时间超过 6 小时，应置于输血科（血库）专用 2~6℃冷藏箱中保存，但保存时间不得超过 24 小时。在符合血液回输要求的情况下，应尽快在术中或术后回输。一般每 2 小时回输一次，如果回收血量半小时内达到 300mL 以上，要立即回输。术后回收的血液，从开始收集到回输应控制在 6 小时内，超过 6 小时没有回输的血液应废弃。回输时应按同种异体血液输血方式进行。回输前，应详细核对血袋编号、患者姓名、性别、年龄、病案号或 ID 号、科别、病区、床号、ABO 和 RhD 血型、回输血量。血液回输时，应密切观察，并将回输情况记录于病历中。

四、不良反应

1. 出血倾向 大量回输不含凝血因子、血小板、Fg 的洗涤红细胞，可导致凝血障碍、蛋白质丢失。手术回输血液总量最好控制在 3000mL 以内，若大量回输，需要补充 FFP 或 PRP。

2. 溶血 回收输血操作过程中可造成溶血，特别是非洗涤式血液回输可引起短暂的游离血红蛋白增高，进而可能会出现血红蛋白血症和血红蛋白尿症。因此术前有肾功能障碍的患者，必须应用洗涤式回收式自体输血。

3. 感染 回收输注被细菌污染的血液，导致败血症的可能性较大，行术中回收式自体输血需要严格无菌操作，术后应常规使用抗生素治疗。

4. 弥散性血管内凝血 如果组织挫伤，长时间存留在体腔内的血液中可能含有大量的组织凝血活酶，可以诱发形成微小血栓。微小血栓能随着血液回输注入患者体内，若合并细菌感染可诱发 DIC。

五、注意事项

1. 术中回收的血液，因经洗涤操作，其血小板、凝血因子、血浆蛋白等基本丢失，应根据情况进行相应补充，防止出血。回收血液回输后，动态监测患者的凝血功能变化。

2. 必须使用输血器输注回收处理的血液，回输时需要过滤气泡，严防形成微血栓影响肺功能。

3. 血液回收人员应具有相应资质，严格按仪器标准操作程序规范操作，回收处理的血液不得转让输注给其他患者。

4. 术中快速回收的血液，若未做洗涤处理，应根据抗凝剂使用剂量给予相应的拮抗剂。

5. 回收血液时，仪器负压值必须控制在 200mmHg 以下，避免负压过高及过多，引起空气混入和红细胞破坏。

6. 手术过程中若发现血液被细菌污染或肿瘤细胞污染时，应立即停止血液回收。

第五节 三氧自体输血

三氧自体输血（AOBT），又称为三氧自体血回输疗法或大自血回输疗法，是《三氧疗法马德里宣言》推荐的全身应用方式之一。AOBT 是指抽出患者一定数量的血液，通过非玻璃放电技术产生的三氧（ozone，O_3）或医用臭氧对其进行过滤处理，氧化血液中的脂肪物质与蛋白多糖复合体，诱导、激活血液中的各种细胞成分，增强白细胞的吞噬作用，刺激机体非特异性免疫反应，调理人体内环境、降低机体敏感性和增强机体免疫力，然后再把处理后的血液回输到患者自体的一种治疗疾病技术。

一、三氧作用机制

（一）三氧具有的特性和功能

三氧，又名臭氧，是自然界大气中的成分，由三个氧原子组成，极易分解成氧气（O_2）和单个氧原子（O）。O_3 具有很强的氧化作用，具有很高的能量，有杀菌、脱色、除异味、分解有机物的作用。

1. O_3 是清毒净血能力较强的物质，被誉为"血液清道夫"，对血液毒素具有极强的亲和力，能够快速包裹、分解、汽化血液毒素，对细菌、病毒等微生物具有很强的氧化作用，而对正常细胞没有任何伤害。

2. O_3 具有抗炎、抗感染功能，血液经过 O_3 处理后，患者体内的炎症组织或感染灶中的细菌、真菌或病毒能被迅速消灭。

3. O_3 能溶于水，低浓度无色，高浓度为蓝色，性质很不稳定，常温下可分解，半衰期为 20～45 分钟。

4. O_3 具有止痛镇痛功能、氧化胆固醇功能、提高机体免疫力功能和向缺氧组织供氧功能。血液中的胆固醇、甘油三酯、低密度脂蛋白等，体内代谢产生的废物和细菌病毒分泌的毒物，以及各种致痛物，都能被 O_3 灭活或氧化分解，从而起到治疗疾病的作用。

（二）三氧在自体输血中的作用机制

依据 O_3 的性能，临床实施 AOBT 能诱导自体血液与 O_3 结合并发生反应，促使血液中的各种细胞成分产生细胞因子和活性代谢产物，触发人体系列免疫应答反应，用于治疗和预防各种疾病，调节机体亚健康。O_3 在自体输血中的作用机制体现在如下几个方面。

1. 激活机体红细胞，促其代谢旺盛，提高血红蛋白的氧饱和度，增强组织对氧和 ATP 的利用。

2. 激活机体的免疫系统，可使血液中的白细胞增加，噬菌能力增强。

3. 激活抗氧化酶系统，提高血浆中 6 酮前列腺素 F1 水平，增强机体抗氧化酶活性，减轻自由基对机体的损伤。

4. 改善血液流变学，使血液嗜碱性粒细胞上升，血液中游离肝素水平提高，使红细胞聚集性降低、变形能力增强。

5. 改善微循环，减轻脑水肿，调节脑血管的功能状态。

6. 改善血液中的物质代谢，如降低血糖、尿酸、胆红素、乳酸、丙酮酸等成分，也可降低脂质过氧化物丙二醛和血栓素 B2 的水平。

7. 改善血管壁状态，通过降低血小板聚集性使血黏度下降，从而使血管壁状态得到改善。

二、适应证和禁忌证

（一）适应证

AOBT 疗法适用于如下疾病或临床症状的治疗：①缺血缺氧性疾病，如脑血栓、脑梗死、心绞痛、心律不齐、心动过缓、糖尿病坏疽等。②免疫性疾病，如风湿性关节炎、类风湿性关节炎、强直性脊柱炎、银屑病、系统性红斑狼疮等。③炎症感染性疾病，如坏死性溃疡、动物咬伤、难以愈合伤口、烫伤等。④代谢性疾病，如痛风、高血脂等。⑤动脉粥样硬化、脉管炎等。

（二）禁忌证

AOBT 疗法不能用于如下疾病或临床症状的治疗，如甲状腺机能亢进、地中海贫血、酒精中毒、中重度活动性出血、近期心脏病发作、葡萄糖-6-磷酸脱氢酶缺乏症（蚕豆病）、静脉曲张、血小板功能不全或减少症，以及孕妇妊娠期和对医用三氧过敏反应的个体。

三、实施方案及要求

AOBT 治疗应在有采血能力和资质且能开展自体输血的科室进行，并按照自体输血管理模式和流程进行规范操作。

（一）治疗前评估

1. 检测内容 包括血常规、生化、输血相关传染病和心电图等指标，评价患者的凝血功能、甲状腺功能等。

2. 适应证评估 严格掌握适应证和禁忌证，根据病情需要确定采血量及三氧浓度，建立治疗记录表。

3. 知情同意 告知家属或患者病情，签署 AOBT 知情同意书。

（二）制定治疗方案

1. 确定 AOBT 频率 取决于基础疾病、病情的严重程度、预期效果及实际达到的治疗效果，应个体化制定治疗方案。一般三氧自体输血频率是 1 次 / 天，或 1～3 次 / 周；每个疗程 10～15 次；每年 2 个疗程或更多。

2. 设定 AOBT 采血量 采血量为 50～250mL，三氧混合气体与血液容量按 1∶1 比例混合。三氧的治疗浓度宜从低浓度开始，随治疗次数的增加逐渐提高，最大安全浓度不超过 80μg/mL。

3. 选择配套液体 0.9% 氯化钠注射液，用于维持静脉通路。

（三）检测流程

1. 组装耗材 治疗前准备好治疗包、消毒物品和医用垃圾袋、锐器盒等医用耗材，在洁净条件下组装"一次性三氧自体输血管路"治疗耗材。

2. 患者准备 核对患者信息，告知患者治疗目的，评估患者神志、配合程度、血管通路状况等，测量其生命体征并记录存档。

3. 仪器准备 将医用氧气与三氧治疗仪连接，调整仪器参数并检查运转情况，按照标准操作规程进行操作。

4. 采集血液 患者取坐位、半坐位或仰卧位，首选肘正中静脉或贵要静脉等大静脉穿刺，采用专用的三氧自体采输血器采集血液，并清楚标记。

5. 制备三氧化血液 将三氧混合气体按比例充入血液，顺时针缓慢均匀摇晃 5～8 分钟。不建议在治疗室采用注射器反复多次抽取 O_3 气体注入血袋的方式制备三氧混合血液，以避免细菌污染。

6. 回输三氧化血液 以 75～150 滴/分或 5～10mL/min 的速度回输三氧化血液，按先慢后快的原则进行调节。回输过程需要密切观察患者生命体征，回输结束后需用 0.9% 氯化钠冲管。

7. 治疗后处置

（1）患者拔除穿刺套管针后，使用弹力绷带包扎穿刺点，按压 10～15 分钟以上，留观 15 分钟左右。

（2）为保障溯源性，要求：①血袋标签完整，保存 24 小时后再按医疗废物进行处理。②耗材使用记录、治疗时的各种参数、患者病情变化及处理情况等记录规范，并进行信息化管理。

四、不良反应

AOBT 技术是目前欧洲最为倡导和广泛应用的一种肝病治疗方法，其效果已得到了 WHO、国际肝炎联盟的临床认定。近几年，国内部分医院的肝病科、康复科和疼痛科等开展了该项治疗服务，临床治疗上也取得了突破性的进展，但是此疗法尚存在一些潜在的风险，如治疗中发生院内丙型肝炎感染，因 O_3 使用不当或泄漏导致的治疗无效甚至产生空气栓塞或视力丧失和卒中等毒副作用。

AOBT 治疗可出现一些并发症，如血管迷走神经反射、低钙血症、视幻觉综合征、可逆性后部脑病综合征等，治疗过程中应严密监测患者血压、心率、呼吸、脉搏等，询问患者有无头晕、口唇发麻、心悸、呼吸困难等不良反应，并及时进行相应处理。针对中高风险患者，整个治疗过程建议采用心电监护方式，确保治疗安全。

五、质量控制

1. O_3 浓度监测　采用三氧浓度监测仪，每周进行 1 次 O_3 浓度监测。建议有条件的医院定期抽检 O_3 混合血液的血氧饱和度等血气指标。

2. 治疗室环境监测　治疗室必须通风良好，清洁安静。治疗开始前后，均应用医用等离子体空气消毒器消毒 1 小时。空气培养每月 1 次。

3. 仪器维护　仪器需保持清洁，注意三氧治疗仪取气口的保护，防止灰尘进入。

4. 物料合格　所使用的三氧治疗耗材为经过严格消毒的一次性无菌材料，必须符合医疗器械注册证，必须有出厂检验报告，并在有效期内使用。

5. 技术要求　执行 AOBT 治疗的医护人员必须培训考核合格后方可上岗。

第六节　自体输血的临床应用及发展趋势

随着医疗水平的提高和输血技术的发展，临床用血数量逐年增加，输血安全已成为日益关注的问题，自体输血在临床上受到了广泛关注及重视，且在临床应用范围越来越广。与异体输血相比，自体输血的优势比较明显，能够大大降低疾病传播的风险，同时还能较好地缓解临床血源紧张的局势。

一、临床应用

自体输血作为一种安全有效的临床治疗手段，能极大程度地缓解血液供需矛盾，不仅避免了异体输血的多重弊端，同时也可解决稀有血型、肿瘤治疗等患者的输血难题，被广泛应用于临床多种疾病的治疗中。

（一）心脏和大血管手术

心脏外科手术，如瓣膜置换术、冠状动脉搭桥术、心脏移植术等，由于手术出血量大，手术野污染少，是稀释式自体输血和回收式自体输血的最佳适应证。术前血液稀释安全易行，可减少40% 左右的血液需求量，但在患者状况不稳定或 Hct 太低时限制使用。术中自体血回收也可显著减少异体输血，一般在使用肝素抗凝前后，利用血液回收机收集处理手术野失血和体外循环回路管道的剩余血量，可用于心脏外科手术；胸腹部大动脉瘤手术出血和渗血较多，视野良好，但不适宜通过控制性降压和血液稀释的方法减少出血，采用回收式自体输血方便易行，血液回收率可达 70%～80%。

（二）骨外科和创伤外科手术

骨外科手术，如全髋置换术、胸腰椎管狭窄的扩大减压内固定术、颈椎前后路减压内固定术、脊柱侧弯矫治术等，手术创伤大、时间长、出血量多，一般在 1000mL 以上。通过血液回收机处理术中流出的血液，可获得含较高浓度的红细胞，同时清除了创面、骨、骨髓等组织碎片以及游离血红蛋白、抗凝剂、激活的凝血因子、混合的脂肪细胞和游离脂肪酸，能有效避免脂肪栓塞。严重创伤诱发的大量失血经常导致患者死亡，通过术中回收式自体输血可及时救治患者生命。特别是胸部外伤所致的胸腔内出血，以及血管外伤引起的内出血和后腹膜腔出血，失血较快且无污染，术中可根据情况应用回收式自体输血。

（三）肿瘤外科手术

对于恶性肿瘤手术，自体输血技术可能会引起肿瘤细胞血行扩散，其适应证存在争议。近年来，在自体血回收装置上采用微滤器吸附或离心分离法去除肿瘤细胞，可降低术后肿瘤细胞全身转移的风险。应用辐照技术对洗涤回收的红细胞进行 γ 射线照射处理，能有效杀灭其中残留的肿瘤细胞，避免了恶性肿瘤细胞在全身播散的可能性。尽管如此，肿瘤术中自体血液回输仍需开展更深入的临床研究，需谨慎对待。

（四）妇产科疾病

1. 自体输血可用于妇科出血性疾病的治疗。例如，异位妊娠破裂大出血，易导致低血容量性休克或死亡，是围生期患者死亡的因素之一。临床经常开展的子宫、输卵管、附件包块等手术，在异体血源无法得到保障时，回收式自体输血是一种安全有效的输血方式，可以极大地节约血液资源、提高抢救的成功率。

2. 产科实施自体血回收的安全性一直受到质疑，临床应充分考虑到手术羊水污染和母子血型不合引起的同种异体免疫性溶血等因素。近年来，产妇剖宫产时可经自动血液回收机回收血液，又经白细胞过滤器处理，能有效去除胎儿球蛋白、滋养层组织和碎屑等羊水成分，减少羊水栓塞的发生。

对于 Rh（D）阴性的孕妇而言，自体输血是一个较好的选择。由于我国的汉族人群中，Rh 阴性血型较少，约占 0.3%～0.4%，在临床抢救或是手术过程中，很难立即找出 Rh 同型的血源，且在产科手术中，发生出血的概率较高，这给产妇与婴儿的生命安全带来很大的安全隐患。预存式自体输血对于 Rh（D）阴性孕妇的应用较为广泛，若患者年龄在 22～36 岁，体重＞45kg，身体状况较好，没有肾、肝等疾病，均适合采用预存式自体输血。

3. 前置胎盘是妊娠晚期出血的主要原因之一，是妊娠期的严重并发症。临床研究表明预存式自体输血方式对于前置胎盘患者的血红蛋白、血小板、红细胞计数等不会造成影响，也不会威胁到产妇与胎儿的安全。对有前置胎盘的产妇实施预存式自体输血对降低孕产妇死亡率具有重要意义。

（五）特殊患者

部分宗教信仰人群，反对接受外源性和异体血液制剂，若在大手术中出现大量失血时，自体贮血和输血是最好的选择。稀有血型个体，如孟买型，由于红细胞上缺乏 ABO 血型抗原，接受外源性的红细胞可引发免疫反应，最佳选择也是自体贮血和输血。

（六）肝病

AOBT 是新世纪病毒性肝炎患者的福音，是治疗肝病的最新技术，运用 O_3 诱导血液中的各种细胞成分产生细胞因子和活性代谢产物，触发人体系列免疫应答反应，产生杀灭肝炎病毒的杀伤性 T 淋巴细胞及 NK 细胞等免疫细胞，利用人体自身的免疫机能来攻击和消灭肝炎病毒，发挥有效治疗病毒性肝炎的作用。另外，AOBT 也能发挥保肝护肝作用，O_3 通过促进血红蛋白的携氧能力，改善肝脏供氧，增强肝脏的血液循环，同时激活肝脏的自由基清除系统，清除肝脏中的毒素，提高肝脏的抗氧化能力和修复已受损的肝细胞。目前,该技术已广泛应用于临床治疗肝病,效果显著。

二、发展趋势

1. 预存式自体输血在国内外已成为许多择期手术患者术前的一项常规准备,但对预先贮血病例的入选标准有待进一步探讨。通常认为,自身贮血前和自身输血后均使用重组人红细胞生成素(rhEPO)、辅以铁剂是必要的辅助治疗手段,但从降低医疗费用的角度考虑,预估手术中的出血量和术前血红蛋白水平应作为衡量是否应用 rhEPO 等昂贵药品的最重要标准。对于预贮式自身输血,采血操作和管理还存在尚未解决的问题。据报道,目前预存式自体输血存在贮血未能得到有效利用而浪费情况较严重,甚至超过 50%。因此,迫切需要制订和完善自体输血相关的规范和操作指南,建立标准,评估用血量,充分发挥麻醉科等相关科室的作用等,以便根据患者的情况和手术风险确定采血方案,做好围手术期的血液保护工作。

2. 稀释式自体输血在获取手术用血方面的价值明显优于预贮式自体输血。首先,前者每单位血的医疗费用更低廉;其次,稀释式自体输血在患者离开手术室前就回输患者,从而避免了不必要的检测和管理上的差错。因此随着对低氧状态下患者有关病理生理规律认识的加深,稀释式自身输血在择期手术患者中将得到更广泛的应用,甚至有可能最终取代预存式自身输血。

3. 富血小板血浆(PRP)可用于临床多种疾病的治疗。PRP 作为自体血小板浓缩物,所含的各种生长因子之间具有最佳的协同作用,可更快促进组织修复;其纤维蛋白网状结构为修复细胞提供良好的支架,还可以收缩创面;用凝血酶可将 PRP 凝固成胶状,胶状 PRP 不仅可以黏合组织缺损,还可以防止血小板的流失,使其在局部长时间分泌生长因子,保持较高生长因子浓度,而使用液态重组生长因子试剂则具有在伤口易流失、易蒸发的缺点。PRP 来源于自体血液,具备"低风险、低痛苦、高疗效"的特点,广泛应用于:①慢性难愈合性损伤,如糖尿病足、压疮、烧伤、放疗后创面等。②整形美容科面部除皱、颞部凹陷填充、脂肪移植、痤疮瘢痕和秃发等。③骨科软骨和肌腱韧带损伤、退行性骨关节炎等软组织急慢性损伤。④薄型子宫内膜不孕症、空鼻综合征等。

自体 PRP 临床治疗安全有效,能很好地节约医疗资源,可大幅缩短平均住院日。但是,由于血小板保存时间过短限制了自采血小板的发展。随着血小板低温保存技术的研究和进展,未来有望延长血小板体外寿命,更高效用于临床改善患者的止血功能。

(武其文)

本 章 小 结

自体输血是临床上一种重要的输血治疗手段,不仅可以节约宝贵的血液资源,减少同种异体输血诱发免疫学反应的概率,而且还可以避免输血传播感染性疾病的风险,是一种经济、合理、科学、有效的输血方式。根据自体血液采集方式的不同,自体输血可分为预存式自体输血、稀释式自体输血和回收式自体输血。三种自体输血方式各具优势,临床工作中可根据具体情况单独实施,也可 2~3 种自体输血方式联合实施。近年来,由于血液供应远远不能满足临床用血量的快速需求,自体血回输已成为临床上重要的输血治疗手段。自体输血治疗已广泛应用于临床多个学科,如心脏和血管外科、骨外科和创伤外科、肿瘤外科、妇产科,以及在特殊血型或宗教人群患者也得到了极大的推广和应用,已成为围手术期血液保护的重要措施。

第九章 内科输血

输血是内科疾病的重要治疗手段之一。内科部分疾病，如血液系统疾病、消化系统疾病、肾脏疾病等均需要输血治疗。随着输血治疗技术的发展，成分血液在临床上得到了广泛应用，成分输血明显提高了输血疗效，减少了输血反应。本章围绕贫血、出血性疾病、自身免疫性疾病，重点介绍成分输血在内科疾病中的应用原则、输血指征及注意事项。

第一节 贫血输血

贫血不是一种独立的疾病，而是由多种原因或疾病引起的外周血液红细胞减少，红细胞数量、Hb浓度及Hct低于正常参考区间下限，机体缺少足够的血红蛋白运输氧到组织器官而产生的一组临床综合征。在我国海平面地区，若成年男性Hb＜120g/L，非妊娠成年女性Hb＜110g/L，孕妇Hb＜100g/L时即为贫血。贫血有无临床表现取决于贫血的病因、发生速度、严重程度和机体的代偿及耐受能力。按疾病进展速度，贫血可分为急性贫血和慢性贫血（血流动力学稳定的贫血）；按Hb浓度的多少，贫血又可分为轻度（90～109g/L）、中度（60～89g/L）、重度（30～59g/L）及极重度贫血（＜30g/L）。严重贫血可造成脑、心肌、肾脏等重要组织器官缺氧、功能障碍，甚至出现器官功能衰竭，威胁生命。因此，严重贫血患者通过接受输血治疗来纠正贫血，改善组织器官缺氧，预防贫血相关并发症的发生。

一、急性贫血输血

急性贫血是指红细胞在短时间内大量丢失或破坏，或者急性骨髓造血功能受损或停滞，不能及时生成和补充外周血液循环中的红细胞，导致Hb急剧下降的一类贫血。急性贫血起病急、进展快，红细胞数量锐减，患者缺氧症状明显，其机体在短时间内难以发挥有效的代偿，通常需要紧急输血。

（一）病因

急性贫血的病因较多，其中急性失血、溶血及骨髓造血功能障碍是引起急性贫血的主要原因。

1. 急性失血 主要见于外科创伤性出血及内科疾病并发的大出血，如肺咯血、胃-十二指肠溃疡、胃癌及食管-胃底静脉曲张破裂等。此外，遗传性出血性毛细血管扩张症、DIC、血友病等全身性出血性疾病也可以引起出血。

2. 急性溶血 主要见于红细胞异常疾病（如PNH、G-6-PD缺乏症等）和非红细胞因素疾病（如AIHA、药物中毒及毒蛇咬伤等）引起的急性溶血。

3. 急性骨髓造血功能障碍 主要见于骨髓造血受损或增殖障碍引起的造血衰竭，如重型再生障碍性贫血（SAA）及急性造血功能停滞等。

（二）病理生理特点

急性贫血起病急，通常以心输出量增加和血液重新分配启动机体的代偿功能。其病理生理特点见于以下几个方面。

1. 血液重新分配 急性贫血时机体处于应激状态，使交感-肾上腺髓质系统兴奋，儿茶酚胺大量释放，但不同血管对儿茶酚胺敏感性不同，阻力血管（如小动脉、微动脉）及容量血管（如静脉血管）明显收缩，静脉血管收缩后回心血量增加，有利于重要器官的供血供氧；但小动脉、微动脉收缩使肾脏血流量减少，可以诱发急性肾功能衰竭。

2. 心输出量增加 急性贫血时红细胞急剧减少，血液携氧量下降，组织器官缺氧明显。为保证机体重要组织、器官的供氧能力，机体启动代偿机制，并通过神经-内分泌调节使心率加快，心肌收缩力增强，心输出量增加。

3. EPO 增加 因失血或组织缺氧促使肾脏产生 EPO 增加，促进骨髓造血功能增加。例如，急性失血 5 天后，幼红细胞增生可达高峰。

4. 2,3-二磷酸甘油酸增加 贫血时机体红细胞内 2,3-二磷酸甘油酸（2,3-bisphosphoglyceric acid，2,3-DPG）含量代偿性增加，使氧解离曲线右移（需要 12～36 小时），血红蛋白与氧的亲和力下降，有利于血红蛋白中氧的释放，从而缓解机体缺氧状态。

5. 血浆胶体渗透压增加 溶血性贫血因红细胞大量破坏，血红蛋白大量释放到血液中，使血浆胶体渗透压升高，吸引组织液进入血管，使血浆容量扩增，血液稀释，血流加快，有利于组织供氧。

（三）输血原则

患者出现贫血时要积极查找原因，这是输血治疗的重要前提。急性失血时，组织器官血液灌注减少，导致组织缺氧、细胞功能障碍及脏器损伤。因此，急性失血首先要寻找病因，并及时补充血容量及红细胞制剂，纠正贫血，保证组织供氧。急性失血患者，失血量若超过自身血容量的 20% 时，为防止患者出现缺氧症状，需考虑补充红细胞；当失血量接近血容量的 50% 时，需考虑补充 FFP 和血小板。输血量的多少可根据病因、出血量及机体缺氧状况而定。当失血量少于总血容量的 20% 时，若 Hb＞100g/L，经晶体液扩容后，病情得到改善，血液循环稳定，Hct≥0.30，则不必输血；对于大量失血合并严重感染者，在监测其心输出量及氧含量的同时，将 Hct 提高到 0.35 以上，可降低死亡率。

（四）输血指征

1. 全血输注 全血输注能增加血容量，提高血液携氧能力。在急性失血量超过自身血容量的 30% 时，且伴有明显的失血性休克，通常在补充晶体液或胶体液扩容的基础上可输全血进行治疗。由于库存全血中的血小板及凝血因子已失去活性，在输全血量较大或有血小板减少、出现凝血障碍时，应随后补充新鲜血浆、血小板及凝血因子浓缩剂。

2. 红细胞输注 适用于红细胞生成障碍、破坏或丢失过多引起的急慢性贫血的治疗性输注，以及病理性红细胞成分置换等情况。通过红细胞输注，可提升血液携氧能力。急性失血休克早期，患者血液浓缩，需要依据出血量及其生命体征，以及患者的贫血性质、程度、心肺代偿功能和有无其他血液成分缺乏等因素来决定是否需要输注红细胞。若患者无明显缺氧症状，不推荐输注红细胞。红细胞输注时一般选择悬浮红细胞。1U 红细胞制剂和 1U 全血的携氧能力相同。鉴于悬浮红细胞容量小，引起的循环负荷较小，适用于血容量正常的贫血患者。通常每输注 1 单位红细胞成分可升高 Hb 5～10g/L 和 / 或 Hct 0.015～0.030。

3. 血小板输注 适用于血小板减少和 / 或功能异常引起出血的预防与治疗。血小板输注原则一般采用一次足量输注。通常每输注 1 个治疗剂量的单采血小板或 10 单位浓缩血小板可升高 PLT（20～30）×10^9/L。急性大出血的贫血患者补充大量液体及红细胞制剂后，可出现稀释性 PLT 降低；输注大量库存血也能引起 PLT 降低。以下几种情况应考虑是否需要输注血小板：① PLT＜50×10^9/L，应输注血小板。② PLT 在（50～100）×10^9/L 之间，应根据有无自发性出血或伤口渗血等情况决定是否输注血小板。如确定血小板功能低下，术中出现不可控渗血，输注血小板指征不受上述限制。③ PLT＞100×10^9/L，不用输血小板。

4. 新鲜冰冻血浆（FFP）输注 主要是补充凝血因子，用于预防或治疗凝血因子缺乏引起的出血或出血倾向。下列情况应考虑输注 FFP：① PT 或 APTT＞参考区间上限的 1.5～2 倍，或者国际标准化比值（international normalized ratio，INR）值＞1.5～2.0 时（肝病 INR 值＞1.3），伴有出血，每次 FFP 的输注剂量为 10～15mL/kg。②华法林抗凝治疗的患者，在用药过程中发生严重颅内出血，建议以 8～10mL/kg 的剂量输注 FFP。③大量失血和大量输血引起的凝血功能障碍，微血管有出血症状者。④血栓弹力图（thromboelastogram，TEG）显示 R 值延长，伴有出血者。⑤由于 FFP 在病毒灭活过程中损失了部分凝血因子，其使用剂量宜适当增加。

5. 冷沉淀凝血因子输注 主要用于凝血因子Ⅷ和／或Ⅻ和／或 vWF 和／或纤维蛋白原（Fg）和／或纤维连接蛋白（FN）缺乏的治疗性输注。通常冷沉淀凝血因子的每次输注剂量为 10～15IU/kg。一般 20U 冷沉淀（100mL 的 FFP 可制备 1U 冷沉淀凝血因子）可提升 Fg 约 1.0g/L。下列情况可考虑输注冷沉淀凝血因子：①先天性或获得性低 Fg 血症（血浆 Fg＜1.0g/L），伴有明显出血，而药源性 Fg 无法获得时，应输注冷沉淀凝血因子或 Fg 浓缩液。②大量出血或大量输血治疗时，Fg＜1.5g/L 时，宜输注。大量输血时，一般推荐红细胞：FFP：血小板以 1：1：1 的比例输注。③Ⅷ和 vWF 因子缺乏或活性较低导致的出血，在药源性 FⅧ浓缩制剂无法获得时，宜输注。

二、慢性贫血输血

慢性贫血是由慢性失血、感染、溶血、造血功能障碍及肿瘤等原因所致的，以慢性缺血、缺氧为主要特征的临床综合征。慢性贫血发生缓慢，贫血症状通常没有急性贫血严重。依据患者年龄、贫血程度、Hb 含量、缺氧状况及心肺代偿功能等因素综合考虑是否需要输血治疗。慢性贫血通常为血容量正常性贫血，若确实需输血治疗，可选择红细胞制剂，并将输血量和次数降低到最低限度，以减少输血反应和输血传播疾病等情况的发生。

（一）病因

慢性贫血主要是由于红细胞生成减少、破坏过多和慢性丢失所致。

1. 红细胞生成减少 常见于骨髓造血干细胞受损或造血抑制，造血原料缺乏，红细胞生成减少，如骨髓增生异常综合征（MDS）、再生障碍性贫血（AA）等。

2. 红细胞破坏过多 常见于红细胞膜异常、红细胞酶异常、Hb 结构异常及患者体内存在有红细胞抗体等原因引起红细胞破坏增多，如遗传性球形红细胞增多症、葡萄糖-6-磷酸脱氢酶缺乏症（G-6-PD 缺乏症）、珠蛋白生成障碍性贫血及免疫性溶血性贫血等。

3. 长期慢性失血 常见于长期慢性失血及出血性疾病，如寄生虫感染、消化道溃疡及肿瘤等。

（二）病理生理特点

慢性贫血发生缓慢，通过生理性代偿机制，机体能逐步适应缺氧状态。

1. 氧摄取率增加 慢性贫血时，细胞对氧的摄取率提高，组织细胞内线粒体数目、膜表面积及呼吸链中酶的数量均有所增加，细胞呼吸功能增强，氧摄取及利用能力增加。

2. 2,3-DPG 水平增高 慢性贫血患者，其红细胞内 2,3-DPG 浓度明显增高，氧解离曲线右移，血红蛋白与氧的亲和力降低，组织中氧释放增加，细胞利用氧的能力增强，有效缓解机体缺氧症状。

3. 心输出量增加 慢性贫血严重时，患者通过心脏代偿，心率增快，每搏输出量增加，有利于缓解缺氧。但是，人体的代偿能力是有一定限度的，若心输出量过度增加也会使心肌耗氧量增加，可进一步增加心脏负荷，加重机体缺氧。

（三）输血原则

慢性贫血的首选治疗原则是去除病因，治疗原发病。随着病因的去除，原发病症状的缓解，贫血可以得到纠正。在病因不明确时，应该慎用输血治疗，以免干扰诊断。慢性贫血应遵循"限制性输血"的原则，能不输就不输，能少输就少输。通常情况下，慢性贫血代偿期若无明显症状，一般不建议输血。慢性贫血失代偿期，患者有输血指征时，可根据"缺什么补什么"的原则，适量补充红细胞制剂，一般不予输注全血。

（四）输血指征

慢性贫血患者输血的目的是使机体生理性代偿需要减低到机体可以耐受的程度，虽然 Hb 是评价贫血的客观指标之一，但不是输注红细胞成分的唯一指征，需依据患者贫血程度、心肺功能、耐受情况及组织供氧和氧耗等因素，综合考虑患者的输血指征，尽可能减少贫血对机体的损害，以最大限度地降低输血反应。

1. 对于慢性贫血或 / 和血液动力学稳定的患者，当 Hb＜60g/L 和 / 或 Hct＜0.18，并伴明显贫血症状者，可考虑输注红细胞成分，以减轻贫血症状，降低贫血相关风险，而无症状的慢性贫血患者宜采用药物等其他方式治疗。

2. 慢性贫血患者 Hb 处于 60～100g/L 和 / 或 Hct 处于 0.18～0.30，并伴有贫血症状者，应减少活动，依据其组织缺氧与耗氧情况、心肺代偿功能及年龄等因素进行综合评估，再决定是否需要输血治疗。

3. 患者 Hb＞100g/L 和 / 或 Hct＞0.30 时，可不考虑输注红细胞。

4. 对于自身免疫性溶血性贫血患者，若 Hb＜40g/L，依据组织缺氧与耗氧情况及心肺代偿功能等情况，综合评估是否需输注红细胞成分；珠蛋白合成障碍性贫血患者，若 Hb＜130g/L，可考虑输注红细胞成分。

5. 老年慢性贫血合并心肺疾患，如急性心肌梗死、慢性阻塞性肺病、先天性心脏病、严重感染和实施肿瘤放化疗等患者，红细胞输注指征可适当放宽。

6. 生长发育期的慢性贫血患者，应尽量将 Hb 浓度提高到不影响儿童生长发育的程度。

三、输血注意事项

无论是急性贫血还是慢性贫血，均应以安全输血为前提，严格掌握输血适应证，针对不同患者应制定个性化的输血方案，采用限制性输血策略，寻找有效缓解病情的最小输血剂量，评估输血的有效性。对于急性贫血患者，血液动力学不稳定，主要依据其出血量和生命体征决定是否输血，特别是在患者休克早期，由于血液浓缩，不能单纯依靠 Hb 来评估患者是否输血，需要综合评估，合理选择成分血液进行输血治疗，充分考虑大量输血出现的并发症，如凝血功能障碍、酸碱代谢紊乱、低体温、高钾血症、低钙血症等。慢性贫血患者应个性化设定红细胞输注的指征和目标值，通常把输血治疗开始的前三个月作为临床试用时期，根据治疗效果调整后续治疗方案，使 Hb 浓度及 Hct 保持在稳定水平，维持机体正常的功能活动，促进基础疾病的治疗和恢复。输血时应注意以下情况。

1. 根据患者的具体情况选择合适的红细胞制剂。曾有输血后发热性非溶血性输血反应的患者，若需反复输血治疗时，宜选用去白细胞悬浮红细胞；曾有输血后过敏反应、IgA 缺乏症、阵发性睡眠性血红蛋白尿、晚期肝肾疾病与高钾血症等情况的患者，应选用洗涤红细胞；有先天性或后天性（如肿瘤放化疗后）免疫功能低下及造血干细胞移植等的贫血患者，若需要输血可选用辐照红细胞，以减少白细胞带来的不良反应；稀有血型患者，可使用自体或异体的冰冻解冻去甘油红细胞。红细胞制剂输注不适用于药物治疗有效的贫血患者，也不应作为扩充血容量、促进伤口愈合或是改善人体状态的治疗手段。

2. 患者接受红细胞制剂输注后，应及时观察其贫血改善情况，检测 Hb、Hct 等实验室指标，并进行临床综合评估，实时调整输注剂量，决定是否继续输注。

3. 对于合并心肺功能不全的患者或老年患者，输血速度应尽量慢，以 1mL/（kg·h）为宜，并严密观察输血过程。

4. 长期反复多次输血治疗的慢性溶血患者，可出现体内铁过多沉积，引起继发性血色病，这些患者若需要输血治疗最好选用年轻红细胞，并进行早期预防，必要时考虑驱铁治疗。

5. 全血和成分血液出库后，应在 4 小时内完成输注，输注速度宜先慢后快，开始的 15 分钟慢速输注，若无输血反应，以患者能够耐受的最快速度完成输注。

6. 临床输血治疗过程中，除生理盐水外，血液制剂中不能添加任何药物。

7. 血液置换、大量输血及患者体内存在有临床意义的冷凝集素时，应采用专用的血液加温仪进行血液加温，然后再行输注。

（马　丽）

第二节　血液系统疾病输血

血液系统疾病是因各种原因导致造血系统发生紊乱而引发的以贫血、出血、发热为特征的疾病，依据发病机制分为红细胞疾病、白细胞疾病和出血血栓性疾病。红细胞疾病性贫血多数是缓慢发生的，如慢性贫血，由于红细胞内 2, 3-DPG 增高，使红细胞内血红蛋白与氧的亲和力减低，增加组织末梢氧气的释放，从而减轻机体缺氧状态，使患者在贫血严重时机体仍然可以耐受而不表现出明显的贫血症状，此时轻易输血反而不利于改善病情。白细胞疾病的血液学表现多为白细胞质和量的异常、红细胞减少和血小板减少，严重者可表现为全血细胞减少。本节以再生障碍性贫血（AA）、阵发性睡眠性血红蛋白尿症（PNH）、珠蛋白生成障碍性贫血为例，介绍红细胞疾病的输血指征；以白血病、急性粒细胞缺乏症为例，介绍白细胞疾病的输血指征。血友病、DIC、自身免疫性溶血性贫血（AIHA）、ITP 等出血血栓性疾病的输血指征详见本章第三节和第四节。

一、再生障碍性贫血输血

再生障碍性贫血（AA）是一组因物理、化学、生物或不明原因所致骨髓造血多能干细胞、造血微环境损害或机体免疫功能异常等导致的骨髓造血功能衰竭的疾病，以全血细胞减少、皮肤黏膜出血为主要特征，根据其临床表现分为急性 AA 和慢性 AA 两种类型。输血是 AA 患者有效的支持治疗措施，可使其临床症状改善，但需要严格掌握指征，尽可能输注成分血液。

（一）输血原则

1. 严格控制输血　输血仅能减轻 AA 患者的临床症状，并非根本的治疗手段，原则上能不输血者尽量不输，将输血频次及输血量有效控制在最低限度内。临床上，输血治疗仅限于病情严重和失血过多的患者，不建议病情较轻的患者进行输血。因为高频次异体红细胞、白细胞及血小板输注等可刺激机体发生免疫反应，增加产生 IgG 抗体和发生溶血性、非溶血性输血反应概率，加大后续治疗难度。

2. 实施成分输血　AA 患者临床表现为全血细胞减少，但其血容量正常，故临床应根据患者的症状体征选择相应的血液制剂进行成分输注，从而减少输血反应，提高输血疗效。

（二）输血指征

1. 红细胞输注　急性型和慢性型 AA 的临床症状、贫血严重程度和进展情况均表现出不同，临床施行红细胞输注的要求不一。

（1）急性 AA 患者：Hb＜60g/L 伴有心功能代偿不全等临床表现，或安静状态下有明显贫血症状时，可适当输注悬浮红细胞，缓解患者的缺氧状态，无需将血红蛋白水平纠正到正常范围。年龄≥60 岁的急性 AA 患者，伴有需氧量增加和代偿反应能力降低，可调整 Hb 的输注阈值为≤80g/L。

（2）慢性 AA 患者：由于红细胞内 2,3-DPG 增高，即使 Hb＜40g/L，机体仍能代偿。因此，红细胞输注指征取决于贫血症状的轻重，可以参考 Hb 水平及患者的出血情况，尽量避免输全血。慢性 AA 患者，若拟行异基因造血干细胞移植（allogeneic hematopoietic stem cell transplantation, allo-HSCT），应输注经辐照后的红细胞。心肺代偿功能较差的 AA 患者，红细胞输注速度不宜太快。当贫血并发心力衰竭风险时，应控制输注速度，以 2～4 小时输注 1U 红细胞为宜，适当予以补充利尿剂。

2. 血小板输注　骨髓抑制可使血小板数量减少，当 PLT $< 10 \times 10^9$/L 时，或者发热时 PLT $< 20 \times 10^9$/L，即使患者没有出血性倾向，应预防性输注浓缩血小板或单采血小板；而 PLT $<（40～50）\times 10^9$/L 并有出血症状者，或 PLT $< 100 \times 10^9$/L 合并有中枢神经系统出血者，应立即治疗性输注血小板。当 AA 患者行一般性手术时，应使 PLT $> 50 \times 10^9$/L；如行重要器官部位手术，则应使 PLT $> 100 \times 10^9$/L。拟行异基因造血干细胞移植（allo-HSCT）者，应输注经辐照后的血小板。

3. 粒细胞输注　AA 患者不轻易输注粒细胞，但是若中性粒细胞持续 $< 0.5 \times 10^9$/L，可能危及生命，经广谱抗生素或抗真菌治疗 48 小时以上仍无效，且骨髓细胞增生低下时，可输注浓缩粒细胞并辅助抗生素治疗。因粒细胞半衰期短（6～8 小时），仅能暂时控制严重感染，若粒细胞输注次数愈多，在感染灶内分布亦愈多，效果愈好，临床为保证足够的粒细胞数量需要连续输注 5～7 天。粒细胞输注的治疗量 $> 1 \times 10^{10}$ 个/L 次，可使成人血液循环中的白细胞增加约 2×10^9/L。

■（三）注意事项

1. 警惕铁负荷过多的并发症。慢性 AA 患者，因长期多次输注红细胞可以导致铁负荷过重，引发含铁血黄素沉着症或输血性血色病。临床上，部分 AA 患者不是因疾病致死，反而是由血色病致死。因此，尽量减少输血次数，延长输血间期，或者使输血量控制到最低限度。

2. 控制同种异体免疫，降低输血传播性疾病的风险，建议优先选择洗涤红细胞和少白细胞的红细胞制剂，以减少输血反应发生的概率。

3. 反复输注血小板的患者，可能产生血小板抗体，导致血小板无效输注。血小板抗体阳性的患者，优先选择 HLA 和 HPA 配型相合的血小板。

4. 近亲成员间直接供血，可以使受血者发生输血相关移植物抗宿主排斥反应（TA-GVHD）的风险显著增高。

二、阵发性睡眠性血红蛋白尿症输血

阵发性睡眠性血红蛋白尿症（PNH）是造血干细胞磷脂酰肌醇糖苷-A（PIG-A）基因突变引起的后天获得性的良性克罗恩病。PNH 患者细胞膜表面缺乏一组膜蛋白，在酸性条件下，该细胞膜对补体异常敏感，常常在睡眠之后发生补体激活，红细胞溶解，临床表现为间歇性慢性血管内溶血和血红蛋白尿，常伴有中性粒细胞和 / 或血小板减少。严重贫血或血小板明显减少伴有出血倾向者，需要成分输血进行治疗。

1. 红细胞输注　PNH 患者通过输血可以改善组织供氧，同时也可以抑制自身红细胞的生成，减少体内补体致敏红细胞的比例，减轻血管内溶血。但是，因为异常红细胞对补体敏感，全血中含有的血浆成分可以提高补体水平，全血中含有的白细胞或白细胞碎片能够激活补体，可以诱发溶血甚至加重溶血。因此 PNH 患者应尽量避免输血，尤其避免输全血。PNH 患者多表现为慢性贫血，当 Hb > 60g/L 时，一般不需要输血治疗；当发生溶血、缺铁和缺氧症状时，需要进行输血治疗，最好输注去除白细胞的悬浮红细胞。

2. 血小板输注　PNH 患者常伴有血小板减少，有时甚至低至 20×10^9/L 以下，当有出血倾向时，术前需要预防性输注血小板防止出血。PNH 患者必须输注去白细胞的血液制剂，防止白细胞发生同种免疫产生 HLA 抗体，导致血小板输注无效。

三、珠蛋白生成障碍性贫血输血

珠蛋白生成障碍性贫血，又称地中海贫血或海洋性贫血，是一组遗传性溶血性贫血疾病，由于基因突变或缺陷导致血红蛋白中的一种或几种珠蛋白肽链合成缺如或不足所导致的贫血。地中海贫血综合征种类繁多，呈现出不同程度的小细胞低色素性贫血，临床表现轻重不一。重型患者多有黄疸、肝脾肿大、心脏肥大，常从幼年开始发病，严重影响其生长发育和智力发展，也可因无效造血促使胃肠道对铁吸收过多而继发血色病。此类遗传缺陷病多发在广东、广西、海南等省，目前尚无有效的治疗方法，异体骨髓移植或异体造血干细胞移植可达到治愈目的。重型或有溶血危象者常常需要输血，但经常输血可以引起继发性血色病，应该给予铁螯合剂和维生素 C 治疗，以促进铁的排泄。

四、白血病输血

白血病属于造血系统的恶性肿瘤，其特征是白血病细胞呈现恶性增殖伴分化成熟障碍，具有明显的质和量异常，并广泛浸润全身组织器官，使正常造血细胞生成受到抑制。外周血表现为白细胞质量及数量异常，红细胞和血小板数目减少。临床常出现不同程度的贫血、出血、发热及肝、脾、淋巴结肿大。依据白血病细胞分化程度不同，分为急性和慢性两种类型。急性白血病起病急，白细胞增减不定，有不同程度贫血伴血小板减少；慢性白血病白细胞明显增高，疾病早期可不累及红细胞和血小板，部分慢性粒细胞白血病患者可有血小板增多表现，随着疾病的进展，有不同程度的贫血和血小板减少。化疗和骨髓移植是治疗白血病的有效手段，疾病的本身自然病程和临床治疗过程中均可出现贫血、出血和感染。因此，输血必然成为辅助治疗白血病的重要手段，是获得缓解或延长生命的重要保证。

（一）输血原则

白血病患者血容量多为正常，不宜选用新鲜全血进行替代治疗，应根据患者的临床输血指征选择相应的血液成分。若白血病患者拟行 allo-HSCT，为避免移植物排斥反应，移植前尽量不输血，特别是不输注家族成员和 / 或干细胞供者的血液。对于需要反复输血的白血病患者，应选择少白细胞的血液成分，注意控制铁负荷风险。

（二）输血指征

1. 红细胞输注 贫血是白血病的常见症状，贫血合并白细胞瘀滞可使血液携氧能力下降，尤其是在化疗药物的毒性作用下，组织缺血缺氧状态进一步加重，易于诱发脏器功能的明显损害。因此，患者适当输注浓缩红细胞一方面利于改善症状及保证化疗的顺利进行，另一方面是红细胞作为免疫细胞可以参与免疫调节，有利于提高白血病患者的免疫功能。为了改善组织供氧能力，白血病患者常输注悬浮红细胞成分。白血病患者的红细胞输注指征：①轻度贫血，无须输血治疗。②当 Hb＜60g/L 或 Hct＜0.20，伴有明显的贫血症状，需要输注悬浮红细胞改善贫血症状。输血量应视贫血程度而定，一般输注 2U 红细胞可以提升 Hb 达 10g/L。③拟行异基因骨髓移植的患者，建议选用少白细胞的红细胞或者洗涤的红细胞，以预防白细胞和血小板引起的免疫反应。④大剂量化疗后免疫功能严重低下的白血病患者，为预防 TA-GVHD，应选择辐照红细胞。

2. 血小板输注 白血病患者常出现血小板、凝血因子减少，血小板功能异常，以及白血病细胞浸润血管壁和感染毒素损伤血管壁等现象，易诱发出血。通常情况下，白血病患者的出血症状与外周血中的血小板数量减少不成比例，因此是否输注血小板必须结合 PLT 和临床情况。白血病患者的血小板输注指征：①没有明显出血及并发症，血小板输注的阈值为＜5×10^9/L。②有少量出血或体温＞38℃时，血小板输注的阈值为（6～10）×10^9/L。③凝血功能障碍、肝素治疗或巩固强化期，血小板输注的阈值为＜（10～20）×10^9/L。④呈高风险出血，如发热、感染、活动性出血或需要手术治疗，PLT＞20×10^9/L 时仍需预防性输注。⑤白血病诱导缓解期，因出血风险高，PLT＜30×10^9/L 时，可进行预防性输注。⑥白血病诱导稳定期，病情相对平稳，适当从严把握预防性输注阈值，即 PLT＜10×10^9/L 才进行输注。⑦当出现呕吐、剧咳、感染、白血病细胞快速溶解、DIC、尿毒症、外科活检及腰穿等，应根据情况开展预防性血小板输注。

临床上一般采用单采血小板并以 1.0×10^{11} 个 $/m^2$ 体表面积的剂量进行输注，成人每次输一个治疗量（1 袋）单采血小板（含血小板 $\geqslant 2.5 \times 10^{11}$），1～3 天输 1 次，视病情而定。儿童患者，视年龄和病情不同可将 1 个治疗量的单采血小板分 2～4 次输注，以 $(5～10) \times 10^{10}/kg$ 为宜。患者若发生同种免疫而出现血小板输注无效时，选用 HLA 相合的血小板能改善输注效果。急性早幼粒细胞性白血病，尤其是多颗粒型者更易合并 DIC 而发生致命性出血，一旦并发 DIC，应补充适量的血小板和凝血因子，也可通过输注 FFP 或冷沉淀凝血因子，使患者重建凝血机制。

3. 粒细胞输注　白血病患者化疗后，由于骨髓正常造血功能受到抑制，粒细胞减少，患者免疫力低下，易引起细菌或真菌感染，所以患者应做好无菌隔离防护。临床上不推荐预防性粒细胞输注，因为预防性输注可增加同种免疫风险，建议使用粒细胞集落刺激因子进行治疗。严重感染患者，输注粒细胞可作为抗感染的有效辅助治疗手段之一。白血病患者的粒细胞输注指征：① WBC $< 1.0 \times 10^9/L$，中性粒细胞 $< 0.5 \times 10^9/L$，持续时间 < 1 天，无须预防性输注。② WBC $< 1.0 \times 10^9/L$，中性粒细胞 $< 0.5 \times 10^9/L$，持续时间 > 1 天，使用粒细胞集落刺激因子并经强有力的抗生素治疗 48 小时无效时，可进行治疗性输注。③治疗性输注粒细胞数量必须足够，每次输注粒细胞达 $(5～10) \times 10^{10}/L$，每天输注一次，连续输注 4～7 天。

（三）注意事项

1. 由于疾病原因，白血病患者可能出现 ABO 血型抗原减弱现象，临床开展 ABO 血型鉴定时务必进行正反定型，以防止错误定型、错误输血的后果。

2. 化疗前，白血病患者应避免输注浓缩粒细胞和血小板，更不要轻易输全血。因为，化疗前输注 HLA 抗原不匹配的粒细胞和血小板易诱发同种免疫反应产生同种抗体，影响后续治疗。若化疗后出现致命性感染或出血时，输注粒细胞和血小板可导致非溶血性发热性反应，降低输注疗效。

3. 白血病患者若多次输注粒细胞，有诱发粒细胞抗体产生的风险。粒细胞输注效果应以体温是否下降，感染是否得到控制作为判断标准，而不能以外周血白血病数量变化作为治疗效果的评判标准。

4. 已并发肺部炎症的白血病患者，不宜输注浓缩粒细胞，因为输入的粒细胞可以聚集在肺部毛细血管内，导致肺部炎症加重。

5. 单采粒细胞过程中可能会混入少量的红细胞，粒细胞输注时也需开展交叉配血试验，供受者相合才能实施输注。

6. 白血病患者化疗后因免疫功能受到严重抑制，最好输注少白细胞的红细胞或洗涤红细胞，血液制剂需要经 γ 射线照射，清除其中残存的淋巴细胞，防止 TA-GVHD 的发生。

7. 对反复输注血小板治疗的白血病患者，输血前应开展血小板交叉配血试验，最好给患者提供 ABO 同型、HLA 和 HPA 配合的血小板。

五、急性粒细胞缺乏症输血

急性粒细胞缺乏症是指中性粒细胞严重减少，绝对值常 $< 0.5 \times 10^9/L$，多以发热感染为特征的综合征，严重者可并发败血症。目前倾向认为，药物致敏患者体内有抗中性粒细胞抗体，不仅使粒细胞迅速破坏，也可直接损伤骨髓中粒系各个阶段的细胞，使之生成障碍，分布异常，最后导致粒细胞严重缺乏。临床上，抗生素治疗无效的患者，需要通过粒细胞输注帮助患者抗感染治疗，改善预后。

1. 输注指征　近年来，由于广谱强效抗生素的应用，粒细胞输注越来越少。粒细胞 $< 0.5 \times 10^9/L$，合并严重感染，用抗生素治疗 48 小时不能控制者，适用于粒细胞输注。但是，粒细胞输注仅是暂时性的治疗措施，适用于药物引起的粒细胞缺乏症患者，病因去除后粒细胞可自动恢复。临床上，抗感染有效者、恶性肿瘤晚期预后较差的患者，不适合输注粒细胞治疗。

2. 注意事项及效果评价 粒细胞缺乏症的粒细胞输注同白血病患者。

（邓小燕）

第三节 出血性疾病输血

出血性疾病是指止血、凝血功能障碍引起的皮肤、黏膜及脏器自发性出血或轻微损伤后出血不止的一组疾病，主要病因包括：①血管壁异常，如过敏性紫癜、遗传性出血性毛细血管扩张症等，此类疾病患者一般不需要输血，除非合并凝血功能异常或有严重贫血，才需要输注红细胞进行治疗。②血小板数量和/或功能异常，如ITP等，若病情严重可输注血小板。③凝血功能障碍，如血友病、vWD等，需要依据患者凝血因子缺乏的种类，输注相应的凝血因子或新鲜冰冻血浆（FFP）替代治疗可取得较好的止血效果。但是，由于库存全血中有活性的血小板、凝血因子较少，临床输注全血治疗效果不佳。

出血性疾病对人体的影响取决于出血量、出血速度及出血部位。若患者出血量较少，病情进展缓慢，可针对病因进行治疗，适当补充机体丢失的血液成分。若患者出血量较大，可按急性出血处理。但是，中枢神经系统等重要器官的出血，可适当放宽输血指征（如PLT可放宽至100×10^9/L），即使出血量不多，也要针对性地输注所需的血液成分。一般情况下，出血性疾病不宜补充全血。对于ITP、DIC等疾病，应结合病因进行输血治疗。

一、血友病输血

血友病（hemophilia）是一类由基因突变所致的凝血因子缺乏或质量异常的遗传性出血性疾病。按其缺乏的凝血因子不同，血友病可分为血友病A、B和C。血友病A、B均为X-染色体连锁隐性遗传，血友病C则为常染色体隐性遗传。血友病A（hemophilia A，HA）为凝血因子Ⅷ（FⅧ）缺乏，血友病B（hemophilia B，HB）为凝血因子Ⅸ（FⅨ）缺乏，血友病C（hemophilia C，HC）为凝血因子Ⅺ（FⅪ）缺乏，故血友病C又称为凝血因子Ⅺ缺乏症。凝血因子缺乏可导致凝血功能障碍，通常血友病A较常见，约占80%～85%；血友病B次之，约占15%～20%；凝血因子Ⅺ缺乏症发病率较低。

（一）血友病A输血

血友病A即甲型血友病，又称为遗传性抗血友病球蛋白缺乏症，是一种X染色体连锁隐性遗传性出血性疾病，患者母亲为致病基因携带者，但不发病，其儿子发病。血友病A以自发性出血或轻微外伤后不同程度的肌肉、关节腔、内脏、深部组织及皮肤黏膜出血为特征。根据患者血浆FⅧ促凝活性（FⅧ：C）水平高低及其临床出血的严重程度，可将HA分为轻型（FⅧ：C活性5%～40%）、中型（FⅧ：C活性1%～5%）和重型（FⅧ：C活性<1%）。在病情需要时补充FⅧ替代治疗HA疾病，可有效防止出血和并发症的发生。替代治疗首选病毒灭活的血源性FⅧ浓缩剂或基因重组的FⅧ（rFⅧ）制品，备选冷沉淀凝血因子和FFP，由于FFP中的凝血因子含量有限，对于严重出血或需要手术治疗的患者，单纯输注FFP治疗效果欠佳。

1. 血液制品及其使用方法

（1）成分输注：FⅧ浓缩剂，又称抗血友病球蛋白（AHG），是从2000～3000位供者的混合血浆中分离、提纯得到的冻干凝血因子。FⅧ活性以国际单位（IU）表示，1IU相当于正常人1mL的FFP中所含FⅧ活性。FⅧ浓缩剂通常剂型为200IU/瓶和400IU/瓶。

（2）使用剂量：针对血友病患者的出血治疗，应遵循早治疗、足剂量、足疗程的原则。按体重剂量每输注1IU/kg的FⅧ能使患者FⅧ：C水平提高2%。最低止血要求FⅧ：C水平大于等于20%，但是严重出血或中型以上手术的患者，因FⅧ消耗过多，应使其体内FⅧ：C水平大于等于40%。2020年世界血友病联盟（World Federation of Hemophiliacs，WFH）血友病管理指南包括预防性治疗方案：①高剂量方案：每次 25～40IU/kg，隔日 1 次。②中剂量方案：每次 15～25IU/kg，每周 3 次。③小剂量方案：每次 10～15IU/kg，每周 2～3 次。FⅧ的使用剂量应根据患者年龄、出血严重程度、出血部位、药代动力学特点及凝血因子制品供应情况等酌情而定。

若按体重剂量 1IU/kg 输注 FⅧ，可使患者体内的 FⅧ活性（FⅧ：C）提高 2%。FⅧ的补充剂量可参考如下公式：

$$FⅧ补充剂量（IU）= 体重（kg）× 所需提高的活性水平（\%）× 0.5。$$

（3）使用方法：FⅧ浓缩制品通常保存在 4℃冰箱中，使用时用生理盐水稀释后静脉滴注。HA 患者手术时，必须在术前、术中和术后给予 FⅧ补充治疗，直至患者拆线。

2. 注意事项

（1）FⅧ浓缩制品为冻干物，使用时应快速溶解并轻轻震摇。

（2）输注速度宜快，避免 FⅧ活性衰减。

（3）冷沉淀凝血因子中的 FⅧ活性相差较大，仅适用于中、轻型血友病 A 患者。

（4）若 FⅧ浓缩制品治疗效果较差，应考虑患者是否存在出血伴感染、FⅧ浓缩制品使用剂量不足或者体内存在 FⅧ抗体等情况。

（5）患者发生出血 2 小时内输注 FⅧ的治疗效果最佳。通常 FⅧ在体内的半衰期为 8～12 小时，若需保持患者体内 FⅧ：C 水平，需要每 8～12 小时输注 1 次 FⅧ，并持续用药数天。

（6）HA 患者反复输注凝血因子后，可以产生 FⅧ抑制物，如具有灭活或中和 FⅧ促凝活性的抗体，能引起 FⅧ水平和活性降低，出现 FⅧ制剂输注无效，此时可通过免疫抑制治疗或旁路治疗改善出血，临床上不建议使用活化的凝血酶原复合物（PCC），以防止血栓形成的风险。重型血友病患者，建议采用规律性、长期性和预防性的治疗措施。

（二）血友病B输血

血友病 B，即乙型血友病，或称遗传性 FⅨ缺乏症，为 X- 连锁隐性遗传性出血性疾病，但出血症状较 HA 轻。HB 临床分型同 HA 相似，根据 FⅨ：C 的水平，可分为轻型、中型、重型三型。HB 的治疗首选 FⅨ浓缩剂、基因重组 FⅨ制品（rFⅨ）或病毒灭活的血源性 PCC，也可选用 FFP 等进行治疗。

1. 血液制品及其使用方法

（1）凝血因子Ⅸ制品：高度纯化的 FⅨ和 rFⅨ，适用于血友病 B 患者。

（2）PCC：为灭菌冻干的血液制品，商品名为冻干人凝血酶原复合物，主要成分为肝脏合成的血浆凝血因子Ⅱ、Ⅶ、Ⅸ、Ⅹ，因其合成均依赖于维生素 K，故又称为维生素 K 依赖性凝血因子混合制品。正常新鲜血浆 1mL 中含 1 单位（IU）的 FⅨ。PCC 冻干制品每瓶剂量 200IU，为 200mL 血浆中的 FⅨ含量。

（3）使用剂量：血友病 B 患者一旦出血，通常采用凝血因子替代治疗，补充缺失的 FⅨ，每输注 1IU/kg 体重的 FⅨ可使患者体内 FⅨ：C 提高 1%。在使用 PCC 补充 FⅨ时，把血液 FⅨ提高到 20% 以上时可以止血。HB 的预防性治疗方案包括：①标准预防方案：每次剂量 25～40IU/kg，每周 2 次。②中剂量方案：每次剂量 30～50IU/kg，每周 1～2 次。③低剂量方案：每次剂量 20IU/kg，每周 2 次。目前，我国普遍采用的低剂量预防策略，每周一次，维持量为 10～20IU/kg，并按输注效果和临床症状调整剂量，制定个性化的治疗方案。若无 FⅨ制品及 PCC 时，可改用 FFP，以 15～20mL/kg 剂量输注可使患者血浆 FⅨ水平提高 5%～10%，但难以达到 25% 水平。

$$FⅨ补充剂量（IU）= 体重（kg）× 所需提高的活性水平（\%）。$$

（4）使用方法：自发性出血时，首次输注 PCC 或血浆 2～4 小时后，准备再次输注治疗，此后每隔 12～24 小时输注 1 次并维持使用，直至出血停止。若进行大手术时，FⅨ水平应提高至 50% 以上，并在手术后维持用药数天。

2. 注意事项

（1）PCC 治疗可引起发热、寒战、皮疹等输血反应，增加血源感染的风险。若使用 rF IX，治疗费用较高。

（2）PPC 含有不定量的活化凝血因子，大剂量使用有引起血栓风险，必须使用时建议增加使用小剂量肝素。

（3）F IX 治疗后产生抗体的情况较为少见，如发现有抗 F IX 抗体，应使用免疫抑制剂治疗。

（4）F IX 在体内半衰期约 18～24 小时，若要使患者体内 F IX 保持在一定水平，需每日输注 1 次 F IX，并持续用药数天。在严重出血或手术时，可每 12 小时输注 1 次。

（三）凝血因子XI缺乏症输血

凝血因子XI缺乏症，既往称血友病 C，为常染色体隐性遗传，男女发病率无明显差别，临床症状较轻，患者自发性出血较少见，常在拔牙等手术时发现，实验室检查 APTT 明显延长，F XI：C 降低，并且临床出血程度与血浆 F XI 浓度缺少相关性。F XI 缺乏且伴轻微出血，无须治疗，若发生严重出血，则需要替代治疗。目前，国内尚无 F XI 浓缩剂供应。新鲜血浆或 FFP 中 F XI 含量较高（0.9IU/mL），F XI 半衰期较长，约 52 小时，隔天输注 1 次即可维持血浆 F XI 水平。一般情况下，临床输注 5～20mL/kg 可使 F XI 水平上升到 25%～50%，能达到止血目的。由于库存一周内的血液可损失 80% 的 F XI，因而不建议使用库存血。

二、弥散性血管内凝血输血

弥散性血管内凝血（DIC）是在严重感染（如脓毒症等），肿瘤，病理产科（如妊娠感染、羊水栓塞、胎盘早剥等），组织损伤（如手术、创伤等）等疾病基础上；由多种致病因素损伤微血管系统，使凝血及纤溶系统被激活，形成全身性微血栓，机体凝血因子大量消耗并继发纤溶亢进，引起全身出血及微循环衰竭为特征的临床综合征。DIC 典型的临床表现为多部位出血、循环衰竭或休克、多发性微血管栓塞及微血管病性溶血。DIC 是一个动态的病理过程，临床上需要动态监测患者病情变化，有效消除病因，治疗基础疾病，改善微循环障碍，正确应用肝素和血液成分进行综合治疗。

（一）输血指征

除 DIC 临床表现外，实验室检查 PLT $< 100 \times 10^9$/L 或呈进行性下降；血浆 Fg < 1.5g/L 或进行性下降，或者高凝期 Fg > 4g/L；血浆 PT 延长或缩短 3 秒以上，APTT 延长或缩短 10 秒以上；3P 试验阳性或血浆纤维蛋白降解产物（FDP）> 20mg/L 或 D-二聚体水平升高，纤溶酶原、AT- III 含量及活性降低。DIC 的治疗原则上需要结合患者的病因及其临床表现，积极治疗原发病，改善微循环，在血液高凝期采取抗凝治疗，明显出血患者通过替代治疗及时补充凝血因子、血小板及 Fg。若出现纤溶亢进，应及时进行抗纤溶治疗，进而再重建新的凝血、纤溶间的动态平衡。

（二）血液成分选择与使用

有明显血小板减少，凝血因子减少，已进行病因分析及抗凝治疗，但 DIC 未得到较好控制时，若有明显出血表现时可采用血液成分替代治疗。但是，DIC 进展过程中不宜输全血，可以输悬浮红细胞和 FFP。库存全血不宜用于 DIC 的输血治疗。

1. 悬浮红细胞输注 适用于 DIC 失血过多且有显著贫血的患者。

2. FFP 输注 可以补充凝血因子，但是一次输入过多或速度过快，可使患者血液循环负担过重。DIC 进程尚未得到控制时不宜应用 FFP。FFP 每次输注剂量 10～15mL/kg，每毫升 FFP 中可加入肝素 2.5～5U。

3. 浓缩血小板输注 DIC 病程中消耗了大量血小板，PLT 减少伴有活动性出血，是浓缩血小板输注的重要指征。对于未发生出血的患者，但其 PLT ＜ 20 × 10⁹/L 或伴有活动性出血，PLT ＜ 50 × 10⁹/L 的 DIC 患者，需要在充分抗凝的基础上紧急输注浓缩血小板。急性白血病并发 DIC 的患者，因血小板生成减少，更有必要输注血小板。DIC 的病理进程中，无论疾病是否得到控制或未被控制时，均可输注血小板。

4. 冷沉淀凝血因子输注　冷沉淀凝血因子中含有 F Ⅷ、vWF、Fg 及 Fn 等成分，在 DIC 时可适当选用，如 DIC 伴血浆 Fg ＜ 1.0g/L 时，可以按 1～1.5 袋 /10kg 体重使用。冷沉淀凝血因子应在抗凝基础上应用，但不宜应用于 DIC 病理过程进展期。

5. Fg 制品输注　血浆 Fg ＜ 1.25g/L 时，可补充 Fg 制品，每克制品可提高血浆 Fg 0.25g/L，首次剂量为 2.0～4.0g，静脉滴注。24 小时内给予 8.0～12.0g，可使血浆 Fg 含量升至 1g/L。因为 Fg 在体内半衰期较长，若其达到所需的血浆浓度后，不必再维持输注。但是，在 DIC 病理进程中不宜应用 Fg 制品。

6. 抗凝血酶浓缩剂输注　抗凝血酶（AT）是凝血酶的主要抑制物，能中和血浆中约 2/3 的凝血酶。肝素是 DIC 抗凝治疗的常用药物，其抗凝作用主要在于它能增强 AT 的生物活性，DIC 时抗凝血酶显著减低，影响肝素的抗凝作用。早期补充 AT 浓缩剂，可提升肝素疗效。一般认为，AT 水平降至 50% 以下时应补充 AT 制品。一般情况下，1U/kg 的 AT 可使 AT 活性增加 1%。第 1 日补充 AT 制品 1000～2000U，第 2～5 日各补充 500U，可提高血浆 AT 活性至 80% 以上。无 AT 制品时，可选用 FFP 代替。

7. 其他凝血因子制品输注　PCC、F Ⅷ浓缩剂等在严重肝病合并 DIC 时可适当选用。在补充凝血因子前需确定 DIC 过程是否已得到控制，否则需在肝素抗凝的基础上补充凝血因子。

（三）注意事项

1. DIC 治疗过程中应动态监测 APTT、PT、凝血酶时间（thrombin time，TT）和 Fg 等凝血指标的变化，可结合血栓弹力图（TEG）的诊断结果，及时补充相应的凝血因子或新鲜血浆。

2. 补充血液制品时应注意患者的血容量变化，避免发生心力衰竭。

3. 在替代治疗前，需要正确判断 DIC 的病理过程。AT 水平恢复正常是 DIC 病理过程停止的有力佐证。若 DIC 病理过程已被控制，补充任何所需要的血液成分都是安全的；若 DIC 病理过程仍在继续，补充含有 Fg 的血液成分（如全血、FFP 及冷沉淀凝血因子等）存在着一定的风险。

（马　丽）

第四节　自身免疫性疾病输血

自身免疫性疾病是指多种原因导致机体免疫功能紊乱，产生了针对自身抗原的抗体和免疫学反应，造成多系统损害的疾病，如红细胞系统抗体导致的自身免疫性溶血性贫血（AIHA）和血小板抗体导致的 ITP 等疾病，均属于免疫性相关疾病，临床上应首选治疗原发病，合理进行输血辅助治疗。

一、自身免疫性溶血性贫血输血

（一）输血原则

AIHA 患者由于体内存在自身抗体，可干扰交叉配血试验，增加交叉配血难度，同种抗体加大溶血性输血反应的危险。另外，AIHA 患者对机体出现贫血情况，多已产生耐受，应尽量避免或减少输血。对 AIHA 患者实施输血治疗，最好选择 ABO、Rh 等血型相配合的洗涤红细胞，洗涤可以去除约 98% 的血浆蛋白和 80% 以上的白细胞，也能降低除红细胞抗体之外的其他因素引起的非溶血性输血反应。AIHA 患者若体内有意外抗体，则选择相应抗原阴性的红细胞进行输注。若临床供受者交叉配血试验均呈阳性反应，紧急情况下应选用交叉配血反应最弱的红细胞进行输注，缓慢滴注，密切观察有无输血反应。常规治疗效果欠佳者，可行血浆置换或者免疫抑制治疗。

（二）输血指征

1. 红细胞输注

（1）急性患者：若无意外抗体但有自身抗体者，一时无法确定 ABO 血型，可选择 O 型洗涤红细胞输注。

（2）慢性患者：①慢性重度贫血且不能耐受者，Hb＜40g/L 或 Hct＜0.13，且在安静状态下有明显贫血症状者，应输注红细胞，以改善缺氧症状。②患者 Hb＜50g/L，出现反应迟钝、嗜睡、昏迷等中枢神经系统症状，且对糖皮质激素等治疗无效者，应输注红细胞。③溶血危象者，贫血进展迅速甚至危及生命者，需要立即输注红细胞。AIHA 患者有输血指证时，应在输血前使用糖皮质激素可减轻输血反应的发生。

2. 血浆置换　血浆置换可迅速减少体内的自身抗体，结合一定量丙种球蛋白可更好控制溶血，缓解症状，适用于危重、急性和难治性 AIHA 患者。每次以 20～30mL/kg 的标准进行血浆置换，每天或隔天置换 1 次，3～4 次为一个疗程，能较快控制溶血，改善症状，预后较好。

3. 自身输血　对于 AIHA 患者，尤其是机体已产生意外抗体的患者，在其病情稳定期采集一定量的红细胞，低温保存，需要时解冻复苏再回输给患者本人。此方法可避免异源血液诱发的免疫反应和输血相关感染性疾病。

4. 血小板输注　AIHA 患者的主要症状是贫血，一般不需要输注血小板，对于伊文思综合征（Evans syndrome）患者，早期及时输注血小板，可防止颅内出血。

（三）注意事项

1. AIHA 患者，因其体内存在有自身抗体可以非特异或特异性地凝集异源红细胞，输血时可以加重溶血，因此，应慎重对待其输血治疗。

2. 重视输血前的实验室检查，如红细胞 ABO、Rh 等血型鉴定和意外抗体筛查等。

3. AIHA 患者，冷抗体或温冷混合抗体均可影响输血疗效，血液输注前需要 37℃加温，并注意患者肢体保暖。

4. AIHA 患者体内若有 IgG 温抗体，输血前应用大剂量激素治疗，可获得较好的效果。

5. AIHA 患者输血时需要密切观察，不宜一次大量输血，一般以每次 100mL 剂量输注红细胞，输血速度宜慢，一般为 5mL/min。否则，易加重循环负荷。

二、免疫性血小板减少症输血

免疫性血小板减少症（ITP），是一种获得性自身免疫性出血性疾病，因患者血液中含有血小板抗体，可导致血小板寿命缩短，血小板免疫性破坏，外周血中的血小板数量减少，临床表现为皮肤黏膜出血，严重者可致内脏甚至颅内出血。本病分为急性型和慢性型，急性型多见于儿童，慢性型起病隐匿，多见于成人。

（一）输血原则

ITP 患者血液中存在血小板自身抗体，该抗体既能破坏自身血小板，也可以破坏输入的血小板。因此，ITP 患者输血治疗有风险，尽量不输注血小板。原则上，PLT＞30×10^9/L，无出血表现及风险，观察随访，无须输血治疗；只有在血小板显著减少，PLT＜20×10^9/L 并伴明显出血且严重威胁患者生命，或者需要紧急手术时，才考虑输注血小板。

（二）输血指征

1. 重症 ITP 患者，血小板＜$10×10^9$/L，伴有胃肠道、生殖道、中枢神经系统或其他部位的活动性出血或需要急症手术时，应紧急输注浓缩血小板，务必迅速提高 PLT＞$50×10^9$/L。也可用血浆置换去除循环血液中的抗血小板抗体，减少血小板破坏，有效控制出血症状，缓解病情。

2. ITP 患者有出血症状，可输注浓缩血小板。不同疾病的临床诊疗过程其血小板输注阈值不同：①口腔科检查时，PLT≥$20×10^9$/L。②拔牙或补牙时，PLT≥$30×10^9$/L。③小手术或自然分娩时，PLT≥$50×10^9$/L。④大手术时或剖宫产时，血小板≥$80×10^9$/L。

3. ITP 患者一般采用如下输注方法：①每次输注 1～2U 机采血小板，2～3 天输注一次。②如出血不止，每天输 1～2 次，直至出血停止。③输注血小板时，同时大剂量静脉注射免疫球蛋白（IVIg），按 1g～2g/kg 的剂量并分 4～5 天应用，如 0.4g/（kg·d）×5 天，可获得良好的止血效果。④必要时，可反复多次输注血小板，同时给予糖皮质激素治疗。

（三）注意事项

ITP 患者必须把握好输血指征，非必要时不输注血小板。因为短期内反复输注血小板，可能造成患者产生同种抗体，使血小板破坏加速而影响疗效。ITP 患者若出现脾亢、DIC 或者严重 G⁻杆菌感染时，输注血小板时应加大剂量，同时给予免疫球蛋白和糖皮质激素治疗。

三、血栓性血小板减少性紫癜输血

血栓性血小板减少性紫癜（TTP）是一种病因未明的血栓性微血管病，伴有微血管病性溶血性贫血，其典型"五联征"表现为血小板减少、微血管病性溶血、发热、神经精神症状和肾功能损害。TTP 的发病机制是血浆 vWF 裂解酶（ADAMTS-13）活性减低，出现了超大的 vWF 多聚体，与血小板结合能力增强进而诱发血小板聚集，导致血小板血栓形成与微血管病性溶血。TTP 可分为遗传性和获得性两种类型，前者因 vWF 裂解酶基因缺乏而发病，后者因机体产生了针对裂解酶的抗体，从而抑制了裂解酶的活性。

（一）输血原则

TTP 一旦确诊应尽早治疗，血浆置换为首选的治疗方法。TTP 患者，可以输注 FFP 或冷上清（FFP 制备冷沉淀凝血因子后剩余的血浆），结合 IVIg 和免疫抑制治疗。除非大出血危及生命，一般不主张血小板输血治疗。

（二）输血指征

1. 采用 FFP 作为置换液，通过血浆置换可补充 vWF 的裂解酶，清除体内裂解酶抗体、vWF 超大多聚体，补充正常的抗聚集因子。若 FFP 治疗效果欠佳，可更换置换液，选用不含有 vWF、Ⅷ因子和 Fg 的冷上清，具有良好的置换效果。美国输血协会（AABB）推荐每天血浆置换量为患者血浆容量的 1.0～1.5 倍，每次 2000mL，每天 1～2 次。

2. 若血源紧张不能进行血浆置换者，可输注 FFP 或冷上清，第一天以 30mL/kg 剂量输注，第二天以 15mL/kg 剂量输注。

3. 对于多次复发或开展血浆置换无效的患者，可考虑 IVIg。

4. 对于高度疑似或确诊的 TTP 患者，因为输注血小板可以增加血液循环中的血小板数量，可导致微血管栓塞而加重病情。因此，仅在血小板数量极低并出现严重出血，甚至危及患者生命时，才考虑输注血小板进行救治。

5. 贫血症状严重的 TTP 者，可输注悬浮红细胞纠正贫血。

（三）注意事项

1. TTP 患者，若 PLT＞150×10⁹/L、乳酸脱氢酶（lactate dehydrogenase，LDH）恢复正常并无伴发神经系统症状时，建议间断使用血浆置换术巩固治疗效果。如在减量或停止血浆置换过程中病情复发，则需重新施行血浆置换。

2. 血浆置换可引起少数患者出现输血反应，如抗凝剂枸橼酸钠毒性作用引起的低钙血症，应注意及时口服补钙。

3. TTP 容易复发，患者应定期监测血小板数量和 ADAMTS-13 活性。病情稳定后可使用潘生丁和 / 或阿司匹林，能减少复发概率。

4. 输注 FFP 时，应维持患者体液平衡。

5. 由于 TTP 是自身免疫异常，血浆治疗效果仅具有暂时性，同时结合免疫抑制治疗，如静脉输注甲泼尼龙、地塞米松、泼尼松等，可望提高疗效。

6. TTP 患者若发生肾功能衰竭，输注血浆的同时可联合应用血液透析。

（邓小燕）

本 章 小 结

输血作为一种特殊的临床治疗手段，已在内科治疗实践中得到了广泛的应用，但仍存在一定风险，输血可引起输血反应及其相关疾病的传播，科学地把握内科输血治疗原则，严格掌握输血指征，并根据患者的病情需要选择相应的血液成分输注，是保证临床用血质量和安全的重要前提。急性贫血病情发生急，失血速度快，可根据患者出血情况、缺氧状况选择性进行血液成分输注。慢性贫血病程进展相对缓慢，机体通过代偿可缓解部分缺氧和贫血症状，尽量避免输血，若需输血应采用最低输血量。血液系统疾病，是由多种原因导致造血功能异常而引发的以贫血、出血、发热为特征的疾病，如血友病、AA、AIHA、ITP、白血病等，临床应根据患者的输血指征，选择相应的血液制剂 / 制品进行成分输血，尽量选用少白细胞红细胞、辐照红细胞、单采血小板、单采粒细胞等成分，避免同种免疫反应和其他的输血反应。

第十章 外科输血

随着医学的快速发展,麻醉、无菌术、输血等一系列具有历史里程碑问题得到了解决,治疗贫血、凝血功能障碍和出血的新设备、新技术也在不断涌现,以及新药物和血液代用品等在临床外科诊疗过程中进行了广泛应用,外科学得到飞跃性的发展,强有力地促进了外科医生理念的变化和外科学的发展及其治疗技术的提高。输血作为外科重要的治疗手段,对急救创伤、择期外科手术治疗不仅起着保驾护航作用,而且也是必不可少且无可替代的治疗手段,是手术外科发展的一个重要基础。输血虽可迅速挽救患者生命,但也可能引起输血反应。本章主要介绍外科输血的治疗原则,以及创伤、烧伤、心血管手术、大出血等疾病的输血治疗措施。

第一节 输血治疗原则

患者围手术期是否需要输血治疗,如何选择血液成分,能否在术前、术中或术后采取其他的治疗措施避免对患者造成不良反应,是临床医生需要面对的问题。针对外科疾病患者,围手术期应合理开展输血治疗,加强血液管理,严格掌握输血指征,避免不必要或不合理的输血,提高输血治疗的有效性和安全性。

一、术前限制不必要输血

外科输血的目的是提高血液携氧能力、止血和扩容后补充血液成分。输血只是一种替代性的治疗手段,临床应用有利有弊,非必要不输血,但是有些疾病术前采取一些治疗技术若能改善患者状况,尽量减少或避免输血。

(一)纠正贫血

1. 方案 机体对贫血反应取决于患者的基本病情、失血速度、治疗药物及 Hb 水平等。术前贫血是围术期的高危因素,可以影响手术治疗效果,增加患者的病死率。术前可以通过输血治疗以纠正贫血,但是输血同其他操作技术一样,存在着许多风险,如发生输血传播性疾病、输血相关急性肺损伤(TRALI)和输血相关的免疫反应等。术前,最好通过治疗基础病以纠正贫血,分析贫血的原因并对症治疗,如补充铁剂和促红细胞生成素(EPO)以纠正贫血,能有效减少异体红细胞输注造成的不良反应,提高手术治疗的安全性和有效性。术前患者保持足够的 Hb 水平,是手术安全和降低术中输血的基本保证。对于代偿好、基础状况较好的小手术,术前 Hb 应维持到 70～80g/L。较复杂的手术,估计术中失血量超过 10mL/kg,术前 Hb 应维持到更高水平。

2. 措施

(1)减少血液丢失:术前可采取控制出血,减少医源性失血,预防和治疗溃疡,纠正凝血功能障碍和避免使用引起溶血的药物等措施。

(2)增强造血作用:术前可给予维生素 B、维生素 C、叶酸、铁等药物,适当增加营养,避免使用骨髓抑制剂,也可使用 EPO 或其他造血生长因子等增强造血功能。

(3)增加氧供:使用容量复苏疗法、治疗胸部损伤、优化通气、插管、增加吸入氧浓度和提供高压氧等方式增加机体的氧气供应。

(4)降低氧耗:术前可以通过治疗疼痛、给予镇静剂和 / 或抗氧化剂、插管、通气、维持体温正常和考虑受体阻断等方式降低氧气消耗。

（二）纠正凝血功能障碍

外科患者凝血机制紊乱可导致术中大量失血，或者不能控制的出血，甚至死亡。因此，术前对凝血功能障碍性疾病的诊断和治疗非常重要。先天性凝血功能异常性疾病（如血友病 A、血友病 B、vWD 等）和获得性凝血功能异常性疾病（如维生素 K 依赖性凝血因子疾病、肝脏疾病或药物治疗引起的血小板减少和凝血功能异常、DIC、大量输血与输液造成的稀释性凝血因子缺乏和血小板减少等），可以通过凝血功能检查（表 10-1）、凝血功能和血小板功能的动态监测试验（表 10-2）及 TEG 技术予以确认，能有效评估围手术期出血的风险。

表 10-1 凝血功能的筛查试验

检查项目	缩写	评价的内容
血小板计数	PLT	血小板数量多少
凝血酶原时间	PT	外源性凝血途径
活化部分凝血活酶时间	APTT	内源性凝血途径
凝血酶时间	TT	纤维蛋白原转为纤维蛋白的时间
纤维蛋白原	Fg	纤维蛋白原含量及功能
纤维蛋白原降解产物	FDP	纤溶功能

表 10-2 凝血功能和血小板功能的动态监测试验

检查项目	缩写	评价的内容
凝血酶生成时间	ACT	凝血酶发生激活的时间
凝血速率	CR	Fg 转变为纤维蛋白的速率
血小板功能	PF	血小板黏附、聚集、收缩功能

1. 凝血功能异常者的治疗方案 术前先天性及获得性凝血功能异常时的具体治疗办法：①维生素 K 依赖性凝血因子疾病：维生素 K 是肝脏合成 II、VII、IX、X 凝血因子的辅因子，相应因子生成减少可引起凝血功能异常。首先去除维生素 K 缺乏的诱因，如停用抗凝药物（如华法林）、治疗吸收不良或饮食缺乏；若患者发生出血，可根据情况考虑静脉给予维生素 K 或输注 FFP。②肝病：由于很多凝血因子在肝脏中合成，术前提升凝血因子水平和改善凝血功能需先治疗肝脏疾病，有出血症状时需要考虑输注维生素 K 或 FFP 等。③ DIC：在对症治疗原发性疾病的同时，TEG 实验结果能为 DIC 临床分期提供较好帮助；高凝期以肝素抗凝为主，同时补充抗凝血酶 III（AT-III）以稳定血块，低凝期以补充凝血因子和血小板为主，继发纤溶亢进以稳定血块抑制纤溶为主。④血小板减少的情况：有创伤诊疗检查和非高风险部位的小手术，要求 PLT $>50\times10^9$/L；中等风险部位的手术，PLT 需提高到（70～80）$\times10^9$/L；颅脑、前列腺、脊柱等高风险部位的手术，PLT 需提高到 100×10^9/L；脾功能亢进需要进行脾切除的患者，以及产妇，术前 PLT 可以处于（40～50）$\times10^9$/L。⑤长期使用抗凝药物治疗：绝大部分抗凝药物可增加术中及术后出血的风险，但对于既往有栓塞病史及血液高凝状态者，术前突然停药可能增加血栓形成的风险，因此术前是否停药、以及何时停药应综合评估患者是否有血栓和出血的风险后再做决定。

2. 正在接受抗凝者的治疗方案 患者接受不同抗凝药物治疗时，术前应采取不同的处理措施：①术前接受华法林治疗者，需暂时停药，并应用肝素进行桥接，即在停用华法林的短期应用普通肝素（unfractioned heparin，UFH）或低分子肝素（low molecular weight heparin，LMWH）替代性抗凝治疗。若非急诊手术，一般术前 5 天停用华法林，根据血栓栓塞的危险程度进行肝素桥接治疗。②服用肝素抗凝治疗者，由临床专科医生根据凝血相关检测结果对症制定用药方案，决定是否用鱼精蛋白中和肝素。③服用非维生素 K 口服抗凝剂（如达比加群、利伐沙班、阿哌沙班、依度沙班等）的患者，建议在皮肤手术、牙科手术、结肠内镜检查（息肉切除术除外）及大多数眼科手术中继续使用；对于需要维持正常凝血功能的低危者，应在术前 5 天停止用药，无须进行过渡性治疗。④使用抗血小板药物治疗者，如冠心病患者，是否需要停药很难选择，需要综合考虑患者病情、外科手术轻重缓急和医生的手术技巧等。血栓风险高，应延迟择期手术；血栓风险低，可暂停药物治疗，确保外科手术顺利进行。出血风险低，术后尽可能不中断药物治疗。心脑血管疾病患者抗血小板治疗建议参考血小板聚集功能实验结果，在保证患者的生存能力前提下选择抗血小板治疗药物；血栓栓塞性心脑血管疾病及静脉曲张手术后均需要进行抗血小板治疗，可选择口服阿司匹林肠溶片、华法林钠片等药物。⑤危及患者生命的大出血，如各种外伤大出血、急性胃肠道大出血等，使用所有抗凝剂都应该遵循基本的复苏原则，患者应迅速开放气道，建立循环，通过压迫止血，快速液体复苏和静脉输注悬浮红细胞和血浆等。

◤（三）恢复血容量

维持足够的有效循环血量是保证手术安全的关键环节。在急性失血、血容量不足时，及时补充血容量、去除病因、控制失血、阻止体液丢失是治疗急性失血的关键。正确估计失血量，合理补充血液代用品，如晶体液（按失血量：晶体液为1∶3的比例）或人造胶体液（按失血量：胶体液为1∶1的比例），以维持足够的有效循环血量。目前液体复苏策略倾向于"晶胶并用，各尽其能，速度适中，个体化原则"。对于出血未得到控制的失血性休克，早期可采用控制性复苏，以保证重要脏器的基本灌注，维持可耐受的低血压状态，尽快止血。出血控制后再积极进行容量复苏，这样可控制失血和减少异体血的输注。

二、术中减少失血

术中失血可致血容量减少，机体携氧能力下降，手术视野变模糊影响手术操作，甚至影响患者术后恢复，所以术中需要采取一定的措施最大限度地控制失血。

◤（一）外科技术及设备

1. 手术技术　外科医师应根据患者病情，选择最有利于患者的术式施行手术，术中小心地沿血管的平面进行解剖和精细止血，同时高度关注长时间手术时的创面渗血，尽可能地减少术中失血。

2. 微创外科技术　腹腔镜、胸腔镜和机器人辅助手术等微创技术目前已在临床上广泛应用，对减少手术出血十分有效，主要是手术视野放大，细小血管和微量出血能清晰可见，可进行更加精细的解剖操作和止血。

3. 止血带技术　四肢进行手术时应合理使用止血带，可以减少术中出血，改善手术视野，缩短手术时间，预防恶性细胞、脂肪栓子扩散，但也可能会引起神经麻痹、血管损伤和患肢肿胀等并发症。因此，术中使用止血带时应注意其充气压力及控制使用时间。严重动脉粥样硬化者不宜使用止血带。

4. 血流阻断技术　术前栓塞相应器官的动脉，如子宫动脉栓塞、脾动脉栓塞以及肝门血流阻断等，可减少手术时的动脉性出血。

5. 先进外科设备　随着超声刀、电切刀、高频氩气刀、彭氏多功能手术解剖器等先进外科设备的引入，术中失血量明显减少。

◤（二）止血药物和材料

止血药物可以作为围手术期高危出血风险患者的预防用药，或作为难治性大出血的干预手段，已广泛用于外科手术中，具有良好的止血效果。临床常用的局部止血药物和材料包括血管收缩剂（如肾上腺素）、吸收性明胶海绵、医用纤维蛋白胶、凝血酶、可吸收纤维素纱布等，常用的全身性止血药物包括抗纤维蛋白溶解药（如氨甲环酸、6-氨基乙酸）和促凝血药物（如 Fg、PCC、重组Ⅶ因子激活物、去氨加压素等）。

◤（三）麻醉技术

麻醉技术对减少手术失血有重要作用。适当的麻醉深度可以防止交感神经过度兴奋引起的高血压发作和心动过速，避免因 CO_2 过度潴留或碳酸过多引起血管扩张而增加手术失血，适当应用区域性麻醉（如硬膜外和蛛网膜下麻醉技术）可以减少手术失血。若涉及大血管或颅内血管手术时，可采用控制性低血压技术减少手术失血，但有危险性，临床应慎用。

（四）合适体位与保暖

采取适当的体位，使手术部位静脉引流通畅，可以减少术中失血。例如，术中可以抬高手术部位，使其水平稍高于心脏水平，如下肢、盆腔和腹部手术采取头低位，头和颈部手术采取头高位，可减少失血量，保持手术视野清晰。术中应充分注意患者的体位改变，评估可能产生的不良反应，如循环抑制、通气受限、神经压迫损伤、静脉气栓等。

体温是人体重要的生命体征之一。低体温可致凝血功能异常或改变。外科手术患者，尤其是术中大失血患者，应注意保暖，可通过使用保温毯、输血或输液加温、预热消毒剂等措施实施。

三、围手术期开展自体输血

自体输血是指采集患者自身的血液成分，以满足本人手术或紧急情况下所需的一种输血疗法，不仅可以节约血液资源，减少异体输血，还可以降低输血反应和输血传播疾病的风险。

四、输血指征

围手术期患者是否需要输血，需要输什么样的血液成分，需要输多少是临床经常面临的问题。为了确保安全、合理、科学、有效的输血治疗，国内外多个组织制定了系列的输血指南指导临床进行输血管理。围手术期输血多发生在术中，通常由麻醉医师和手术医师根据患者的病情决定输血策略。

第二节 外科疾病输血

外科疾病，如严重创伤、烧伤、心脑血管疾病、肿瘤、畸形和功能障碍等，由于特殊的病理生理改变，手术是其特有的一种治疗方法，术中一般需要输血治疗，以提高治疗的有效性和安全性。本节主要介绍烧伤、心血管手术、急性出血和严重创伤的输血治疗措施。

一、烧伤输血

烧伤是各种原因导致的局部或大部分组织的高温损害，常造成皮肤屏障功能破坏，感染机会增加，血管损伤及代谢功能异常，血容量减少，血浆和全血黏度增加。严重烧伤者由于热量和水分散失，可出现高渗性脱水，甚至休克，引起机体更复杂的病理生理改变。因此，输液和输血是治疗严重烧伤的重要措施。

（一）特点

1. 严重烧伤时，患者血管的完整性遭到破坏，毛细血管通透性增加，体液及血液中的蛋白质、电解质成分可从血管内渗出至血管外，引起血容量下降，细胞内外电解质紊乱，过多的体液在细胞间隙蓄积易引起组织水肿。

2. 烧伤的初期24小时内，所丢失的液体中蛋白含量最高，多从脉管系统丢失。烧伤患者体液丢失可造成低血液灌注、休克和肾功能衰竭，血浆丢失可造成血液浓缩，黏稠度增加，进一步降低血液灌注程度。

3. 烧伤可造成不同程度的红细胞损失，红细胞生成改变，甚至贫血，均与烧伤的严重程度相关。①由于烧伤后血管系统的完整性遭到破坏，血液渗出时可丢失一定数量的红细胞。②烧伤高温可以造成红细胞破坏溶血。③烧伤应激反应出现的胃肠道出血也可损失部分红细胞。④烧伤损伤和坏死组织释放的物质对EPO具有抑制作用，可以抑制红细胞生成。⑤血液流经烧伤组织和烧伤部位时，可造成进一步溶血。

4. 烧伤使得皮肤完整性遭到破坏,患者容易并发感染.初期复苏有效恢复血容量和组织灌注后,烧伤创面也易造成感染。烧伤也可使白细胞吞噬功能被破坏和血清调理素活性下降，患者感染的机会增大。

（二）输血策略

1. 输血治疗原则 患者最好采用成分输血，不主张输全血。由于全血（尤其是库存全血）中的凝血因子大量损耗，保存液中的抗凝剂可以造成患者体内抗凝成分蓄积，容易造成凝血功能障碍，加重出血风险。成分输血是严重烧伤患者治疗成功的关键。

2. 具体输血治疗措施 烧伤早期复苏抗休克治疗是其主要的措施。儿童烧伤面积大于体表面积的 10%，成人大于体表面积 15%，必须静脉输注晶体液或 / 和胶体液。①烧伤面积为体表面积的 10%～50% 时，以晶体液输注为主。②烧伤面积超过体表面积的 50% 以上，应加大胶体液的补给，以血浆为主。③烧伤初期，由于液体损失较多，需要以 2～4mL/kg 补充复苏液，通常使用乳酸林格液，在开始的 8 小时内输注全天液体量的一半，随后输入余下的另一半液体。④烧伤早期，尤其是大面积烧伤，往往有大量血浆外渗，需要大量补充复苏液，还应输注适量的血浆补充丢失的血浆蛋白。⑤烧伤后期，微血管的完整性基本恢复，多数烧伤患者需要增加胶液体复苏治疗。

（1）红细胞输注：目前没有明确的输注指征，输注过度或不足均可对患者造成不良后果。临床应综合考虑烧伤患者的血容量、Hct 及贫血情况等，才决定是否需要输注红细胞，一般情况下，Hct＜0.25 时可考虑输注红细胞制剂；若患者既往有心血管疾病或者是老年人，可以放宽红细胞的输注条件，Hct＜0.30 时就可以补充一定量的红细胞制剂。

（2）血小板输注：烧伤患者常表现为凝血功能障碍和有出血倾向。烧伤后的 2～3 天内，患者多表现为凝血因子逐渐增多，纤溶抑制，血液多处于高凝状态，易诱发 DIC，临床应慎重选择血小板成分进行合理输注。通常情况下，若患者 PLT＜20×10^9/L 且发生出血，可能危及生命，需要补充血小板治疗；若出血、凝血时间正常，无明显出血征象，即使血小板很低也无需预防性输注血小板。

大面积烧伤患者，若出现以下情况需进行血小板输血治疗：①大面积烧伤的白血病患者，PLT＜20×10^9/L，合并有严重感染。②烧伤面积较大且伴随血小板功能异常，需要行大手术治疗者。③ PLT＜50×10^9/L 合并出血，需行手术治疗者。④烧伤面积较大合并 DIC 者，PLT＜50×10^9/L，应在抗凝治疗的基础上补充足够数量的血小板。一般情况下，成人 1 次输注 1 个治疗量的单采血小板，每天输注 1 次或隔天 1 次。

（3）FFP 输注：烧伤早期，大量液体复苏治疗可能导致患者凝血因子稀释，出现凝血功能障碍。烧伤患者需要使用大剂量抗生素进行抗感染治疗，第三代头孢菌素的应用可以抑制肠道正常菌群产生维生素 K_1，造成凝血因子生成障碍。所以，烧伤患者需要补充 FFP 或凝血因子，以防止出血。

（4）冷沉淀凝血因子输注：冷沉淀凝血因子主要用于手术后发生出血和严重烧伤患者。冷沉淀凝血因子具有促进烧伤组织修复、愈合及创面肉芽组织再生，以及维持正常渗透压和减少炎症反应等多种生物学功能，可以有效止血。如果烧伤患者合并 DIC，及时输注冷沉淀凝血因子可以有效阻止病情的进一步发展。

（5）白蛋白输注：烧伤早期，由于毛细血管通透性增高，输入的白蛋白容易流失。一般在烧伤后 24 小时，毛细血管完整性基本恢复，补充白蛋白有利于患者病情改善。每 1% 的烧伤面积，给予 0.3～0.5mL/kg 的白蛋白，维持 24 小时。

二、心血管手术输血

心血管外科手术创面较大，通常情况下术中出血量较多、用血量较大，加之血液肝素化和凝血因子、血小板破坏增多，可以导致凝血功能异常，患者对贫血耐受能力也较差，从而需要增加输血量。对于此类手术，应实施系统的血液保护计划，尽可能减少异体血的输入量，合理实施输血治疗。

（一）心血管疾病特点

心血管疾病患者均有不同程度的心肌损伤，多是由于心肌缺血、心肌炎症损伤、血流动力学紊乱等引起，而术中心肌缺血再灌注、手术操作等引起的损伤可能会进一步加重心脏缺血。部分患者术前可能存在肺功能异常，而体外循环导致的炎症反应也可以引起肺损伤，使呼吸系统的代偿功能显著下降。当患者处于贫血状态时，机体能通过心脏、呼吸的代偿作用而保障全身供氧：心率加快、心脏每分钟排血量增加（血流加速）；呼吸加深加快使肺内静脉血的氧合加快，这些都能加重心脏负担。目前，多数医疗单位把心脏手术的输血指征定为 Hb＜70g/L，但是对于心肺功能较差的患者来说，最好把红细胞输注指征定为 Hb＜80g/L，以提高心脏手术的安全性。

（二）围手术期血液保护

针对心血管施行大手术治疗的患者，应对其做好围手术期的血液保护工作，术前纠正贫血，把 Hb 水平提高到 70～80g/L 以上，术中及时止血和减少失血，尽量使用心内吸引器回收血液，避免血液过多丢失；也可以通过自体血液回收净化装置减少血液丢失。实施心脏手术时，需要动态监测患者的凝血功能，围手术期控制抽血次数，尽可能避免反复抽血造成的血液丢失。部分患者手术很成功，但术后仍存在出血现象，可能与患者的血液稀释、血小板数量及功能异常、肝素／鱼精蛋白中和异常、纤溶亢进引起的凝血功能障碍有关。个别患者，术中需要使用血液浓缩器（超滤）改善其凝血功能，体外循环时需要合理使用抗纤溶药物以改善凝血功能，术后及时应用鱼精蛋白中和肝素，以减少肝素抗凝引起的术后出血。

（三）心血管手术输血策略

围手术期患者应做好血液保护，及时纠正贫血、低血容量和凝血功能异常，合理地补充血液成分，以改善患者的血液循环和保证其生命安全。

1. 红细胞输注 红细胞的输血指征：①通常情况下，Hb＜80g/L；对于危重患者和年龄大于70岁的患者，Hb＜90g/L。②体外循环中，Hct 通常保持在 0.30 以下，体外循环结束后应把 Hct 快速升至 0.30。

2. FFP 输注 充分体现血液的珍贵性，不能使用 FFP 扩充血容量和提高血浆蛋白的 FFP 的输血指征：①出血时，PT 超过正常值的 1.5 倍或 INR＞1.6，APTT 超过正常值的 2 倍。②大量失血或大量输血后。③回收洗涤血液大于 2000mL。④ AT-Ⅲ 缺乏引起的肝素耐药者。⑤对抗华法林的抗凝血作用。⑥排除外科活动出血和肝素残余作用后参照 PT、APTT 或 TEG 检测结果支持的术后出血。FFP 的治疗用量为 10～15mL/kg。

3. 血小板输注 血小板的输注指征：① PLT＜50×10⁹/L，拟行心血管手术者。②预计体外循环时间较长（＞6 小时）、再次心脏手术、心脏移植手术、大血管手术及可能需要大量输血的患者，即使术前血小板数量和功能正常，亦可考虑预防性血小板输注。③术中、术后发生难以控制的渗血，并确定或高度怀疑为血小板功能障碍者。④ 24 小时动态检测 TEG，为临床凝血异常患者的诊断和治疗提供帮助，如最大振幅（maximum amplitude，MA）值降低可及时输注血小板。

三、严重创伤输血

创伤是指人体受到外界某些物理、化学、生物性致伤因素作用后，所造成的组织结构完整性破坏的损伤，机体可以发生受伤后出血，也可能出现严重的全身性反应，如休克、低体温、创伤性凝血病、机体酸碱失调、全身性炎症综合征，甚至是多器官功能障碍综合征等。

（一）特点

一般情况下，健康成人的血容量为 4500mL 左右，65%～75% 分布在静脉内，动脉内约有 11%～20%，其余的分布在毛细血管床及肝、脾等储血器官。当出血量低于 1000mL 时，由于静脉极强的代偿作用，短时期内不会影响循环血量改变。当出血量为总血容量的 15% 时，组织液能进入血管并于 24 小时左右达到平衡，此时血液被稀释，Hct 下降。若血容量还不能被恢复时，机体利用压力感受器反射性地引起外周血管收缩，心脏血管扩张使机体内血液重新分布，以保证心脏、脑等重要脏器的血液供应。若失血未能得到控制，心排血量将急剧下降，血压降低，最终可导致不可逆的失血性休克。

（二）输血策略

严重创伤患者首先控制出血和加强止血，常常使用手术止血。为提高患者对手术的耐受性，应密切监测患者的贫血程度，结合其生命指征确定是否需要术前输注红细胞，以防止手术、麻醉等操作时的意外发生。对严重创伤者，以最快的速度建立输血输液通道，最好选择上肢与颈部，如在上腔静脉插管既可保证输血输液速度，又可监测中心静脉压，也可避免输入的液体在进入心脏前于手术视野中流失，同时快速滴入平衡液及其他扩容剂，使其血压上升，合理地选择血液成分制剂或制品开展输血治疗。

1. 少量失血　血容量正常的非贫血患者，失血量少于血容量的 20%，即使 Hct 降至 0.32，患者仍能耐受，不需要输注红细胞，可按 2∶1 的比例补充晶体液和胶体液，也可单用晶体液扩充血容量，剂量为出血量的 3 倍。

2. 中度失血　失血量为血容量的 20%～40%，患者可出现低血容量休克，应迅速扩容抗休克，1 小时内输注晶体液或代血浆 1000～2000mL。此时患者最缺乏的是红细胞，而粒细胞、血小板、血浆仅轻度降低，而且很快能代偿。因此，患者应及时输注浓缩红细胞 2～4U，最终控制患者的 Hb 在 100～110g/L（Hct＞0.30）。晶体液∶胶体液∶红细胞用量之比为 3∶1∶0.5。如患者出血前有贫血、营养不良、低蛋白血症、水肿、烧伤或低血容量等情况，除输注晶体液、胶体液和红细胞外，应根据病情补充白蛋白。

3. 大量失血　出血量超过血容量的 40%，常常出现休克症状。大量失血，患者机体处于缺氧、酸中毒、血液淤滞与浓缩状态，应用 5% 碳酸氢钠溶液及晶体液并快速输注，以扩充血容量和细胞外液。在此基础上再输注 2～4U 悬浮红细胞，其晶体液∶胶体液∶红细胞用量之比为 3∶1∶1。

四、大量失血输血

突发事件、急性创伤、分娩及外科大手术等均可出现急性大出血情况，需要大量输血（massive transfusion，MT）实施紧急救治。大量输血是指一次输血量超过患者自身血容量的 1～1.5 倍，红细胞超过 20U，或者 3 小时内输血大于自身一半的血容量，输血速度大于 1.5mL/(kg·min)。临床上，患者大出血量达自身血容量的 40% 左右时，需要大量输血。大量输血主要用于快速失血超过机体代偿能力的失血性和低血容量性休克、大创伤、大出血等情况，正确输注合适的血液成分也是影响救治成功与否的关键因素。

（一）大量失血特点

大量失血往往是时限不一的持续出血，需正确评估患者的失血量和综合分析凝血功能，采取有效的止血和维持血容量等临床救治措施，确保患者生命安全。

1. 失血量的评估　创伤性失血较难估计失血量，如闭合性损伤无法评估失血量，开放性损伤存在估计误差等，所以临床还需结合患者症状、体征、实验室检测结果及其他辅助检查等，综合评估患者的失血量。

2. 凝血功能的评估　失血量的评估误差可造成错误评估凝血因子的丢失情况，大出血患者需要实施大量快速的输血治疗，可造成患者血液中的血小板和凝血因子稀释，导致其止凝血功能障碍，进一步加重出血。大出血患者常有低体温现象，导致血小板功能降低，进而影响其凝血功能。所以，临床不能仅凭某一项常规凝血指标来评估患者的凝血功能，需要正确综合判定患者的凝血功能，以提高输血治疗效果。

（二）大量输血策略

在明确患者有大量失血的情况下，根据其临床症状、出血和止血情况，以及有关的实验室检查结果，综合评估所需要的血液成分，制定合理的输血治疗方案，然后按需进行输血急救，如优先考虑补足血容量、提高携氧能力、改善凝血功能和控制出血等，确定输注时间和剂量，并对血液成分输注后的效果进行评价。

1. 大量输血原则 对于各种危、急、重症的大失血患者，结合实验室检测数据选择最佳的输血治疗方案，适时补充红细胞、FFP、血小板或冷沉淀凝血因子等血液成分。

（1）外科手术中的大失血，以及创伤、分娩而致的失血性休克，不立即输血会危及患者生命时，以抢救生命为首要任务，按照输血相容性原则，可以选择 ABO 不同型的血液制剂进行相容性输注，如选择 O 型红细胞、AB 型血浆，以及 ABO 同型的单采血小板进行紧急救治。

（2）对于符合自体血液回输条件的大量出血，可通过自体血液回输机回输自体血液成分。

（3）在紧急救治的情况下，Rh 阴性个体可输注 Rh 阳性的血液成分。①若患者体内无 Rh 抗体，可输注 Rh 阳性的红细胞和血小板，但育龄女性除外。② Rh 阴性的女性患者，在 ABO 同型或相容情况下，可选择输注血浆和冷沉淀凝血因子。

2. 血液成分输注

（1）红细胞输注：大失血患者在施行晶体液、胶体液（晶体液：胶体液的比例为 2：1 或 3：1）充分补容的基础上，紧急输注悬浮红细胞，尽快改善患者的携氧能力，治疗效果明显优于全血输注，然后再根据病情补充其他血液成分。

（2）血小板输注：大量出血患者机体血小板减少，大量输血时可致血小板稀释性减少，低体温也影响其体内的血小板功能。当 PLT$<50\times10^9$/L 时，必须输注血小板，并且中枢神经系统或视网膜手术患者建议维持 PLT$>100\times10^9$/L。通常情况下，实施大量输血时需要以患者可以耐受的速度尽快输注一个治疗量以上的单采血小板。

（3）FFP 输注：大量输血易造成凝血因子稀释，当 PT 和 APTT 超过正常参考值的 1.5 倍和 / 或 Fg<1g/L 时，特别是有肝功能障碍的患者，应输注足量的 FFP 以补充丧失的血浆蛋白和多种凝血因子，尤其是补充一些不稳定的凝血因子。

（4）冷沉淀凝血因子输注：输血量达到受血者自体血容量的 1.5 倍，且 Fg<1.0g/L 时，应输注冷沉淀凝血因子或 Fg 浓缩剂。

（5）其他血液成分输注：依据患者的临床需要，可以选择其他血液制品治疗，如 rFⅦ具有明显的止血作用，对于肝功能障碍或维生素 K 缺乏的患者，使用 PCC 可以减少出血。

（三）大量输血引起的输血反应

大量异体血液成分的输入，在一定程度上能维持患者的血浆容量、纠正贫血和防止出血，但也可以出现因大量快速输血造成的并发症及不良反应，如大量输血引起的低体温、酸中毒、凝血功能障碍及电解质紊乱等生理状态紊乱，以及其他输血反应，临床应引起重视。

1. 患者施行大量输血治疗，可以引起死亡三联症，即指体温不升，凝血机制异常和代谢性酸中毒。

（1）体温过低：大量输入冷藏的库存血，可以使患者体温迅速下降，进而诱发心室纤颤（特别在低钙高钾情况下更易发生）。低体温对患者的凝血功能也有干扰作用，建议大量输血前将库存血加温至 20℃左右后再行输入。

（2）酸碱失衡失调：大量输血的患者，可出现代谢性酸中毒。原因：①库存血保存液的 pH 5.0～5.6。但是，随着血液保存时间的延长，葡萄糖分解和红细胞代谢产生的乳酸和丙酮酸随之不断增加，血 K^+ 浓度不断增高，细胞内外的 H^+、K^+ 交换可使血浆酸性增加，促使库存血 pH 降低。②大量输血亦大量输入酸性物质，机体在休克时由低灌流产生的酮体、乳酸可以消耗体内的碳酸氢根（HCO_3^-），而且肝肾不能在短时间内代谢和排出酸性物质，容易造成机体代谢性酸中毒。另外，由于血液保养液中含有枸橼酸钠，该成分可在肝内被迅速代谢为 $NaHCO_3$，大量输血时机体也可能出现代谢性碱中毒。

（3）出血倾向：①短时间内大量快速输血，大量的抗凝剂枸橼酸钠进入体内后可螯合游离 Ca^{2+}，导致血 Ca^{2+} 下降，毛细血管张力减低，血管收缩不良。②库存血中的血小板数量和活性减低，凝血因子不足。③大量输血引起低体温时，血小板功能降低。当患者体温降至 32℃时，血小板只能黏附于血管壁，不能被活化，可以造成患者凝血功能障碍。大量输血时，患者应适当补充血小板、凝血因子制品，同时进行抗休克、纠正低体温等治疗。④机体酸中毒可降低凝血因子活性。

2. 大量输血的患者，可出现枸橼酸中毒、低血钙、高血钾（大量库存血）、低血钾（代谢性碱中毒）和高血氨血症等临床症状或体征。

3. 患者在短时间内输入大量血液成分，或者是输血速度过快，超过了患者心脏的负荷能力，可以导致循环超负荷，引起心力衰竭或急性肺水肿。

4. 库存血中的白细胞碎片、血小板碎片、变性蛋白、纤维蛋白可以共同形成微聚体，大量输入患者体内后可引起肺血管微栓塞、肺功能不全，严重时患者可出现急性呼吸衰竭、肺间质水肿等。

5. 大量输血也可以引起经血传播性疾病。

（张绍基）

本 章 小 结

外科输血是临床输血的重要组成部分，围手术期患者应加强血液保护，术前通过纠正贫血、凝血功能障碍，补充晶体液、胶体液等血液代用品，限制不必要的输血；术中通过先进的外科技术及设备减少失血，也可以在围手术期开展自体输血，严格掌握输血指征，避免不必要的输血，提高输血治疗的有效性和安全性。烧伤、创伤、心血管疾病和大出血患者，根据疾病的不同临床特点，制定出不同的输血治疗方案，选择不同的血液成分和剂量并合理使用，积极对症治疗，有效扩容、止血和改善患者的临床症状，减少输血对患者的损害，提高输血疗效。

第十一章　妇产科输血

妊娠与分娩是一种特殊的生理过程，妊娠期常发生明显的血液生理改变，血液处于高凝和低纤溶状态，产后若出现大出血极易诱发DIC。妊娠期间，若母胎血型不合，可使胎儿出现溶血性疾病。这些情况决定着孕产妇患者可能需要输血或者换血治疗。妇产科疾病各具特点，不同疾病应采取不同的治疗措施。现代输血理念认为，根据不同疾病的特点和临床需求，制定不同的输血治疗方案。临床常见的妇产科疾病，如胎儿溶血病、产后大出血、妊娠期血液病、产科并发DIC等，大多需要输血进行临床救治。

第一节　妊娠期母体生理特点

妊娠期母体的血液系统、免疫系统可发生一系列生理变化，以适应胎儿的正常生长发育。掌握孕妇不同妊娠期的血液生理变化特征，有助于孕产妇患者正确开展临床输血治疗。

一、血液系统变化

（一）血液量增加

妊娠6～8周母体循环血容量开始增加，至32～34周时达到高峰，增加约40%～45%，血容量平均增加1500mL并一直维持到分娩，其中血浆量增加约1000mL，红细胞增加约500mL，因此妊娠期孕妇血液稀释会出现高血容量和生理性贫血。

（二）血液成分改变

妊娠期间，血液中的细胞成分（如红细胞、白细胞和血小板）、凝血因子、纤溶因子和血浆蛋白均会发生不同程度的改变。

1. 红细胞　随着妊娠期EPO和泌乳素分泌的增加，骨髓红细胞生成也相对增多，约增加18%～25%。由于血液稀释，RBC、Hb及Hct略有下降，血液黏稠度降低，网织红细胞（Ret）轻度增加。为适应胎儿生长和孕妇红细胞数量增加及各器官生理变化的需要，孕妇容易缺铁，应在妊娠中晚期开始补充铁剂，以防Hb明显降低。

2. 白细胞　妊娠7～8周开始增高，至30周时达到高峰，约为（10～15）×10^9/L，以中性粒细胞增多为主，单核细胞及嗜酸性粒细胞几乎无变化。

3. 血小板　妊娠期多数孕妇血小板无明显变化，少数孕妇略有减少。

4. 凝血因子　妊娠期血液处于生理性高凝状态，凝血因子Ⅱ、Ⅴ、Ⅶ、Ⅷ、Ⅸ、Ⅹ含量增加，有利于防止产后出血，但也易发生DIC。妊娠晚期，PT、APTT不同程度地缩短，凝血时间（CT）无明显改变。妊娠期血浆Fg含量升高，约增加40%～50%，妊娠晚期可达4～6g/L。Fg增加还可以使红细胞表面的负电荷量减少，促使红细胞叠连，导致红细胞沉降率（erythrocyte sedimentation rate，ESR）增快。

5. 纤溶成分　妊娠期纤溶酶原显著增加，AT-Ⅲ降低，优球蛋白溶解时间（euglobulin lysis time，ELT）明显延长，表明妊娠期间纤溶活性降低，限制了分娩期出血，同时也增加了血栓形成的风险。血浆纤维蛋白原降解产物（FDP）含量随孕期增加而增加，到分娩期明显增多，主要是由妊娠和分娩期高凝状态及局部DIC引起的纤溶活性增高所致，分娩后2小时逐渐降低。

6. 血浆蛋白　妊娠早期孕妇血清总蛋白开始降低，主要为白蛋白减少，约为35g/L左右，维持此水平直到分娩。

二、免疫系统变化

正常妊娠期间，胎儿作为半同种异体移植物在母体子宫内不被排斥，主要是通过胎盘的屏障作用和母胎之间的免疫耐受机制进行调节实现的。

（一）母体免疫抑制

1. 妊娠期母体子宫蜕膜的绒毛外滋养细胞选择性高表达免疫耐受分子 HLA-G，其与 $CD8^+$ T 细胞、$CD4^+$ T 细胞、巨噬细胞和 NK 细胞等免疫细胞表面的受体结合，抑制免疫细胞活性和功能，维持母胎免疫耐受和正常妊娠。

2. 妊娠期母体胎盘能分泌大量的激素类物质，如人绒毛膜促性腺激素（human chorionic go-nadotropin，hCG）、胎盘泌乳素、胎盘特异性蛋白、雌激素、孕激素、皮质激素，以及胎儿产生的胎盘抗原和甲胎蛋白（alphafetoprotein，AFP）等均为免疫抑制物，可以保护胎儿免受母体免疫排斥。

（二）胎盘免疫屏障

1. 免疫活性物质和大分子抗原物质不能通过胎盘。

2. 滋养层细胞表达大量的唾液黏蛋白和妊娠特异蛋白，可将胚胎表面的组织相容性抗原包裹起来，使之不能与母体抗体接触，以降低母体的免疫识别作用。

3. 滋养层细胞及其碎片能从胎盘上脱落并进入母体血液循环，进而刺激母体产生抗体，并与滋养层细胞上的 HLA 形成复合物，可以覆盖来自父方的 HLA 抗原，使胎儿不受损害。

4. 蜕膜细胞属于免疫惰性细胞，对胎儿抗原的刺激反应不敏感。

第二节　孕产期输血治疗原则

根据妊娠期特殊的生理、免疫学特点和临床治疗的实际需求，遵循循证输血医学（evi-dence-based transfusion medicine，EBTM）规范，综合考虑患者输血的适应证、禁忌证和安全用血要求，不同类型的妇产科疾病制定不同的输血治疗方案，选择合适的血液成分进行正确输注，尽量避免或减少输血引起的输血反应及相关疾病。

一、输血指征

1. 红细胞输注　患者是否需要输注红细胞取决于其血液中的 Hb 和 Hct 水平，还需要综合考虑失血量。

（1）失血量：①失血量小于自身循环血量的 15%，无需输注红细胞，但是出血前合并有贫血或严重心肺疾病者除外。②失血量达到自身循环血量的 15%～30%，无需输注红细胞，可给予晶体液和胶体液扩充血容量，但是患有贫血、严重心肺疾病及活动性出血者除外。③失血量达到自身循环血量的 30%～40%，立即给予晶体液和胶体液纠正低血容量，可给予红细胞输注。④失血量超过自身循环血量的 40%，应及时纠正低血容量，立即输注红细胞，合并凝血功能异常者还需要补充 FFP。

（2）Hb 水平：① Hb＞100g/L 且患者病情稳定，无需输注红细胞。② Hb 为 60～100g/L，根据个体的具体情况决定是否需要输血治疗。③ Hb≤70g/L 且贫血症状明显，估计手术中可能发生大出血或者属于麻醉高风险人群，可输注红细胞。④ Hb＜60g/L 可输注红细胞。

2. 血小板输注　血小板的输血指征：① PLT＜$10×10^9$/L，或者血小板处于（10～20）$×10^9$/L 并且合并凝血功能障碍，以及皮肤黏膜出现瘀点、瘀斑的患者需要预防性输注血小板。②手术或侵入操作之前，PLT＜$50×10^9$/L，需输注血小板。③血小板数量正常，但是血小板功能异常引起的微血管出血，并且不能用其他手段治疗时，需要输注血小板。④硬膜外麻醉或镇痛时，

PLT$<100\times10^9/L$，需输注血小板。⑤正常经阴道分娩者，PLT$<50\times10^9/L$，无需输注血小板。⑥ITP、TTP 及肝素诱导的血小板减少症，无需输注血小板，但有致命的大出血者除外。

3. FFP 输注　FFP 的输血指征：①出血患者，PT 和 APTT 超过正常人的 1.5 倍时。②凝血功能障碍或并发 DIC 者。③先天性或获得性凝血因子缺乏者。④TTP 患者。⑤AT-Ⅲ缺乏者。

4. 白蛋白输注　妊娠期高血压、低蛋白血症、妊娠合并肝硬化及慢性肾炎等，可选择性地输注白蛋白，以提高胶体渗透压。

5. 免疫球蛋白输注　血液系统疾病（如白血病、AA 等）合并有抗生素难以控制的感染时，可通过输注免疫球蛋白以增强患者免疫能力。针对曾发生 Rh-HDN 的孕妇，在其妊娠后期或分娩后 3 天内应用抗 D 免疫球蛋白进行预防性治疗。

6. 淋巴细胞输注　习惯性流产患者，通过皮内注射其配偶的淋巴细胞，诱发产生 HLA 封闭抗体，以阻止母体免疫系统对胚胎的攻击，治疗习惯性流产。

二、注意事项

1. 对于流产、异位妊娠、前置胎盘、胎盘早剥和产后宫缩乏力等引起的急性失血、血容量减少及妊娠性高血压等情况，首先考虑恢复患者的血容量。

2. 同种异体血液输注，可以导致患者发生免疫抑制作用，增加孕产妇术后感染的机会，甚至患者发生多器官功能衰竭。

3. 孕妇施行宫内输血，若输入的红细胞中混有 T 淋巴细胞（含有 HLA 抗原），可诱导胎儿出现 TA-GVHD，导致胎儿生长受限，或者孕妇有流产、死胎的危险。

第三节　宫内输血

胎儿作为一个特殊的生物体，由于其循环系统和免疫系统发育不成熟，在发育过程中易受外界因素影响而致病。近年来，随着围产医学的发展，宫内介入治疗临床应用日趋广泛。胎儿宫内输血作为宫内介入治疗的手段之一，经孕妇腹腔、子宫腔将同种异体血液输入到胎儿脐静脉或胎儿腹腔内，治疗胎儿免疫性、非免疫性贫血和细小病毒 B19 感染引起的严重贫血，以及水肿、出血性疾病等，取得了良好的治疗效果。

一、输血指征

宫内输血的主要目的是纠正胎儿贫血和防止出生前水肿，在保证新生儿存活的基础上尽可能延长胎龄，使胎儿在宫内正常发育，避免胎膜早破、胎盘早剥、流产、早产等并发症的发生。胎儿血常规结果是判断贫血程度最可靠的指标，但需要脐带穿刺才能获得标本，危险性较大。临床常根据孕妇血清抗体效价、超声影像学和羊水检查结果，综合评估胎儿贫血的严重程度，作为宫内输血的指征。

1. 抗体效价测定　在美国，母体抗 D 效价在 8～32 时，就开始进行羊水检查或胎儿超声检查。在中国，一般把 IgG 效价界定在 64，作为判断新生儿溶血病（HDN）发生的临界点。

2. 多普勒检查　妊娠 35 周以前，通过非侵入性的超声多普勒检查胎儿大脑中动脉最大收缩期峰值流速，可以准确反映胎儿贫血程度。妊娠 35 周以后可采用羊水检查。

3. 羊水检查　通过羊膜腔穿刺检查羊水中的胆红素，可间接判断胎儿的溶血程度。

4. 胎儿血标本检查　若胎儿 Hb$<100g/L$ 或 Hct<0.30，可以考虑宫内输注红细胞成分；在妊娠 20～24 周时，经皮脐静脉血液取样，若胎儿 PLT 介于（50～100）$\times10^9/L$ 时，考虑宫内输注血小板，同时母体以 1g/（kg·w）的剂量给予 IVIg 治疗。

二、输血途径

宫内输血途径主要有两种，即经胎儿腹膜腔内输血和经脐带血管内输血。

1. 经脐带血管内输血 胎儿宫内输血的最佳方法。一般在妊娠 17 周或 20 周时，在 B 超的引导下，选用 20 号或 22 号腰穿针经母体腹部穿刺胎儿脐静脉连胎盘的脐带部分，进行宫内胎儿血管内输血。脐静脉输血不会增加胎儿心动过缓的风险，优于脐动脉输血。该操作也可以抽取胎儿血标本，进行胎儿血型抗原分型和血常规检查。

2. 经胎儿腹膜腔内输血 当胎儿孕周较早时，由于血管通道很难建立，可选择腹腔输血。在 B 超引导和胎心监护下，采用 16 号腰穿针经母体腹部直接进针至胎儿腹腔，进行胎儿腹腔输血。该方法适用于无水肿、无腹水或出血的无合并症胎儿。

三、输 血 方 法

（一）成分输血要求

胎儿发生了溶血病或免疫性血小板减少症，需要采取措施降低母体 IgG 抗体效价，或者对其开展宫内输血治疗。

1. 红细胞输注 红细胞成分的要求：①选择与母体血液相容的新鲜血液（最好是采集后 5 天内的血液）。②使用 AB 型的 FFP 悬浮 CMV 阴性、经去白细胞处理的辐照红细胞。③使用 AB 型 FFP 悬浮洗涤的母体红细胞。④胎儿水肿时，最好选用少浆红细胞，要求 Hct 介于 $0.50 \sim 0.55$。⑤母体 IgG 抗体导致胎儿发生了溶血病，应选择 O 型或与胎儿 ABO 同型、且不与该 IgG 抗体反应的红细胞。

2. 血小板输注 胎儿发生免疫性血小板减少症，白种人多是由于 HPA-1a、HPA-5b 抗体导致的；黄种人多是由于 HPA-3a、HPA-4a、HPA-4b 抗体导致，所以宫内血小板输血宜选用相应抗原阴性的辐照血小板。

（二）输血量

妊娠不足 33 周时，胎儿尚不成熟。为纠正胎儿严重贫血和挽救胎儿生命，一般在妊娠 $20 \sim 26$ 周并在 B 超的辅助下，把与母亲血清不凝集的浓缩红细胞液（Hb 浓度在 $220 \sim 250 \mathrm{g/L}$）注入脐带血管或胎儿腹腔内，同时动态监测腹膜内压力，因为过高压力会压迫脐静脉并阻断胎儿供血系统而引起胎儿死亡。$1 \sim 2$ 周后可再次开展第二次输血，以后每隔 $3 \sim 4$ 周输血 1 次，直到 $33 \sim 34$ 周胎儿成熟。$20 \sim 22$ 周孕期可输血 20mL，24 周孕期可输血 40mL，30 周孕期可输血 100mL。胎儿输血治疗需要限制输血量，尤其是水肿胎儿，不能超过其输血前血容量的 50%。临床可以采用频繁少量低速输血的原则，以 $2 \sim 5 \mathrm{mL/min}$ 的速度进行血管内、腹腔内输血治疗，使胎儿 Hb 达到 80g/L 即可。

四、输血并发症

1. 孕妇宫内输血对母体影响较小。但是，穿刺可引起胎盘急性羊膜绒毛膜炎，也可引起胎膜早破、流产、早产、胎盘早剥、感染，以及输血针穿刺偏位造成的损伤等。

2. 宫内输血诱发的胎儿并发症较多，主要有穿刺引起的血管、心脏损伤，也可因腹腔输血造成腹压过高，进而导致脐静脉血流中断等。

第四节　妊娠期血液系统疾病输血

妊娠期可合并慢性贫血、血小板减少、白血病和妊娠高血压等疾病，这些疾病虽然不完全由妊娠引起，但妊娠可以加重病情，间接影响宫内胎儿的生长发育，可造成流产、早产、宫内胎儿发育受限、畸形，甚至死胎等。妊娠期伴有不同的血液系统疾病采用不同的输血治疗方法。

一、妊娠合并缺铁性贫血输血

孕期 Hb＜110g/L，Hct＜0.3，血清铁蛋白＜16μg/L 应诊断为缺铁性贫血（iron deficiency anemia，IDA）。中国妊娠期合并 IDA 的患病率较高，主要是因为孕期铁的摄入不足和需要量增加，严重者可导致贫血性心脏病、妊娠期高血压、产科休克和产褥感染等。当 Hb＜70g/L 时，为孕期重度贫血，可对胎儿造成不良影响，如胎儿发育受限、早产、死胎和新生儿窒息等。

（一）病因防治

妊娠期合并的 IDA，首要任务是寻找缺铁的原因，补充铁剂，增加含铁食物的摄入，结合临床对症治疗。

（二）输血治疗

针对 Hb＜60g/L 的严重贫血，即将分娩或短期内需要行剖宫产手术者，可选择压积红细胞、少白细胞红细胞或悬浮红细胞输注，对血浆蛋白过敏者可输注洗涤红细胞，也可采取换血疗法。当孕妇有心衰、肺炎或其他严重感染、合并非贫血所致心脏病或剖宫产术合并出血时，应放宽红细胞输注指征，Hb 处于 80～100g/L 可考虑输注红细胞。

二、妊娠合并再生障碍性贫血输血

再生障碍性贫血（AA）系骨髓多能干细胞增殖与分化障碍导致的造血功能衰竭，临床表现为全血细胞减少，易导致贫血、出血和感染等症状。妊娠不是 AA 发生的诱因，但妊娠可使 AA 病情加重或恶化，给孕妇和胎儿带来不良影响。妊娠合并 AA 的患者，在其妊娠期需要采取积极的治疗措施，改善贫血症状、预防感染和防止出血。

（一）病因防治

1. AA 患者病情未改善者应避免受孕。

2. AA 患者孕早期应终止妊娠，孕中、晚期出现出血和感染的风险更高，临床应加强监护直到分娩。

3. 尽量经阴道分娩，积极预防出血及感染等症状的发生。

（二）输血治疗

结合患者的输血指征，选择合适的血液成分在妊娠不同阶段给予合理的输血治疗，减少输血反应的发生。

1. 红细胞输注

（1）妊娠早期：人工流产终止妊娠时，若 Hb＜60g/L 应做好输血准备，可选择去白细胞悬浮红细胞。

（2）妊娠中、晚期：终止妊娠有较大的危险性，应在输血支持下直接分娩，以少量、多次和间断性的输血方式为主。当 Hb＜80g/L 时，可选择去白细胞悬浮红细胞或洗涤红细胞进行输注，以维持宫内胎儿正常发育。

2. 血小板输注　当 PLT＜20×10^9/L，有自发出血的风险，应酌情输注单采血小板。尤其临近分娩时，若患者出现眼底、黏膜或胃肠道出血，应及时输注血小板，以防止分娩时或产后大出血。

3. 粒细胞输注　较少使用。粒细胞计数＜0.5×10^9/L 且并发严重感染，使用抗生素治疗无效时，才考虑输注粒细胞。

4. 胎盘血输注　胎盘血含有较高浓度的造血干细胞，具有携氧能力强、凝血效果好等优点，并且含有较多的免疫球蛋白，过敏反应较低。

三、妊娠合并巨幼细胞贫血输血

由于叶酸、维生素 B_{12} 缺乏，妊娠期可诱发巨幼细胞贫血，多在妊娠后 3 个月发生或加重，严重者可出现胎盘早剥、胎儿生长受限、畸胎、早产和新生儿死亡等危害。

（一）病因防治

积极治疗原发病，补充叶酸或维生素 B_{12}，多食用绿色蔬菜、豆类和动物肝脏等，同时补充维生素 C 和铁剂。

（二）输血治疗

当 Hb＜60g/L 时，患者可输注悬浮红细胞，需少量、慢滴，以避免诱发心力衰竭。

四、妊娠合并白血病输血

白血病是原发于造血系统的恶性疾病，异常增生的白血病细胞对生殖血管有不同程度的浸润和破坏，可导致闭经和不孕，最终影响生育。白血病对孕妇和胎儿影响：①白血病可致孕妇贫血，造成其功能正常的粒细胞和血小板减少，使分娩（或流产）和产褥期有出血、感染的可能，甚至出现败血症；白血病常合并病理性妊娠，如胎盘早剥和妊娠期高血压等疾病。②白血病可致胎儿生长受限、自然流产、早产和胎死宫内，应用化疗药物后胎儿畸形；若妊娠期长期应用糖皮质激素治疗，可使婴儿肾上腺皮质功能减退。

（一）病因治疗

妊娠能给白血病患者带来额外负担，以及流产、分娩过程的出血和感染均会给其带来更大的危险，产后患者病情会进一步恶化，预后较差。妊娠合并白血病的治疗原则是增强孕妇全身抵抗力和缓解白血病病情，临床通常采取化疗、输血、抗生素以及支持治疗等综合措施进行疾病救治，并且化疗常在妊娠中、晚期进行，整个治疗过程中避免使用糖皮质激素，以免导致胎儿畸形。

（二）输血治疗

1. 红细胞输注　Hb＜60g/L 或已出现左心功能不全者，应输注去白细胞浓缩红细胞，使 Hb 保持在 60～80g/L。

2. 粒细胞输注　白血病化疗或中性粒细胞减少且并发严重感染的孕妇，在应用抗生素或注射免疫球蛋白治疗效果不佳时，可注射 G-CSF，也可输注单采粒细胞。粒细胞每次输注剂量＞$1.0×10^{10}$ 个，直到感染得到控制。

3. 血小板输注　PLT＜$20×10^9$/L 且伴有子宫或其他器官出血者，应输注单采血小板或浓缩血小板。若患者有凝血因子减少或凝血功能障碍时，可补充 FFP、冷沉淀凝血因子或 Fg 浓缩剂等血液成分。

4. 细胞治疗　当外周血 WBC＞$1000×10^9$/L 时，可进行治疗性白细胞去除术，以降低白细胞数量，同时给予化疗处理。

五、妊娠合并血小板减少症输血

妊娠期 PLT＜$100×10^9$/L 为血小板减少症，无论是妊娠期特有的血小板减少症（如子痫前期、血栓形成性微血管病等），还是非妊娠期特有的血小板减少症（ITP、TTP 等），均是由于血小板吞噬或消耗增加所致。正常情况下，临床不提倡输注血小板，但是为了预防分娩或剖宫产术中出血，需要在术前和术中输注浓缩血小板。临床一般采用糖皮质激素、IVIg 和血浆置换等治疗方式，使 PLT 维持在 $50×10^9$/L 以上。由于血小板寿命很短，还需要辅助其他治疗，以去除引起血小板减少的病因。

第五节　妊娠期重症肝病输血

肝脏是人体最大的内脏器官，具有分泌胆汁、储藏糖原，调节蛋白质、脂肪和碳水化合物的新陈代谢，以解毒、造血和凝血等作用。肝脏几乎能合成全部的凝血因子，包括 Fg、凝血 V

因子和依赖维生素 K 的 Ⅱ、Ⅶ、Ⅸ、Ⅹ 因子以及 AT-Ⅲ 等。若肝脏出现炎症且合并妊娠，肝脏负担明显加重，患者在原有肝病基础上更易诱发重症肝炎。妊娠期重症肝病主要包括妊娠期合并重症肝炎、妊娠期急性脂肪肝（acute fatty liver of pregnancy，AFLP）、HELLP 综合征、妊娠合并肝硬化（失代偿）等疾病。其中 HELLP 综合征具有溶血（hemolysis，H）、肝酶升高（elevated liver enzymes，EL）和血小板减少等特点，是妊娠期高血压疾病的严重并发症。尽管妊娠期重症肝病的发生率不高，但可严重影响母婴健康，且有较高的病死率，故应引起高度的重视。

一、妊娠合并急性脂肪肝输血

妊娠期急性脂肪肝又称为产科急性假性黄色肝萎缩，为特发性脂肪肝，是妊娠妇女特有的肝脏急性疾病，多发生在妊娠晚期，是一种严重并发症，病情凶险，可造成母婴死亡。

（一）临床特点

1. 该病起病急骤，病情变化迅速，多发生在妊娠 28～40 周，多见于妊娠 35 周左右的初产妇，双胎、妊娠高血压病和男胎较易发生。

2. 该病可突发不明原因的恶心，持续呕吐，并伴有上腹部疼痛或头痛，个别患者有多尿、多饮、烦渴等症状。

3. 患者常有多脏器损害，皮肤黏膜出血、黄疸及不同程度的出血。

4. 随着病情的进展，患者可出现凝血功能障碍、低血糖、意识障碍，以及肝性昏迷、尿少、无尿和肾衰竭，甚至短期内死亡。胎儿可以发生死胎、死产、早产和新生儿死亡等情况。

5. 患者产后病情可发生急剧恶化，甚至出现肝性脑病、肾衰竭、低血糖、休克和 DIC。

6. 实验室检查：①血清丙氨酸氨基转氨酶（ALT）、胆红素、血氨、尿素氮均升高；②PT 和 APTT 延长，Fg 降低；③外周血 WBC 增高，并出现中毒颗粒。

7. 影像学检查：①B 超见肝区有弥漫性高密度区，回声强弱不均，呈雪花状，有典型的脂肪肝波形。②CT 及 MRI 检查可显示肝内多余的脂肪，肝实质呈均匀一致的密度减低。

8. 病理学检查：在 B 超定位下行肝穿刺活检是确诊 AFLP 的手段。光镜下可见肝细胞弥漫性、微滴性脂肪变性，肝细胞肿大，胞质内有散在脂肪空泡，肝小叶结构基本正常。

（二）病因治疗

患者尽早终止妊娠，多卧床休息，给予低脂肪、低蛋白和高碳水化合物饮食，主要纠正低血糖、代谢性酸中毒以及电解质平衡紊乱。患者也可如应用维生素 K、维生素 C、ATP 和辅酶 A 等进行保肝治疗。

（三）输血治疗

成分输血和血浆置换疗法对改善 AFLP 患者的预后具有重要意义。妊娠期急性脂肪肝时凝血因子合成减少，病程中若合并 DIC 又使凝血因子消耗增多，因此 AFLP 患者常出现凝血因子缺乏，凝血功能异常。因此，适当补充含有凝血因子，对于防止患者产后出血、盆腔血肿和重要器官的出血可起到关键的作用。

1. **新鲜血液输注**　严重肝病患者不宜大量输注贮存超过 10 天的库存血，并且输入的抗凝剂和稳定剂也会增加肝脏负担，甚至加重高胆红素血症和高钾血症。

2. **FFP 输注**　AFLP 患者大量输注 FFP 可获得与血浆置换疗法类似的治疗效果。FFP 适用于肝衰竭伴出血的患者，尤其是低血浆蛋白和低凝血因子的患者。AFLP 患者若大量输注 FFP，应防止循环超负荷。

3. **冷沉淀凝血因子输注**　适用于急性肝损害造成的凝血障碍，特别是 Fg 缺乏的患者。由于冷沉淀凝血因子中含有丰富的凝血因子Ⅷ、Ⅻ、vWF、纤维连接蛋白（FN）和 Fg，通常患者输入 0.2～0.4

袋 /kg，可使其血浆 Fg 水平提高 1.0g/L。

4. 白蛋白输注　白蛋白可结合并转运各种低分子物质，白蛋白输注主要是用于维持血浆胶体渗透压。

5. 其他血液成分输注　AFLP 患者可酌情应用悬浮红细胞、浓缩血小板和 AT-Ⅲ浓缩剂。

6. 血浆置换疗法　AFLP 患者采用血浆置换疗法效果较好。血浆置换治疗可清除血液内的激惹因子，增补体内缺乏的凝血因子，减少血小板聚集，促进血管内皮修复。

二、妊娠合并重症肝炎输血

病毒性肝炎是严重危害人类健康的传染病，肝炎病毒可通过母婴垂直传播而感染胎儿或新生儿。妊娠合并病毒性肝炎，可使孕妇妊娠反应加重，妊娠高血压及产后出血的发生率明显增高，可导致孕产妇死亡。妊娠早期若孕妇患肝炎，胎儿畸形率增加约 2 倍。肝炎孕妇发生流产、早产、死胎、死产和新生儿死亡均高于非肝炎孕妇，围生儿死亡率也明显增高。

（一）临床特点

由于妊娠期孕妇肝脏负担加重，病毒性肝炎易发展成为重症肝炎，甚至导致肝功能衰竭，以乙型肝炎常见。

1. 肝细胞大量坏死可致黄疸加重。

2. 肝脏受损可导致蛋白合成减少，引起低蛋白血症，患者出现腹水和中毒性鼓肠。

3. 肝进行性缩小、肝性昏迷并有肝臭气味，发生肝功能衰竭。

4. 大量肝细胞坏死可使胆碱酯酶减少和乙酰胆碱积聚，造成肾血管痉挛、肾血流量减少，导致肝肾综合征，患者出现少尿或无尿。另外，严重出血、黄疸、感染亦可引起肾小管坏死，进而导致肾衰竭。

5. 由于凝血因子缺乏或 DIC，可以引起皮肤、黏膜、生殖道等脏器出血。

6. 若病损涉及神经系统，患者可出现肝性脑病。

7. 实验室检查：①血清 ALT 和胆红素升高。②凝血因子、Fg 降低，PT 时间明显延长。③血尿素、肌酐和尿酸均升高。④肝性昏迷者血氨升高。

8. 肝穿刺活体组织检查发现肝细胞广泛坏死，结构破坏仅留网状支架及血窦组织。

（二）病因治疗

妊娠期轻症肝炎患者可卧床休息，禁用损害肝功能的药物，施行保肝和抗病毒治疗；重症患者需要迅速终止妊娠，针对肝、脑、肾的受损情况采取相应治疗措施，同时采用输血治疗，避免其进一步发展成急性肝功能衰竭。针对 DIC 患者，可酌情使用低分子肝素，但产前 4 小时至产后 12 小时内不宜应用。

（三）输血治疗

1. 为防治凝血功能障碍，患者需要及时补充凝血因子，输血治疗最好选用新鲜的血液，以及 PCC、Fg、AT-Ⅲ和维生素 K1 等成分。

2. 患者输注白蛋白，可防治肝细胞坏死，降低脑水肿发生概率。

第六节　产科疾病输血

出血是病理性产科常见的并发症，根据产科出血的发病阶段和病因的不同，可将其分为早中孕期、产前、产后出血，其中产后出血最为常见。妊娠期孕妇血液呈高凝、低纤溶状态，一旦出现羊水栓塞、胎盘早期剥离等病理妊娠时，容易诱发 DIC。本节简要以产科出血、产科并发 DIC 为例，介绍产科疾病的输血。

一、产科出血输血

胎儿娩出 24 小时内，阴道分娩者失血量≥500mL、剖宫产分娩者失血量≥1000mL，为传统定义的产后出血。由于妊娠期血容量的生理性增加，产后出血量即便达 1000mL 也不会引起产妇的血流动力学紊乱，所以传统定义有些局限性和不精确性。近年来，欧美等发达国家对之进行了更精确定义，认为产妇分娩 24 小时内失血量≥1500mL、Hb 降低超过 40g/L 或需要紧急输注红细胞超过 8U 者，为产后出血。

（一）临床特点

在妊娠的不同阶段和分娩时，不同诱因均可引起产前、产后出血，如孕早中期的异位妊娠、自然流产、先兆流产等，分娩前的胎盘早剥、胎盘植入、子宫静脉破裂、卵巢囊肿破裂等，分娩后的胎盘残留、宫缩乏力、宫颈裂伤、凝血功能障碍、剖宫产等，均可导致产科出血。产科出血除具有与外科出血类似的机体应激反应外，还具备不同于妊娠期生殖道损伤出血的特点。

1. 产科常发生阴道出血，如早孕期间先兆流产的阴道少量出血，胎儿娩出后软产道裂伤出血，宫缩乏力的间断性出血，胎盘因素导致的产道出血，以及凝血功能异常的持续性出血。

2. 孕期的血液生理学改变可导致血容量增多、血液稀释、血液高凝，以及孕期胎盘分泌较多的类皮质激素，使孕妇对失血的耐受性增强。

3. 妊娠期少量、隐匿、间断性的出血，一般不被重视，一旦出现临床症状时可能已达到中重度休克标准，容易诱发 DIC、感染、肾衰和过敏反应，甚至导致孕产妇死亡。因此，孕妇及时有效去除病因，控制出血尤为关键。

（二）病因治疗

1. 扩容治疗　当出血量达到或超过自身血容量的 20%，为预防失血性休克，必须进行扩容治疗。首先开放两条较粗的静脉通道，按"先晶体后胶体"的原则及时补充血容量，同时给予供氧，以维持和恢复重要器官组织灌注供氧，纠正酸碱平衡和电解质紊乱，改善凝血功能，争取时间彻底止血。大量输液治疗时注意保温，以防低体温造成凝血功能紊乱。在扩容治疗的同时，及时补充红细胞、血小板和 FFP 等血液成分，以提高患者血液的携氧能力和有效止血。

2. 控制出血　预防出血是临床上最理想的处理措施。产前评估孕妇的身体状况，及时纠正贫血以减少产后异体输血的机会；产后可通过宫缩剂（如缩宫素、卡前列氨丁三醇、米索前列醇等）、rFⅦa、放射介入治疗（如介入性子宫动脉栓塞技术）、外科手术治疗（如宫腔填塞、子宫动脉结扎、盆腔血管结扎、子宫压迫缝合、子宫切除等）、新技术止血（如氩气激光凝固器止血）等进行控制出血治疗。

（三）输血治疗

1. 输血原则　当失血量达到自身血容量的 30% 或 Hb<40g/L 时，除输液扩容治疗外，需要输血治疗。首先通过外科手段控制出血，选择合适的血液成分及时输注，维持 Hb 在 60～100g/L，PLT≥50×10^9/L，按需补充 FFP 以纠正凝血功能障碍。

2. 输血方案　通常不采用全血输注。

（1）红细胞输注：Hct<0.25，且有持续性出血情况时，立即补充红细胞治疗。针对未知血型的患者，优先使用 O 型红细胞，但育龄女性慎用 Rh 阳性血液。

（2）血小板输注：维持 PLT≥50×10^9/L，若患者出现血浆 FDP 增加、诱发 DIC 时需要维持 PLT≥75×10^9/L。在紧急救治时，Rh 阴性育龄女性输注 Rh 阳性的血小板，需要同时静脉注射 75μg 的 RhIG，进行预防性治疗。

（3）FFP 输注：当 PT、APTT 超过正常值的 1.5 倍时，患者需要补充 FFP。

（4）其他成分输注：既往无凝血功能障碍的大出血患者，可补充 rFⅦa 进行止血治疗。

二、产科并发 DIC 输血

DIC 是一组以血栓形成、出血、微循环功能障碍和多器官功能衰竭为特征的临床综合征。胎盘早剥、羊水栓塞、先兆子痫、产科大出血、死胎和重症感染等均可诱发产科 DIC，起病快，发展迅速，尤其是在孕晚期或分娩期发生最多，严重威胁着产妇和胎儿的生命安全。

（一）临床特点

1. 病因明确，病程短，只要能迅速解除病因，DIC 很快缓解。

2. 起病急骤，变化迅速，病情凶险，羊水栓塞引发的 DIC 死亡率较高。

3. 妊娠期高血压和死胎滞留并发的 DIC，部分表现为慢性 DIC。妊高征和产后出血与 DIC 互为因果，使孕妇病情变得更为复杂。

（二）病因治疗

积极治疗原发病，去除病因，阻断内外源性促凝因素，可有效阻断 DIC 的发展进程。①若发生死胎，应立即排除。②胎盘早剥，根据病情采取引产或剖宫产术迅速终止妊娠。③宫内感染，应用大剂量抗生素控制感染。

（三）抗凝治疗

肝素是抗凝治疗的主要药物，它能阻断凝血因子的进一步消耗，防止微血栓的形成，但对于已形成的血栓无效果。羊水栓塞引起的 DIC 血凝期较长，在增加血容量的情况下，尽早应用肝素治疗。其他原因引起的 DIC 不主张肝素治疗。

（四）输血治疗

由于 DIC 消耗大量凝血因子和血小板，患者补充血小板、FFP 和冷沉淀凝血因子是治疗消耗性凝血功能障碍的主要措施。DIC 高凝期应在肝素治疗基础上补充凝血因子，而消耗性低凝期只需补充凝血因子。

1. 血小板输注 PLT $<50\times10^9$/L，存在出血不止时，应输注 1～2 个治疗量的血小板。若无活动性出血，PLT $<30\times10^9$/L 才考虑输注血小板。

2. FFP 输注 存在活动性出血时，且 PT、APTT 超过正常值的 1.5 倍，按 10～15mL/kg 的剂量补充 FFP，有利于止血。羊水栓塞引起的肺栓塞，且有休克症状时，建议输注 FFP 和血小板治疗。

3. 冷沉淀凝血因子输注 通常 Fg 达到 1.0g/L 及以上可有效止血，但产科 DIC 患者由于 Fg 快速消耗，需要提升 Fg 的输注阈值。冷沉淀凝血因子输注有传播病毒的风险，可输注 Fg 浓缩剂，通常输注 3.0～6.0g 浓缩剂能提升 Fg 浓度约 1.0g/L。

4. 红细胞输注 当 Hb <80g/L，或 Hct <0.24，伴有贫血症状或活动性出血时，应输注红细胞成分。

（闫海润）

本 章 小 结

妊娠期孕妇血液系统和免疫系统均会发生改变，血液呈现高血容量、生理性贫血、高凝低纤溶情况，若发生产后大出血极易诱发 DIC，输血是妇产科患者重要的治疗手段之一。妇科失血性疾病与外科急性失血的输血治疗基本一致。宫内输血可以治疗胎儿贫血、预防死胎；妊娠期血液系统疾病（如妊娠合并 IDA、AA、巨幼细胞贫血、血小板减少症和白血病等）、妊娠期重症肝病以及产科出血疾病或者产后诱发 DIC 情况，需要结合不同疾病的病因、临床特点和实验室检查结果，严格掌握输血指征，可以通过输血治疗改善患者的贫血症状和降低出血风险。

第十二章　儿科输血

输血是儿科常用的治疗手段之一，成分血液在临床的广泛应用极大地提高了儿科输血的疗效。由于儿童（特别是婴幼儿）正处于生长发育阶段，其血容量、血液学指标随年龄的增长会发生改变，免疫系统也在不断成熟，个体对低血容量和缺氧的生理反应具有独特的特征，因此，新生儿、婴幼儿和儿童的生理特点决定着不同年龄段的儿科疾病应采取不同的治疗措施，儿童患者输血治疗需慎重。本章着重介绍胎儿新生儿溶血病（HDFN）、新生儿同种免疫性血小板减少症（NAIT）、小儿地中海贫血、儿内科和儿外科等疾病的输血治疗。

第一节　小儿生理特点

造血是血细胞形成的过程，小儿造血和血细胞发育特点与成人存在较大差异。新生儿、婴幼儿、儿童期的造血系统发育各具特点，了解小儿不同时期的血液系统、免疫系统特征，有助于指导儿科输血实践。

一、血液系统特点

（一）血液成分变化

1. 红细胞　胎儿出生时，由于处于相对缺氧状态，促红细胞生成素（EPO）合成增加，故红细胞数量（RBC）和血红蛋白（Hb）浓度较高，RBC 为（5.0～7.0）×10^{12}/L，Hb 为 150～220g/L，红细胞比容（Hct）为 0.45～0.65。胎儿出生后，随着自主呼吸的建立，血氧含量增加，EPO 合成减少，骨髓造血功能暂时性降低，网织红细胞（Ret）减少，红细胞寿命缩短，血容量随体重增长而增加，婴儿期 RBC 和 Hb 进行性下降，至出生后 2～3 个月时出现轻度贫血（Hb<110g/L），为"生理性贫血"，具有自限性，3 个月后 RBC 和 Hb 又缓慢增加，于 12 岁左右达成人水平。此外，新生儿外周血中可见到少量有核红细胞，出生后 1 周内消失。

2. 白细胞　新生儿出生时，白细胞总数为（15～20）×10^9/L，出生后 6～12 小时达高峰，然后逐渐下降，婴儿期白细胞总数维持在 10×10^9/L 左右，8 岁以后降至成人水平。婴幼儿期，外周血白细胞以淋巴细胞为主，4～6 岁时中性粒细胞与淋巴细胞数量持平，此后中性粒细胞高于淋巴细胞。此外，新生儿的外周血中可出现少量的幼稚中性粒细胞，但在数天内即可消失。

3. 血小板　新生儿期血小板波动很大，出生时血小板约为 150×10^9/L，2 周后可升至 300×10^9/L，6 个月后与成人无明显差异。

4. 血浆凝血因子　孕妇体内的凝血因子不能通过胎盘屏障，胎儿和新生儿的凝血因子依赖于自身合成。①妊娠第 10 周，胎儿开始合成凝血因子。②足月儿出生时，凝血因子 V、Ⅷ和血管性血友病因子（vWF）已达成人水平；维生素 K 依赖性凝血因子（Ⅱ、Ⅶ、Ⅸ、Ⅹ）约为成人的 50%；Ⅺ、Ⅻ、前激肽释放酶原（prekallikrein, PK）和高分子激肽原（high molecular weight kininogen, HMWK）等接触凝血因子约为成人的 30%～50%；因子ⅩⅢ约为成人的 70%；纤维蛋白原（Fg）水平略低，约为 1.5g/L。③足月儿出生时，抗凝系统 AT-Ⅲ、蛋白 C、蛋白 S 为成人的 30%～50%，纤溶酶原水平也较低。④正常情况下，足月新生儿较少发生出血性疾病，而早产儿可能有出血及血栓形成的双重风险。

（二）血容量变化

与成人相比，小儿血容量相对较多。足月新生儿的血容量为 50～100mL/kg，平均血容量为

300mL，约占体重的 10%；儿童血容量约占体重的 8%～10%；成人血容量约占体重的 6%～8%。新生儿对低血容量的代偿能力远不及成人。

二、免疫系统特点

免疫是机体的一种特殊的生理性保护机制，其本质是为识别自己和排除异己。小儿机体的免疫状况与成人明显不同，胎儿、新生儿免疫功能处于发育成熟过程和"幼稚型"（naive）状态，具有独特性表现。

■（一）体液免疫

胎儿和新生儿体内可有 IgG、IgM 和 IgA 三种免疫球蛋白，胎儿在第 17 周、20 周胎龄时开始分别合成 IgM 和 IgA，而 IgG 来自母体并通过胎盘摄取。因此，新生儿出生时，体内的抗体主要包括通过胎盘获取的 IgG、通过母乳获取的 IgA 和自身产生的少量 IgM 抗体。随着年龄的增长，新生儿体内 IgG 合成逐渐增加，6 岁以后达到成人水平。

■（二）细胞免疫

胚胎期免疫系统尚未发育成熟，导致胚胎期出现免疫耐受。新生儿 T 淋巴细胞主要来自于脐血，富含不成熟的、未活化的免疫细胞，细胞表面 HLA-DR 表达低下，$CD4^+$ T 细胞抑制活性占优势。新生儿输血治疗必须慎重，需要输注辐照的血液制剂，因为新生儿输入含有淋巴细胞的外源性血液时不被排斥，容易产生 TA-GVHD。

第二节　患儿输血治疗原则

输血疗法是儿科疾病较为常用的治疗手段之一，其目的是恢复血容量和 / 或补充不足的血液成分，调节机体的免疫功能，以恢复或保持患儿机体血液循环的平衡和生理功能。由于小儿（新生儿、婴幼儿和儿童）与成年人存在着生理解剖和血液免疫学的差异，成人的输血治疗方案不完全适用于儿童。对儿科患者施行输血治疗的要求较高，临床医生应严格掌握输血指征，选择合适的血液成分进行输注，确保输血治疗安全有效。

一、输血指征

1. 红细胞输注　小儿贫血的诊断标准：出生后 10 天内 Hb＜145g/L，10 天～3 个月时 Hb＜100g/L，3 个月～6 岁时 Hb＜110g/L，6～14 岁时 Hb＜120g/L。红细胞输注的具体要求：①出生 24 小时内新生儿 Hb＜130g/L，丢失约 10% 的血容量，或者发生有症状性贫血时，应考虑输注红细胞。由于新生儿血容量小，为避免循环超负荷，通常采用少量多次的输血原则，选用采集后 5 天内的新鲜辐照红细胞，根据血液相容性原则进行输注。早产的低体重新生儿输血比例较高。②小儿失代偿性贫血，Hb＜40g/L（或 Hct＜0.12），不论临床情况如何都需要输血治疗；Hb 处于 40～60g/L（或 Hct 处于 0.13～0.18）并伴有酸中毒引起的呼吸困难或意识障碍，也需要输血治疗，按 5mL/kg 的剂量输注，可缓解患儿的贫血症状。③3 岁以下的 IDA 患儿、重度贫血患儿，特别是合并急性感染者，常按 10～15mL/kg 的剂量输注红细胞。为避免发生水肿，输血前患儿可口服呋塞米（速尿）1mL/kg 或静脉缓慢注射 0.5mL/kg，最大剂量可达 20mL/kg；输血期间需要密切观察患儿的心率、呼吸、血压及有无急性输血反应等情况。

2. 血小板输注　输注血小板可以治疗出血与预防出血。患儿有严重的血小板减少（如 PLT＜$10×10^9$/L）并伴有出血症状，需要输注血小板控制出血。早产儿由于自身器官发育不成熟，血小板功能不全，若同时伴有凝血因子缺乏，易发生颅内出血。高危的早产儿需要维持 PLT＞$100×10^9$/L，病情稳定的早产儿要求 PLT＞$50×10^9$/L。早产儿伴有心、肝、肾功能不全者，血小板输注时应控制容量，避免循环超负荷。准备行体外膜肺氧合的患儿，需维持

PLT＞$100×10^9$/L。较大月龄的婴儿及儿童，可以参照成人血小板的输注标准。

3. 粒细胞输注　新生儿若发生严重的细菌感染，可考虑粒细胞输注治疗，但临床应用很少。针对粒细胞＜$0.5×10^9$/L 且伴有严重感染，并经大剂量抗生素治疗及 G-CSF 和 GM-CSF 治疗效果欠佳者，临床才考虑使用粒细胞治疗。粒细胞输注适用于治疗骨髓衰竭和严重粒细胞缺乏症的儿童，采用的标准与成人一样，每次以 $1×10^{10}$ 的剂量进行输注，需要选用 ABO 同型、交叉配血相合并经辐照处理的粒细胞制剂。

4. 凝血因子输注　血友病是儿科较常见的遗传性凝血功能障碍的出血性疾病，为终身性疾病，凝血因子的替代治疗是该病主要治疗方法，目的是将患者的凝血因子提高到止血水平，以治疗或预防出血。血友病 A 患儿缺乏凝血因子Ⅷ，治疗时应首选Ⅷ因子浓缩剂或基因重组Ⅷ因子，备选冷沉淀凝血因子或 FFP。因肝脏功能异常所致的凝血因子减少在儿科并不多见，其治疗可使用维生素 K 促进凝血因子的合成，必要时也可输入凝血因子制品。

5. 血浆输注　适用于获得性凝血因子缺乏者，如换血治疗、体外循环心脏手术、先天性凝血因子缺乏引起的出血和抗凝血蛋白缺乏引起的血栓等。

6. 白蛋白输注　适用于肾病综合征和肝硬化的低蛋白血症患儿，输注白蛋白可以提高其胶体渗透压。

7. 免疫球蛋白输注　小儿免疫功能较差，在严重感染时应结合临床情况考虑输注免疫球蛋白，以提高患儿的免疫力。

二、注意事项

1. 新生儿，尤其是未成熟儿，自身产热能力和体温调节功能较差，输血时温度不宜过低，最好将血液加温至 32℃ 再行输血治疗。

2. 由于小儿心肺发育不成熟，贫血、营养不良及严重感染等因素可降低小儿的心脏功能，输血量不当或输血速度过快均可导致充血性心力衰竭。因此，小儿输血速度不宜过快，应控制在 $0.5～1.5$mL/min，每次输血量以 $20～30$mL 为宜。

3. 应严格控制贫血患儿的输血量，尽可能避免全血输注，最好选用安全有效的悬浮红细胞输注。

4. 为防止输血感染巨细胞病毒（cytomegalovirus，CMV），应选择 CMV 阴性或去白细胞的血液成分进行输注。

5. 为避免产生 TA-GVHD，最好输注辐照的血液成分。

6. 新生儿对低血容量的代偿能力较差。若患儿失血量为血容量的 10% 时，即可产生心血管反应，引起心脏每搏输出量减少，导致组织血流灌注不足、组织氧合作用低下，甚至出现代偿性酸中毒。因此，患儿若发生血容量减少，应根据需要首先考虑恢复血容量。

7. 4 个月以下的患儿，血容量或血浆容量少且器官系统功能不成熟，需要采用特殊的方法进行输血治疗。

（张　伶）

第三节　新生儿溶血病输血

胎儿新生儿发生溶血性疾病的病因较多，如胎儿或新生儿红细胞 G-6-PD 缺陷、遗传性球形红细胞增多症、地中海贫血，以及风疹病毒、CMV 等感染引起的红细胞获得性缺陷性疾病，均可引起胎儿或新生儿的红细胞破坏。本节所介绍的胎儿新生儿溶血病（HDFN）主要是指母婴血型不合，母血中含有针对胎儿或新生儿红细胞的 IgG 抗体，该抗体通过胎盘进入胎儿血液循环后可以发生同种免疫反应，引起胎儿或新生儿红细胞破坏所导致的免疫性溶血性疾病。

一、发病机制

胎儿或新生儿的血型基因一半来自母方，一半来自父方，若其遗传父亲的血型抗原恰是母亲所缺乏的，母胎之间可能出现血型不合现象。在正常妊娠情况下，母胎之间的绒毛膜合体滋养层细胞将胎儿与母体血管分隔，母胎血液循环相互独立，二者的血细胞不会相互进入对方免疫系统而诱发免疫反应。但是，随着孕期的增加，胎盘不断生长和表面扩张，母胎之间的合体滋养层细胞变薄，尤其在妊娠后期，由于胎盘局部破裂，母胎之间可能出现出血现象，或者是分娩时因胎盘剥离胎儿红细胞经过破损的子宫血窦进入母体，刺激母体产生免疫性的 IgG 型抗体，此种抗体可通过胎盘到达胎儿体内并与其红细胞结合，诱发 HDFN。母胎血型不合所致的 HDFN，常见于 ABO 血型，Rh 血型相对少见，其他血型系统母胎不合引起的 HDFN 较为罕见。ABO-HDFN 的临床症状一般较轻，而 Rh-HDFN 发病早、病情重，症状典型，可危及胎儿与新生儿的生命安全。

▶ （一）ABO-HDFN

母胎 ABO 血型不合，母血中的 IgG 型抗 A、抗 B 或抗 A, B 抗体可以直接通过胎盘，进入胎儿体内，结合并破坏其红细胞，发生 ABO-HDFN。ABO 血型系统自发地、规律性地存在着 IgM 类、IgG 类的抗 B 或抗 A 抗体，尤其是 O 型母亲血液中存在的抗体主要表现为 IgG 类的抗 A, B 抗体，能通过胎盘并与 A 型或 B 型的胎儿红细胞结合发生反应，引起 HDFN。所以，ABO-HDFN 可发生在第一胎。随着妊娠次数增加，其发病率增高，病情加重。

▶ （二）Rh-HDFN

母胎 Rh 血型不合时，在其妊娠后期或分娩时，胎儿红细胞进入母体后刺激母体免疫系统产生记忆性的淋巴细胞和 IgM 型抗体，初次免疫反应 IgM 型抗体产生的时间较长，约 9 周，或长达 6 个月。通常第一胎产生的 IgM 型抗体不能通过胎盘，一般不会发生溶血反应。当母体再次妊娠 Rh 血型不合的胎儿时，母体就会发生回忆性免疫反应，产生大量 IgG 型抗体并通过胎盘进入胎儿血液循环，使胎儿或新生儿发生溶血，因此 Rh-HDFN 多发生在第二胎及多胎的患儿。若孕妇既往有 Rh 血型不合输血史、妊娠史，第一胎也可发病。RhD 抗原引起的 HDFN 较为常见，其他 Rh 抗原也可以引起 HDFN，如母亲为 RhE 抗原阴性，胎儿为 RhE 抗原阳性，也可以由抗 E 抗体引起 Rh-HDFN。

二、临床特点

胎儿或新生儿因红细胞被破坏，临床可表现为贫血、水肿、黄疸和肝脾肿大等症状。另外，胎儿或新生儿临床症状与其红细胞抗原的强弱、母体血清 IgG 抗体的效价及其亚类、抗体与红细胞结合的程度、胎儿代偿性造血能力及产前干预等因素有关。

▶ （一）临床症状

1. 贫血 由于红细胞被破坏，胎儿或新生儿可以发生不同程度的贫血。ABO-HDFN 贫血症状不明显。Rh-HDFN 可有严重贫血，在出生后 1～2 天内患儿可以表现为精神萎靡、嗜睡、少吃、少哭，也可出现心率快、气促、呻吟、发绀和肝脾肿大，严重者可出现心力衰竭，伴外周血网织红细胞和有核红细胞增高。

2. 水肿 多见于重症 Rh-HDFN 患儿，与严重贫血所致的心力衰竭、代偿性髓外造血、继发性组织缺氧、肝功能障碍、低蛋白血症、毛细血管通透性增加等因素有关。患儿可出现全身水肿、皮肤苍白、瘀斑、胸腔积液、腹水、心包积液和呼吸窘迫，其预后差，死亡率高。

3. 黄疸 胎儿期产生的胆红素由母体代偿排泄，新生儿因其机体脏器发育不健全，肝细胞合成的转运胆红素的蛋白质不足，出生后 2～3 天可出现生理性黄疸，1 周后逐渐消退。但是，发生 HDFN 的新生儿因其红细胞持续被 IgG 破坏，可使黄疸逐渐加深。ABO-HDFN 患儿产生的黄疸似生理性黄疸，临床症状较轻，一般出生后 2～5 天出现。Rh-HDFN 患儿黄疸出现较早，大多数在出生后 24 小时内，甚至在出生后 2～3 小时开始出现并迅速加重。HDFN 除出现黄疸外，血清胆红素水平在短时间内也可以快速上升，高达 340μmol/L 以上。

4. 肝脾肿大　严重溶血的患儿可发生髓外造血，溶血释放铁可积聚在肝脾等脏器，伴血浆胆红素增高使胆小管发生胆汁淤积，引起肝脾肿大。特别是 Rh-HDFN 患儿肝脾肿大更为明显。

5. 核黄疸　新生儿红细胞破坏，释放出的血清游离胆红素水平升高并通过血脑屏障，与患儿脑基底部神经核结合，可以诱发胆红素脑病，即核黄疸。患儿表现为发热、嗜睡、吸吮放射减低、痉挛、肌张力低下或增高，病死率极高。核黄疸患儿可出现智力发育及运动障碍、听力障碍和牙釉质发育不良等临床表现。

（二）HDFN症状轻重原因分析

1. ABO-HDFN 的临床症状较轻，可能的原因：①胎儿或新生儿红细胞上的 A 或 B 抗原还未发育完全，抗原性不强，与母体来源的抗体反应强度较弱。②分泌型个体的体液或分泌液中存在有 A 型或 B 型血型物质，可部分减弱抗体对红细胞的作用。母胎 ABO 血型不合不一定发生 HDFN，其发病与否及其严重程度与胎儿或新生儿红细胞上的 ABO 抗原强弱、体液或分泌液中的 ABO 血型物质含量、胎盘的屏障作用及母体血清 IgG 抗体亚类（IgG1、IgG3）等因素有关。

2. Rh-HDFN 的临床症状比 ABO-HDFN 严重，可能的原因：① Rh 血型抗原在出生时已经发育成熟，体液或分泌液中不存在 Rh 抗原。②来源于母体的 IgG 抗体全部结合在胎儿或新生儿红细胞膜上，抗原抗体结合后形成的复合物并随着血液循环运输到脾脏，被单核吞噬系统清除，可以引起血管外溶血，进而出现贫血等临床症状。③随着胎次的增多，Rh-HDFN 的临床症状加重。

3. 母胎 ABO 血型不合对 Rh-HDFN 有一定的保护作用。由于胎盘出血，Rh 阳性的胎儿红细胞进入 Rh 阴性母体后，若母胎同时存在 ABO 血型不合，进入母体的胎儿红细胞首先被母体体内抗 A、抗 B 抗体破坏，减弱了胎儿 Rh 血型抗原对母体的免疫作用，降低了 Rh 血型抗体产生的概率，降低 Rh-HDFN 的发病。

三、产前影像学检查

HDFN 胎儿 B 超检查可提示有肝脾大，胸腹腔积液。全身水肿胎儿 X 线片可见软组织增宽的透明带，四肢弯曲度较差。因此，做好孕期保健检查是关键，以便及时了解胎儿溶血的发展情况，及早进行预防和治疗。但是，孕妇接受过量的 X 线照射，会导致胎儿畸形、死胎及流产等不良后果，孕期应减少不必要的 X 线检查。

四、实验室检查

针对 HDFN 的临床防治，需要结合实验室检查结果以便开展产前预防和产后治疗。产前夫妇血型不合的孕妇需要动态检测其血清 IgG 抗体效价，产后的新生儿也需要进行 HDFN 相关的实验室检测。

（一）产前检查

包括夫妇血型鉴定和孕妇血清抗体筛查、鉴定及其效价测定等血型血清学检查，还可通过羊水、超声波等技术检查了解胎儿生长发育情况。HDFN 血清学检查流程如图 12-1。

1. 夫妇血型鉴定　由于胎儿或新生儿血型遗传于父母，因此通过检测父母的血型，可预测胎儿可能的血型，用于间接判断母胎之间发生 HDFN 的可能性。临床上，ABO 血型系统发生 HDFN 的概率远高于其他红细胞血型系统，尤其是 O 型孕妇妊娠非 O 型胎儿，其发生 HDFN 的概率相对较高；Rh 血型的 HDFN 多见于母亲为 Rh 阴性，父亲为 Rh 阳性。因此，孕妇围生期需要常规鉴定夫妇 ABO 和 RhD 血型。

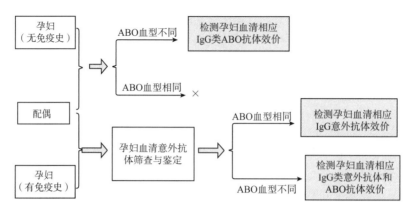

图 12-1　HDFN 血清学检查流程图

2. 孕妇血清抗体检查

（1）夫妇 ABO 血型不合的孕妇：需要动态监测抗 A 和 / 或抗 B 抗体效价。例如，若夫妇血型分别为 A 型和 O 型，孕妇在围生期间需要动态监测其血清 IgG 抗 A 抗体效价；若夫妇血型分别为 A 型和 B 型，孕妇需要检测血清 IgG 抗 A 抗体效价。

（2）夫妇 Rh 血型不合的孕妇：筛查孕妇血清有无 IgG 类的意外抗体，如果出现意外抗体阳性，需要进行抗体的特异性鉴定，并动态监测抗体效价。例如，孕妇为 Rh 阴性，其丈夫为 Rh 阳性，需要动态检测孕妇血清 IgG 抗 D 抗体的效价。

（3）有输血史、妊娠史的孕妇：筛查孕妇血清中有无 IgG 类的意外抗体，若有意外抗体需要鉴定抗体的特异性，并动态监测抗体效价。

临床常以孕妇 IgG 抗体效价＜64（试管法）或＜256（微柱凝集法）为界限预测 HDFN。一般情况下，在妊娠 24～28 周时开始检测孕妇 IgG 抗体，随后每两个月、一个月测定 1 次，甚至在妊娠 7～8 个月时每半个月测定 1 次，第 8 个月后每周测定 1 次。若 IgG 抗体效价水平较低且动态变化不大，一般不会影响胎儿的发育；若抗体效价为由低到高，或者升高幅度较大，则提示病情不稳定或加重。通常认为，孕妇 IgG 抗 A 和 / 或抗 B 抗体效价≥64，提示胎儿红细胞有可能遭受母体 IgG 抗体的破坏。若效价≥256 或者前后两次抗体效价连续增高达 4 倍以上，提示胎儿受伤害的可能性较大。

3. 孕妇羊水检查　对既往有 HDFN 病史的孕妇进行羊水检查：在 B 超引导下进行羊膜穿刺获取羊水，用以辅助胎儿血型鉴定，以便了解胎儿宫内溶血程度，评估胎儿成熟情况。正常羊水为无色透明液体，重症溶血胎儿羊水可呈黄绿色。羊水胆红素检查可用于辅助判断胎儿溶血情况，胎儿溶血程度愈严重，羊水胆红素含量愈高，故羊水胆红素含量可用来评估病情，辅助临床制定相应的治疗方案和及时采用血浆置换、宫内输血等治疗手段。另外，羊水穿刺是一项有创操作，具有一定的风险，可引起流产、出血、感染及羊水渗漏等，临床应规范操作。

4. 胎儿 DNA 检查　孕妇血浆中含有胎儿细胞和胎儿 DNA，临床可采用非侵入性的无创技术检测孕妇血浆中游离胎儿 DNA，用于胎儿染色体病的产前筛查和产前诊断，也可以用于检测胎儿 ABO、Rh 血型基因和预测血型。因为，在整个孕期，孕妇外周血中长期稳定地存在着大量的、来自胎儿的游离 DNA 片段，孕 4 周左右就能从孕妇外周血中检出，孕 7 周建立胎儿胎盘循环后，游离胎儿 DNA 以一定的比例稳定存在于孕妇外周血中，并且该比例随着孕周的增大而缓慢上升。

（二）新生儿检查

新生儿血液学检查项目包括血常规、Ret 计数、血清胆红素、ABO 和 Rh 血型鉴定、直接抗球蛋白试验（DAT）、间接抗球蛋白试验（IAT）、放散试验等，其中放散试验是确诊 HDFN 的重要指标。

1. 血常规检查 包括外周血 RBC、Hb、白细胞和血小板等指标。HDFN 患儿可出现 RBC、Hb 降低，网织红细胞升高，白细胞、血小板多表现为正常。

2. 血清胆红素检查 血清胆红素大于＞205.2μmol/L，以间接胆红素（未结合胆红素）为主。

3. 直接抗球蛋白试验 主要检查受检者红细胞是否被 IgG 血型抗体致敏。通常，ABO-HDFN 的红细胞致敏抗体能力较弱，DAT 检查结果一般低于 "2+"；而 Rh-HDFN 的红细胞致敏抗体能力较强，DAT 多数超过 "2+"。因此，借助 DAT 凝集强弱可间接区别 ABO-HDFN 或 Rh-HDFN，但是 DAT 阳性/阴性不能完全确诊或排除 HDFN。

4. 间接抗球蛋白试验 主要检测新生儿血清中是否有来自母体的游离 IgG 抗体，既可检测 ABO 血型系统的抗 A、抗 B、抗 A，B 抗体，也可检测 ABO 血型系统以外的意外抗体。HDFN 患儿 IAT 可以为阴性或阳性。

5. 放散试验 用特殊方法将致敏在新生儿红细胞上的 IgG 抗体释放出来，然后再使用相应抗原阳性的红细胞（或者为酶处理的红细胞）进行放散中抗体特异性检测，以验证放散液中 IgG 抗体是否为诱发 HDFN 的直接诱因。放散试验对于确诊 HDFN 最具有价值。放散试验阳性，即可诊断 HDFN。一般情况下，ABO-HDFN 采用热放散法，Rh-HDFN 及其他血型系统的 HDFN 通常采用化学试剂进行放散，比如乙醚放散法、磷酸氯喹放散法等。

6. 细胞学检查 HDFN 的溶血程度与胎儿或新生儿体内巨噬细胞活性及吞噬能力有关，通过流式细胞仪检测有无相应的 IgG 抗体，通过抗体依赖细胞毒性试验及单核细胞单层分析法等测定巨噬细胞的吞噬能力，以判断溶血的严重程度。

五、预防与治疗

新生儿溶血病的预防与治疗原则是减少母体抗体对胎儿或新生儿的损伤，纠正贫血，防治心力衰竭，降低血清胆红素水平和避免胆红素脑病的发生。

（一）产前防治

1. 夫妇 ABO 血型不合 根据孕妇血清 IgG 抗体效价和影像学检查结果，评价其是否需要采取特殊的预防性措施。对于既往有死胎或重症 HDFN 史的孕妇，若血清 IgG 抗 A 和/或抗 B 效价超过 64，认为其有可能会发生 HDFN，临床常采取的防治措施为：①一般在妊娠的 5 个月开始给予黄疸茵陈冲剂进行预防性治疗，2 次/日，1 包/次，服药持续时间为 2～5 个月。②也可以给予孕妇吸氧，服用维生素 C、维生素 E、维生素 K，静脉注射葡萄糖液等。③预产期前的 1～2 周，可通过口服苯巴比妥（鲁米那）90mg/d，诱导肝脏葡萄糖醛酸转移酶合成增加，促进胆红素的代谢和清除。

2. 夫妇 Rh 血型不合 既往有原因不明的死胎、流产、输血史、新生儿重症黄疸史、曾娩出过 Rh-HDFN 的孕妇，妊娠早期胎儿可出现溶血、严重贫血、水肿，甚至死亡。妊娠期，一旦发现孕妇血清中有 Rh 抗体存在，应动态监测抗体效价并采取预防措施：①药物治疗：口服黄疸茵陈冲剂，1 包/次，2 次/日，严重者可增加到 3 次/日；也可口服苯巴比妥、维生素 C、维生素 E、维生素 K，静脉注射葡萄糖液等进行治疗。②血浆置换：孕期内 Rh 抗体持续增高，效价达到或超过 128，考虑使用孕妇同型的血浆或白蛋白作为置换剂进行血浆置换，每次置换出 1～1.5L 血浆，间隔 7～10 天后，按需要进行重复置换，以减轻胎儿受害程度。置换前检查孕妇血压、心率、体温等指标，血浆置换治疗中注意监测孕妇及胎儿的心率变化，置换后常规输注 10% 葡萄糖酸钙10mL。③宫内输血：见十一章妇产科输血。④提前分娩：如果孕妇的卵磷脂/鞘磷脂的比值＞2，提示胎儿肺发育成熟，可考虑提前分娩。

（二）产后治疗

1. 光照疗法 HDFN 患儿血清脂溶性胆红素（又称间接胆红素）升高，总胆红素＞205μmol/L 时，可用波长 425～475nm 的蓝光和波长 510～530nm 的绿光进行照射，使间接胆红素转变成水溶性异构体，随胆汁和尿排出体外。但是，对于结合胆红素增高并伴有肝功能损伤的患儿不宜使用光照疗法。光疗的具体操作：患儿裸体平躺于 30～32℃的蓝光箱中，使用黑布遮挡双眼及外生殖器，其余皮肤均暴露于蓝光中，光照时间通常为 24～72 小时，每间隔 1 小时测肛温 1 次，保持体温在 36.5～37.2℃之间。

2. 药物治疗 具体的治疗方法：①使用苯巴比妥等肝酶诱导剂，促进肝细胞系统成熟，增加肝脏对胆红素的摄取和代谢。②补充白蛋白，减少游离胆红素与脑细胞的结合，降低胆红素脑病的发生，但是严重贫血或水肿患儿会增加其血容量，应禁用白蛋白。③病情较重者可静脉注射丙种球蛋白（IVIg），以抑制巨噬细胞破坏抗体致敏的红细胞，并且早期应用 IVIg 临床效果较好。④口服或静脉滴注葡萄糖，促进葡萄糖醛酸合成，促使胆红素从胆汁中排泄，并能供给部分热量和营养，以减少代谢性酸中毒和低血糖的发生。

3. 换血疗法 新生儿换血是治疗高胆红素血症最快捷有效的方法，主要针对母婴血型不合导致严重贫血的患儿。换血前，宜先给予患儿光疗 4～6 小时。新生儿换血应充分考虑换血目的、换血指征，合理选择血液成分。由于新生儿换血操作较复杂，易引起感染、电解质紊乱等并发症，应引起重视。

（1）换血目的：①降低新生儿血液中游离的 IgG 抗体。②移去部分致敏有母体 IgG 抗体的红细胞，减少溶血。③置换出血清中的部分脂溶性胆红素，预防核黄疸的发生。④纠正贫血，改善组织携氧，防止心力衰竭。

（2）换血指征：结合患儿的血清胆红素水平、胎龄、体重和临床表现，综合评估开展换血治疗。临床换血指征：①产前已经确诊为 HDFN，出生时脐血 Hb＜120g/L，同时伴贫血、水肿、肝脾肿大及心力衰竭者。②脐血胆红素＞68.4μmol/L，12 小时达 205.2μmol/L 者。③晚期早产（出生胎龄≥35 周）或足月产的患儿，出生后胆红素为 257～428μmol/L，且随着出生时间（＞24 小时）延长，胆红素逐步增高者。④低体重（＜2500g）患儿，出生后胆红素达 137～393μmol/L，且随着出生时间（＞24 小时）延长，胆红素逐步增高者。⑤已出现肌张力减低、嗜睡、吸吮反射减弱等早期胆红素脑病症状者，应尽快实施换血治疗。

（3）血液制剂选择：① ABO-HDFN：选择 AB 型血浆和 O 型红细胞组合的血液。② Rh-HDFN：选择 Rh 血型与母亲同型，ABO 血型与新生儿同型（或 O 型）的血液。若难以找到合适的血液，可使用母亲洗涤红细胞和 AB 型血浆组合的血液，并进行血液辐照，避免 TA-GVHD 的发生。③ Rh-HDFN 合并 ABO-HDFN：选用 Rh 血型同母亲的 O 型洗涤红细胞与 AB 型血浆组合的血液。上述组合血液的 Hct 宜为 50%～60%。

（4）配血试验要求：①新生儿 DAT 阳性，只需进行主侧配血。②主侧配血试验：母婴 ABO 血型相合时，尽量采用母亲的血清与献血者的红细胞进行配血；母婴 ABO 血型不相合时，选用新儿红细胞放散液代替其血清进行配血。

（5）血液成分要求：①最好选用保存时间在 3～5 天的新鲜血液，亦可选用采血后立即冰冻的去甘油冰冻红细胞，确保红细胞 2,3-DPG 水平，减少无活力红细胞释放出的额外胆红素和影响心律不齐的 K^+。②可输注血浆或 5% 白蛋白，使 Hct≥0.5，减轻新生儿心脏负担和贫血程度。③一般换血，血小板和凝血因子并非关键成分，但是早产儿若发生了 DIC，血小板和凝血因子会减少，特别是出现 Fg 减少引起的出血，考虑输注 FFP 和 / 或血小板。④无输血延误风险的新生儿，宜使用辐照后 24 小时内的血液换血。

（6）换血流程及操作要求

1）换血前：①进行光照治疗。②换血前 1 小时静脉输入白蛋白 1.0g/kg（亦可血浆替代），肌注苯巴比妥钠 10～15mg/kg 并口服水合氯醛 1.5mL。③术前抽出患儿胃内容物，以防呕吐。

2）换血时：①监测患儿的生命体征：脐静脉插管见回血后立即测静脉压，此后每换 100mL 血检测一次。新生儿的正常静脉压为 4～8cmH$_2$O，若患儿静脉压超过 8cmH$_2$O，宜多抽少输，以降低静脉压，防止心力衰竭的发生；若静脉压较低时，可少抽多输。心肺监护仪每 10～15 分钟测呼吸、心跳各一次。②核算换血量和控制换血速度：以 150～180mL/kg 体重计算，一般换血量为新生儿血容量的 2 倍，可换出 85% 的致敏红细胞和 60% 的胆红素及抗体。开始换血时，每次抽出和输入量为 10～20mL，大约 2 分钟抽出 20mL，注入的血量比抽出的要少 5～10mL，当达 20mL 时，如果静脉压不高，即可进行等量换血，一般在 2 小时内完成换血。总出入量约为 30～70mL。严重心力衰竭或有明显贫血者，可采用血浆减半的浓缩血。换血完毕，用盐水冲净插管内的血液，缓慢注入鱼精蛋白，结扎静脉。③动态监测实验室指标：换血前、中、后检测患儿的血常规、胆红素、血糖、电解质等指标，防止其发生贫血、低血糖和电解质紊乱。

3）换血后：严密监测患儿的生命体征，避免出现低血糖、心力衰竭和栓塞等并发症。新生儿换血后黄疸易反弹，应立即进行光疗，一般可连续光照 24～48 小时。每 4 小时检查胆红素水平 1 次。重症溶血患者儿换血后常发生严重贫血，应注意复查 RBC 和 Hb，若 Hb＜70g/L 可少量输血。轻度贫血患者可口服肝精补血素治疗。新生儿换血治疗 2 个月后，若其体内仍残存有致溶血的抗体，宜选择配合的血液制剂进行输血治疗。

（三）产后预防

产后预防主要针对 RhD 阴性产妇的处理。夫妇 RhD 血型不合，RhD 阴性母亲曾妊娠或娩出 RhD 阳性胎儿（或者既往有羊水穿刺检查者），在其妊娠的 28～32 周开始肌内注射 RhD 免疫球蛋白和 / 或在其产后 72 小时内 IMIg，以清除妊娠后期因胎盘出血或分娩过程中进入母体的 RhD 阳性红细胞，避免其对母体的免疫刺激，以降低下一胎发生 RhD-HDFN 的概率。

第四节　新生儿同种免疫性血小板减少症输血

新生儿同种免疫性血小板减少症（NAIT）是一种新生儿血小板减少性疾病，在初生婴儿中发病率约为 1/1000～1/800。NAIT 的主要诱因是母体与胎儿的血小板血型不合，因胎盘出血，胎儿血小板进入母体刺激母体产生血小板抗体，该抗体通过胎盘可引起胎儿或新生儿血小板减少。与原发免疫性血小板减少症、先天性巨核细胞生成不良、病毒或细胞感染等引起的血小板减少不同，NAIT 主要是由于母胎 HPA 不合引起，而母胎 HLA 和 ABO 血型不合一般不会引起 NAIT。NAIT 的主要临床表现是皮肤、黏膜自发性出血，束臂试验阳性，血小板减少，出血时间延长，凝血功能不良。

一、发病机制

NAIT 的发病机制与 HDFN 相似。HPA 血型系统产生的抗体多为 IgG 抗体，但在第一胎也可以出现 NAIT，原因是妊娠头 3 个月至足月过程中，母体合体滋养层刷状缘表达血小板特异性抗原 HPA-1（GPIIIa，CD61），妊娠期若发生胎盘出血或绒毛损伤，胎儿血或合体滋养层微粒可脱落进入母体血液循环，妊娠 7 周时母血中就能检测到凋亡合体滋养细胞 DNA、胎儿 DNA 和合体滋养层细胞碎片，能激发母体 T 辅助细胞（Th）和 B 细胞免疫反应，产生 IgG 类的抗 HPA-1 抗体并在第一胎孕育期间通过胎盘进入胎儿体内，与胎儿血小板 HPA-1 特异性抗原结合，使血小板发生免疫性破坏。另外，由于 HPA 抗原存在地区、种族差异，不同地区抗体产生的概率也不相同。白种人，大多数 NAIT 是由于 HPA-1a 抗体引起。黄种人由于 HPA-1a 抗原频率极高，一般不产生 HPA-1 抗体，较少出现由 HPA-1 抗体引起的 NAIT。

二、临床特点

NAIT 患儿出生时一般无临床症状，血小板较高或正常，出生后几分钟或数小时即可出现皮肤瘀点、瘀斑、视网膜出血等出血症状，多与产伤、新生儿窒息等有关，约 15% 患儿可出现颅内出血、多发性颅内血肿，甚至危及生命。颅内出血是 NAIT 患儿最严重的并发症，故 NAIT 应及早发现及早治疗。部分患儿有血小板减少但无出血现象。

三、实验室检查

1. 孕妇 通过血浆、尿液等标本开展无创 DNA 检测，可进行胎儿 *HPA* 基因分型和性别鉴定。筛查孕妇体内有无 HPA 抗体并鉴定抗体的特异性。因此，动态监测孕妇血清血小板抗体的变化对预防 NAIT 十分重要。

2. 新生儿 主要检测 PLT 和血小板抗体。PLT$<100\times10^9$/L，出血程度轻重与血小板数量有关：①若 PLT$<50\times10^9$/L，可出现自发性出血。②若 PLT$<20\times10^9$/L，可发生出血明显。③若 PLT$<10\times10^9$/L，可发生严重出血。NAIT 患儿血小板减少程度不一，一般 PLT$<30\times10^9$/L，偶尔有 PLT$<10\times10^9$/L，个别患儿甚至血小板数量不降低，白细胞正常，骨髓涂片显示巨核细胞数正常或减少，出血后有贫血和网织红细胞升高的可能，间接胆红素升高。NAIT 的患儿血小板抗体可呈阳性。

四、预防与治疗

（一）孕妇临床防治

母体血液中若有血小板特异性抗体，可采用血浆置换以减少或去除母体血浆抗体，也可提前进行剖宫产。若产前超声波检查证实胎儿有颅内出血时，应立即以 0.4mg/（kg·d）剂量给予母亲 IVIg，使其血小板得到恢复，直到分娩。

（二）新生儿临床防治

1. 对于无出血或轻微出血患儿，只需常规治疗，无需特殊处理，血小板在数天或 1～2 周即可自然恢复。

2. 若患儿有出血症状，可用肾上腺皮质激素阻止抗原抗体反应，促进血小板恢复，降低血管通透性，抑制血小板抗体产生，减轻出血倾向。例如，患儿口服泼尼松（强的松）1～2mg/（kg·d），但出血严重者可选用冲击疗法：静注地塞米松 0.5～1.0mg/（kg·d），直至血小板回升，此后可减量维持 1 个月，以巩固疗效。

3. 对于 PLT$<30\times10^9$/L 的 NAIT 严重病例，出生后数小时内血小板进一步下降或出现广泛性出血，可输注与患儿同型的单采血小板，或者输注经洗涤和辐照的母亲血小板，配合大剂量 IVIg 进行治疗，以减少输入的血小板被破坏。若患儿为 Rh 阴性，紧急情况下可输入 Rh 阳性血小板，同时应立即肌内注射抗 RhD 免疫球蛋白。

4. 血小板严重减少（PLT$<20\times10^9$/L）或有明显高胆红素血症的患儿，可采用血浆置换疗法去除血小板抗体。

第五节　小儿地中海贫血输血

地中海贫血，又称海洋性贫血或珠蛋白生成障碍性贫血，为一组遗传性溶血性贫血疾病，由于先天性基因缺失或突变致使合成 Hb 的珠蛋白肽链合成缺失或不足导致红细胞寿命缩短的一种溶血性贫血。本病临床症状轻重不一，轻者无明显临床表现；中间型地中海贫血患儿多在幼儿时期发病，临床表现为中度贫血；重型地中海贫血患儿多在婴儿期发病，呈慢性进行性溶血性贫血，预后较差，需长期输血治疗才能维持正常生活状态。小儿地中海贫血广泛分布于世界许多地区，东南亚高发，我国广西、广东、四川多见，长江以南各省有散发病例，北方地区较为少见。

一、发病机制

正常血红蛋白中的珠蛋白含有 α、β、γ、δ 四种肽链，并按一定的空间关系可形成 3 种血红蛋白四聚体，如 HbA（α2β2）、HbA$_2$（α2δ2）、HbF（α2γ2）。由于珠蛋白基因缺失或点突变，珠蛋白肽链合成障碍，Hb 合成减少，红细胞被破坏，出现贫血症状，临床以 α-地中海贫血和 β-地中海贫血较为常见。

二、临床特点

（一）α-地中海贫血

由于 α 基因缺陷致使 α 链合成减少或消失，产生不稳定的四聚体 Hb，如 β4（HbH）和 γ4（Hb Bart），易发生氧化、变性、沉淀、积聚形成包涵体，并附于红细胞膜上损伤胞膜，造成红细胞僵硬而寿命缩短，发生血管内或血管外溶血。由于珠蛋白肽链合成减少，引起 Hb 减少，容易出现小细胞、低色素性贫血。部分患儿临床表现较轻，多无症状，红细胞形态正常。HbH 病患儿出生时症状不明显，婴儿期症状加重，表现为轻度至中度贫血。含有 Hb Bart 的个体因组织缺氧严重，在胎儿期多呈现重度贫血、水肿、肝脾肿，甚至在 30～40 周时发生流产、死胎，出生后也很难长期存活。

（二）β-地中海贫血

β 链合成部分或完全受抑的一组血红蛋白病。患儿出生时一般无临床症状，多在婴儿期发病，偶见新生儿期发病。患儿发病年龄愈早，病情愈重。轻型患者可无症状或轻度贫血，重型患儿在几个月龄时可出现明显贫血，并呈慢性进行性加重，如面色苍白、肝脾逐渐增大、体格发育迟缓，严重者出现充血性心力衰竭，大多需要依靠输血维持生命，通常 3～4 周输血 1 次，随年龄增长症状日益明显。此外，长期重度贫血患儿骨髓代偿性增生，可出现典型的骨畸形发育，易发生病理性骨折；面部骨和颅骨的骨髓腔发育异常，形成特殊的地中海贫血面容。

三、实验室检查

（一）α-地中海贫血

外周血及骨髓改变类似重型 β-地中海贫血。红细胞脆性减低，变性珠蛋白小体阳性，包涵体试验阳性。Hb Bart 患儿有核红细胞与 Ret 显著增多。

（二）β-地中海贫血

轻症患儿红细胞形态无异常，随着病情加重，外周血红细胞呈小细胞低色素性改变，可出现异常红细胞，如靶形红细胞、点彩红细胞及碎片红细胞等。红细胞渗透脆性明显减低，重症患儿骨髓象红系明显增生，以中、晚幼红细胞增生为主。HbF 含量>0.4 时，是诊断重型 β-地中海贫血的重要依据。

四、预防与治疗

静止型/轻型地中海贫血无需特殊治疗。中重型贫血的主要基础治疗方法是规范性长期输血和去铁治疗，如有 HLA 相合的同胞供者可考虑接受 HSCT，脾切除术为姑息性的治疗手段。患儿在婴幼儿期开始接受正规的高量输血和去铁治疗，不影响其正常发育。临床做好婚前遗传咨询和围生期产前检查是关键，及时发现胎儿地中海贫血，终止妊娠是目前预防本病行之有效的方法。

（一）输血治疗

输血的目的在于维持 Hb 浓度接近正常水平，保障机体携氧能力，抑制自身骨髓产生缺陷红细胞。

1. 输血指征 维持患儿 Hb＞90g/L 才能保证其正常生长发育，抑制骨髓及髓外造血，并将铁负荷控制在最低限度。输血治疗的具体要求：①间隔 2 周以上的 2 次血常规检查结果均为 Hb＜70g/L，且排除引起 Hb 下降的其他病情（如感染等）。②以下临床表现均应进行输血治疗：严重的贫血症状；生长发育迟缓；过度骨髓内造血引起的并发症，如病理性骨折和面容改变等；明显的髓外造血。③重型 β-地中海贫血患儿，Hb＜90g/L 时启动输血治疗，每 2～5 周输血一次，每次输入悬浮红细胞 0.5～1U/10kg，每次输血时间小于 3～4 小时，且维持输血后 Hb 水平宜达到 130～150g/L，下次输血前 Hb 水平宜维持在 95～105g/L。

2. 血液制剂选择

（1）选择供受者 ABO 及 RhD 相同的红细胞制剂，条件允许情况下还可以考虑 C、c、E、e 抗原表型相匹配，以避免患儿产生针对这些抗原的同种免疫反应。

（2）推荐使用去白细胞的红细胞制剂。

（3）严重过敏反应者应选择洗涤红细胞。

（4）避免应用亲属的血液。

3. 注意事项 长期输血治疗,会引起患儿体内红细胞不断分解引起铁大量聚集,可出现铁过载、含铁血黄素沉着,导致组织脏器受损。为保证患儿骨骼的正常发育,给予铁螯合剂联合治疗可促进患儿体内铁的代谢。

（二）去铁治疗

血清铁蛋白升高提示铁负荷增加，当血清铁蛋白≥1000μg/L 时，应进行去铁治疗。输血次数≥10～20 次，则需要每 3～6 个月检查一次血清铁蛋白含量。去铁胺、去铁酮和地拉罗司是临床上常用的铁螯合剂，用于临床去铁治疗具有良好的疗效。当血清铁蛋白＜1000μg/L，可暂停使用铁螯合剂。

（三）其他治疗

1. HSCT 是目前临床治愈重型 β-地中海贫血的唯一方法。

2. 脾切除 也是治疗地中海贫血很好的方法。患儿脾切除指征：①依赖输血量明显增多，虽经过规范去铁治疗而铁负荷仍增加。②脾功能亢进，红细胞破坏增加，持续发生白细胞减少或血小板减少，出现反复感染或出血。③脾脏增大，巨脾给其他器官带来压迫，出现左上腹疼痛或易饱感，有脾破裂可能者。④ 5 岁以下患儿若施行脾切除可增加败血症发生的风险，5 岁以上者可适用。

第六节　儿外科和儿内科疾病输血

小儿在不同年龄阶段的生长发育与成人不同，其发生的疾病类型和病理特点也不同于成人。因此，临床不能将成人的输血治疗方案应用于小儿患者，应根据患儿的年龄、体重、病情、精神状态和输血目的等综合评估小儿输血量及输血速度。

一、术前评估

1. 术前评估小儿的血容量和失血量尤为重要。同样容量的失血对小儿影响明显高于成人，如 1000g 的早产儿若失血 45mL，相当于丢失其循环血容量的 50%（表 12-1）。对于低血容量和 / 或术中可能需要大量输血的患儿，应预先置入中心静脉导管，并做好备血工作。

2. 贫血患儿，需要纠正贫血后再进行择期手术。急症需行手术的贫血患儿，术前可输注悬浮红细胞，同时评估其有无止凝血功能障碍的风险。对有出血风险及体外循环时间较长的患儿，宜行血管性血友病相关的检查，如检测凝血因子水平或血栓弹力图水平等。

3. 择期手术患儿，要求 Hb＞100g/L（新生儿需要达 140g/L）。临床治疗若低于此标准，麻醉的危险性增加。

表 12-1　不同年龄段小儿血容量和 Hb 的差异

指标	早产儿	足月新生儿	<1 岁	1～6 岁	>6 岁和成人
血容量（mg/kg）	90～100	80～90	75～80	70～75	65～70
Hb（g/L）	130～200	150～230	110～180	120～140	120～160

二、术中输血治疗

1. 根据患儿的年龄、术前 Hb、手术出血量及心血管反应等因素决定术中是否开展输血治疗。对于全身状况良好的小儿，当失血量达到估计血容量的 15% 以上时，应积极、快速、等量地输血，或者适量补充羟乙基淀粉或白蛋白等胶体液。

2. 对急性出血性休克、患有严重心肺疾病的急症患儿，失血量达 10% 以上，Hb<120g/L，以及 Hb<70g/L 并且有贫血表现者，需要输注新鲜、去除白细胞的红细胞制剂。

3. 临床通常以 0.25 作为 Hct 可接受的下限，若疾病累及呼吸系统或心血管系统，如发绀型先心病患儿，需其提高其 Hct 数值，以保证组织的供氧。

4. 预存式和稀释式自体输血在儿科患者中应用较少。若患儿体重超过 25kg 且行择期外科手术，可以实施预存式自体输血，但是要求儿童心血管或肺部功能状态良好，Hb>110g/L，每次最大抽血量是估计血容量的 12%，同时需要及时为儿童补充铁剂。

（习鹏娇　金　悦）

本 章 小 结

不同年龄段小儿血液特点、造血机制、疾病种类及机体免疫学特征不完全相同，并与成人存在着较大差异。儿科疾病的输血治疗也不同于成人，存在着独有的规律性。胎儿或新生儿因其红细胞被母体 IgG 抗体致敏破坏，临床可发生 HDFN，产生贫血、黄疸、肝脾肿大等严重的临床症状，尤其是 Rh-HDFN 比 ABO-HDFN 表现更为明显，患儿通常需要换血治疗。NAIT 是由血小板特异性抗体导致，临床多需及时补充血小板治疗，以避免小儿出现皮下出血，颅脑出血等。地中海贫血为遗传性溶血性贫血性疾病，在我国广东、广西等地多发，长期需要输血治疗，造血干细胞移植是其最佳的治疗手段。

第十三章　其他输血

输血治疗已成为一种不可替代的临床治疗手段,除广泛应用于内科、外科、儿科、妇产科等疾病的治疗中,还作为实体器官移植、造血干细胞移植、老年疾病、稀有血型和特殊血型患者的辅助治疗手段。临床输血治疗应充分考虑患者的年龄、血型、临床症状和免疫状况,根据其具体情况输注不同血液成分和剂量。

第一节　器官移植输血

器官移植是指将供者健康的、有活力的器官通过手术方法植入自体或异体体内,替代受者丧失功能的器官,并通过动、静脉吻合实现血流再通,使其迅速恢复功能。随着外科学技术的发展、免疫抑制剂的成功应用,以及输血医学和相关支持疗法的改进,器官移植成功率得到了进一步提高。输血与器官移植关系密切,输血可引入外源性的免疫细胞和组织抗原进入受者体内,对受体免疫系统和移植效果均可产生一定的影响。

一、器官移植免疫与输血

器官移植可诱导机体产生复杂的免疫反应,极易发生抗体介导的超急性排斥反应或 T 淋巴细胞介导的细胞免疫反应。同种异体输血,尤其是异基因输血,可以引入大量的外源性细胞和抗原到受者体内,引起受血者机体免疫调节功能发生改变,诱导其发生免疫应答或免疫耐受。

（一）输血相关的免疫调节作用

异体输血不论是介导免疫应答还是诱导免疫耐受,供、受体间 HLA-DR 的配合程度都在其中起到关键作用。此外,血液抗原递呈细胞（APC）、共刺激分子、可溶性 HLA（sHLA）和白细胞来源的可溶性介质等与异体输血介导的免疫调节作用有关。目前,临床倾向于应用去除白细胞的血液成分来消除异基因输血产生的不利影响。异体输血后机体所发生免疫调节作用为输血相关的免疫调节（transfusion-related immunomodulation,TRIM）,其发生的确切机制可能与下列物质有关:

1. 白细胞　白细胞可介导 TRIM:①肾移植前,若输入去除白细胞的红细胞,诱导免疫耐受作用明显下降。②移植术中输注未去除白细胞的红细胞,术后诱发细菌感染、肿瘤复发和转移的风险明显增加。③白细胞损伤破碎后可以释放可溶性介质,如组胺、嗜酸性粒细胞阳离子蛋白、嗜酸性粒细胞蛋白 X、纤溶酶原激活物、人可溶性凋亡相关因子配体（soluble factor-related apoptosis ligand,sFASL）等,能抑制中性粒细胞功能,可介导免疫抑制和组织损伤。

2. 抗原递呈细胞　血液 APC 表面表达的 HLA-DR 分子与 TRIM 密切相关。一般情况下,供、受体间 HLA-DR 不完全匹配,异体输血可介导免疫应答,HLA-DR 位点相同则诱导免疫耐受。另外,血液储存过程中,APC 活力下降、表面共刺激分子丢失,不能有效递呈抗原,进而可诱导 T 细胞无能和介导免疫抑制。

3. 微嵌合体　患者大剂量输血或者输入 HLA 不匹配的血液,以及少部分供者来源的有核细胞（包括 DC）在受体内能长期存活,均能形成微嵌合体。微嵌合体能分泌 IL-4、IL-10 和 TGF-β,诱导未致敏的 T 细胞向 Th2 分化,抑制 Th1 型细胞免疫应答,可以诱导免疫耐受。

4. 可溶性 HLA　血浆 sHLA 可以进入胸腺,诱导供体抗原特异性的 T 细胞克隆删除,介导供体抗原特异性免疫耐受。

（二）输血对器官移植的影响

输血与器官移植关系密切，在一定程度上能有效抑制移植物发生免疫排斥反应，这也是决定移植成败的重要因素之一。输血对器官移植的免疫学影响主要表现在以下几个方面：

1. 血型抗原产生致敏反应

（1）红细胞抗原：① ABO 血型抗原与器官移植关系密切。一般情况下，施行器官移植的供受者要求 ABO 血型匹配，原因是大多数实质器官的内皮细胞上表达 A 和 B 血型抗原，若供受者 ABO 血型不合，受者体内可以产生抗同种异型抗原的抗 A 和 / 或抗 B 抗体，这些抗体在补体或 NK 细胞的参与下，通过溶细胞作用和抗体依赖细胞介导的细胞毒作用（antibody-dependent cell-mediated cytotoxicity，ADCC）造成移植物血管内皮细胞损伤，可诱发超急性排斥反应。同临床输血一样，多数器官移植要求 ABO 血型匹配，以避免临床发生急性排斥反应，确保移植物存活和患者安全。②器官移植对供受者 Rh 血型的匹配程度要求不高。因为人群多数为 D 抗原阳性，由 D 抗原诱导的免疫反应概率较低，也有可能与患者术后使用免疫抑制剂有关。实施器官移植的 RhD 阴性育龄女性患者，输血治疗需要选择 D 抗原阴性的血液；若为无生育需求的女性或男性患者，且其体内无抗 D 抗体，在紧急抢救情况下可选择 D 抗原阳性的红细胞进行临床输血治疗。

（2）白细胞抗原：移植成功与否或者移植物能否长期存活，与供、受者的 HLA 系统密切相关。HLA 具有多态性，除同卵孪生外，供受者 HLA 不可能完全匹配，即使供、受者 ABO 血型抗原相同，受者在接受异体器官后也可以发生排斥反应。若患者移植前曾多次接受过不同献血者的血液，其体内产生 HLA 同种抗体的概率明显增加，患者移植前必须进行 HLA 配型。尤其是肾移植，对供受者 HLA 的匹配程度要求严格，这是移植成败的关键；在心脏移植中，对供受者 HLA 匹配程度要求相对较低，但 HLA-DR 匹配者的移植效果明显优于不匹配者；在肝脏移植中，HLA 匹配与否对移植成败影响最小。

2. 诱导免疫耐受 免疫耐受是指免疫活性细胞在接触抗原性物质刺激时所表现的无应答状态。受者对供者抗原所表现出来的免疫耐受是防止器官被排斥、改善器官移植质量的最理想方法。异体输血可降低机体的免疫功能，造成 T 细胞对抗原刺激的不敏感、NK 细胞数量减少，以及巨噬细胞的吞噬和趋化能力下调，可以诱导免疫耐受。输血诱导的免疫抑制作用可能与下列因素有关：

（1）形成微嵌合体：基于输血、器官移植等原因，供者少量细胞能以"微嵌合体"的形式在受者体内长期存活，该种现象的发生可能与其诱导和维持机体免疫耐受有关。

（2）免疫调节：移植前，将供体的全血、脾细胞或骨髓细胞等输入受者体内，间隔一定时间后再行移植，这种供体特异性输血（donor-specific transfusion，DST）能有效地控制移植排斥反应的发生，其机制可能与 T 细胞克隆删除、T 细胞无能、激活调节性 T 细胞、诱导 Th1 向 Th2 偏移、提供 sHLA 抗原、产生抗独特型抗体等有关。

3. 介导输血相关移植物抗宿主病 TA-GVHD 是指免疫缺陷或免疫抑制的患者，不能清除所输入血液中的具有免疫活性的淋巴细胞，使其在体内存活、增殖，识别患者的组织器官为非己物质，并作为靶目标进行免疫攻击、破坏的一种输血并发症。接受移植物的患者，由于其免疫系统严重受损，异体输血后不能及时、有效地清除输入的淋巴细胞，极易发生 TA-GVHD。TA-GVHD 常见于：①免疫缺陷个体。② HLA 单体型相似或相同的亲属供体，特别是直系亲属。③输注新鲜全血、红细胞、粒细胞、血小板的个体。TA-GVHD 一旦发生，死亡率高达 80%～90%。移植者施行输血治疗尽可能输注经白细胞过滤和辐照的血液成分，应避免输注亲属血液及新鲜血液。

4. 产生过客淋巴细胞抗体 淋巴细胞能随供者器官植入进入受者体内，进而在受者体内产生针对红细胞抗原的抗体，该抗体能持续存在几周并导致受者的直接抗球蛋白试验（DAT）阳性和引起溶血性贫血，该种由于过客淋巴细胞（passenger lymphocytes）产生的临床症状为过客淋巴细胞综合征（passenger lymphocyte syndrome，PLS）。PLS 是 GVHD 的特殊类型，肝脏、小肠、心脏、肺、胰腺和肾脏移植后均可发生。由于小肠组织中含有大量的淋巴组织，因此小肠移植后 PLS 的发生率较高，并与移植物中的淋巴细胞含量有关，淋巴细胞含量越高，发生率就越大，溶血症状持续的时间越长。移植后受者抗体效价的迅速升高也是影响溶血严重程度的因素。

由于红细胞 ABO 血型系统的抗原性最强，PLS 引起的溶血常见于 ABO 血型次侧不合的实体器官移植或骨髓移植术后，如 O 型移植物植入给非 O 型患者，以血管外溶血为主；少见于 A 或 B 型个体给 AB 型患者的器官移植。另外，供者来源的淋巴细胞也可针对受者 Rh、Kidd、Duffy 等红细胞血型系统产生相应抗体，该受者若需要输血治疗只能输注相应抗原阴性的红细胞。如果患者移植后出现不明原因的 Hb 降低，应考虑患者产生过客淋巴细胞抗体的可能，临床输血治疗时应选择供、受者相匹配的血液，同时给予患者糖皮质激素、血浆置换、利妥昔单抗等治疗。

二、肝移植与输血

肝脏是人体最大的实质性腺体器官，是白蛋白、Fg、凝血酶原等多种凝血因子合成的主要场所，在人的生命活动中发挥着重要作用。肝移植手术复杂，难度较大，术中失血量大，输血治疗是保证手术成功的重要手段。

（一）肝移植特点

1. 肝脏是一个功能复杂、血管和血供极为丰富的器官，在血管切断和血管吻合过程中极易发生大出血，输血是重要的治疗手段。

2. 肝移植是治疗急性或慢性终末期肝病（如重型肝炎、肝硬化、原发性肝癌）的最有效手段。

3. 肝移植患者术前一般情况较差，大多存在代谢紊乱、凝血机制异常、门脉高压、贫血及有效血容量不足等情况，术中大出血的风险很高。

4. 肝移植历经患肝切除、供肝植入和功能恢复等过程，围手术期凝血机制和血流动力学必将发生改变，可能会增加大量出血的风险。

5. 通常情况下，肝移植并不严格要求供体、受体的 ABO 血型相同。

（二）围手术期注意事项

1. 监测患者凝血功能　术前患者的凝血功能检查结果通常能反映肝脏的受损程度，与其术中对血液成分的需求量及预后相关。因此，术前需要对受体凝血功能进行全面评估，检测患者的 PLT、PT、APTT、TT、Fg 和血栓弹力图（TEG）等项目，合理地选择血小板、血浆、冷沉淀凝血因子等血液制剂进行临床输注。手术期间，患者的生命体征和凝血功能通常会迅速改变，应在严密监测下进行输血和止血治疗。

2. 定期检测受体血常规、电解质和凝血功能等实验室指标　通常情况下，血常规中的 RBC、Hct、Hb 能指导红细胞输注，PLT 能指导血小板输注。术中大量输血有可能造成低血钙，影响受体的凝血功能，肝恢复前应注意补钙。术中应注意维持受体的水-电解质和酸碱平衡。

3. 手术期间患者应注意保温　若体温过低，可减慢凝血因子的合成，降低凝血速度，加快 Fg 溶解，引起血小板功能障碍，导致出血时间延长。

（三）肝移植输血

肝移植过程中若施行大量输血存在许多潜在的风险，能降低患者的存活率，临床应严格掌握输血指征，科学合理地开展输血治疗。例如，终末期肝病患者可存在明显的凝血、抗凝、纤溶异常，如血小板和 Fg 的数量、功能异常等，若 PT、APTT 在正常对照的 1.5 倍之内，无须输血治疗。

1. 输血指征　肝移植患者的临床输血指征：① Hb ＜70g/L，应进行红细胞输注。② PLT＜50×10^9/L，可输注单采血小板。③ Fg＜1.0g/L，应补充 Fg 制品。一般情况输入 2.0g 的 Fg 制品可提高血浆 Fg 0.5g/L。④凝血因子缺乏的个体，按 10～20mL/kg 的剂量补充 FFP。⑤ Fg 溶解功能亢进造成的严重渗血者，可以考虑给予冷沉淀凝血因子。

2. 输血治疗原则和措施 临床输血的主要目的是维持组织供氧、恢复机体的凝血功能和维持有效的容量负荷。肝移植患者大多存在凝血因子缺乏、抗凝物质增多、血小板减少和功能异常等情况，单纯输入红细胞无法达到止血的作用，因此，必须有针对性地补充缺乏的血液成分。

（1）维持 Hct＞0.3，PT 在 14～18 秒范围内，以及 Fg＞1.0g/L。

（2）临床推荐的输血比例为 2U 悬浮红细胞：100mL FFP：200mL 晶体液。

（3）避免红细胞输血引起的免疫溶血反应。由于受者体内的抗体能与输入的红细胞发生反应，或者受者红细胞能与供者器官来源的抗体发生反应，尤其是后者就可出现在 ABO 血型不同的肝脏移植，如 A 型患者接受了 O 型供者来源的肝脏，供者来源的浆细胞可以产生抗 A 抗体，此类受体在外科手术期间或此后的输血治疗中应输注与器官供者 ABO 血型相同的红细胞（O 型），避免在移植后 7～10 天内发生溶血。

（4）肝移植患者最好选择自体输血。相对其他器官移植手术，肝移植是输血量最大的手术，输血量越大，患者的存活率越低。自体输血不仅有效减少了异体血液的输注，还可以减少异体血液引起的免疫作用，降低输血风险，提高受者的存活率。目前，回收式自体输血是肝移植中最重要、最有效的自体输血方式。肝脏恶性肿瘤患者应慎重使用回收式自体输血。

（5）合理使用血小板衍生物及富血小板血浆（PRP），发挥血小板在促进肝再生中的重要作用。

三、肾移植与输血

在众多实体器官移植中，肾移植发展最成熟、移植效果最好。自 1954 年世界首例同卵双胞胎兄弟间活体肾移植成功以来，肾移植技术在不断发展进步，目前已成为肾衰竭终末期最有效的治疗措施，患者的长期存活率和生存质量也显著提高。

▊（一）肾移植特点

临床较为常见的肾移植为同种异体肾移植，供受体之间 HLA 的匹配程度、受体免疫细胞功能和免疫分子表达水平等都可以影响移植效果，主要体现在受体的细胞免疫、体液免疫水平决定移植物是否发生急性排斥反应。输血可诱导免疫耐受，下调机体的细胞免疫功能，降低移植排斥反应。

▊（二）围手术期注意事项

临床预实施肾移植需要开展 HLA 配型、移植前输血、群体反应性抗体（PRA）检测、淋巴细胞毒交叉配合试验（CDC）、免疫分子检测等工作。

1. 供受体间 ABO 血型和 HLA 匹配程度影响移植效果 供受体间 ABO 血型相同或符合 ABO 血型输血原则的异型供肾才可移植。HLA 匹配程度对活体肾移植影响较大，重要 HLA 基因座位（-A、-B、-C、-DR）的等位基因完全匹配的肾移植成功率远远大于未完全匹配的肾移植，尤其 HLA-DR 位点匹配者可提高移植成活率。HLA 相容性较好的亲属间活体肾移植可以减少免疫抑制剂的用量，降低排斥反应的发生，提高移植肾的存活率和功能。目前，尽管强效免疫抑制剂的应用可以降低对 HLA 配型的严格要求，但供受体间 HLA 的匹配程度对肾移植效果的影响仍不容忽视。

2. 受体内的 HLA 抗体影响移植效果 如果受体既往有输血史、妊娠史或接受过同种异体移植，其血清中可能存在着淋巴细胞抗体，对人类白细胞抗原（HLA）敏感。CDC 试验主要用于检测受体内有无抗供体组织抗原的抗体，用于预测超急性排斥反应的发生。通过 CDC 试验可以检查受体血清中有无与供体淋巴细胞反应的抗体，即将受体血清、供体淋巴细胞与补体共培养，观察细胞毒作用，了解供、受体之间的组织相容性。在 CDC 试验中，若淋巴细胞死亡率低于 10% 或为阴性，才能施行肾移植；若高于 15%，移植后可能出现超急性排斥反应。若受者体内有 HLA 抗体，需要通过 PRA 试验预判抗体的特异性，即用已知抗原的淋巴细胞与受体血清反应，在补体作用下观察细胞毒作用。PRA 试验能定量反映受体内的 HLA 抗体水平。美国器官共享联合网（United

Network for Organ Sharing，UNOS）把 PRA 作为影响移植肾是否长期存活的重要因素之一，并将其作为筛选供者的重要指标。通过血浆置换和免疫吸附技术可降低受体的 HLA 抗体水平。

3. CMV 感染是影响肾移植成败的重要因素 肾移植前的透析、移植过程中的随机输血都可以造成受体 CMV 感染，术后应用免疫抑制剂也可增加 CMV 感染的风险。CMV 感染是肾移植受者早期死亡的主要原因之一，术后是否及时、有效地防治 CMV 感染将影响移植的效果。CMV 感染的防治方案通常有两种：①普遍预防法：术后对受者进行抗病毒治疗。②优先治疗法：监测 CMV 抗原和 DNA，一旦发现病毒复制，及时进行抗病毒治疗。

（三）肾移植输血

个别学者认为，受体术前输血可以提高移植肾的存活率。但是，肾移植术中若供体无明显的凝血功能减低及血小板减少，一般不主张采用输血来诱导免疫耐受。

1. 针对贫血患者，术前不要轻易进行输血治疗，只有在移植前 Hb 较低、可能会影响手术正常进行时才考虑输血，并且是输注去白细胞的辐照红细胞。

2. 肾移植过程中应少输血，输成分血，提倡供体特异性输血。

3. 输血有风险，输血可增加病毒感染的机会，可能输入毒性抗体、组织相容性不同的血细胞，引起受者产生细胞毒性抗体，加速移植肾的排斥反应。

（张　龙）

第二节　造血干细胞移植输血

造血干细胞移植（HSCT）是将正常造血干细胞（HSC）植入患者体内使其造血重建和免疫重建，广泛用于治疗多种获得性/先天性造血系统疾病，包括血液系统恶性肿瘤、免疫缺陷疾病、血红蛋白病和酶代谢疾病等。一些非血液系统恶性肿瘤（如生殖细胞肿瘤、神经母细胞瘤、髓母细胞瘤等）和非恶性疾病的治疗也可以选择 HSCT。由于患者接受不同血型的异体捐献者 HSCs，在移植过程中其血型会发生转变，以及患者的基础疾病、免疫抑制水平、其他治疗手段、存在的同种抗体、植活率、与移植相关的不良事件、HSC 移植类型和捐献者存在的过客淋巴细胞等复杂因素，都会影响患者对输血的需求以及预期输血效果，使得输血治疗的过程具有挑战性。

一、输血治疗原则

1. 移植前期 是指患者从确定为 HSCT 候选者到接受清髓之前的时期。患者由于疾病及接受全身放化疗等原因，机体免疫功能严重受抑，不能排斥供者的淋巴细胞，若输注未经过辐照处理的血液成分，具有免疫活性的淋巴细胞能在受者体内存活、增殖，产生微嵌合体，可导致严重的输血相关性移植物抗宿主病（TA-GVHD）。因此，此时段尽量不要输血，若需要输血治疗必须输注经过辐照的血液成分，尽量避免输注亲属成员的血液成分。

2. 围移植期 是指从清髓开始到 HSC 稳定植入的时期。围移植期的长短与造血干细胞的来源及供、受者的关系有关。此时段受者造血系统已被彻底破坏，其体内移植物的造血功能尚未重建，需要给予充分的输血支持，必须输注辐照的血液成分。由于 HSCT 是一个连续的过程，受者体内抗原抗体的消长呈动态变化，存在着明显的个体差异，在围移植期受者血型可表现为一种或两种血型，甚至检测不出血型。所以，患者每次成分输血治疗前都必须进行 ABO 血型的正反定型。

3. 移植后期 是指 HSC 已稳定植入的时期，即受者已产生供者的血型。此时植入的 HSC 是影响移植后造血的主要因素，其数量与移植物中 CD34$^+$ 细胞总数、造血干细胞来源（骨髓/外周血/脐血）、是否使用造血生长因子及化疗方案等因素有关。通常情况下，受者的免疫功能重建与造血功能重建并不同步，免疫功能在移植后初期不稳定，需更长时间恢复。造血功能的维持仍依靠细胞的自我复制和/或全能干细胞的分化，一般需要 3～5 周。并且，此时段血液系统和器官功能稳定性的破坏将会产生严重甚至致命的并发症，受者体内细胞凋亡的速度远远超过了骨髓已恢复的造血能力。因此，移植后期输血支持仍然必要，同样需要输注辐照的血液成分。由于存在着个体差异，个别受者甚至终身需要输血治疗。

二、成分输血

临床上常用的 HSCs 来源于骨髓、动员后的外周血或出生时采集的脐带血。移植前，通过放化疗预处理，清除患者体内异常增生的细胞、抑制机体的免疫功能，使植入的造血干细胞有立足和增殖的场所，但预处理也可造成严重的骨髓抑制，使患者出现全血细胞减少，尤其是粒细胞和血小板易降至危险水平，甚至出现移植排斥、GVHD 和感染等并发症。因此，HSCT 的输血治疗也是不可缺少的支持疗法。

1. 红细胞输注 由于绝大多数 HSCT 者红细胞系统恢复约需 6 周或更长时间，受体可能出现有临床症状的贫血，因此通常需要输注红细胞，但必须输注辐照的红细胞制剂，以预防 TA-GVHD。患者的输血需求与其性别、基础疾病、HSC 来源和清髓程度有关。输血决策参照机构输血指南或标准：若 Hb＜70g/L，根据受体情况可选择输血治疗。自体造血干细胞移植（auto-HSCT）一般需要输血治疗的时间周期较短，输血量较少。异基因造血干细胞移植（allo-HSCT）则需要输血治疗的时间周期较长，甚至会延长到植活后 1 年以上。考虑到 ABO 相容性带来的临床挑战，输血科维持足够库存的 O 型红细胞对于满足异体 HSCT 患者的输血需求至关重要。

2. 血小板输注 HSCT 后多种因素可影响受体血小板的恢复，如患者年龄较大、无血缘关系供者 HSCT、感染、TA-GVHD 等因素均可延迟血小板恢复。HSCT 患者一般采用预防性血小板输注，输注阈值由各医疗机构自行设定。对于大多数普通病例，维持 $PLT＞10×10^9/L$ 足以防止患者出现自发性出血，但是对于正在接受手术、伴有败血症或者活动性出血的患者，需要设置更高的血小板输注阈值。通常情况下，每次输注 1 个标准治疗量。传统血小板输注指征为：① $PLT＜20×10^9/L$。②活动性出血或需要进行有创性操作时，$PLT＜50×10^9/L$。③病情稳定且未合并出血、感染，$PLT＜10×10^9/L$。

3. 粒细胞输注 HSCT 后且粒细胞缺乏的患者易发生严重感染，可采用粒细胞输注治疗。粒细胞输注通常适用于中性粒细胞绝对值＜$0.5×10^9/L$ 并伴有标准治疗无效的细菌或真菌感染患者。

4. 其他血液成分输注 目前尚无关于 HSCT 患者使用血浆、冷沉淀凝血因子或其他血液衍生物的标准指南，临床输注可参考其他疾病的输注指征。

三、ABO 血型不合造血干细胞移植输血

临床上，供、受者 HLA 配型一致而 ABO 血型不合的异体 HSCT 比较常见。由于 HSC 不表达 ABH 抗原，故 ABO 血型不合并不是 HSC 的植活障碍，但却可导致较为复杂的血液免疫学问题。ABO 血型不合的 HSCT 受者，干细胞植活后血型将逐渐转变为供者血型，在移植的不同时期，受体内的 ABO 血型抗原和抗体会发生改变，临床需要输血治疗时应充分考虑供受者的血型及受者血液中抗 A、抗 B 的效价，在不同时期选择不同血型的红细胞、血小板和血浆成分（表 13-1），遵循相容性的输血原则进行治疗。

表 13-1 HSCT 期间 ABO 相容性分析和血液成分选择

类型	ABO 血型		优先选择的血液成分		临床挑战	干预措施
	受者	供者	红细胞	血小板/血浆		
ABO 相容	O	O	O	O、A、B、AB	无	无
	A	A	A、O	A、AB		
	B	B	B、O	B、AB		
	AB	AB	AB、A、B、O	AB		

续表

类型	ABO 血型		优先选择的血液成分		临床挑战	干预措施
	受者	供者	红细胞	血小板/血浆		
ABO 主侧不相容	O	A	O	A、AB	急性溶血，植活延迟，PRCA	降低 HSC 产品中的红细胞含量，血浆置换
	O	B	O	B、AB		
	O	AB	O	AB		
	A	AB	A、O	AB		
	B	AB	B、O	AB		
ABO 次侧不相容	A	O	O	A、AB	急性溶血，过客淋巴细胞综合征	减少 HSC 产品中的血浆，监测 HSCT 患者的溶血情况
	B	O	O	B、AB		
	AB	O	O	AB		
	AB	A	A、O	AB		
	AB	B	B、O	AB		
ABO 双侧不相容	A	B	O	AB	同时具有 ABO 主要、次要不相容的临床挑战	
	B	A	O	AB		

注：HSC：造血干细胞；HSCT：造血干细胞移植；PRCA：纯红细胞再生障碍性贫血

（一）HSCT移植过程中的输血

ABO 血型不合 HSCT 的受者，在施行临床输血治疗时可能存在着主要交叉配血不合、次要交叉配血不合和主次要交叉配血均不合的情况。

1. 主要配血不合 HSCT 受者血浆中有针对供者红细胞抗原的抗体，输注的红细胞应选择与受者 ABO 血型相同；输注的血小板或血浆应与供者 ABO 血型相同，或者选择 AB 型的血小板或血浆。

2. 次要配血不合 供者血浆中含有针对受者红细胞抗原的抗体，HSCT 受者输注的红细胞应与供者 ABO 血型相同；输注血小板或血浆应与受者 ABO 血型相同，或者选择 AB 型的血小板或血浆。

3. 主次要配血均不合 供、受者血浆和红细胞均不相容，HSCT 受者可以输注 O 型红细胞、AB 型的血小板或血浆。

（二）HSCT植入成功后的输血

在 ABO 不合 HSCT 植入成功后，并且受者血型完全转变为供者血型，受者可以参照供者血型进行 ABO 同型输血。

（黄远帅）

第三节　药物诱导的免疫性溶血性贫血输血

药物诱导的免疫性溶血性贫血（drug-induced immune hemolytic anemia，DIIHA）是由于某些药物诱导患者机体产生了针对药物或红细胞膜的抗体，或者是针对药物和红细胞膜复合物的抗体，患者的红细胞 DAT 试验阳性，红细胞遭到免疫性破坏，导致溶血性贫血。

一、贫血发生机制和分类

1. 半抗原型/药物吸附型 一些具有半抗原特征的药物，如青霉素、头孢菌素（头孢替坦）、四环素、甲苯磺丁脲、非那西丁和磺胺类药物等，能在体内与红细胞膜或血清蛋白结合形成完全抗原，诱发机体产生抗体，进而损伤破坏有药物结合的红细胞，对正常红细胞无作用。该类型药物诱发的反应称为半抗原型或药物吸附型溶血，产生的抗体通常为 IgG 抗体，能致敏在红细胞上，导致患者血清学检查 DAT 阳性。患者临床多表现为亚急性发作。

2. 免疫复合物型 药物首次使用时，与血清蛋白结合形成抗原，刺激机体产生抗体，当重复应用该药时，药物即与抗体在血液中形成免疫复合物（immune complex，IC），IC 吸附在细胞膜上并激活补体、破坏红细胞，可导致血管内溶血，称为免疫复合物型溶血性贫血，属于此种类的药物有奎尼丁、哌拉西林与头孢曲松钠等，免疫产生的抗体多是 IgM 或 IgG 抗体，患者可出现 DAT 阳性和急性血管内溶血，个别患者甚至发生急性肾功能衰竭。

3. 自身抗体型 甲基多巴、氟达拉滨等药物，能与红细胞膜上的蛋白质结合，改变细胞膜上抗原决定簇的结构，诱发机体发生免疫学反应并产生自身抗体，破坏自身红细胞而溶血。患者血清学检查 DAT 多为阳性，致敏在红细胞的多是 IgG 抗体，C3 较为少见。该类型的患者起病缓慢，溶血多为轻至中度，停止用药后，溶血症状缓解。

4. 非免疫性蛋白吸附型 免疫球蛋白、补体、白蛋白、Fg 等血浆蛋白能非特异性吸附在红细胞膜上，引起 DAT 阳性，很少引起溶血性贫血。约有小于 5% 接受头孢菌素的患者呈现 DAT 阳性，常在用药后 1～2 天发生。严格意义上，此类型不属于药物引起的免疫性溶血性贫血。

二、实验室检查

1. 血常规检查 外周血 RBC、Hb 减少，嗜酸性粒细胞、WBC 和 PLT 增多，形态检查可见球形细胞。

2. 生化检查 血清胆红素增高，以间接胆红素增高为主；血清游离血红蛋白增高、结合珠蛋白下降。

3. 免疫学检查 DAT 和 IAT 均呈阳性，通常为 IgG 型。抗球蛋白试验在诊断 DIIHA 中有一定价值：①对于半抗原型，通过药物处理红细胞可检测到血清中的药物抗体，如青霉素、某些头孢菌素产生的抗体，能与药物处理的红细胞反应。青霉素抗体结合在红细胞上可呈现 DAT 阳性。②对于自身抗体型，无论加与不加药物，抗球蛋白试验均可为阳性，其血清学反应与特发性温型自身抗体难以鉴别，只能通过用药、停药时间与溶血性贫血发生和缓解之间的关联性进行推测。临床可结合冷凝集素和 Donath-Landsteiner 冷溶血试验（D-L 试验）阴性，与特发性温抗体型、冷抗体型 AIHA 进行鉴别。

三、临床防治

1. 有药物过敏史的患者，在应用青霉素、磺胺类药物、利福平、奎宁、非那西丁时应谨慎。一旦检出患者体内有药物抗体，应立即停用相关药物。患者如有原发病，应及时进行治疗。

2. 使用肾上腺皮质激素有助于病情缓解。但是，轻度贫血患者一般不需要特殊治疗。自身抗体型患者抗球蛋白试验阳性，若无溶血，可以不停药，若出现溶血性贫血，且持续几周甚至几个月以上，应停药同时应用肾上腺皮质激素治疗。

3. 若患者贫血严重危及生命时，必须予以输血治疗，严格执行血型鉴定、交叉配血及输血后的监测，同时监测患者 Hct、Ret 和抗体效价。

4. 对于一些药物或 IC 引起的血管内溶血，除治疗贫血外，尚应积极处理急性肾功能衰竭或 DIC 等严重并发症。

5. DIIHA 一般病情较轻，停用药物后大多预后良好。

（于淑红）

第四节　感染性疾病输血

通常情况下，感染性疾病不需要输血治疗。但在某些特殊情况下，如患者发生了特殊病原菌感染、败血症及感染脓毒性休克等，临床需要采用输血手段进行治疗。

一、败血症输血

败血症（septicemia）是指由感染引起的全身炎症反应综合征，患者可出现贫血、凝血功能下降、感染脓毒性休克及血小板减少等症状。

1. 红细胞输注　当 Hb＜70g/L 时，感染患者的病死率增高。因此，当成人 Hb＜70g/L 且无心肌缺血、严重低氧血症及急性出血等特殊情况，可作为重症感染者红细胞输注的标准。但也有研究表明，输血会增加病患的死亡率，尤其是在髋关节或心脏手术，以及创伤或术后重症监护下的败血症患者，过高的 Hb 反而会增加病死率、心脏并发症和多器官功能衰竭的发生率。对于感染性休克患者，在前 6 小时的集束化治疗中还需维持 Hct＞0.30，治疗过程中宜将 Hb 水平维持在 70～90g/L。输血指征常需要结合中心静脉血氧饱和度（ScvO₂）来综合评估，但在严重感染性休克时，由于线粒体功能障碍，组织摄氧能力明显下降，在组织严重缺氧的情况下 ScvO₂ 仍保持正常或高于正常值，因此 ScvO₂ 在此种情况下难以反映组织缺氧情况。另外，对于败血症引发的贫血不建议使用促红细胞生成素（EPO）进行治疗，因为 EPO 可增加危重病患的血栓发生率。

2. FFP 输注　下列情况且拟行外科手术或有创操作时，需要输注 FFP 以达到止血目的，如① PT、APTT、INR 延长且伴有活动性出血。②大量输血伴凝血因子缺乏或持续出血。③服用华法林且有活动性出血，需要立即止血。在无出血或无有创操作时，不建议使用 FFP 纠正凝血功能障碍。

3. 血小板输注　临床常用于血小板数量减少或功能异常且伴有出血倾向或表现的患者。下列情况可以考虑预防性输注血小板：① PLT＜10×10⁹/L，患者无明显出血时。② PLT＜20×10⁹/L，且患者有明显的出血风险时。③对于活动性出血，需要进行外科手术等有创操作时，需输注血小板并将 PLT 提升至 50×10⁹/L 以上。

4. 白蛋白输注　感染中毒性休克是败血症最常见的并发症，也是导致 ICU 危重患者死亡的主要原因。静脉输注 5% 白蛋白后，15 分钟内可将 3.5 倍体积的水分吸入到血液循环中，对维持血容量及心搏出量和纠正休克的效果显著。

二、特殊病原体感染输血

临床常使用抗生素来治疗人体病菌感染，但是，某些特殊病原体引起的感染却无特效的治疗药物，若临床配合使用免疫球蛋白的抗体疗法，疗效显著。

1. 肌内注射免疫球蛋白　又称为丙种球蛋白，是从上千人份的混合血浆中提纯制备的，主要成分为 IgG，IgA 和 IgM 含量甚微，是具有抗病毒、抗细菌和抗毒素的多克隆抗体，可用于免疫缺陷伴感染性疾病，以及麻疹、水痘、腮腺炎及带状疱疹等病毒感染的防治。国内免疫球蛋白制品一般为 100g/L，只能用于肌内注射，禁止用于静脉注射。

2. 静脉注射免疫球蛋白　采用特殊技术和方法，去除 IgG 聚合体或降低其抗补体活性，同时保持其原有抗体活性的免疫球蛋白，使之适宜于静脉注射。IVIg 可在短时间内使血液循环中的 IgG 水平达到健康人水平的 3～6 倍，通过其内包含的多种特异效应分子发挥药物学作用和免疫调节作用，临床应用病种广泛，疗效显著。IVIg 可用于新生儿感染的治疗与预防，已发现 IVIg 中含有抗 β 溶血性链球菌、大肠埃希菌及金黄色葡萄球菌的抗体，可用于引起新生儿败血症的几种常见病原体的治疗，对治疗和预防新生儿败血症起到积极作用。IVIg 通常为 5% 或 10% 的溶液，常用剂量为 100mg/kg，静脉输注时应避免快速输入。

3. 特异性免疫球蛋白治疗　某种疾病的恢复期，患者体内含有高效价的特异性抗体，采集患者的血浆作为原料可以制备成免疫球蛋白产品，或者通过注射疫苗使受者产生特异性抗体。由于特异性免疫球蛋白含有高浓度的特异性抗体，对某些疾病的治疗要优于正常的免疫球蛋白。目前，临床常用的有乙型肝炎、破伤风、狂犬病、水痘-带状疱疹及新冠病毒等免疫球蛋白。

（1）乙型肝炎免疫球蛋白：适用于母亲为 HBsAg 阳性的新生儿，或者是母亲在妊娠 6 个月或 9 个月时接触过乙型肝炎患者后娩出的新生儿；与乙型肝炎或乙型肝炎病毒携带者密切接触的人群；意外感染 HbsAg 及肝移植后乙型肝炎再复发的人群。

（2）破伤风免疫球蛋白：适用于预防接种由破伤风芽孢杆菌引起伤口感染的人群、破伤风类毒素免疫反应不完全或者不清楚自己是否免疫的人群，以及治疗临床表现出破伤风症状的感染者。

（3）狂犬病免疫球蛋白：适用于被疯犬或者其他带病动物咬伤或抓伤，以及黏膜接触、皮肤损伤接触个体的被动免疫。但是，对于已有狂犬病相关症状的患者无治疗作用。

（4）新冠病毒免疫球蛋白：在新冠病毒感染者的恢复期，采集其血浆并应用于治疗人类冠状病毒病 COVID-19 感染的重症、危重症患者。供者血浆除开展常规检测外，还要求其中的新冠病毒核酸检测结果阴性，血清 IgG 抗体定性检测呈阳性，且 160 倍稀释后血清 IgG 抗体仍为阳性，并通过病毒中和试验确定抗体效价。对于有妊娠史或输血史的血浆，建议筛查供者血清 HNA 及 HLA 抗体。

三、感染性疾病所致贫血输血

除败血症能导致贫血外，一些急、慢性感染性疾病也可导致急性或慢性溶血性贫血，有些贫血患者则需要补充红细胞制剂，或者施行 IL-2、TNF-α、INF-γ 等抗病毒感染治疗，调节患者机体免疫功能，提升其红细胞数量，提高患者生活质量。

（一）急性贫血输血

多种细菌、寄生虫、病毒可直接损害红细胞发生急性溶血性贫血。例如，疟原虫感染可以引起红细胞大量破坏，导致患者出现贫血症状，临床可用氯喹、硫酸奎宁、青蒿素等药物治疗病原微生物，若患者贫血严重则需要输注红细胞进行配合治疗。

（二）慢性贫血输血

慢性感染性疾病持续 1 月以上者，患者可发生轻度或中度贫血，如亚急性感染性心内膜炎、骨髓炎、肺结核、慢性肺脓肿等，可导致红细胞生成受到抑制或寿命缩短，患者可出现轻度贫血症状，一般不需要输血治疗。若患者 Hb < 60g/L 时，可以输注悬浮红细胞进行辅助治疗。

第五节 恶性肿瘤输血

恶性肿瘤患者常以手术、化疗和放疗为主要治疗手段，放化疗可导致骨髓抑制，进而引起患者出现出血和感染等临床症状。围手术期亦能引起严重的出血并发症，因此，输血已成为肿瘤患者的重要支持治疗手段之一。由于肿瘤具有其特殊性，一方面输血治疗能提高患者的耐受力和疗效；另一方面因患者免疫功能低下，输血产生的免疫抑制可促进肿瘤复发、转移和术后感染。可见，输血对治疗恶性肿瘤存在着一定的风险，如何合理运用输血技术治疗恶性肿瘤，减少输血反应并规避输血导致的免疫损伤，已成为恶性肿瘤输血治疗的热点问题。

一、输血原则

恶性肿瘤患者围手术期应合理施行输血治疗，早中期或中晚期患者尽可能减少不必要的输血。晚期患者，若有输血指征，应避免输注血浆和全血。因为血浆或全血可使血液循环中的 NK 细胞数目减少、活性下降，导致游离的残余肿瘤细胞存活率增高，影响肿瘤患者的预后。鉴于此，恶性肿瘤患者输血治疗应首选成分血液，尤其是红细胞和血小板成分，输注前需经去白细胞或辐照处理，以减少免疫反应的发生。对于择期手术的恶性肿瘤患者，在健康允许的前提下，尽量开展自体输血，避免异体输血引起的免疫抑制作用。

二、输血指征

1. 血液及其代用品的输注 当失血量小于全身血容量的 20% 时，优先考虑补充晶体液和胶体液，维持患者的血容量以防休克；当失血量超过全身血容量的 30% 时，除补充晶体液和胶体液外，还应输注悬浮红细胞或洗涤红细胞；当失血量达全身血容量的 50% 时，除及时输注红细胞外，还需根据病情补充血浆、冷沉淀凝血因子和血小板。

2. 红细胞输注 当 Hb<70g/L 时，考虑给患者输注红细胞成分，可选用辐照红细胞、去白细胞红细胞，也可选择输注悬浮红细胞、冰冻红细胞等。

3. 血小板输注 最好选用单采血小板和少白细胞的浓缩血小板，以避免血小板同种免疫导致的临床输注无效，尤其对反复施行血小板输血治疗的患者，输血前需进行血小板配合性试验。临床应视情况设定血小板输注警戒点：①放化疗患者，PLT＜（15～20）×10^9/L。②大手术和支气管活检术，PLT＜50×10^9/L。③眼部和脑部手术，PLT＜100×10^9/L。④食管内窥镜活检术，PLT＜40×10^9/L。⑤血小板减少伴感染、凝血机制障碍或肿瘤侵犯部位有明显出血者，此时 PLT 即使较高，仍需进行预防性血小板输注。⑥原发性肝癌或转移性肝癌晚期，常合并有肝功能衰竭，凝血因子缺乏，临床多表现为出血，患者需要补充血小板和凝血因子进行治疗。⑦肿瘤合并 DIC 的患者，可输注冷沉淀凝血因子，常用剂量为输 1～1.5U/10kg 体重，若患者抗凝血酶（AT）降低，还应补充冻干 AT 浓缩剂，初次剂量为 50U/kg 体重，维持剂量为每小时 5～10U/kg 体重。

4. 粒细胞输注 临床不推荐预防性粒细胞输注。目前，粒细胞输注仅限于中性粒细胞＜0.5×10^9/L，有严重的细菌感染且经抗生素治疗 48 小时无效的患者，推荐使用单采浓缩粒细胞进行治疗性输注，同时结合大剂量 IVIg，可提升治疗效果。具体输注方法同白血病输血治疗。

三、注意事项

1. 严格掌握输血指征，避免不必要的输血，可减轻或防止输血诱发的免疫抑制，若患者必须施行输血治疗，尽量选用成分输血。

2. 预防性血小板输注应选用辐照血小板、去除白细胞的血小板。

3. 肿瘤患者易出现血型抗原减弱现象，临床应正确鉴定患者血型，避免错误输血引发的反应。

（黄晓华）

第六节　老年患者输血

随着生活水平的提高，科技、医学及保健事业也在不断进步，人均寿命明显延长，人口老龄化呈现全球性趋势，老年贫血及其外科疾病手术用血量也在逐年攀升。老年人由于机体器官功能和组织细胞形态都发生了退行性变化，其疾病状态下的输血治疗也有别于其他年龄段的患者。

一、输血原则

老年人能不输者不输，能少输者不多输，能多次输者不一次输，尽量实施少量多次输血。对需要外科手术治疗的老年人，避免输血治疗的最好办法是术前纠正贫血，并做好围手术期患者的血液管理，减少术中出血及用血，做好血液保护。

（一）术前纠正贫血

对于择期手术患者，术前可补充造血物质（如铁、叶酸、维生素 B_{12} 等），以提高 Hb 水平。

对于老年慢性贫血患者，特别是肾功能不全的患者，以及原因不明的贫血患者，可采用 EPO 治疗。心功能不全且伴有原因不明的贫血患者，接受 EPO 治疗后能显著提高 Hb 水平，改善心脏功能。术前促进 Hb 水平提高可显著减少输血量。

■（二）加强凝血功能管理

老年患者血液多呈高凝状态，为降低其心脏血管栓塞的危险，多数老年人（尤其是合并心血管疾病）常服用抗凝药物，导致其凝血功能发生了变化，术中出血的风险增加。应用抗凝药治疗的患者，应进行凝血功能动态监测。术前若 PT 及 APTT 延长超过正常参考范围的 20% 以上时，要求至少术前 1 周停药。

■（三）术中严格控制出血

1. 老年患者尽量采用微创手术的方式，配合适当的麻醉方法，尽可能降低术中出血，严格止血。

2. 术中控制性降压　老年人多患有高血压病，术中高血压可导致出血量增加，应根据手术步骤控制血压，减少出血。但是，老年患者若施行控制性低血压时，要注意其心肺功能下降、脑血管硬化和器官低灌注等情况的发生，避免血压过低引起重要脏器的供血不足。

3. 术中注意保温　老年人体温调节能力较差，低温可增加氧耗，对循环、呼吸等系统均可产生不利影响。低温可使血浆浓缩、血容量减少、Hct 增加，血液黏度增加，抑制血小板及凝血因子活性。若术中施行大量输血，应注意预防低体温的发生，血液输注前需要适当加温。

二、输　血　指　征

老年人的生理特点决定了其机体失血代偿能力下降，对血容量调节能力减弱，对急性失血的耐受性下降，老年人施行输血治疗要严格掌握适应证，宜用新鲜血，避免加重其代谢紊乱。在同样失血量的情况下，老年人尤其伴有心肺疾病的老年人，失血的症状出现得更早，更可能导致心肺代偿不全和缺氧。老年人由于其肺功能代偿能力及气体交换能力下降，如果不能有效地提高血氧分压，往往需要通过增加血液中的红细胞数量代偿维持供氧，故老年人输血指征应适当放宽，Hb<100g/L 时可考虑输血，提高 Hb 水平有助于提高其心、肺等重要器官的功能。

三、注　意　事　项

根据老年患者体质及其所具有的相应疾病，来确定其输血治疗的次数、单次输血量及速度，具体注意事项如下：

1. 老年人输血应少量多次，尤其是贫血严重或有心脏疾病的患者，每日输血量不能超过 300mL，尽量输注浓缩红细胞。

2. 输血的速度宜慢，以 1mL/min 为宜。如果患者心力衰竭症状明显，又需要输血，应取半卧位，四肢加强保暖，使其周围血管扩张，减轻心脏负担。

3. 在老年患者的输血过程中，应密切观察其呼吸、心率、颈静脉充盈情况及肺部啰音的动态变化，一旦发现静脉压升高，应立即停止输血；若静脉压增高明显，应及时使用速效利尿剂，在四肢轮流结扎止血带，甚至考虑放血。

4. 对于反复多次输血的老年患者，应考虑为其输注去白细胞红细胞，以减轻发热等输血反应。对免疫功能低下的老年患者，建议输注辐照的红细胞制剂，以防 TA-GVHD。

第七节　稀有血型患者输血

人类红细胞血型大多数能通过抗原抗体反应直接、准确鉴定血型，但也有极少数的稀有血型，在人群中分布相对较少，如 ABO 弱亚型、孟买型、类孟买型和 Rh 阴性等，需要反复进行血清学和分子生物学验证才能准确定型，这些血型个体的输血治疗原则是：正确鉴定血型，施行配合性输血或者自体输血，避免产生意外抗体和严重的溶血性输血反应。

一、ABO 亚型输血

ABO 亚型个体在人群中分布很少，临床输血几乎不可能找到相同亚型的供者，此类人群最好开展自体输血。根据临床输血治疗要求，也可以选择不同血型的同种异体血液成分进行配合性输注。

1. 红细胞输注 由于 ABO 亚型个体红细胞上还携带有弱表达的 A 和 / 或 B 抗原，其血清中可能还存在有抗 A 和 / 或抗 B 抗体，临床输血治疗通常选择无 A 和 B 抗原的洗涤红细胞，即 O型洗涤红细胞。

2. 血小板输注 选择与 ABO 亚型对应的正常血型的血小板，如为 A 亚型患者提供 A 型的单采血小板。由于血小板悬浮于血浆中，输注血小板时同时会输入血浆，若输注 O 型或 AB 型血小板，可能会出现 O 型血浆中的抗体或 AB 型血小板上的 AB 抗原与受者不相容的情况。

3. 冷沉淀凝血因子和血浆输注 宜选择不含有抗 A 和 / 或抗 B 的成分，即冷沉淀凝血因子和血浆最好来源于 AB 型个体。

二、孟买型和类孟买型输血

孟买型和类孟买型极为罕见，各自具有独特的血型血清学特征（详见第二章第二节），临床应正确鉴定血型后再施行配合性输血治疗，也可以尝试自体输血。鉴于自体输血具有免疫学方面的完全相容性，在稀有血型患者的输血治疗方面具有无可替代的优越性，对需择期手术的患者，可根据临床状况进行评估，尽量采用自体输血（贮存式、稀释式自体输血和术中血细胞回收），或者输注自体冻存的红细胞。

（一）孟买型

孟买型个体的血清中存在有 IgG、IgM 类的抗 A、抗 B、抗 H 抗体，能与所有红细胞（除孟买型）发生凝集反应，所以孟买型个体只能输注孟买型的血液，或者尝试自体输血。

（二）类孟买型

类孟买型个体需要输血时，输注 H 抗原缺乏的血液无疑是最理想的选择，但是在无法找到 H抗原缺乏的血液时，应根据患者体内抗 A、抗 B、抗 H 的表达情况，选择 37℃ 与患者血清反应最弱的血液进行输血治疗。

三、Rh 阴性输血

Rh 阴性患者宜选择 Rh 阴性血液进行临床输注。但是，在紧急情况下，对于有些患者血清中无抗 D 抗体，可以考虑输注 Rh 阳性的血液进行临床紧急救治，但对育龄女性需慎重。对于 D 抗原异常表达的个体，如弱 D、部分 D 及 Del，宜选择 Rh 阴性的血液进行配合性输注。

（李宝华）

本 章 小 结

特殊情况或特殊疾病的输血，应根据不同情况选择不同血液成分和剂量。器官移植个体的输血应充分考虑患者的免疫状态，异基因输血后可能出现免疫调节所致的各种有利或不利的临床事件。老年人输血治疗应充分考虑患者的个人体质，其所能承受输注的血量和速度，严格按输血指征施行输血治疗。特殊血型的个体，如 ABO 亚型、孟买型、类孟买型、Rh 阴性等稀有血型个体，应充分考虑到血型抗原抗体间的免疫学反应，这些个体最好选择自体输血。

第十四章 血栓弹力图及其临床应用

临床常用的凝血检测指标有 PLT、PT、国际标准化比值（INR）、APTT、TT 和 Fg，这些指标往往不能全面评估患者的凝血状态，亦不能准确反映低温和酸中毒条件下患者的凝血功能。血栓弹力图（TEG）能够完整地检测血凝块发生发展的全过程，从凝血因子的激活到牢固血小板、纤维蛋白凝块的形成，再到纤维蛋白的溶解，同时，可以显示此过程中血凝块形成的速率、血凝块的强度及血凝块的纤溶水平等。因此，TEG 广泛应用于妇产科、外科、重症医学、体外循环、器官移植等患者的诊疗中，能有效评估围手术期患者凝血功能，帮助判断术中和术后出血原因，从而指导临床成分输血、评估输血效果。

第一节 概 述

1948 年，德国人 Harter 为了实验研究而发明了一种仪器，它可以监测血液凝固过程和纤溶过程的动力学变化，即 TEG 仪（见第十九章图 19-18）。该仪器能模拟人体内环境中的凝血-纤溶过程，通过检测金属探针在凝血进程中受到的扭转力改变，转变成切割磁力线而产生相应的电流，由电脑软件处理描绘成图像，提供从凝血启动到血小板聚集、纤维蛋白丝形成、血块增长、最大血凝块形成、纤维蛋白降解至溶解的全部信息，用于直观判断血液凝固的动态变化情况。

一、血栓弹力图检测原理

血液凝固是一个复杂的过程，多种凝血因子参与人体的凝血过程，该过程包括：①凝血酶的激活。②纤维蛋白原转化为纤维蛋白并形成网状结构，血凝块开始形成。③血小板激活，并与纤维蛋白网状结构结合，血凝块强度逐渐增加。④纤溶系统激活，降解血凝块。纤溶和凝血往往同时发生，TEG 仪可以通过检测其整个过程中的不同参数来反映凝血过程的不同阶段。

TEG 仪主要由一个盛装 0.36mL 血液样本的塑料杯（塑料杯安装于恒温装置中，保持实验恒温37℃）、一根连接到扭力线上具有一定弹性的悬垂丝和机电传感器发挥检测功能（图 14-1）。在模拟人体 37℃条件下，把抗凝全血加入到样品检测杯中，并连接传感器的悬垂丝穿过杯盖接触血液，检测杯以 4°45′（1/2 弧度）、每 10 秒一个周期来回转动。当血液处于液体状态时，检测杯的转动不影响杯盖和悬垂丝；当血液开始凝固时，血液中的纤维蛋白-血小板复合物因黏附把杯子和杯盖紧密连在一起，杯体转动所产生的扭转力就能传递到血样中的悬垂丝，带动悬垂丝同时运动；随着纤维蛋白生成量的增加，血凝块逐渐形成，信号的振幅增加直至最大；当血凝块回缩或溶解时，杯盖与反应杯间的联结解除，反应杯的转动不再传递给悬垂丝。整个凝血和纤溶过程中，悬垂丝产生的扭转力传递给机电传感器并转换成

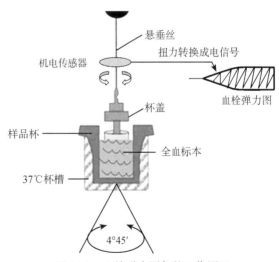

图 14-1 血栓弹力图仪的工作原理

电子信号，通过 A/D 转换盒描绘出特定的 TEG。TEG 是以时间为横坐标，振幅为纵坐标形成的图形（图 14-2）。TEG 能完整地描述从最初的纤维蛋白形成，到纤维蛋白织网与血小板结合形成

血凝块，再到血块消融，即从凝血到纤溶的整个过程。

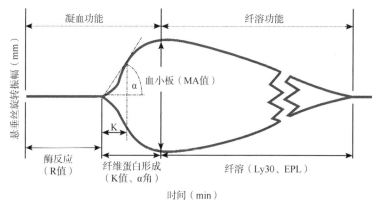

图 14-2　血栓弹力图的示意图

二、血栓弹力图参数

　　TEG 能反映凝血因子活性、Fg 功能、血小板功能和纤维蛋白溶解情况。TEG 的 R 时间对应"启动阶段"；K 时间对应"放大阶段"；MA 值对应"扩增阶段、凝血酶暴增"；Ly30 对应"纤溶阶段"（图 14-2）。下面以高岭土激活剂为例，介绍 TEG 的主要参数及其参考区间（表 14-1）。表中，凝血指数（CI）用来描述病人的总体凝血情况。TEG 监测全血或枸橼酸化全血时所得到的扫描图形中有 R、K、MA 和 Angle（α）等参数，高岭土激活全血的 CI，以这些参数为基础，按照以下公式计算：$CI = -0.6516R - 0.3772K + 0.1224MA + 0.0759\alpha - 7.7922$。

表 14-1　TEG 的主要参数及参考区间

参数	含义	参考区间
R 值	从血样开始检测到描记幅度达 2mm 所需要的时间（min），即开始检测至第一块纤维蛋白凝块形成的潜伏期。R 值最能代表凝血酶作用，反映凝血启动过程中凝血因子的综合作用	5～10min
K 值	描记幅度从 2mm 上升到 20mm 所用的时间（min）。反映血块形成的速度，体现 Fg 的功能，最能代表初始的血块动力学	1～3min
α 角	从血凝块形成至描记图最大曲线弧度作切线与水平线的夹角。α 角与 K 值具有负相关性，反映纤维蛋白积聚和交叉连接（血块加固）的速度，最能代表 Fg 水平	53°～72°
MA 值	描记 TEG 图上的最大振幅（最大切应力系数），反映正在形成的血块的最大强度及血凝块形成的稳定性，主要受 Fg 及血小板质和量（血小板作用约占 80%）的影响。MA 最能反映血小板功能	50～70mm
Ly30	最大血凝块形成、MA 值确定后，30min 内血凝块溶解或减少的比例（%），反应纤溶状态的指标	0～7.5%
EPL	最大血凝块形成、MA 值确定后，预测 30min 内血凝块将要溶解的比例（%），作用同 Ly30	0～15%
CI 值	为凝血综合指数，源自 R、K、α 和 MA，用于描述被测者的整体凝血情况。CI 值 < −3 代表低凝状态，> +3 代表高凝状态	−3～+3

三、血栓弹力图与凝血功能常规检查比较

　　出凝血检测主要用于有出血倾向、出血性疾病以及血栓前状态、血栓性疾病的临床诊断、鉴别诊断、疗效观察和预后判断等，也用于溶栓药物治疗及抗血小板治疗的监测等。

（一）凝血功能常规检查

　　常规凝血功能检测指标为 PT、APTT、TT、Fg、FDP 和 D-二聚体等，这些指标均是检测血浆中的凝血因子，忽略了血小板和血细胞参与的血凝块形成的二期止血过程，因此，常规凝血指标只能反映血浆中凝血因子的活性，以及凝血过程中的某一阶段或某种凝血产物，并且结果常常

受肝素类物质的影响。

（二）血栓弹力图检查

TEG是一种灵敏、快捷的凝血检测技术，能完整地监测凝血、血凝块形成及纤维蛋白溶解的全过程，反映凝血过程中血小板与凝血因子的相互作用，评估凝血过程中的凝血因子、Fg、血小板等各组分的功能状态，更全面地评价血小板-纤维蛋白凝块的强度，亦反映纤溶的时间和程度，TEG能很好地评估凝血全貌（图14-3）。与常规凝血试验相比，TEG反映的是凝血的整个过程，而不是凝血级联的单个步骤，从而可以实时评估黏弹性血凝块的物理特性。TEG优于常规凝血试验，具有准确、灵敏、快捷，标本用血量少等优点，全血、血浆和PRP等标本均可用于检测，且结合肝素酶对比检测可排除肝素类物质的影响，在外科、麻醉、ICU、体外循环、器官移植中广泛应用，使用TEG指导输血可以减少血液制剂的输注和额外的侵入性止血干预（如血管栓塞、内窥镜或手术等），甚至降低创伤患者的死亡率。但是，TEG也存在一定的局限性，TEG无法检测血管内皮细胞对凝血造成的影响，例如尿毒症患者的凝血功能紊乱，因为该部分患者凝血异常往往是由血管内皮细胞功能异常所导致。

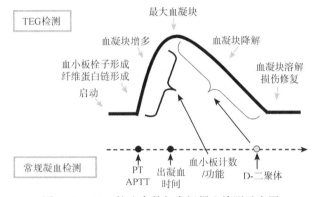

图 14-3　TEG 轨迹参数与常规凝血检测示意图

第二节　血栓弹力图检测类型及临床应用

在临床实践中，TEG广泛应用于围术期患者、重症患者、体外循环及透析患者的诊疗中。能有效评估围手术期患者凝血功能，帮助判断术中和术后出血原因，从而指导临床成分输血、评估输血效果。TEG还可以协助诊断凝血疾病，监测临床用药效果，有利于临床及时有效处理凝血异常情况，防止凝血异常疾病的进一步恶化和控制大出血。

一、检测类型

TEG的检测方法主要包括普通杯检测、肝素酶对比检测、血小板图检测等。不同方法所使用的激活剂不同，作用也不相同（表14-2）。

表 14-2　不同 TEG 的检测方法

种类	激活剂	功能
普通杯检测	高岭土	评估凝血全貌
肝素酶对比检测	高岭土＋肝素酶	判断临床中和肝素后有无肝素残留；评估肝素的疗效
血小板图检测	AA 或 ADP 或 AA+ADP	评估抗血小板药物的疗效，如阿司匹林、氯吡格雷药效；评估患者抗血小板治疗后缺血事件和出血事件发生的风险
激活凝血检测	高岭土＋组织因子	快速检测凝血系统功能
功能性 Fg 检测	组织因子＋血小板抑制剂	检测 Fg 功能

注：AA 为花生四烯酸；ADP 为二磷酸腺苷

1. 普通 TEG 检测 临床可通过典型的 TEG 图形（图 14-4）和数值（表 14-3）来判断患者的血液凝固情况。TEG 常用于：①评估凝血全貌，判断凝血状态：低凝、高凝、纤溶亢进。②判定造成低凝的原因：凝血因子活性低、Fg 功能低、血小板功能低。③区分高凝的原因：凝血因子活性高、Fg 功能高、血小板功能高。④存在纤溶风险患者，TEG 可区分原发性或继发性纤溶亢进，以及准确区分 DIC 阶段。⑤判断凝血相关药物疗效，如华法林、重组人凝血因子Ⅶ（rFⅦ）、比伐卢定、组织型纤溶酶原激活剂（tissue plasminogen activator，tPA）、止血环酸等的疗效。⑥评估发生或再次发生血栓事件的风险和概率，预防术后血栓的发生。⑦术后检测，判断出血的原因，区分是凝血机制的问题还是手术缝合等机械原因导致的出血。⑧指导手术、血液疾病、重症疾病等使用血液制剂或制品。

TEG 用于机体凝血功能诊断的流程见图 14-5。

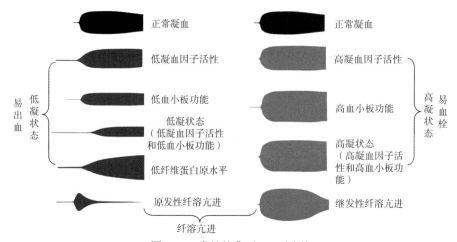

图 14-4　常见的典型 TEG 图形

表 14-3　TEG 检测的临床意义（以高岭土激活剂为例）

TEG 的数值范围	临床意义
R＜5min	凝血因子活性较高，凝血功能增强
11min＜R＜14min	凝血因子活性较低，凝血功能不足
R＞14min	凝血因子活性极低，凝血功能极低
K＜1min，α＞72°	Fg 功能高
K＞3min，α＜53°	Fg 功能低
MA＞73mm	血小板功能亢进
41mm＜MA＜54mm	血小板功能低
MA＜40mm	血小板功能极低
R＜4min，MA＞73mm	凝血因子活性较高，血小板功能亢进
Ly30＞7.5%，EPL＞15%	凝血功能正常或偏低为原发性纤溶亢进，凝血功能偏高状态下为继发性纤溶亢进
Ly30＜7.5%，CI＞3.0	血栓前状态
Ly30＞7.5%，MA 正常或增大	继发性纤溶亢进
Ly30＞7.5%，CI＞3.0	继发性纤溶亢进
Ly30＞7.5%，CI＜1.0	原发性纤溶亢进
Ly30＞7.5%，MA 正常或降低	原发性纤溶亢进

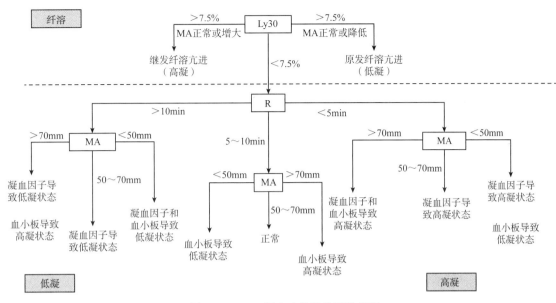

图 14-5 TEG 凝血功能的诊断流程图

2. 肝素酶对比检测 主要用于评估血样中有无肝素或肝素类物质残留，其临床应用范围也较广，比如使用肝素等抗凝剂的治疗者，用来评估肝素、低分子肝素以及类肝素药物的疗效，评估是否存在肝素抵抗或过量，评估鱼精蛋白是否完全中和肝素，判断低凝状态是否为肝素等抗凝剂残留所致。通过比较未经肝素酶改性样品的 R 时间和肝素酶改性的样品的 R 时间差值（ΔR）判断是否存在肝素残留，R 时间延长且 R 时间差值（ΔR）大于 2 分钟，说明患者体内尚有肝素残留。对于接受体外循环手术或者肝脏移植的患者，体内肝素残留需要鱼精蛋白中和；进行肝素抗凝治疗的重症 COVID-19 患者通过肝素酶杯对比检测调整肝素剂量，通常建议普通杯 R 时间与肝素酶杯 R 时间的比值为 2 较好。

3. 血小板图检测

监测抗血小板药物的疗效，检测患者的止凝血平衡，以及评价患者对服用的抗血小板药物的敏感性。通过血小板 AA 或者 ADP 通道被抑制的百分比，判断血小板对于整体血块强度的影响。

（1）对于经皮冠状动脉介入术（percutaneous coronary intervention，PCI）术后和 / 或心脏术后的患者，分析使用抗血小板药物后的出血原因。

（2）对于手术患者，评估服用抗血小板药物术前、术中出血的风险。

（3）对于服用抗血小板药物的患者，评估单独或联合使用阿司匹林、氯吡格雷、GP Ⅱb/ Ⅲa 受体拮抗剂等抗血小板药物的疗效。

4. 激活凝血检测 又称为快速 TEG，即用组织因子（tissue factor，TF）和高岭土同时激活内源性和外源性凝血通路。该试验凝血启动阶段的意义与普通 TEG 的 R 时间相同。快速 TEG 能实时检测，明显缩短了整个凝血过程，适用于急诊患者外伤后凝血功能的综合判断，很好地预测输血需求。快速 TEG 亦可对肝素进行定量，目前主要用于体外膜肺氧合（extracorporeal membrane oxygenation，ECMO）治疗患者的肝素用量检测和评估。

5. 功能性纤维蛋白原检测 用于确定 Fg 对于患者止凝血平衡的独立作用。该检测可以抑制血小板聚集，从而测定功能性 Fg 对血块强度的影响（MA），判断 Fg 的功能，可进一步识别 MA 值的降低是源于血小板功能减弱还是 Fg 功能减弱，避免不必要的血小板输注；同时，Fg 功能增强和血管粥样硬化风险相关性较高。

二、临床应用

（一）TEG在临床疾病治疗中的应用

1. 普通 TEG 检测 TEG 检测主要用于急诊科、重症医学科、手术相关科室及肝病患者的临床诊治。

（1）围术期凝血管理：在外科患者中，创伤占有相当大的比例。无论是患者出现的大量失血、DIC、休克，还是患者本身有凝血障碍性疾病，在术前快速了解患者的凝血状况至关重要，争取宝贵的治疗时间是抢救和手术成功的关键。TEG 能准确、快速地判断围术期患者的凝血异常类型，鉴别凝血因子缺乏、血小板功能不良、纤溶亢进等情况，指导选择成分血液的种类、剂量和开展输血治疗。准确进行输血抢救，监测手术中其他治疗（如输液、药物使用等）对凝血系统的影响，检测和评估成分血和 / 或与凝血相关药物的协同治疗效果。术后利用 TEG 可以指导护理人员管理深静脉血栓高危患者，让患者适时下床活动，不能下床活动者给予被动运动，合理进行抗凝药物治疗，改善患者血液高凝状态。

（2）肝功能损伤患者的凝血管理：肝脏是大多数凝血因子及抗凝物质合成的场所，肝损伤患者易出现凝血功能紊乱，甚至发生出血或形成血栓。尤其是终末期肝病患者，如肝硬化、肝癌等，肝功能严重受损，较易出现凝血、抗凝、纤溶等过程失衡，产生严重而复杂的凝血功能紊乱，最终诱发 DIC。绝大多数终末期肝病患者体内凝血因子水平较低，常合并消化道出血及脾功能亢进，进一步导致血小板数量及功能异常。临床可依据患者的 TEG 检测结果，合理选择血液成分进行临床输注，改善患者凝血功能和减少并发症的发生。

2. 肝素酶对比检测

（1）心脏手术：术中因体外循环而需要肝素抗凝，虽然激活全血凝固时间（activated clotting time of whole blood，ACT）能够监测肝素用量，但术中凝血因子减少加之血液被稀释，使得两者之间的关联性较差。肝素用量过多可导致患者凝血功能紊乱，出现低凝状态，增加术中渗血、延长止血时间等；肝素用量过少则可引起高凝并发症，如心梗、脑梗等体外循环栓塞。因此普通 TEG 结合肝素酶对比检测可对肝素使用剂量、出血或血栓风险等进行全面评估，并且能全面反映肝素对凝血因子、血小板聚集功能的抑制作用，预测心脏手术中及术后的凝血状态，指导鱼精蛋白的用量。

（2）血液透析：透析是目前治疗肾功能衰竭的主要方法。肝素是血液透析维持体外循环常用的抗凝剂，而肝素使用过量会导致患者出血，肝素剂量不足则会导致体外循环受阻，甚至导致患者出现血栓。因此，需要通过普通 TEG 检测和肝素酶对比检测调整肝素的使用剂量，为及时处理凝血功能紊乱提供指导依据，减少患者发生出血及血栓的风险。

（3）体外膜肺氧合支持治疗：ECMO 支持治疗可进一步加剧患者机体凝血因子和血小板的激活和消耗，同时激活纤溶系统，造成凝血功能紊乱，甚至继发 DIC。ECMO 支持治疗也可以激活补体，加重全身炎症反应，导致多脏器功能障碍综合征。因此，ECMO 支持治疗患者输血不可避免，需要根据普通 TEG 检测和肝素酶对比检测指导其使用肝素和血液制品。

3. 血小板图检测

（1）指导常规使用抗血小板药物：抗血小板药物，如环氧化酶抑制药（阿司匹林）、ADP 受体拮抗药（氯吡格雷、替格瑞洛、普拉格雷等）、血小板膜糖蛋白 Ⅱ b/ Ⅲ a 受体拮抗药（替罗非班、依替巴肽等）等，已成为心脑血管疾病及外周动脉粥样硬化性疾病一级预防及二级预防的主要药物。血小板图检测是通过加入花生四烯酸（AA）、二磷酸腺苷（ADP）等血小板激活剂，检测未被激活的血小板比例，分别称为 AA 抑制率或 ADP 抑制率，来反映不同抗血小板药物的疗效。例如，AA 抑制率，是反映阿司匹林类抗血小板药物的治疗效果；ADP 抑制率，是反映氯吡格雷、替格瑞洛等抗血小板药物的疗效；西洛他唑可不同程度地导致 AA 和 ADP 抑制率升高；替罗非班为 GP Ⅱ b/ Ⅲ a 抑制剂，故两种抑制率也均可升高。通过 TEG 检测 AA 抑制率或 ADP 抑制率，以便临床医生及时调整抗血小板药物的治疗方案，更好地预防心脑血管不良事件的再次发生，降低心脑血管疾病的死亡率。

（2）监测 PCI 与抗血小板药物联合应用的效果：该试验可以诊断各个抗血小板药物对患者血小板抑制的百分比，从而指导 PCI 中个性化地使用 GP Ⅱ b/ Ⅲ a 抑制剂，进一步保证手术安全。判断 PCI 中、后的低分子肝素的疗效和体内残留情况，确定 PCI 后患者的个性化血小板治疗方案，减少心血管不良事件的发生。

（二）TEG 在输血治疗中的应用

美国东部创伤外科协会（Eastern Association for the Surgery of Trauma，EAST）通过 Meta 分析发现，使用 TEG/ROTEM 可以减少接受红细胞、血浆及血小板输注的患者数量，从而减少了可能发生输血相关并发症的风险。多个国家明确将 TEG 作为患者血液管理的重要工具指导临床用血，有效地节约宝贵血液资源并降低因不合理输血引起的反应及死亡率。

1. TEG 指导围术期患者开展临床输血治疗

术中失血可导致患者凝血因子及血小板丢失，库存血中的凝血因子和血小板数量减少及其功能降低，以及麻醉药物、液体复苏和低体温等因素，均可影响手术过程中的患者凝血功能。目前，红细胞输注指征较明确，然而纠正凝血功能相关的血液制剂（如 FFP、冷沉淀凝血因子及血小板）临床输注较盲目，尤其针对心脏外科、肝脏外科及创伤外科的大出血患者，临床医生多凭经验开展工作，极易造成血液资源的浪费，甚至会造成临床输血反应。TEG 的应用能很好地监测患者的凝血全貌，正确指导临床合理选择血液成分，及时有效地纠正患者的凝血功能障碍。中国输血协会临床输血学专业委员会在 2022 年制定的产后出血患者血液管理专家共识中明确指出，根据 TEG 检测结果确定 FFP、血小板的输注剂量（表 14-4）。因此，TEG 可为临床输血提供诊断思路和输血策略。

2. TEG 指导临床输注血液制品

（1）TEG 普通杯检测：未使用肝素治疗的患者，若术中、术后发生出血，结合 TEG 测试结果，推荐选择如下成分血液，以产后大出血为例，若出血量大于 1000mL，仍然出血患者且合并 TEG 异常，推荐血制品使用策略见表 14-4。如果患者仍不能有效止血，建议输注 rF Ⅶ a，可获得良好的止血效果。

表 14-4　普通 TEG 检测指导术中 FFP、PLT 输注的策略

指标	参考数值	原因	血液制剂
R	R=9min	凝血因子活性正常下限	0～2U FFP
	10～12min	凝血因子活性较低	2～4U FFP
	R≥12min	凝血因子活性极低	4～6U FFP
MA	42～47mm，PLT<75×10⁹/L	血小板功能降低	1 个治疗量血小板
	MA≤42mm，PLT<75×10⁹/L	血小板功能极低	2 个治疗量血小板
α	α<45° 或 Fg<2g/L	纤维蛋白原功能极低	RiASTAP 2～3g 或等量的冷沉淀凝血因子

注：RiASTAP 为 Fg 浓缩物

（2）TEG 肝素酶对比检测：主要针对体外循环肝素治疗或低分子肝素抗凝治疗的患者，由于肝素残留或肝素使用过量引起的出血，一般普通杯与肝素酶杯的 R 差值（ΔR）>2 分钟，建议进行鱼精蛋白中和治疗，鱼精蛋白用量与最后一次肝素使用量相当（1mg 硫酸鱼精蛋白可中和 100 单位肝素）。如果肝素酶杯的结果显示体内无肝素残留或肝素未过量使用，但患者凝血异常，可根据 TEG 结果针对性地选择和输注血液制品以纠正凝血异常。

（3）TEG血小板图检测：服用抗血小板药物的患者，存在药物抵抗的风险，血小板图检测主要用于评估抗血小板药物的疗效，帮助临床医师进行药物疗效评估，指导使用合理的抗血小板方案，降低患者的血栓风险。其临床应用较广：①评估抗血小板药物疗效。②疑似与抗血小板药物相关的出血，评估出血原因，必要时指导血制品的合理使用。③指导心外科冠脉搭桥手术手术时机的选择，若ADP激活的最大振幅（MA-ADP）<35mm，需停药5天以上；MA-ADP>50mm，停药一天即可手术；35mm<MA-ADP<50mm，需停药3～5天。④指导神经外科动脉瘤患者支架术后抗血小板药物方案的选择。

（黄吉娥）

本 章 小 结

TEG是一种灵敏、快捷的凝血检测技术，能全面展现血凝块发生发展的全过程，能在短时间帮助临床医生判断患者的凝血状态，对围术期的凝血功能判断起着至关重要的作用，临床应用较广泛。TEG可以指导临床合理选择血液成分和剂量进行输血治疗，有效地节约血液资源，不仅降低了治疗费用，还可有效降低由于输注血液制剂带来的风险；对需要长期服用抗血小板或肝素药物的患者，可以保障其服药的有效性和安全性，缩短其治疗时间，也可减少患者进行大型手术的次数或安放支架的数量。通过TEG检测，还可迅速掌握患者的输血、抗凝、抗血小板治疗方案是否合理，方便临床迅速给出或调整治疗方案。

第十五章　输血反应及输血传播性疾病

输血是临床上的一种重要治疗手段，尽管血液经过严格的传染性标志物筛查、病毒灭活、血型抗原抗体检验和配合性试验，但是输血依然存在发生输血反应和传播疾病的风险。临床应充分掌握各种输血反应的发生机制和防治措施等，以防止经血传播疾病，合理地选择血液成分开展临床输血治疗，确保血液安全和临床输血安全，避免血液浪费和输血副作用的发生，以提高临床输血治疗水平。

第一节　输血反应分类

输血反应又称输血并发症，是指与输血具有时序相关性的输血反应。输血反应的原因可能是不良事件，也可能是患者与所输注血液间产生的相互作用。输血反应的发生率可高达 10%，即使严格按照输血相关要求执行无偿献血、标准贮血和运输、血液安全检查、输血前进行配合性试验和规范性输血，仍然可能会发生与输血相关的输血反应，如溶血反应、发热反应等非感染性反应，以及输血相关感染性疾病，严重者可危及患者生命。因此，患者在输注血液或血液制剂前，临床应充分评估，权衡利弊，避免输血风险的发生。

1. 根据发生的时间不同进行分类　可将输血反应分为急性输血反应（acute transfusion reactions，ATR）和慢性输血反应（chronic transfusion reactions，CTR）。ATR 又称为速发性输血反应（immediate transfusion reactions，ITR），是在输血过程中或输血后 24 小时内发生的输血反应。CTR 又称为迟发性输血反应（delayed transfusion reactions，DTR），是发生在输血结束后 24 小时至 28 天的输血反应。

2. 根据有无病原体传播进行分类　可将输血反应分为输血相关性感染（transfusion-associated infection）反应和非感染性反应。前者是通过输血过程病原体从献血者到受血者体内并引起相应的感染或疾病，后者是与输血具有时序相关的非病原体引起的反应，统称输血反应。

3. 根据免疫因素是否参与发病机制进行分类　可将输血反应分为免疫性输血反应和非免疫性输血反应（表 15-1）。

表 15-1　临床常见输血反应的种类和诱因

| | 急性输血反应 | | 迟发性输血反应 | |
	种类	诱因	种类	诱因
免疫性反应	FNHTR	白细胞、血小板抗体等	迟发性溶血反应	IgG 抗体
	急性溶血反应	ABO 血型不合等	TA-GVHD	供者淋巴细胞在受体内存活
	过敏反应	IgA 抗体等	PTP	白细胞、血小板抗体
	TRALI	供者血中有白细胞抗体或生物活性物质	PTR	白细胞、血小板抗体
	荨麻疹	血浆蛋白抗体	输血相关的免疫抑制	抑制因子等
非免疫性反应	细菌性输血反应	细菌污染	含铁血黄素沉着症	多次输血
	肺微血管栓塞	微聚物等	血栓性静脉炎	血液高凝状态
	出血倾向	凝血因子等异常	输血传播性疾病	细菌、病毒感染
	低体温	大量输血等		
	电解质紊乱	大量输血等		
	循环超负荷	大量输血等		
	枸橼酸盐中毒	大量输血等		
	空气栓塞	空气进入血液中		

4. 根据溶血反应发生部位　可将输血反应分为血管内溶血和血管外溶血。例如，ABO 血型抗体多为 IgM 抗体，ABO 血型不合产生的抗原抗体反应可以激活补体，引起血管内溶血性输血反应；ABO 血型抗体也有 IgG 抗体，该抗体可以通过胎盘并致敏在胎儿或新生儿红细胞上，经血液循环运输至脾脏后，可被其中的单核-巨噬细胞吞噬清除，引起胎儿新生儿溶血病，此为血管外溶血。

第二节　非感染性输血反应

临床常见的非感染性输血反应有发热反应、溶血反应、过敏反应、输血后紫癜、输血相关的移植物抗宿主病（TA-GVHD）、荨麻疹等，不同疾病的发病机制、临床症状和防治措施不同。

一、过 敏 反 应

过敏性输血反应是临床常见的输血反应之一，是由于过敏原与体内已有抗体间相互作用所致，其发生率约为 1%～3%，多数发生在全血、血浆或血液制剂输注后或输血治疗即将结束时，如单纯性荨麻疹、血管神经性水肿，严重者可出现呼吸障碍，过敏性休克甚至死亡。

（一）发病机制

约 50% 过敏性输血反应是由血浆蛋白过敏所致，原因是患者多次输血刺激机体产生了抗体，若再次输入相应抗原阳性的血液制剂后，可引起严重的过敏反应。下列情况可出现过敏性输血反应。

1. IgA 抗体缺乏　IgA 抗体作为蛋白抗原，通过多次输血或妊娠进入 IgA 抗原缺乏的患者体内，可诱发产生特异性的抗 IgA 抗体，若患者再次输注含有 IgA 的血液制剂时，可引起过敏反应。

2. 对异型变应原敏感

（1）过敏体质者：某些个体，吸入花粉、尘埃，或者摄入鸡蛋、牛奶等物质，以及输入含有变性蛋白的异体血液，均可引起过敏反应。尤其是患者输入含有变性蛋白的血浆时，机体可产生 IgE 抗体，诱导嗜碱性粒细胞和肥大细胞发生脱颗粒，释放组胺、5-羟色胺等血管活性物质，发生过敏反应。

（2）被动获得抗体者：献血者血液中的抗体（如 HLA 抗体、青霉素抗体等）通过输血进入患者体内并结合其血液中的抗原，也可产生过敏性输血反应。

3. 免疫球蛋白多聚体诱导　Ig 多聚体若进入患者体内，可激活补体和产生血管活性物质，引起过敏反应。Ig 制品中可能含有多种炎性介质、纤维蛋白溶解酶、激肽释放酶原激活物等物质，也可以激活补体引起过敏反应。尤其是低丙种球蛋白血症患者，肌内注射免疫球蛋白（IMIg）、静脉注射免疫球蛋白（IVIg）制品均可引起过敏反应，甚至可对输血器械过敏。

4. 其他血浆物质缺乏　免疫球蛋白（如 IgG、IgE）、补体 C3、结合珠蛋白等缺乏的患者，反复输血也可产生对应的血浆蛋白抗体，引起过敏性输血反应。

5. 新生儿输血后综合征　施行宫内输血或新生儿多次换血易发生过敏反应，换血的新生儿可以发生短暂斑丘疹，并伴有嗜酸性粒细胞增多和血小板减少的良性综合征。

（二）临床表现

临床症状轻重不一。轻者出现局部或全身皮肤瘙痒、红斑、荨麻疹，也可出现血管神经性水肿，重者表现为支气管痉挛、呼吸困难、喉头／结膜／嘴唇／舌头／悬雍垂／眶周等黏膜水肿、发绀、肺部哮鸣音、哮喘及过敏性休克等，个别患者易伴发寒战、发热、咳嗽、恶心、呕吐、腹痛、腹泻和关节痛等症状。

（三）诊断依据和诊断标准

1. 诊断依据　患者常有过敏史，外周血中白细胞多轻度增高，尤其是嗜酸性粒细胞绝对值增高，患者体内可有 IgA 抗体或同种异型 IgA 抗体。

2. 诊断标准　输血时或输血停止后 4 小时内出现如下 2 种或 2 种以上症状：结膜水肿、嘴唇 / 舌头 / 悬雍垂水肿、皮肤红斑和眶周水肿、面部潮红、低血压、局部血管神经性水肿、斑丘疹、皮肤瘙痒、呼吸困难 / 支气管痉挛及荨麻疹等，可诊断为过敏性输血反应。

（四）治疗

1. 轻度过敏反应　一般暂缓输血，严密观察，若确需输血者应缓慢输血，同时给予口服或肌注抗组胺药物，或皮下注射肾上腺素，临床症状会较快消失。

2. 重度过敏反应　立即停止输血，吸氧，继续输液保持静脉通道畅通。若患者发生支气管痉挛，施行皮下注射肾上腺素；若反应严重并且发生持续者，进行静注或静滴氢化可地松或地塞米松、氨茶碱等。若发生喉头水肿危及生命时，应立即做气管插管或气管切开，保持呼吸道畅通，以免窒息。

3. 过敏性休克　积极进行抗休克治疗，立即使用升压药，必要时行心肺功能监护。

（五）预防

1. 既往有过敏性输血反应者，输血前可口服抗组胺药物，如苯海拉明、盐酸异丙嗪等，也可应用类固醇药物。

2. 针对某种或某些血浆蛋白，患者机体已产生了特异性抗体，应选用洗涤红细胞、冰冻红细胞、洗涤血小板或缺乏 IgA 抗原的血液，禁止输注血浆或含血浆的血液制剂。患者体内有 HLA 抗体，应给予其 HLA 配合的血液制剂。必要时考虑自身输血。

3. 确保血液制剂及采血器、输血器具无致热原物质，采血与输血应严格无菌操作。

二、溶血性输血反应

溶血性输血反应（HTR）是指由于免疫或非免疫原因导致受血者体内的红细胞发生异常破坏的输血反应，临床以 ABO 血型不合的输血最为多见，且反应较为严重，而 Rh 等血型不合引起的输血反应则较轻。

（一）发病机制

免疫性溶血反应在临床上较为常见，多由 ABO、Rh 等血型不合的输血引起。ABO 血型不合的输血易发生急性溶血性输血反应（AHTR），为血管内溶血。Rh 血型不合的输血易发生慢性 / 迟发型溶血性输血反应（DHTR），为血管外溶血。

1. 免疫因素　由于抗原抗体复合物触发的一系列病理生理过程，主要活化三个相互关联的系统，即神经内分泌系统、补体系统和血液凝固系统，导致了三个危险后果，即休克、DIC 和急性肾功能衰竭。免疫性 HTR 的发病机制：①由于供受者血型不合，IgM 抗体与红细胞抗原结合后激活补体，引起急性血管内溶血，临床表现为 AHTR，如 ABO 血型不相容的输血反应。②因反复输血或多次妊娠，患者机体产生了 IgG 抗体，能与输入的红细胞发生抗原抗体结合反应，随后供者红细胞被单核-巨噬细胞吞噬清除，发生了血管外溶血，临床表现为 DHTR，如 Rh、Kidd、Kell、Duffy、Diego 等血型不相容的输血反应。

红细胞抗原抗体反应后，可激活补体产生过敏毒素（C3a、C5a）以及其他炎症介质（组胺、5-羟色胺）、CK（TNF-α、IL-1、IL-6、IL-8 等）。抗原抗体免疫复合物也可诱导血小板活化，使血小板膜磷脂酰丝氨酸（phosphatidylserine，PS）外翻释放血小板第 3 因子（platelet factor 3，PF3），激活内源性凝血系统。IL-1 和 TNF 可诱导内皮细胞产生组织因子，启动外源性凝血系统。红细胞溶解释放的膜磷脂，具有直接促凝作用（组织凝血活酶样作用），激活机体凝血系统，使机体处于高凝状态。溶血反应后由于多因素协同作用，患者体内易形成微血栓。微血栓使凝血因子消耗导致纤溶系统活化，可出现广泛的出血，易并发 DIC。

2. 非免疫因素　临床较为少见，主要是由非免疫因素造成的红细胞缺损，该红细胞对血清补体特别敏感，可导致红细胞破坏。由于献血者/受血者红细胞本身有缺损（如 PNH、遗传性球形红细胞增多症、遗传性椭圆形红细胞增多症及其他红细胞酶缺陷等），以及低渗、冰冻、加热、贮存期过长、运输中机械损伤或细菌生长等因素造成血液保存、运输或处理不当，均可造成红细胞破坏。

（二）临床表现

溶血性输血反应（HTR）的起病缓急与供受者血型不合及输血量有关。供受者 ABO 血型不合的输血，患者输入 10～50mL 以下即可出现症状，多为 AHTR，输入 200mL 以上可发生严重的溶血反应，甚至导致死亡。供受者 Rh 血型不合引起的 HTR 多出现在输血后 1～2 小时，随着患者体内抗体效价的增高，临床症状加重。

1. 急性溶血性输血反应　通常在输血过程中、输血后即刻～24 小时内出现，临床表现为寒战、烦躁、发热、四肢麻木、头痛、胸/腰/背疼痛、恶心呕吐、面色发红、呼吸困难、心跳加快、心悸、血压下降、全身出血（包括皮肤瘀点、穿刺处出血、伤口渗血）、黄疸和酱油色血红蛋白尿，严重者可出现急性肾功能衰竭、休克及 DIC，甚至死亡。

2. 迟发性溶血性输血反应　常发生在输血结束后 24 小时～28 天，临床症状较轻微，主要表现为原因不明的发热、酱油色尿或轻度黄疸，血液 Hb 轻度下降等，临床常因无症状或症状轻微而漏诊。

（三）诊断依据和诊断标准

1. 诊断依据

（1）患者既往有输血史或妊娠史，输血后发生腰背疼痛、发热、贫血、黄疸及酱油色尿等临床症状。

（2）实验室需要检查的项目及出现 HTR 的结果：①检查项目：核对供受者输血前的标本和交叉配血结果有无差错，检查血袋中的剩余血有无溶血；将新采集的血液标本、血袋中的剩余血和输血前的标本再行血型鉴定以及交叉配血；检测新采集血液标本的血常规、网织红细胞、胆红素、尿素氮、肌酐等指标；留取尿标本，观察尿色和检查尿 Hb、尿常规、尿含铁血黄素等。② HTR 的结果：高胆红素血症，红细胞数量减少、Hb 下降、网织红细胞增多、白细胞总数及中性粒细胞增多且伴核左移；红细胞 DAT 阳性，血浆游离血红蛋白增高，血清结合珠蛋白含量降低；尿液呈浓茶或酱油色，尿中有 Hb 和含铁血黄素，粪胆原含量增多。

2. 诊断标准　同时满足下列中的任何一条：①输血时或者输血停止后 24 小时内患者出现以下任何一种体征或症状：腰背痛、寒战、DIC、鼻出血、发热、血尿、低血压、少尿/无尿、输血部位疼痛或渗出、肾功能衰竭。②患者出现以下两种或两种以上症状：Fg 降低、结合珠蛋白降低、胆红素升高、LDH 升高、血红蛋白血症、血红蛋白尿、血浆变色（溶血）、血涂片可见球形红细胞。③免疫介导：直接抗球蛋白试验（DAT）阳性、输注的红细胞同种抗体洗脱试验阳性；非免疫介导：血清学检测阴性，但确定存在热、渗透、机械等物理性因素导致的溶血。

（四）治疗

1. 急性溶血性输血反应　需要采取的措施：①立即停止输血，维持静脉通道，监测血压、尿量、尿色并注意出血倾向。②换血疗法：选用 O 型红细胞和 AB 型血浆进行换血治疗。③预防休克、急性肾衰竭及 DIC 等并发症。④使用大剂量肾上腺皮质激素抑制机体内免疫反应。⑤监测凝血状态，适时使用低分子肝素。⑥四肢厥冷要进行保暖，发热需进行物理降温（使用冰袋，忌用酒精擦浴），若发生呼吸困难或肺气肿时应保持呼吸道通畅，可给氧吸入。

2. 迟发性溶血性输血反应　一般不需要治疗。根据患者输入的血量、机体抗体的特异性及其效价，轻者对症治疗，重者按 AHTR 进行治疗。

（五）预防

1. 严格按输血操作规程开展血液采集、运送、实验室检查和临床输注治疗等活动，严防医疗差错事故。

2. 既往有输血史和妊娠史的患者，输血前需要进行意外抗体筛查，尽量避免输注与意外抗体反应的红细胞，防止 HTR 的发生。

3. 为确保输血安全有效，倡导特殊患者自身输血。

三、发热性非溶血性输血反应

发热性非溶血性输血反应（FNHTR）在输血时或输血停止后 4 小时内，患者基础体温升高 1℃以上或有畏寒、寒战，无原发病、过敏、溶血与细菌污染等所致的发热。FNHTR 是血液成分引起的免疫反应，主要与多次输入 HLA 不相合的白细胞、血小板及血液保存过程中产生的 CK 等因素有关。FNHTR 是临床最常见的输血反应，发生率约为 0.5%～3.0%，占总输血反应的一半以上，多发生于反复输血或多次妊娠的个体中。

（一）发病机制

1. 免疫因素 由于输血、妊娠或器官移植，当异体白细胞或血小板等进入患者体内后致敏淋巴细胞，产生记忆性 B 淋巴细胞和免疫性抗体（如白细胞抗体、血小板抗体、血浆蛋白抗体），若患者再次输入含有白细胞或血小板的血液制剂，即可发生抗原抗体反应，激活补体，导致细胞溶解，释放热源物质，发生 FNHTR。FNHTR 主要由于 HLA 抗体引起，也可由粒细胞抗体和血小板抗体导致。

2. 非免疫因素 各种微量物质为致热原物质，如细菌及其产物、采血或输血器材上残留的蛋白质、抗凝剂、药物杂质，以及某些有机物或无机成分等，可引起发热反应。细菌性热原物质，如细菌死亡破裂后释放的内毒素、活细菌释放的有活性的蛋白质外毒素，其致热作用内毒素强于外毒素，杆菌强于球菌，且以革兰氏阴性菌最强。由于消毒灭菌技术的进步和一次性采、输血器材的使用，致热原引起的发热反应已逐渐降低。

3. 细胞因子 库存血中残留有少量白细胞和血小板等，在储存过程中可释放内源性致热原（如 IL-1β、IL-6、IL-8、TNF 等），输注后引起患者体温升高。

（二）临床表现

FNHTR 常见于多次输血患者或经产妇，并有反复发热史，发生在输血开始的 15 分钟至 4 小时，突然发热，体温可升高至 38～41℃，发热持续时间少则几分钟，多则 1～2 小时，一般不超过 10 小时。FNHTR 患者常有发热、寒战、出汗，体温可达 41℃，少数患者可伴有恶心、呕吐、面色潮红、脉率增快、心悸、头痛等症状，发热后几小时内可出现口唇疱疹，血压多数不发生变化。FNHTR 患者外周血 WBC 可轻度升高。

（三）诊断依据和诊断标准

首先排除 HTR 和细菌污染，结合临床症状和实验室检查结果可明确诊断。FNHTR 常见于反复输血或多次妊娠的患者，患者体中有 HLA、粒细胞和血小板抗体等，或者患者既往有输血发热反应史。输血时或输血停止后 4 小时内患者出现以下任意一条即可诊断：①发热：患者体温达到或超过 38℃，或者较输血前升高≥1℃；②畏寒、寒战。

（四）治疗

1. 患者一旦发生 FNHTR，应立即停止输血，缓慢输注生理盐水并保持静脉通畅。若患者仅为轻度发热反应，确因病情需要继续输血者，应重新更换血液制剂予以慢速输注，严密观察患者的生命体征。每 15～30 分钟测体温、血压一次。

2. 发生 FNHTR 的高热患者，应对症治疗，一般采用物理降温，也可采用药物降温。

3. 为查找病因，应送检受血者血样及未输完的剩余血样，密切观察病情变化，排除 HTR、细菌污染、感染性疾病。

4. 注意患者保暖，寒战期应给予异丙嗪或地塞米松进行治疗。严重寒战者，可采用肌肉或皮下注射杜冷丁以缓解寒战。有出血倾向者，禁忌服用阿司匹林类解热药。

▶（五）预防

1. 使用无热原的采血器具、白细胞滤器、输血器具处理血液制剂，预防 FNHTR 的发生。

2. 对于易患 FNHTR 的患者，输血前给予醋氨酚或阿司匹林等抗致热原性药物，能有效减轻发热反应的程度。既往有过敏反应史的患者，可输注苯海拉明等抗组胺药。

3. 对于有 HLA 抗体的患者，可通过微量淋巴细胞毒性试验或 HLA 配型筛选供血者。

四、输血相关性急性肺损伤

输血相关性急性肺损伤（TRALI）是指在输血过程中或输血后 6 小时内发生的一种急性呼吸窘迫综合征，并伴有进行性低氧血症。TRALI 的发生率极低，约为 0.02%，与年龄、性别和原发病无关，但是死亡率较高。

▶（一）发病机制

患者输入含有 HLA 抗体或粒细胞特异性抗体的血液（全血、血浆等），或者患者血浆中已含有 HLA 抗体或粒细胞特异性抗体，这些抗体能与受者或供者的白细胞发生抗原抗体反应，导致白细胞凝集并滞留于肺循环内形成肺浸润，尤其是肺血管内的中性粒细胞可活化释放出蛋白酶、酸性脂质和氧自由基等成分，使肺血管内皮细胞受损，血管通透性增高，液体外渗入肺间质和肺泡，导致肺水肿或呼吸窘迫综合征。另外，手术、感染、创伤、大量输血等均可活化中性粒细胞，活化的中性粒细胞易变形并粘连到肺内皮细胞上，释放调节因子，损伤内皮细胞及肺泡上皮细胞，患者可出现间质渗出、肺水肿或急性呼吸功能不全，甚至呼吸困难。能引起 TRALI 的抗体绝大多数来自于献血者，并且献血者多是妊娠 3 次以上的女性，有极少数来自患者。

▶（二）临床表现

TRALI 发病急，患者常在输血后 30～60 分钟内突然出现寒战、发热、干咳、哮喘、呼吸急促、发绀，伴有血压下降、休克、肾功能衰竭等症状。几乎所有的反应发生在输血后 6 小时之内，其临床症状和体征呈多样性，患者常出现五联症：急性呼吸困难、低氧血症、非心源性肺水肿、中度的低血压和发热。TRALI 发生率较低，一旦发生则有生命危险。

▶（三）诊断依据和诊断标准

结合临床症状和实验室检查结果可明确诊断。①患者输注任何血液制剂 1～2 小时内，若出现呼吸困难和低氧血症，应考虑为 TRALI。②献血者和受血者既往有妊娠史或输血史，血浆中检出 HLA 抗体或粒细胞特异性抗体，是诊断 TRALI 的最有力证据。③胸部摄片检查，早期可无异常或轻度间质改变，表现为肺纹理增多。后期出现斑片状阴影，逐渐融合成大片状浸润影，可见支气管充气征。④通常无心脏扩大及肺血管充血等临床表现。

诊断标准需要同时满足以下 5 条：①患者输血前无急性肺损伤。②患者输血时或输血停止后 6 小时内出现新发急性肺损伤。③患者出现低氧血症：氧合指数（PaO_2/FiO_2）≤300mmHg 或自然呼吸情况下血氧饱和度（SpO_2）<90%，或者有低氧血症的其他临床表现。④X 线检查显示双侧肺浸润。⑤无左心房高血压（即循环超负荷）。

（四）治疗

在输血治疗过程中，患者一旦发生 TRALI，应立即停止输血，采用支持性疗法，吸入高浓度的氧气、监控血氧分压，必要时采用气管插管或使用呼吸器提供氧气，并维持血压稳定。根据病情应用肾上腺皮质激素、抗组胺药、肺泡表面活性剂等进行治疗，同时严格控制液体摄入量。

（五）预防

1. 既往有输血史或妊娠史的患者，应开展 HLA 抗体的检测。针对 HLA 抗体阳性者，输注的血液制剂应去除白细胞和确保 HLA 相容。

2. 既往有输血史或妊娠史的无偿献血者，一般不提供血浆和血小板给患者。

3. 严格掌握输血适应证，避免不必要的输血。TRALI 患者施行输血治疗时，宜输注去白细胞的红细胞制剂或洗涤红细胞，鼓励自身输血。

五、输血相关移植物抗宿主病

输血相关移植物抗宿主病（TA-GVHD）是指供者血液制剂中含有免疫活性的淋巴细胞，输注给免疫功能缺陷或免疫功能抑制的患者后，在其体内存活、迁移、增殖并攻击破坏宿主组织器官（包括皮肤、黏膜、肝脏和造血系统）。TA-GVHD 潜伏期短，血液输注后 8～10 天即可发生，临床症状较重，是一种致命性的输血并发症。

（一）发病机制

具有免疫缺陷或免疫受到抑制的患者，输入具有异体免疫活性淋巴细胞的血液制剂后，异体淋巴细胞未被患者的免疫系统识别和排斥，并在受者（宿主）体内植入和增殖，至少生存 1 周，并将宿主细胞视为异体细胞，产生特有的免疫反应，导致宿主许多组织、器官遭受严重损害，如异体淋巴细胞攻击破坏受血者的皮肤、黏膜、肝脏和造血组织等。

TA-GVHD 的发生取决于三个因素：①输入的血液成分中具有免疫活性的淋巴细胞。这与输注淋巴细胞数量有关，输入供者淋巴细胞数量越多，病情越重，死亡率越高。若受体输注全血、红细胞、血小板和浓缩粒细胞中所含的淋巴细胞数量＞$2×10^9$/L，明显具有诱发 TA-GVHD 的可能性。②受体的细胞免疫功能低下或受损，不能识别输入的具有免疫活性的淋巴细胞。先天性免疫缺陷、骨髓移植和大剂量化疗的急、慢性白血病患者，淋巴瘤、实体瘤患者，以及换血治疗的新生儿和宫内输血治疗的胎儿等，均为 TA-GVHD 的高危人群。③供体、受体之间的 HLA 不相容。TA-GVHD 的发生与近亲属间 HLA 单体型基因有关，原因是供者淋巴细胞在受体内不被排斥，植活后增殖并视受体 HLA 为异体，易发生 TA-GVHD。一级亲属间（父母与子女）输血发生 TA-GVHD 的危险性比非亲属间输血高数倍，二级亲属也能发生 TA-GVHD。

（二）临床表现

TA-GVHD 是一种免疫反应异常的全身性疾病，通常在输血后 2～30 天发生，多数发生于输血后 1～2 周，临床表现较为复杂，主要受损的靶器官是皮肤、肠、肝和骨髓。早期症状为发热、皮肤出现红斑或细小斑丘疹，逐渐向全身蔓延，可累及远端肢体，严重者可出现红皮病、水泡和皮肤剥脱，相继出现恶心、呕吐、腹泻等消化道症状，甚至有肝区疼痛、黄疸、肝功能异常。患者易发生骨髓增生低下，造血细胞减少及淋巴细胞增多等。TA-GVHD 是一种致命性输血并发症，免疫抑制性治疗效果一般，死亡率高达 90% 以上。

（三）诊断依据和诊断标准

血液成分输注 1～2 周后，尤其是输注浓缩血小板，患者可出现皮疹、发热、全血细胞减少，甚至发生肝功能异常和消化道症状，不能用原发病完全解释者应考虑有 TA-GVHD 的可能。

1. 诊断依据

（1）TA-GVHD 的许多临床症状类似于病毒感染和药物反应，注意避免误诊。

（2）皮肤活检可见表皮细胞核异常，皮肤基底层液化变性、表皮层过度角化或角化不良，真皮与表皮交界部位有单核细胞、淋巴细胞浸润。

（3）采集患者外周血、皮肤、指甲碎片等标本，并通过 PCR 扩增技术进行 HLA 等位基因多态性分析，若能在受体内检出供体淋巴细胞植活的证据，可以作为 TA-GVHD 的可靠诊断。

2. 诊断标准 输血停止后 2 天至 6 周出现以下临床症状：①特征性皮疹：从躯干蔓延到四肢爆发性的红斑，丘疹等，严重时可出现全身广泛的红皮病和血泡。②腹泻。③发热。④肝肿大。⑤肝功能异常（ALT、AST、碱性磷酸酶、胆红素升高）。⑥骨髓增生低下，全血细胞减少，呈现 AA 骨髓象。⑦皮肤、肝脏和骨髓活检有特征性的组织学表现：肝细胞空泡变性，小胆管坏死，肝门处有单核、淋巴细胞浸润；皮肤活检示皮肤基底细胞空泡变性，表皮与真皮层分离并有水疱形成，单核、淋巴细胞浸润至真皮上层，表皮层过度角化或角化不良；骨髓活检示骨髓造血细胞减少，淋巴细胞增多，骨髓纤维化。

（四）治疗

TA-GVHD 无特效的治疗办法，多数患者因全血细胞减少而死于严重感染。临床可应用大剂量肾上腺皮质激素、抗 T 细胞单克隆抗体、抗淋巴细胞或抗胸腺细胞球蛋白及其他免疫抑制剂等进行治疗，药物可单独或联合使用，对骨髓移植后的 GVHD 有一定疗效，但对 TA-GVHD 的治疗效果一般。

（五）预防

TA-GVHD 病死率很高，无有效的治疗手段，临床应重视预防，尽量避免输用同种异体血，尤其避免输注亲属血。血液成分输注前需要经过滤去除白细胞，再经辐照处理灭活其中的淋巴细胞，这是预防 TA-GVHD 发生的有效办法。

六、输血后紫癜

输血后紫癜（PTP）是输血后发生的急性、免疫性和暂时性的血小板减少综合征，多见于有妊娠史和 / 或输血史的患者。患者输血后 PLT 较输血前降低约 80% 以上，其血清中可检测到 HPA 抗体和 / 或 HLA 抗体。

（一）发病机制

PTP 的发病与血小板特异性 HPA-1a（PL^{A1} 或 Zw^a）抗原有关。HPA-1a 抗原阴性的患者，多次妊娠和 / 或输血后易产生血小板特异性的 HPA-1a 抗体，若患者再次输入 HPA-1a 抗原阳性的血小板时，HPA-1a 抗体即可与血小板糖蛋白Ⅲa（GPⅢa）上的 HPA-1a 抗原发生反应，使血小板遭到破坏，形成 GPⅢa 碎片。该碎片与Ⅱb 有很强的亲和力，易形成 GPⅡb-Ⅲa 复合物，并吸附到 HPA-1a 抗原阴性的受血者血小板表面，进而被单核巨噬细胞系统吞噬破坏，导致血小板严重减少，引起输血后紫癜。抗 HPA-1b 抗体和抗 HPA-3a 抗体也可引起 PTP，但此种情况发生极少。此外，含有抗 HPA-1a 抗体的血液（血浆）输注给 HPA-1a 抗原阳性的受血者，同样也可引起 PTP。

（二）临床表现

PTP 多发生于 16～80 岁的女性，一般发生于输血后 1 周左右，大部分患者发生突发性血小板迅速且极度减少，有发冷、寒战、高热及荨麻疹等症状，皮肤黏膜有出血点或紫癜等不同程度出血表现；少数患者可出现呕血、便血、血尿及阴道出血等症状。严重者能发生休克、内脏和颅内出血，可持续 2～6 周，个别患者因颅内出血而导致死亡。PTP 为自限性疾病，多数患者 5～12 天后恢复，个别患者能持续 1 个月以上。此病反复性较大，多者可达 3 次以上。

（三）诊断依据和诊断标准

实验室检查常出现 PLT 明显减少，且少于 $10×10^9/L$。骨髓巨核细胞数正常或增多，血小板生成良好。个别患者血清中能查到 HPA-1a 抗体和 HLA 抗体。

诊断标准：① PLT 较输血前降低 80% 以上；②患者血清中能检测到 HPA 抗体或其他血小板特异性抗体；③ PTP 发生于输血后 5～12 天，且无法解释患者血小板减少的原因。

（四）治疗

本病多呈自限性，病情凶险者使用大剂量肾上腺皮质激素后能改善症状，但不能缩短病程。患者发生致命性出血时需输注 HPA-1a 阴性的血小板、大剂量免疫球蛋白，也可采用血浆置换或换血疗法。

（五）预防

PTP 患者应尽量避免输血，确实需要输血治疗者，应给予对应抗原阴性的供者血小板。

七、血小板输注无效

血小板输注无效（PTR）是指临床输注血小板过程中，至少连续两次足量输注随机 ABO 同型或者在两周内三次输注（不必是连续输注）的血小板，疗效不明显，输注后血小板增加值明显低于预期值，甚至患者体内的血小板不升反降，临床出血症状未见明显改善，即可认为发生了 PTR。

（一）发病机制

1. 免疫性因素　患者反复输注血小板制剂后，血清中可产生血小板同种异体抗体，当再输注血小板制剂时，会发生血小板抗原抗体特异性反应。该免疫反应约 90% 是由抗 HLA-Ⅰ抗体所致，10% 是由抗 HPA 抗体所致。PTR 的发病频率与输注次数呈正相关。

2. 非免疫因素　脾切除、肝脾肿大、发热、感染、出血及 DIC 等因素可使输入的血小板损耗增加。应用两性霉素 B 和某些抗生素，以及骨髓移植或大剂量化疗后导致的肝静脉阻塞症，均可影响血小板的输注效果。

（二）临床表现

患者全身皮肤瘀点瘀斑无消失或反而增多，可出现畏寒、发热等临床症状，输入的血小板迅速被破坏，PLT 不仅不升高，有时还会下降，甚至低于输血前，使患者陷入血小板输注无效状态。

（三）诊断依据和诊断标准

结合畏寒、发热等临床症状，通过 SEPSA 或 ELISA 等方法检查患者血清中有无 HLA 和 / 或HPA 抗体。若患者出现抗体阳性，易发生 PTR。

（四）预防与治疗

1. 免疫因素引起的 PTR　以预防为主，同时对症治疗，控制感染、出血、DIC 及发热等，减少血小板的消耗，提高血小板的输注效果。血浆置换是治疗 PTR 较理想的方法，治疗效果好，见效快。临床采用的主要预防与治疗措施：①血液中心或中心血站建立 HLA、HPA 分型供者档案，向临床提供与患者 HLA、HPA 同型的单采血小板。②既往有输血史或妊娠史的患者，输血前需要进行血小板抗体筛查和交叉配合试验。③血小板输注前，需要滤除白细胞，再经辐照处理破坏残存在血小板中的白细胞。④最好采用供受者 ABO 同型血小板输注，RhD 阴性患者最好输注 RhD阴性供者的血小板。但是，在紧急情况下 RhD 阳性供者的血小板可以输给 RhD 阴性患者，育龄女性除外。⑤血小板输注前应用大剂量丙种球蛋白封闭抗血小板抗体，避免单核巨噬细胞对血小板的吞噬，减少血小板的无效输注。⑥每2～4天进行1次血浆置换，置换后的血浆中同种异体免疫性抗体降低，可提高血小板输注效果。⑦患者应用糖皮质激素治疗，减少输注后的血小板破坏。

2. 非免疫因素引起的 PTR 以治疗原发病为主，并增加血小板的输入量来提高血小板的输注效果。

八、其他输血反应

（一）肺微血管栓塞

血液在贮存过程中，其中的血小板、白细胞、细胞碎片、变性蛋白及纤维蛋白等可形成大小不等、直径为20～80μm的小微聚物组成的栓子，能通过孔径为170μm的标准输血滤器，进入体内阻塞肺微血管引起的临床综合征，导致急性肺功能不全等。另外，实施心脏等体外循环手术时，若输入的血液制剂中含有微聚物，可不经过肺循环直接到脑部导致脑梗死；受者或供者血液中若含有高效价的冷凝集素时，输入大量温度较低的血液也可引起"输血后肺功能不全"综合征。

轻症患者可卧床休息，吸氧，镇静止痛等对症处理；伴有休克时应抗休克治疗，维持血压；伴心衰者可给予毛花苷 C（西地兰）或毒毛花苷。必要时，应用肝素钠静注，也可选择链激酶、尿激酶持续静注进行抗凝及溶栓治疗。临床输血需要选用微孔滤器（20～40μm 孔筛），输注保质期较短的血液制剂，最佳选择是 CPDA 保存 10 天以内的红细胞制剂，也可选用去白细胞的红细胞制剂或洗涤红细胞。

（二）循环超负荷

短时间内大量和／或快速输入血液，或者患者有潜在的心肺疾病，输血量过大超过了患者的循环或心脏负荷能力，导致心力衰竭或急性肺水肿，甚至死亡。循环超负荷多发生在老年心肺功能不全的患者、慢性严重贫血或低蛋白血症患者及儿童患者，患者在输血中或输血后1小时内突然呼吸困难、咳嗽、咳大量泡沫样痰或血性泡沫样痰，头痛、头胀、中心静脉压明显增高，口唇发绀、大汗淋漓、脉搏细弱，肺部听诊先有哮鸣音，后有湿啰音，颈静脉怒张，心率加快、心音减弱等。少数患者可合并心律失常，严重者短时间内死亡。

根据患者的心肺功能情况及血容量确定输血量，宜选用悬浮红细胞，采用多次、少量、缓慢输血的原则。对于有心力衰竭疾病的贫血患者，宜少量缓慢输血治疗，同时严密观察心率及呼吸情况，若患者出现胸闷，立即停止输注；必要时取半坐位输血；注意患者肢体保暖，使周围血管扩张，减少心脏负荷量；可在输血前或输血过程中应用利尿剂和强心剂；应有专人负责输血观察，并记录输血输液量及尿量，注意出入量平衡。

（三）枸橼酸盐中毒

全血及血液成分中含有枸橼酸盐抗凝剂，在大量输血或实施血液成分置换时，尤其是受血者伴有休克、组织灌流不足、肝肾功能不全、新生儿换血及低温麻醉情况下，患者易引起枸橼酸盐中毒，过量的枸橼酸盐结合血 Ca^{2+}，可引起低血钙，高血 K^+。轻度患者可出现不由自主的肌肉震颤、手足抽搐、低血压，婴儿换血时更易发生；重度患者可出现严重心律失常，心电图示 S-T 段延长，T 波或 P 波低平，严重者出现房早、室早及心室颤动，血 ALT 升高，白蛋白／球蛋白比例倒置，有出血倾向，甚至引起死亡。

输血治疗宜选用悬浮红细胞，避免使用全血、低温保存血和库存期过长的血液制剂。若患者需要大量输血，可预防性地应用钙剂，但需要控制钙剂用量，严密观察患者血 Ca^{2+} 浓度和心电图变化，防止用量过度引起的心脏骤停。在输血过程中，患者一旦发生枸橼酸盐中毒，应立即减慢输血速度，同时补充钙剂，神志清楚患者予以口服葡萄糖酸钙，神志不清者在心电监护的情况下静脉注射葡萄糖酸钙。

（四）酸碱平衡失调

全血和红细胞制剂中含有枸橼酸盐等成分，随着保存时间的延长乳酸生成增加，患者大量输注库存血可导致机体酸碱平衡失调。

患者若出现一过性代谢性酸中毒，一般机体均能代偿，可密切观察，切忌使用碱性药物。若出现轻度及中度代谢性碱中毒，不需特殊处理，只需给予足量的生理盐水及静脉滴入，使肾脏排出碳酸氢盐而得以纠正。但是，重症患者除给予生理盐水外，同时口服氯化铵以降低二氧化碳结合力，但需要密切观察，避免低血 K^+、低血 Na^+。

（五）高氨血症

随着保存时间的延长，全血和红细胞成分中的血氨浓度逐渐增高，若患者大量输注保存期较长的血液成分，机体可出现血氨浓度增高，以及发生精神紊乱、昏睡及昏迷等临床症状。针对高氨血症患者，临床应积极消除诱因，停止输血，保持无蛋白质饮食，呼吸道畅通，大便通畅，纠正其水电解质和酸碱平衡失调。

（六）高钾血症

随着保存时间的延长，全血和红细胞成分中的血 K^+ 浓度逐渐增高，若患者大量输注保存期较长的血液成分，其血清 K^+ 浓度可明显增高，心电图检查为 T 波高尖、P 波低宽、ST 段下降、QRS 波异常等，机体相伴出现软弱无力、重则肌肉瘫痪和呼吸肌瘫痪等症状，临床可给予患者快速静脉滴注碳酸氢钠、葡萄糖、葡萄糖酸钙缓慢注入，山梨醇溶液灌肠。若患者血钾居高不下，可进行腹膜透析或血液透析。

（七）含铁血黄素沉着症

生理情况下，1 升血液中约含 500mg 铁，而人体每天排泄的铁约 1mg。若患者大量输血或长期输血，且有溶血发生，铁会不断积存于细胞内，尤其是单核细胞系统，可引起广泛的组织损害，影响心、肝、肾和内分泌功能，导致肝功能损伤，重者则出现肝硬化和肝功能衰竭，以及性腺功能减退、糖尿病、心包炎、慢性心力衰竭、心律失常及皮肤色素沉着等。

尤其针对慢性贫血患者，避免此类并发症发生的最有效方法是尽量减少输血次数。对于确诊的患者，可采用铁质螯合剂"去铁胺"治疗，促进铁从尿液和粪便排出。

（八）空气栓塞

在输血过程中，若空气进入机体内静脉，直至心脏，可引起血液循环障碍。如果进入的空气量较少，则不会产生太大的危害；若进入的空气量较大，则能引起机体严重缺氧，甚至死亡等严重后果。

患者输血治疗应使用密闭式塑料器具，应用生理盐水灌注法将输血器管道中的空气排尽后再输血，严密观察输血过程，输血完毕后及时拔针。若输血治疗过程中发生了空气栓塞，应立即停止输血，采用头低足高、左侧卧位使空气离开肺动脉口，集中在右心室尖端，根据患者情况施行吸氧、高压氧及呼吸机治疗。

（九）低体温

患者由于快速大量输注低于其体温的全血和血液成分，导致其机体体温≤36℃，使其血液血红蛋白与氧亲和力增加，从而影响氧在器官与组织中释放，引起器官与组织缺氧，轻者发生静脉痉挛，使输血困难或患者畏寒不适，重者可引起心室停搏。因此，若患者施行大量快速输血时（＞50mL/min），需要在专用血液加温仪中加温血液制剂，且温度控制在 32℃，切勿加温超过

38℃。如果患者输血量少,输血时间比较长,血液可不必加温,但患者需注意保暖,可进行输血肢体加温,以消除静脉痉挛。

(李玉云)

第三节　输血传播性疾病

临床上输入含有病原微生物的血液制剂后引起的感染性疾病,称为输血传播性疾病(transfusion transmitted disease,TTD)。近年来,虽然血液病原体检测及灭活技术均取得了良好的进展,临床输血的安全性也在不断提高,但是随着新病原体的不断出现,以及病原体检测存在"窗口期"等问题,TTD 仍时有发生。

一、艾 滋 病

艾滋病,又称获得性免疫缺陷综合征(acquired immune deficiency syndrome,AIDS),是由 HIV 侵犯 $CD4^+$ T 淋巴细胞所致的一种全身性的慢性传染病。1981 年美国首次报道 AIDS,1984 年 Curran 等为证实 HIV 可经输血传播提供了强有力的证据。HIV 感染后主要损伤机体的免疫系统,最终导致各种严重的机会致病菌感染或引发恶性肿瘤。HIV 感染波及范围广、传播速度快、病死率高。AIDS 已迅速蔓延全世界,全球约有数千万人出现 HIV 感染,并且 5%～10% 的感染者是经输血传播的。

（一）病原学

HIV 属于逆转录病毒科慢病毒属,基因组为两条相同的单正链 RNA,有包膜,为直径 100～120nm 的球形颗粒。HIV 包括 HIV-1 和 HIV-2 两种类型,多数 AIDS 是由 HIV-1 型引起,HIV-2 型主要在西非和西欧流行。HIV 对外界环境的抵抗力较弱,0.5% 次氯酸钠、5% 甲醛、2% 戊二醛、70% 乙醇、高压灭菌或者 100℃ 20 分钟均可灭活 HIV,但是 HIV 对碱及紫外线不敏感。HIV 主要感染人类 $CD4^+$ T 细胞,也可感染 B 淋巴细胞、骨髓造血干细胞、单核-巨噬细胞和小神经胶质细胞等,并能刺激机体产生相应抗体,但其保护作用极弱。

（二）流行病学

HIV 主要存在于血液、精液和阴道分泌物中,HIV 感染者和 AIDS 患者是其主要的传染源,传播途径为性接触传播、血液传播和母婴传播。虽然输血不是 AIDS 的最主要传播方式,但是不安全的输血也是传播 AIDS 的最有效途径,患者若输入 HIV 污染的血液,发生感染的概率可高达 95%～100%。并且经输血发生感染的疾病进展快,症状严重,死亡率极高。

HIV 感染分为急性感染期、无症状潜伏期和典型 AIDS 期。HIV 的潜伏期较长,感染到发病可长达 20 年以上,并且经输血传播的 HIV 感染比其他途径发展为 AIDS 的周期短,约 50% 左右的患者在 7 年内可转变成 AIDS。

（三）实验室检查

1. 病原学检查　包括病毒分离、原位杂交、p24 抗原及 HIV 核酸检测。病毒分离用于诊断 HIV 感染,原位杂交可以显示病毒感染的原始部位,p24 抗原及 HIV 核酸检测能早期发现 HIV 感染。

2. 血清学检查　包括初筛试验和确认试验。初筛试验主要有 ELISA 试验和胶体金快速试验等,确认试验为免疫印迹试验。

（四）临床防治

AIDS 至今无特效疗法。临床常用的治疗方法包括抗病毒治疗、支持疗法、中药治疗、抗感染治疗、抗肿瘤治疗以及使用免疫调节药物等,其中早期抗病毒治疗是关键,既能缓解病情,减少机会性感染和肿瘤的发生，又能预防或延缓 AIDS 相关疾病的发生。预防 AIDS 最有效的方法是注意个人卫生、提倡健康的生活方式、洁身自好和保持高尚的道德情操。当发生 HIV 职业暴露时，应进行紧急处理，评估暴露物的传染性和受伤者的暴露程度，及时报告上级主管部门以及寻求艾滋病防治机构的及时救治，根据情况确定是否服用抗病毒药物。

二、病毒性肝炎

病毒性肝炎是由肝炎病毒引起的以肝脏炎症为主的传染性疾病。目前公认的人类肝炎病毒至少有 6 种，即甲、乙、丙、丁、戊、庚型肝炎病毒等。甲型和戊型肝炎病毒主要经粪-口途径（即消化道）传播，而乙型、丙型和丁型肝炎病毒主要经血液传播。凡是由于血液制品输入引起的肝炎，或者受血者虽无肝炎临床表现，但其血清中肝炎标志物阳性，统称为输血后肝炎。目前，乙型肝炎和丙型肝炎是最常见的输血传播性疾病，甲型肝炎和戊型肝炎也可通过输血传播。病毒性肝炎在世界范围内传播广泛，严重威胁人类健康。

■（一）乙型肝炎

乙型肝炎是由乙型肝炎病毒（HBV）引起的世界范围内的传染性疾病。

1. 病原学　HBV 属于嗜肝 DNA 病毒科正嗜肝 DNA 病毒属，为不完全双链松弛环状 DNA。HBV 对外界环境的抵抗力较强，耐受低温、紫外线、干燥及 70% 乙醇，通过高压蒸汽灭菌、100℃加热 10 分钟、0.5% 过氧乙酸溶液、5% 次氯酸钠溶液及 3% 漂白粉溶液均可使其灭活。HBV 的传染性和 HBsAg 的抗原性不一致，上述消毒灭菌手段能使 HBV 失去传染性，但 HBsAg 的抗原性仍然保留。

2. 流行病学　HBV 的主要传染源为乙型肝炎患者或无症状 HBV 携带者。传播途径主要有经血或血制品传播、母婴传播、性传播三种。输血是感染 HBV 的途径之一。据 WHO 报道，目前全球约有 2.57 亿慢性 HBV 感染者，中国是乙型肝炎高发区。

3. 实验室检查　HBV 感染的实验室诊断方法主要是检测血清标志物。HBV 的血清标志物包括抗原抗体和病毒核酸等。①检测 HBV 抗原、抗体：HBsAg 和抗 HBs、HBeAg 和抗 HBe 及抗 HBc；②检测 HBV DNA：血清中存在 HBV DNA 是病毒复制和传染的最可靠指标；③肝功能检查：血清胆红素、ALT 和 AST 等出现升高。

4. 临床防治　乙型肝炎患者需要充分休息、合理营养，辅助药物治疗，用药不宜太久，避免饮酒及使用损伤肝脏的药物。高危人群需要采取特异性的预防措施，接种乙型肝炎疫苗是最有效的预防方法。含高效价抗 HBs 的人血清免疫球蛋白（HBIg）可用于紧急预防。

■（二）丙型肝炎

1. 病原学　丙型肝炎是由丙型肝炎病毒（HCV）引起的传染病。HCV 属于黄病毒科丙型肝炎病毒属，为单正链 RNA 病毒，极易变异，目前有 6 种基因型和 100 多种亚型，中国以 I 型为主。HCV 抵抗力较差，对甲醛、乙醚、三氯甲烷等有机溶剂敏感，紫外线照射可使其灭活，100℃ 5 分钟或 60℃ 30 小时也可使其丧失传染性。

2. 流行病学　丙型肝炎的传染源主要是急、慢性 HCV 患者和慢性 HCV 携带者，人类对 HCV 普遍易感。HCV 主要经血或血制品、破损的皮肤和黏膜传播，以及母婴传播和性接触传播。据 WHO 统计，全球 HCV 感染者约为 1.3 亿～1.7 亿，每年新发病例约为 300 万～400 万。在 HCV 感染者中，被确诊为丙型肝炎的仅占 20%。HCV 感染的主要特征是易发生感染慢性化，且慢性丙型肝炎患者发生肝硬化和肝癌的风险极高。

3. 实验室检查

（1）病毒 RNA 检查：HCV 感染后血清 HCV-RNA 比抗 HCV 早出现数周，因此血清 HCV-RNA 阳性已成为早期诊断 HCV 病毒血症的"金指标"。

（2）抗原抗体检查：HCV 感染 40 天左右即可检测出 HCV 抗原，检测抗 HCV 抗体的窗口期约为 70 天。

4. 临床防治 HCV 的免疫原性不强，且毒株易于变异，故目前尚无有效疫苗用于丙型肝炎的预防。严格筛选献血员、加强血制品管理是预防 HCV 感染的主要手段。目前，尚缺乏丙型肝炎治疗的特效药物，临床常用的抗病毒制剂主要为 IFN-α 和第一代直接抗病毒小分子药物（direct-acting antiviral agents，DAAs）。

三、巨细胞病毒感染

CMV 属于疱疹病毒科巨细胞病毒属，人巨细胞病毒（human cytomegalovirus，HCMV）也称为人疱疹病毒 5 型。

（一）病原学

HCMV 是双链 DNA 病毒，有包膜，对宿主或组织培养具有高度种属特异性，病毒复制周期长，生长慢，其特征性病变为受染细胞体积明显变大、核内和胞质内出现包涵体，形成巨核细胞。HCMV 对脂溶剂敏感，既不耐酸又不耐热，pH＜5、56℃ 30 分钟、紫外线照射 5 分钟均可灭活病毒。HCMV 的保存也较为困难，4℃只能保存数日，真空冷冻干燥和 -196℃可长期保存。

（二）流行病学

HCMV 感染的宿主范围较窄，只感染人类，人群普遍易感，流行无明显的季节性，正常人群中抗 CMV 阳性率可高达 40%～90%。HCMV 在人体内分布广泛，唾液、精液、尿液、宫颈分泌物、血液、乳汁及内脏各器官均可存在。HCMV 的传播途径主要为母婴传播、密切接触传播、性传播及医源性传播（包括器官移植和输血）。和其他疱疹病毒一样，人感染 HCMV 仅少数出现临床症状，大多呈隐性感染，HCMV 可长期潜伏体内，一旦机体免疫功能下降，病毒即可激活致病。

（三）实验室检查

1. 脱落细胞及组织病理学检查 收集咽喉洗液、尿液、唾液、乳汁等标本，经离心后取沉渣涂片染色镜检，以及肝、脾和肺等组织通过病理活检，均可检出特征性巨细胞。

2. 分离病毒和检测抗原 借助人胚成纤维细胞，分离 HCMV 并检测 HCMV 抗原，有助于早期诊断的 HCMV 感染。但需时较长，不易用于临床。

3. 检测 HCMV-DNA 利用 PCR 技术在标本中检出 DNA，用于感染的早期诊断。

4. 血清学检查 在标本中检出 HCMV 抗体是诊断 HCMV 感染的常用方法。

（四）临床防治

HCMV 感染是引起先天性畸形的最常见病因，如果在妊娠早期发现 HCMV 感染，应尽早终止妊娠；若在妊娠中、晚期感染，应检查胎儿有无畸形而采取相应的治疗措施。HCMV 感染还可引起泌尿生殖系统、心血管系统、中枢神经系统、肝、肺等全身各器官组织病变，并与冠心病、动脉粥样硬化的发生有一定关系，还有潜在的致癌性。目前尚无安全有效的 HCMV 疫苗，临床常用丙氧鸟苷（首选药）、抗 HCMV 免疫球蛋白制剂、干扰素等进行抗病毒治疗。临床输血应选择 HCMV 抗体阴性且去除白细胞的血液制剂。

四、人类嗜 T 淋巴细胞病毒感染

人类嗜 T 淋巴细胞病毒（HTLV）又称为人类 T 细胞白血病病毒，归属于人类逆转录病毒科的 δ 逆转录病毒属，为单正链 RNA 病毒，有包膜。HTLV 分为 HTLV-1 和 HTLV-2 两种类型。HTLV-1 是最早发现的人类逆转录病毒，能引起成人 T 细胞性白血病（adult T cell leukemia，ATL）和 HTLV-1 相关脊髓病或热带痉挛性截瘫（HTLV-1 associated myelopathy/tropical spastic paraplegia，

HAM/TSP）等。HTLV-2 可引起毛细胞白血病。

（一）病原学

1978 年，在一位日本患者体内发现了 HTLV-1 病毒，1982 年在一位毛细胞白血病患者体内分离出来 HTLV-2 病毒。HTLV-1 和 HTLV-2 在形态、结构上非常相似，具有约 70% 的序列同源性。

（二）流行病学

HTLV-1 主要感染 CD4$^+$ T 细胞，也可感染人的其他外周单核细胞，如 B 细胞、树突状细胞和 CD8$^+$ T 细胞。HTLV-1 的传染源主要是病毒携带者及其患者，传播途径包括母婴传播、性接触传播及输血传播等。目前全球约有 5000 万～1 亿的 HTLV-1 感染者，主要集中在日本、加勒比海、南美、澳大利亚的中部和东部等地区。中国 HTLV-1 感染者主要集中在东南沿海一带，尤其是福建莆田等地区。HTLV-1 感染后约 95% 的个体为无症状携带者，只有不到 5% 的个体经过 20～30 年的潜伏期后发展为 ATL，患者一般是童年时期感染，成人发病，并且急性 ATL 患者的存活期一般不超过 1 年，所以早期诊断及治疗 HTLV-1 感染尤为重要。

（三）实验室检查

HTLV 感染的病毒分离和抗体检测方法与 HIV 相似，主要依靠 ELISA 法筛查患者血清中的特异性抗体，亦可检测病毒抗原或病毒基因组。应用免疫印迹法检测抗体可区别 HTLV-1、HTLV-2 和 HIV 三种病毒的抗体。

（四）临床防治

临床可以从以下几方面预防 HTLV 感染：献血员进行 HTLV 筛查，患者输血治疗最好选用去白细胞或贮存时间≥14 天的血液制剂。ATL 的治疗方法主要是化疗，必要时进行骨髓移植。TSP/HAM 目前尚无有效的治疗方法，主要是对症治疗及应用免疫抑制剂等。

五、梅　毒

梅毒是由梅毒螺旋体引起的慢性性传播疾病，被 WHO 列为人类最常见的传染病之一，在中国属于乙类传染病。根据感染方式的不同，将梅毒分为先天性梅毒和后天性（获得性）梅毒。获得性梅毒分为三期，具有反复、隐伏和再发的特点。梅毒螺旋体早期主要侵犯皮肤黏膜，晚期则以神经系统和心血管损害为主，可累及全身各个器官。

（一）病原学

梅毒螺旋体是密螺旋体属中的苍白密螺旋体的苍白亚种，螺旋致密而规则，两端尖直，运动活泼，在无生命人工培养基中不能生长繁殖。梅毒螺旋体抵抗力极弱，对温度及干燥特别敏感，离体后干燥 1～2 小时或 60℃ 3～5 分钟即被杀死，100℃ 立即死亡。血液中的梅毒螺旋体 4℃ 放置 3 天后死亡，所以冷藏 3 天以上的血液无传染梅毒的危险。梅毒螺旋体对常用化学消毒剂和青霉素、红霉素等抗生素敏感，1%～2% 苯酚处理数分钟即死亡。

（二）流行病学

梅毒是一种广泛流行的性病，主要集中在东南亚、南亚和次撒哈拉非洲等发展中国家。在自然情况下，梅毒螺旋体只感染人类，主要通过性接触传播、母婴传播和输血传播。

（三）实验室检查

1. 通过暗视野显微镜和免疫荧光染色检查螺旋体。

2. 采用荧光螺旋体抗体吸收试验、梅毒螺旋体血凝试验、蛋白印迹试验、明胶凝集试验、

ELISA 和胶体金等技术检测患者血液中的抗体、抗原等。

3. 脑脊液检查主要是用于神经梅毒的诊断。

（四）临床防治

梅毒是一种性传播疾病，其预防措施是加强梅毒防治知识宣传和性卫生教育；严格社会管理，严禁卖淫嫖娼；患者应早期明确诊并彻底治疗；严格筛选献血员等。青霉素是治疗梅毒的首选药物，需要治疗剂量足、疗程够，并定期检查患者血清中抗体的动态变化，治疗 3 个月至 1 年后抗体转阴者为治愈，否则需要继续治疗。

六、疟 疾

疟疾是由疟原虫引起的寄生虫病，疟疾是最常见的传染病之一，居致死性寄生虫病之首位。疟原虫进入人体后先在肝细胞内寄生、繁殖，成熟后再入侵红细胞繁殖，因此输入含有疟原虫的红细胞可传播疟疾，而无症状携带者是输血传播的主要传染源。输血感染的疟疾病死率较高，可达 10% 以上。

（一）病原学

感染人类的疟原虫包括间日疟原虫、三日疟原虫、卵形疟原虫和恶性疟原虫。由于疟原虫在室温或 4℃ 贮存的血液成分中可存活 1 周，因此输注贮存 2 周以上的血液制剂，经输血传播的风险就会大大降低。

（二）流行病学

疟疾呈全球性分布，主要流行于热带、亚热带和温带，每年新增病例为 3 亿～5 亿，约 200 多万人死亡，并且大多为儿童。疟疾患者和无症状的疟原虫携带者是主要的传染源，传播媒介主要为雌性按蚊，经叮咬人体传播，也可经输血传播或母婴传播。人类对疟疾普遍易感，新生儿更易感染，感染后可获得一定的免疫力但不持久。

（三）实验室检查

1. 血液涂片染色镜检出疟原虫是诊断疟疾的简单方法。

2. 间接免疫荧光试验检测疟原虫抗体，敏感性高，但耗时长，不适宜于疟疾流行地区献血员的大规模筛查。

（四）临床防治

预防疟疾的主要方法是根治现症患者或无症状携带者，杀灭按蚊等，以及采供血机构需要严格筛查献血员，临床减少输用新鲜血，患者采用抗疟药物和解热镇痛类药物进行对症治疗。

七、弓形虫病

弓形虫病是由刚地弓形虫引起的一种人畜共患的寄生虫病。刚地弓形虫是细胞内寄生的原虫，生活史的完成需要两个宿主：人、哺乳类、爬行类动物、鸟类为中间宿主，猫及猫科动物为终末宿主。弓形虫病的传播途径主要为母婴传播、消化道传播、输血传播和器官移植传播等。本病广泛存在于世界各地，人类对弓形虫普遍易感，据估计，全球超过 10 亿人感染了弓形虫。

八、其他输血传播疾病

近年来在美国流行的西尼罗病毒病（West Nile virus disease），又称西尼罗热，是由西尼罗病毒（West Nile virus，WNV）引起的急性传染病。为保证输血安全，2003 年美国已将 WNV 核酸检测列为献血者的病毒筛查项目。

此外，尚有其他一些可能通过输血传播的疾病，如巴贝虫病、绦虫病、锥虫病、新变异型克-雅病（new variant Creutzfeldt-Jakob disease，nvCJD）、人类疱疹病毒6型（human herpes virus 6，HHV-6）和8型HHV-8、埃博拉出血热（Ebola hemorrhagic fever，EHF），以及人类细小病毒B19（human parvovirus B19）、戊型肝炎病毒（hepatitis E virus，HEV）等病原体经输血引起的感染。因此，采供血机构应高度重视输血传播疾病的危险性，采取有效措施积极预防和控制输血传播疾病的发生，以保证临床输血安全。

（黄青松）

本 章 小 结

临床输血有一定的风险性，可以产生输血反应和输血传播疾病，严重者可危及患者生命。临床输血反应按发生时间可分为急性和迟发性，按有无抗原抗体反应可分为免疫性和非免疫性，按有无感染可分感染性疾病和非感染性疾病。临床常见的非感染性输血反应有发热性非溶血性输血反应、过敏性输血反应、溶血性输血反应、输血相关性移植物抗宿主病、输血相关性急性肺损伤等；输血传播性疾病包括艾滋病、乙型肝炎、丙型肝炎、梅毒、HTLV感染性疾病、戊型肝炎、新变异型克-雅病、西罗尼病毒病等。血液从其采集到临床输注的各个环节均需要严把质量关，确保血液质量安全和临床安全输注，尽量避免输血反应和经输血传播疾病的发生。

第十六章　血液与输血安全管理

输血既是临床抢救患者和治疗疾病的有效手段之一，也是经血传播疾病的高危因素。合理输血能够救命，不合理输血则可能危害患者的健康或生命。虽然无偿献血者经过严格的体格检查，献出的血液也经严格的实验室检验，但因未知病原体、病毒变异、窗口期、人为差错等因素，仍然不能完全杜绝输血传播传染病的风险。临床输血整个流程均需规范操作和严格质量控制，加强血液的安全管理，认真评估患者的输血指征，确保临床输血安全和有效，避免输血差错事故和不良反应的发生。近年来，中国通过大力推行和采用无偿献血、严格血液筛查、加强血液安全管理、临床合理用血、成分输血等措施来降低输血风险，在预防输血反应上也取得了重大进展。

第一节　输血相关法规体系

血液安全相关的法规体系属于行业法规体系范畴，是指由一个国家中某种特定行业中现行的全部法律、法规、规章、规范和标准组成的一个呈体系化的统一管理体系，是行业管理水平的重要标志。

一、输血管理法规体系

世界各国均有各自完善的输血管理体系，多呈三层架构。第一层次是输血相关的法律、法规，由国家级行政部门颁发，体现本国在本行业中的政策、方针和策略；第二层次是部门的规章和规范，由国家主管部门发布，遵循国家相关法律、法规基础上的具体要求；第三层次是行业的技术指南、标准或操作规程，由行业专家、学术团体、协会等制订，是更具体的技术指导。

二、输血相关法律法规

欧美国家立法起步较早，输血相关的法律法规和技术规范具有丰富的内容，部分指导性文件可作为引领和推动输血事业发展的标准（附表3）。我国输血事业发展相对较慢，落后于发达国家，1979年卫生部首次颁发的《全国血站工作条例（试行草案）》提出了建立健全全国各级输血机构，积极创造条件实行公民无偿献血制度的工作思路，确立了统一制订献血计划、统一管理血液来源和统一组织采血的血液管理初步设想，标志着我国血液管理工作规范化的起步。1993年卫生部发布了《采供血机构和血液管理办法》《血站基本标准》，进一步细化了血站和单采血浆站的管理，同时增加了献血者丙肝病毒检测、高危人群艾滋病病毒筛查的规定。自1996年以来，国家陆续出台了一系列的输血相关法律法规（附表4），更加规范了血液的安全管理，标志着我国无偿献血工作走入了法制化轨道。

第二节　献血安全管理

安全献血是保障血液安全的第一道防线。采供血机构应在公民中开展安全献血的宣传教育活动，提高公民的安全献血意识，规范并严格执行安全献血者的具体筛选要求，动员和招募符合标准的健康人群积极参与献血的公益活动中，是临床安全输血的重要保证。

一、动员和招募献血者

WHO估计，献血率达到本国人口的1%以上时基本可以满足国家对安全血液的需求。为实现这一目标，采血部门需要准确估算临床血液需求，动员和招募低危无偿献血者积极参与到献血活动中，教育身体健康情况不佳者或有经血传播疾病危险者退出献血队伍或保密性弃血，这样才能做到合理采集血液，又可避免血源过剩浪费。

二、选择献血者

（一）身份核对

采血前，采血机构需要验证献血者的身份，核对献血者相貌和有效身份证件，如居民身份证、居民社会保障卡、驾驶证、军/警官证、士兵证以及外国公民护照等，并将献血者的身份信息录入血液管理信息系统。

（二）健康征询及知情同意

采血前，采血机构需要询问和查询献血者的既往献血史，了解其健康情况，告知不能献血的危险行为和疾病，评估是否具有经血传播疾病的危险，鼓励献血者在健康咨询不合格的情况下，主动退出献血。要求献血者实名制献血，禁止冒用他人身份献血，如实填写健康状况征询表，告知献血者安全献血的重要性和无偿献血的目的、具有高危行为者故意献血的责任和血液的处理流程等。

（三）基本要求

1. 年龄 献血年龄为 18～55 周岁，既往无献血反应、符合健康检查要求者年龄可延长至 60 周岁。

2. 体重 男≥50kg，女≥45kg。

3. 血压 收缩压：12～20kPa（90～140mmHg）；舒张压：8～12kPa（60～90mmHg）；脉压差：≥4kPa（30mmHg）。

4. 脉搏 60～100 次/min。

5. 其他体征 体温正常，皮肤、五官、四肢、心肺、腹部体检正常，既往无肝炎等法定献血禁止病史者。

6. 血液检查及其要求

（1）检查 ABO、RhD 血型。

（2）男性 Hb≥120g/L，女性 Hb≥115g/L。

（3）ALT≤50U/L。

（4）HBsAg、丙肝抗体阴性，抗 HIV 阴性，梅毒试验阴性。

（四）不宜献血人群

1. 患有传染病或携带传染病病原体者，如性病、麻风病、艾滋病、肝炎、结核等患者，以及 HBsAg、丙肝抗体阳性和 HIV 感染者。有吸毒史和多个性伴侣者也不宜献血。

2. 过敏性疾病、心血管系统疾病、呼吸系统疾病、消化系统疾病、泌尿系统疾病、血液病、内分泌疾病、代谢障碍性疾病、器质性神经系统疾病、精神病、寄生虫病及地方病、恶性肿瘤及影响健康的良性肿瘤、切除主要内脏器官、慢性皮肤病、眼科疾病、自身免疫性疾病等患者，均不宜献血。

3. 暂时不能献血人群

（1）接受麻疹、腮腺炎、脊髓灰质炎等活疫苗的最后一次免疫接种二周内，或风疹活疫苗、狂犬病疫苗的最后一次免疫接种四周内；被狂犬咬伤后的最后一次狂犬病疫苗免疫接种一年内。但是，接受乙肝、甲肝疫苗免疫接种的健康人群，则不需要推迟献血。

（2）接受动物血清，最后一次注射的四周内。

（3）女性的生理期，如月经前后三天及经期、妊娠期、流产后未满六个月、分娩及哺乳期未满一年者。

（4）一年内输注了全血及血液成分者。

（5）文身后不满一年者。

三、保密性弃血和献血屏蔽

1. 保密性弃血　是指献血者明知自己的血液不安全，但迫于某种原因或压力而献血，献血后主动告知采血机构自己所献血液不能用于临床，采供血机构在确保献血者隐私保密情况下处理有安全隐患的血液。建立和完善献血后结果回报渠道和保密性弃血机制是保证血液安全的一项重要措施。

2. 献血屏蔽　通过核查献血者既往献血记录、献血前咨询、健康检查和血液筛查等，将不宜献血的人群永久或暂时屏蔽献血。献血屏蔽是保障献血者健康和血液安全的重要措施。对于需要永久屏蔽的献血者，需要做好解释工作；对于暂时不宜献血者，告知其体检合格后还可继续献血。

第三节　血液采集和检验管理

掌握血液的正确采集和检测方法，做好血液采集、检验、保存和运输过程中的质量管理，筛检去除不合格的血液，是保证血液安全有效的重要前提。

一、血液采集前质量管理

（一）献血场所

献血场所是指提供献血前咨询、健康检查和血液采集等献血服务的专用场所，包括固定献血场所、临时献血场所和献血车。

1. 通常要求环境安全、卫生和整洁，有足够的空间方便献血者等候和休息。

2. 必须保证工作用电需求，还需配备给排水及洗手设施、温湿度调节设施、空气消毒设施、灭火防护器材、医用给氧设施和简易急救箱。

3. 空气质量应符合《室内空气质量标准》（GB/T 18883—2022），采血区域的空气质量应符合《医院消毒卫生标准》（GB 15982—2012）规定的Ⅲ类环境的要求。

（二）采血器材

献血场所应配置有采血器具，如采血椅、采血秤、多联采血袋、热合机、储血冰箱（或血液保存箱）、体重秤、血压计、体温计、条形码阅读器等；以及医用耗材，如医用消毒剂、医用手套、采血针、止血带、标本管、献血条形码、无菌纱布、无菌棉签、医用胶布和血型检测试剂等。为保证物料数量和质量，需要建立物料器材清单或物料库存卡。

二、血液采集中质量管理

（一）采血人员

血液采集人员必须具备医学专业技术资格，并经过专门技术培训和考核合格后方可上岗。严禁佩戴首饰采血，静脉穿刺严格遵守无菌操作。传染病患者和经血传播疾病的病原体携带者，不得从事血液采集工作。

（二）血液采集流程

1. 准确核对献血者身份后，选择适合穿刺的静脉及部位，做好穿刺部位的消毒工作。

2. 采用连续混合采血仪进行静脉穿刺采血。如果使用带留样袋的采血袋，最先流出的15～20mL血液收入留样袋，用作血液检测标本。若无需留样，血液直接流入采血袋，并以1～2

次 /90s 的频率与抗凝剂轻摇充分混匀。

3. 采用唯一性条码标识献血记录、采血袋、标本管、转移袋和血袋导管。采血结束时，采用计算机程序再次核查献血者身份、血袋信息、血液标本和相关记录，确保准确无误。献血记录至少保存 10 年。

4. 采血结束后，提醒献血者：①嘱献血者休息 10～15 分钟，保留穿刺点上的敷料至少 4 小时。②献血后多补充水分，1～2 小时即可恢复血容量。食用易消化的食物和水果，丢失的血浆蛋白由肝脏加速合成，很快能得到补充。献血后骨髓造血系统活跃，网织红细胞增多，若献全血 200mL，7～10 天红细胞和 Hb 就能恢复至献血前水平，通常男性较女性恢复稍快；白细胞和血小板在体内生存期较短，更新换代快，献血后几天就可恢复至献血前水平。③献血后 24 小时内，不宜剧烈运动、高空作业和过度疲劳，避免饮酒，保证充足的睡眠。④若献血者感觉采血部位局部或全身症状异常，应及时与采血机构取得联系，根据具体情况进行适当处理。⑤全血献血后需要间隔 6 个月以上才能再次献血；单采血小板后进行全血献血，需间隔 4 周以上；全血献血后再单采血小板，需间隔 3 个月。

三、血液检验安全管理

血液采集结束后，需要留取献血者的标本进行实验室检测红细胞 ABO、RhD 血型、血清 ALT 和传染性标志物。

（一）血型检测

ABO 血型正反定型和 RhD 血型鉴定为常规的血型检测项目。血型筛查常采用平板法和微板法，血型鉴定常使用试管法和微板法。按照试剂说明书和《全国临床检验操作规程》进行具体操作和质量控制。如有必要，可增加血型基因检测。

（二）输血相关传染病标志物检测

1. 检测项目　包括 ALT、HIV、HBV、HCV、梅毒螺旋体等传染病标志物。其中 HIV、HBV、HCV 标志物可以通过血清学检测抗原或抗体，也可以通过全自动核酸检测仪器检测 DNA 或 RNA。

（1）ALT：采用速率法检测。

（2）梅毒螺旋体：采用两个不同厂家的试剂通过 ELISA 方法检测梅毒螺旋体特异性抗体。

（3）HBV 标志物：任选其一：①采用两个不同厂家的试剂通过 ELISA 方法平行检测 HBsAg。②采用一种 ELISA 试剂检测 HBsAg，另一种试剂检测 HBV-DNA。

（4）HCV 标志物：任选其一：①采用两个不同厂家的试剂通过 ELISA 方法平行检测 HCV 抗体，或者联合检测 HCV 抗原和抗体。②采用一种 ELISA 试剂检测 HCV 抗体或联合检测 HCV 抗原和抗体，采用另一种试剂检测 HCV-RNA。

（5）HIV 标志物：任选其一：①采用一个厂家的 ELISA 试剂检测 HIV-1 和 HIV-2 抗体，采用另一个生产厂家的 ELISA 试剂联合检测 HIV-1 和 HIV-2 的抗原和抗体。②采用一种 ELISA 试剂检测 HIV-1 和 HIV-2 抗体，或者联合检测 HIV-1 和 HIV-2 的抗原和抗体，采用另一种试剂检测 HIV-RNA。

2. 质量控制　建立完善的实验室信息管理系统，涉及标本接收、试验项目选择、数据记录和计算、试验结果判定和结论传输等功能。

（1）标本交接需要规范严谨。医务人员应对应送检单信息核查标本来源、采集时间、唯一性标识（条形码）、标本类型、标本量和标本质量等。若信息缺失或不符、标本管上无标识或标识不清、标本管选用错误、标本量不足或被稀释，以及不符合试剂说明书要求的标本，均应拒收。

（2）选择敏感性和特异性高的试剂进行检测，结合质控品的检测结果确保检测结果准确、有效。

若选择试验中的一个试验结果为阳性，就应视为阳性。

（三）血液合格标准

HIV、HBV、HCV、梅毒感染标志物等的检测结果为阴性或无反应性，ABO/RhD 血型正确鉴定，以及 ALT 测定值符合国家相关标准的血液才为合格血液。只有检测合格的血液方可放行供临床使用，不合格的血液不得用于临床输注。若发现血液检测结论报告有误，应迅速启动血液检测、报告和收回程序。采供血机构应当建立和实施血液检测最终结论的计算机判定程序。如果需要人工判定，应由双人复核。

四、血液储存与发放管理

（一）隔离管理

待检测、待制备等尚未被判定为合格的血液和不合格的血液应被物理隔离，防止错误发放不合格的血液。血液储存空间内应设立有明显标识的合格品区、隔离区和不合格品区。对外观不合格、检测不合格、异常采集和符合保密性弃血的血液应进行标识，并移入不合格品区。进出血液隔离区域的血液应做好交接和记录，记录至少包括血型、品名、数量、时间、交接人员及签名等。

（二）放行管理

1. 合格血液或其成分才能印制和粘贴唯一的合格血液标签或条形码。通过条形码可以追溯到献血者、受血者，以及血液采集、检测、保存、发放等全过程。

2. 经过技术培训考核合格且被授权人员才能承担血液放行工作。

（三）储存管理

1. 存放区 血液存放区应设置有待检测血液隔离存放区、合格血液存放区和报废血液隔离存放区，标识清晰、明确。血液存放区的空间应整洁、卫生和有隔离，具有双路供电或应急发电设备和防火、防盗、防鼠等安全设施。

2. 储存设备要求 血液及其成分应储存于专用的血液储存设备中。血液储存设备应有可视温度显示，具备温度超限的声、光报警装置，能 24 小时连续监测温度。血液储存的温度监控记录至少应保存至血液发出后 1 年，以保证可追溯性。

3. 保存条件

（1）红细胞：常规保存温度为（4±2）℃，在 ACD、CPD、CPDA-1 保存液中分别能保存 21 天、21 天、35 天。甘油冷冻保存可延长达 10 年。

（2）血小板：在 20～24℃环境下保持不间断的振荡状态，振荡频率控制在 60 次/min，振荡幅度为 4cm。普通血袋储存保存期为 24 小时，专用血袋保存期为 5 天。

（3）粒细胞：在 20～24℃、pH 7.2 左右条件下静置保存。粒细胞保存期间，6 小时内趋化性正常，24 小时内杀菌功能正常，但随着保存时间的延长粒细胞功能降低。因此，粒细胞在采集后 24 小时内进行输注。

（4）FFP：是指采血后 6 小时（保养液为 ACD）或 8 小时（保养液为 CPD 或 CPDA-1）内分离并速冻的血浆。FFP 在 -18℃条件下可保存 1 年。

（四）运输管理

1. 血液运输需要使用带有温度控制的血液运输专用车辆或血液专用运输箱。

2. 血液运输箱必须整体密闭，能防尘、防摔、防晒、防雨、防滑，易于消毒和清洁。

3. 血液运输箱标识应完整清晰，包括采供血机构名称、最大承重量、放置方向、最多叠放层数、血液产品名称、起始地和目的地、血液保存温度等。

4. 血液运输车的车厢内应有温度指示装置，车厢内平均温度与实际平均温度允许误差在±1℃。

5. 血液运输温度要求：①全血、红细胞应维持在2～10℃。固定冰点材料应放置血液最上层，不得与血液直接接触。②冰冻血浆、冷沉淀凝血因子应维持在冰冻状态。③血小板要控制在20～24℃。④冰冻红细胞应维持在-65℃以下。

6. 血液运输过程中应有可供溯源的记录，包括血液品名、数量、规格，血液发放地和运输目的地，血液发放日期、具体时间和发放人员签名，以及血液接收日期、时间、接收人员签名和运输温度等。

（吕先萍　陈凤花）

第四节　血液成分制备管理

用于血液成分制备的起始血液应符合《全血及成分血质量要求》（GB 18469—2012）的要求，并在无菌环境下严格按照操作规程制备成各种血液成分，并且各种成分血必须符合国家规定的标准。

一、制　备　要　求

1. 血液成分制备前，应目视检查血液有无渗漏、标签是否完整、血液外观是否正常，确认符合质量要求后方可接收血液并用于成分制备。

2. 根据所制备血液成分的种类和离心机操作手册，确定离心转速、离心时间和温度等参数，其中制备血小板、粒细胞的离心温度为（22±2）℃，其他血液成分的离心温度为（4±2）℃。

3. 离心结束后目视观察离心效果，血袋及其导管有无渗漏，离心杯中有无血迹。若血袋有破漏应做好消毒和报废处理。

4. 根据需要，最大限度地转移、收集目的成分（如红细胞、血小板、血浆等）至密闭系统的转移联袋中。分离原袋和转移袋之前，应采用计算机系统进行核对和检查每个血袋上的献血条码是否一致。

5. 制备FFP和冷沉淀凝血因子，应当快速冻结，最好在60分钟内将中心温度降至-30℃以下。

6. 血液成分制备必须具备完整的记录，包括血液交接、制备、设备使用与维护、制备环境控制、医疗废物处理等整个过程。制备记录应能追溯到起始血液、制备人员、制备方法、制备环境、使用设备和物料等。

二、成分血液质量管理

起始血液经不同的流程处理后可制备成不同的成分血液，如红细胞类成分血、血小板、FFP、冷沉淀凝血因子等。

（一）全血

1. 普通全血　从无偿献血者体内采集的血液，直接抗凝处理即为全血，也为起始血液（表16-1）。

表16-1　全血的质量要求

项目	质量要求
外观	肉眼观察应无色泽异常，无溶血、凝块、气泡及重度乳糜等情况；血袋完好，并保留注满全血经热合的导管至少35cm
容量（mL）	标示量±10%
血红蛋白含量	200mL全血中≥20g，300mL全血中≥30g，400mL全血中≥40g
储存期末溶血率	<红细胞总量的0.8%
无菌试验	无细菌生长

2. 去白细胞全血　使用白细胞滤器滤除全血中几乎所有的白细胞（表 16-2）。

表 16-2　去白细胞全血的质量要求

项目	质量要求
外观	肉眼观察应无色泽异常、溶血、凝块、气泡及重度乳糜等情况；血袋完好，并保留注满全血经热合的导管至少 35cm
容量（mL）	标示量 ±10%
血红蛋白含量	200mL 全血中≥18g，300mL 全血中≥27g，400mL 全血中≥36g
储存期末溶血率	＜红细胞总量的 0.8%
白细胞残留量（个）	200mL、300mL、400mL 全血中分别≤2.5×10^6、≤3.8×10^6、≤5.0×10^6
无菌试验	无细菌生长

（二）红细胞类成分血

1. 悬浮红细胞　采用特定的方法将多联塑料血袋内全血中的大部分血浆分离移出后，向剩余物中加入红细胞添加液即可（详见第五章第二节）。

2. 去白细胞悬浮红细胞　通过白细胞滤器滤除全血中几乎所有的白细胞，然后再分离去除大部分血浆，向剩余物内加入红细胞添加液即可（详见第五章第二节）。

3. 洗涤红细胞　使用大量等渗溶液洗涤保存期内的全血、悬浮红细胞，几乎去除所有血浆成分和部分非红细胞成分，再在红细胞中加入生理盐水或红细胞添加液即可（详见第五章第二节）。

4. 冰冻解冻去甘油红细胞　冰冻红细胞融解后清除其中的甘油成分，并将红细胞悬浮在一定量的生理盐水中即可（详见第五章第二节）。

（三）血小板类成分血

1. 浓缩血小板　全血采集后置于室温下保存和运输，6 小时内分离出血小板并悬浮在一定量血浆内即可（详见第五章第三节）。

2. 单采血小板　使用血细胞分离机在全封闭条件下自动制备（详见第五章第三节和第十九章第一节）。

（四）单采粒细胞

使用血液单采机在全封闭的条件下自动分离献血者血液中的粒细胞，并将其悬浮在一定量的血浆中即可（详见第五章第四节）。

（五）血浆类成分血

1. 新鲜冰冻血浆　采集后储存于冷藏环境中的全血，最好在 6 小时（保养液为 ACD）或 8 小时（保养液为 CPD 或 CPDA-1）内完成血浆分离并速冻，从血液采集到完成血浆分离最长时限不超过 18 小时（详见第五章第五节）。

2. 冰冻血浆　将有效期内全血中的血浆分离并冰冻成固态的成分血，或者从 FFP 中分离出冷沉淀凝血因子后，再将剩余部分冰冻呈固态即可（详见第五章第五节）。

3. 冷沉淀凝血因子　将保存期内的 FFP 在 1～6℃融化后，分离出大部分血浆，并将剩余的不溶解物质在 1 小时内速冻呈固态即可（详见第五章第五节）。

（庞桂芝）

第五节　临床用血管理

为加强医疗机构临床用血管理，推进临床科学合理用血，保护宝贵的血液资源，保障临床用血安全和医疗质量,要求采供血机构建立完善的血液出入库统计程序,认真做好血液出入库核对、检查等工作,有关资料需保存十年。医疗机构则应加强临床用血管理与患者血液管理,建立并完善用血管理制度和工作规范,科学制定临床用血计划,建立临床合理用血的评价制度,推动临床科学合理用血,负责血液预订、入库、储存、输血相关免疫血液学检测和指导临床输血工作。

一、临床用血组织机构

临床用血管理贯穿整个临床用血过程,需要医疗机构多个部门参与,包括临床用血管理委员会、医务部、输血科、临床用血科室等,各个部门在临床用血中均发挥着重要作用。

（一）临床用血管理委员会

1. 认真贯彻临床用血管理相关的法律、法规、规章、技术规范和标准,制订本机构临床用血管理的规章制度并监督实施。

2. 评估确定临床用血的重点科室、关键环节和流程。

3. 定期监测、分析和评估临床用血情况,开展临床用血质量评价工作,提高临床用血水平。

4. 分析临床用血不良事件,提出处理和改进措施。

5. 指导并推动开展自体输血等血液保护及输血新技术。

6. 承担医疗机构交办的有关临床用血的其他任务。

（二）医务部

临床用血管理的职能部门,负责临床用血管理的具体工作。

（三）输血科

1. 建立临床用血质量管理体系,推动临床合理用血。

2. 负责制定临床用血储备计划,根据血站供血的预警信息和医院的血液库存情况协调临床用血。

3. 负责血液预订、入库、储存、发放工作。

4. 负责输血相关免疫血液学检测。

5. 参与推动自体输血等血液保护及输血新技术。

6. 参与特殊输血治疗病例的会诊,为临床合理用血提供咨询。

7. 参与临床用血不良事件的调查。

8. 根据临床治疗的需要,参与开展血液治疗的相关技术。

9. 承担医疗机构交办的有关临床用血的其他任务。

（四）临床科室

临床医务人员需要认真执行临床输血技术规范,加强患者血液管理,实施限制性输血策略,加强围手术期血液保护,积极动员符合条件的患者接受自体输血技术,严格掌握临床输血适应证,遵循输血治疗的不可替代、最小剂量、安全、合理、科学、有效、个体化输注的原则,根据患者病情和实验室检测指标,综合评估患者的输血指征、制定输血治疗方案和实施输血治疗。

二、血液预订与储存

科学合理预订和储存血液是医疗用血机构正常运转的重要保证,既能保证临床有充足的血液使用,又能最大限度避免血液的过期报废,能很好地调节临床需求与血站供应的矛盾。血液一经从供血机构发出不得退回。

（一）血液预订

医疗机构根据不同血型、各类血液制剂日均使用量确定合理的库存量,包括应急血液库存量、安全血液库存量、周转血液库存量，可通过电话、传真或网络形式向当地卫生行政部门指定的血站预订血液。A 型、B 型、O 型、AB 型血一般按 3∶3∶3∶1 的比例进行储备。输血科应建立血液预警机制，当库存血液低于应急库存警戒线，而血站又不能及时补充血液时，输血科应及时调整临床血液使用量。

1. 用血计划　根据血液库存量和临床用血需求量，医疗机构制定用血计划，包括年度、月份和日用血计划。

2. 应急血液库存量　一般为不少于 1 天的常规医疗用血量。

3. 安全血液库存量　一般为不少于 3 天的常规医疗用血量，能保证医疗机构急诊和手术用血。

4. 周转库存量　血液供应充沛，能够提供临床需求的所有类型、规格的血液制剂，一般为不少于 7 天的常规医疗用血量。

（二）血液入库与储存

输血科需要对血站提供的血液进行核对、验收，按照不同的贮存条件分血型储存血液制剂，并做好监控和出入库统计。

1. 血液核对和入库　血液制剂送达输血科后，应认真核对验收，尽快办理入库手续，尽量缩短室温下的暴露时间。核对验收的内容包括运输条件、外观、包装是否合格、血袋是否有破损，以及标签内容（如采供血机构名称及其许可证号、血袋编码、产品码、血型、血液品种、容量、采血日期、血液成分制备日期及时间、有效期、贮存条件等）是否标准齐全。

2. 血液储存管理　血液入库时，将不同血型、不同血液制剂分别储存于输血科专用储血设备内，避免因保存不当造成的血液报废。不同血液制剂贮存条件见表 16-3。

表 16-3　各种血液制剂的保存条件和时间

品种	保存温度	保存期
全血	(4±2)℃	ACD-B、CPD：21 天；CPDA：35 天
浓缩红细胞	(4±2)℃	ACD-B、CPD：21 天；CPDA：35 天
去白细胞红细胞	(4±2)℃	ACD-B、CPD：21 天；CPDA：35 天
悬浮红细胞	(4±2)℃	ACD-B、CPD：21 天；CPDA、MAP：35 天
洗涤红细胞	(4±2)℃	添加液为 0.9% 氯化钠溶液的洗涤红细胞保存期为 24 小时；在密闭系统中洗涤且最后以红细胞保存液混悬，其保存期与洗涤前的悬浮红细胞保存期相同
冰冻红细胞	含 20% 甘油：-120℃以下；含 40% 甘油：-65℃以下	10 年
冰冻解冻去甘油红细胞	(4±2)℃	24 小时
辐照红细胞	(4±2)℃	应在采集后 14 天内辐照，辐照后保存期 14 天，且不超过原保存期
浓缩血小板（PC-1）	(22±2)℃，并持续轻缓振摇	24 小时（普通袋）、5 天（专用袋）
单采血小板（PC-2）	(22±2)℃，并持续轻缓振摇	24 小时（普通袋）、5 天（专用袋）
辐照血小板	(22±2)℃，并持续轻缓振摇	辐照后保存期同原血小板，且不超过原保存期
单采粒细胞	(22±2)℃	24 小时
FFP	-18℃以下	1 年
FP	-18℃以下	4 年
冷沉淀凝血因子	-18℃以下	1 年

3. 血液出库管理　在不影响临床治疗效果前提下，按采血日期"先进先出"的原则发放血液，

防止血液过期报废。

4. 血液运输管理 血液必须贮存在具有保温功能的专用储血容器内进行运输,尽量缩短血液的运输时间。运输过程中的温度要求:全血及红细胞类血液成分为 2～10℃,血小板为(22±2)℃,冰冻血浆及冷沉淀凝血因子为 -18℃以下且维持在冰冻状态,冰冻红细胞为 -65℃以下。血液在运输过程中尽量保持平稳,避免剧烈振荡,放入和取出时应轻拿轻放。

5. 储血设备要求 贮血环境应符合卫生标准和要求。血液存放区应有双路供电或应急发电设备,必须使用专用的储血设备。

(1)储血设备应有可视温度显示以及温度超限声、光报警装置。储血设备若用人工监测时,应至少每 4 小时监测记录温度 1 次;若用自动温度监测管理系统,应至少每日人工记录温度 2 次,2 次记录间隔 8 小时以上。当温度自动控制记录和报警装置发出报警信号时,应立即查找原因,及时解决并记录。

(2)贮血冰箱内严禁存放其他物品,每周消毒一次;储血冰箱内空气培养每月一次,要求无霉菌生长以及培养皿(90mm)细菌生长菌落<8 CFU/10min 或<200 CFU/m³ 为合格。

三、临床输血过程管理

临床输血过程是指血液从血站发出到输入患者体内的整个过程,参与的人员为临床医生、护士、输血科技术人员和患者,涉及输血告知、申请、审批,患者标本的采集、送检、接收、传染病标志物检测、输血相容性检测,以及血液发放、血液输注、输血反应处理、血袋处理等内容。

(一)输血前评估

1. 评估 根据患者的临床表现及实验室检测结果认真评估输血指征。使用替代方法不能治疗或不能缓解患者病情、不输血可能危及患者生命或影响预后情况者,才考虑输血,进而决定是采取异体输血或自体输血。

2. 告知

(1)输血治疗前,经治医师须履行输血告知义务,向患者或其近亲属说明输血的目的、方式和风险以及替代方案等,告知患者或其亲属是选择自体输血还是同种异体输血,说明异体输血有发生输血反应和经血传播疾病的风险,征得患者或其亲属知情同意并签署"输血治疗知情同意书"。

(2)生命垂危的患者需要紧急输血治疗,无法取得患者或其近亲属意见,经医疗机构负责人或者授权的负责人批准后,立即实施输血治疗,并记入病历。

(3)患者自愿选择输血,有权知道输血的必要性、风险及可能的替代方法,也有权拒绝输血。

(4)"输血治疗知情同意书"至少包括输血方式的选择、输血目的、输注血液制剂类型及剂量、输血风险、患者或其近亲属是否同意等内容,签署后随病历保存,内容须填写完整,谈话医师、患者或其近亲属的签字须为手写,签字时间要求具体到时分,并注明同意输血的次数,可选择同意住院期间全部的输血或在每次输血前签一次"输血治疗知情同意书"。

(二)输血申请

1. 临床医生填写临床输血申请单,包括患者姓名、性别、年龄、住院号、科室、床号、临床诊断、输血目的、输血史、妊娠史(女性)、申请输血日期、血液成分、血量,以及患者血型、经血传染病标志物的检测结果等内容。

2. 临床输血申请单由中级以上医师填写,输血量在 800mL 以下由上级医师核准并签名,800～1600mL 需要科主任审核签字,超过 1600mL 需要医疗机构医务主管部门审批,急救用血除外。临床输血申请单填写应完整和清晰。

3. 输血前患者必须检测经血传染病标志物,如 ALT、HBsAg、Anti-HCV、Anti-HIV1/2、梅毒螺旋体血清标志物等，并且检测结果必须填入"临床输血申请单"和"输血治疗知情同意书"中。对于不能及时检验的急诊患者，输血前留取患者标本。患者每次入院输血前都应检测经血传染病标志物。

（三）血液标本采集与运送

1. 采集　临床护士应认真核对输血申请单、采血管标识和患者的个人信息，当面核对患者的姓名、性别、年龄、住院号、床号等信息，确认患者身份无误后开始采集血液。临床用于传染病标志物和输血相容性检测的标本，要求是 3 天内的有效性标本，能代表受检者当前的免疫状况。另外，除急诊抢救情况外，用于血型鉴定和交叉配血试验的标本分不同时间点采集。

合格标本的要求：①采血量不少于 2mL。②不能从输液管中直接留取标本，如果必须留取，需先用生理盐水冲洗管道，并弃去最初抽取的 5mL 血液后再留取标本。③肝素、右旋糖酐等大分子药物可以干扰交叉配血试验，若患者需要使用这些药物治疗，应在使用之前采集血标本。④稀释血、溶血、脂血、乳糜血等标本可影响输血相容性试验结果，为保证输血安全和疗效，此类标本一般不能用于交叉配血试验，妥协标本需另作处理并备注。⑤为保证标本的准确和唯一性，一位采血护士不能同时采集两位以上患者的血液标本。采血试管上粘贴的标签或条形码必须包含必要的和唯一的患者信息。

2. 运送　血液标本采集完成后，临床医护人员应再次核对试管标识（或条形码）与临床输血申请单信息是否一致，准确无误后由医护人员及时送至输血科。输血科人员再次进行标本信息核对、质量检查，符合要求的合格标本方可进入检测程序。

3. 处理　检测后的标本至少在 2～8℃冰箱放置 7 天，以便后续输血反应原因分析，然后再进行无害化处理。

（四）血液标本检验

1. 传染病标志物　由于病毒血清学检测存在"窗口期"，输血存在感染病毒的风险，由此引发的血源性传播疾病和医疗纠纷时有发生。所以，患者输血前必须进行 HBsAg、Anti-HCV、Anti-HIV1/2、梅毒螺旋体抗体等输血相关的传染病标志物检测，对于传染病的辅助诊断、区分责任、减少医疗纠纷、医务人员加强自我防护、减少职业暴露感染等具有十分重要的意义。

2. 输血相容性检测项目　输血相容性试验主要包括 ABO 和 RhD 血型鉴定、意外抗体筛查与鉴定和交叉配血试验，目的是使献血者和受血者血液相容，保证临床输血治疗安全有效。

（1）ABO 血型鉴定：以试管法为例，具体质控要求详见第二章。①室内质控：对于抗 A、抗 B 标准血清，每批次使用前、每天试验前都要进行室内质控，与受检标本同步操作。质控结果与预期靶值相符，提示在控，受检结果可信；质控结果与预期靶值不相符，提示失控，受检结果不可用。②室间质评：在国家或省级输血相容性检测室间质量评价活动中，ABO 正、反定型项目成绩要求 100%，若成绩不合格实验室需要停止检测，认真查找原因，制定整改和预防措施，并在评估满意后方可重新开展相应检测。

（2）RhD 血型鉴定：①RhD 血型抗原检测，需要设置空白对照（生理盐水），防止红细胞自身凝集误定为假阳性。②如果标准血清为 IgG 型，应采用抗球蛋白试验鉴定血型抗原，避免弱 D、部分 D 等弱抗原漏检。③对于献血者，RhD 抗原初筛阴性时需要进一步确认。

（3）意外抗体筛查：①要求每套筛选红细胞试剂由 2～3 人来源的 O 型红细胞组成，至少要包含 D、C、E、c、e、M、N、S、s、P1、Le[a]、Le[b]、K、k、Fy[a]、Fy[b]、Jk[a]、Jk[b] 等血型抗原。②在盐水介质、凝聚胺介质、抗人球蛋白介质中按操作规程要求开展试验（详见第二章）。③每次试验同步进行阴性、阳性室内质控，可选商品化室内质控品，阳性质控品最好选择"2+"的反应强度。

（4）意外抗体鉴定：①抗体筛查阳性的结果需进一步鉴定抗体的特异性。②当抗体强度弱，或血清中含有两种及以上抗体时，应结合吸收放散试验，分析抗体的特异性。③自身对照试验为阳性的标本，还需要排除有无同种抗体的存在。④临床上很难找到完全覆盖所有抗原的谱红细胞，因此，必要时可选择不同厂家来源的谱红细胞鉴定抗体的特异性。⑤意外抗体主要来自于 Rh、MNS、Kell、Kidd、Duffy 等血型系统，其中 Rh 血型系统抗体最为常见。

（5）交叉配血试验：逐项核对临床输血申请单、用血通知单、受血者和献血者血标本，复查受血者和献血者 ABO 血型（正反定型）、RhD 血型，正确无误后方可进行交叉配血。具体操作要求和质量控制详见第二章。

1）室内质控：针对 IgM、IgG 抗体血清质控品，各自含有一个阳性供者质控品和一个阴性供者质控品。每天试验前或试验中途更换试剂时，需要与受检标本同步进行质控试验，质控结果在控，受检结果可用；质控结果失控，受检结果不可用，需要查找原因，纠正影响因素后，重复检测。

2）室间质量评价：组织者和参与者均应按照要求参与此项活动，可以有助于识别不同实验室之间的差异，客观评价实验室的检测能力，提高分析能力、试验方法和检验质量，帮助实验室识别存在的问题并采取相应的改进措施，保证为患者提供安全、有效的血液。

（五）血液发放

交叉配血结果相合，填写输血记录单后可随时发血。交叉配血结果不相容，如 ABO 血型不合的造血干细胞移植患者、HDFN 换血治疗者等，要根据临床申请需要和患者情况决定是否发血。由于库存血液不足或紧急用血，按医疗机构临床用血相关规定执行。

1. 红细胞　目视检查合格的血液可以从输血科发放到临床输注。不合格的血液不能发放：①血袋有破损、漏血，标签破损、字迹不清。②红细胞层呈紫红色。③血液中有明显凝块、呈乳糜状或暗灰色。④未摇动时血浆层与红细胞的界面不清或交界面上出现溶血。⑤血浆中有明显气泡、絮状物或粗大颗粒。⑥过期或其他须查证的情况。

2. 血小板　仔细检查血袋是否有破损渗漏，血小板有无聚集呈云雾状或者颜色有变化等等情况。

3. 血浆与冷沉淀凝血因子　发放前需要在 37℃融化完全后方可发往临床，并尽快完成输注。

（六）临床输血治疗

1. 输血前认真核对　临床医护人员取血、输血前都要认真核对相关信息，检查血液质量，确保无误后方可实施输血治疗。由两名医护人员参与输血治疗，共同到患者床边仔细核对患者的科室、床号、姓名、性别、年龄、住院号、血型等，确认与交叉配血报告单相符，再次核对血液成分及血袋标签上的各项内容，检查血袋有无破损渗漏、血液制剂的颜色有无异常，核对准确无误后方可进行输血。

2. 输血操作要点

（1）取回的血液制剂应在 4 小时内完成输注。一个治疗量的单采血小板以患者可以耐受的速度输注，一般 30～60 分钟内输注完毕；因故不能立即输注的，应及时与输血科联系，严禁临床自行贮血。

（2）输注前将血袋内的成分血轻轻摇匀，避免剧烈振荡。

（3）除生理盐水外，在血液输注过程中不得添加任何药物。

（4）条件允许的情况下，对于需要快速输血、婴儿换血疗法以及体内有冷凝集素的患者，建议输血前使用专用的血液加温器对血液制剂进行加温。

（5）输血过程中应先慢后快，再根据病情和年龄调整输注速度，并严密观察受血者有无输血反应，如出现异常情况应及时处理、上报，并记入病历。

（6）输血完毕，医护人员将交叉配血报告单贴在病历中，并将输完后的血袋保留 24 小时后按医疗废物处理。

（七）输血病程记录

"输血治疗知情同意书"、交叉配血报告单以及输血相关的其他记录单、检验单应随病历保存。输血病程记录包括输血前评估、输血过程记录和输血后疗效评价。输血病程记录与临时输血治疗医嘱、护理记录中有关输血的信息一致。

1. 输血前评估　由负责医师结合患者基本情况、临床表现和实验室检查结果，对患者进行输血适应证评估，同时应写明拟输注的血液成分、血型和血量。

2. 输血过程记录　应涵盖患者的血型、输血原因、所输注血液成分类型、血型和血量，输血起止时间和输血过程的描述，有无输血反应及其处理措施等内容。手术用血要求正确评估术中失血量，并且与手术记录、术后病程记录、麻醉记录、手术护理记录中有关失血量、输血量的描述一致。

3. 输血后疗效评价　输血后 48 小时内由负责医师对患者进行输血疗效评价。评价内容包括但不限于患者临床表现和 / 或实验室指标的改善：①针对急性失血或慢性贫血患者，输注红细胞制剂后临床缺氧症状是否改善、血红蛋白浓度是否达到预期水平等。②凝血功能障碍有出血的患者，输注 FFP 和 / 或冷沉淀凝血因子后，出血是否停止或凝血指标是否改善等。③血小板计数或功能降低的患者，输注血小板后评估出血是否停止、血小板计数是否提高等。临床医师应及时评价输血治疗效果，调整输血治疗方案。对于未达到治疗效果者，应查找原因，积极治疗原发病。

四、特殊输血

（一）紧急用血管理

《医疗机构临床用血管理办法》要求卫生行政部门制订临床用血保障措施和应急预案，保证自然灾害、突发事件等大量伤员、特殊患者、稀缺血型患者等应急用血的供应和安全，可以临时采集血液。

1. 医疗机构采血　医疗机构临时采集血液必须同时符合以下条件：①危及患者生命，急需输血。②所在地血站无法及时提供血液，也无法从其他医疗机构调剂血液，而其他医疗措施不能替代输血治疗。③具备开展交叉配血及 IIBsAg、Anti-HCV、Anti-HIV1/2 和梅毒螺旋体抗体的检测能力。④遵守采供血相关操作规程和技术标准。⑤医疗机构应当在临时采集血液后 10 日内将情况报告县级以上卫生行政部门。

2. 用血审批　生命垂危的患者，需要紧急输血又不能取得患者或其近亲属同意，可由医疗机构负责人或者授权的负责人批准后，立即实施输血治疗。

3. 紧急输血　为抢救患者生命，赢得手术及其他治疗时间必须实施的紧急输血治疗。①急诊输血，输血科应在 30 分钟内完成血型鉴定和交叉配血试验，保证血液 ABO、RhD 同型相容性输注。②病情危急，来不及采集标本、鉴定血型和交叉配血，或者 ABO 同型血液的贮存量不足等原因不能满足紧急输血需要时，可以采用非同型相容性输血，首选 O 型红细胞和 AB 型血浆，尽量避免输注全血。

（二）成分血液的选择与应用

受疾病种类、个体免疫差异和血液供应制约等因素的影响，患者输血治疗前需要制定输血方案，选择合适的血液成分和输注方式。在特定情况下，也可以进行 ABO、RhD 血型不同的相容性输血（表 16-4 和表 16-5）。

表 16-4　ABO 血型不同的相容性输血原则

受血者血型	献血者的血液制剂类型	
	红细胞	血小板、血浆及冷沉淀凝血因子
A	O	AB
B	O	AB
O	无	AB、A、B
AB	O、A、B	无

表 16-5　RhD 血型不同的相容性输血原则

受血者血型	献血者的血液制剂类型				
	红细胞			血小板、血浆及冷沉淀凝血因子	
	首选	次选	第三选择	首选	次选
A−	O−	A+	O+	AB−	A+、AB+
B−	O−	B+	O+	AB−	B+、AB+
O−	无	O+	无	AB−、A−、B−	O+、A+、B+、AB+
AB−	O−、A−、B−	AB+	A+、B+、O+	无	AB+

注："−"为 RhD 阴性；"+"为 RhD 阳性。当 RhD 阴性受血者存在抗 D 抗体时，一般只采取"首选"方案

1. ABO 不同型的相容性输血　患者输入大量 O 型红细胞后，能否再次输注与其 ABO 同型的血液视具体情况而定。

2. RhD 不同型的相容性输血　无抗 D 的 RhD 阴性患者，处于重症或危急且无时间等待 RhD 阴性、ABO 同型或相容的血液时，可一次性输注足量 ABO 同型或相容、RhD 阳性的血液成分。需要特别注意的是，对有输血史、妊娠史或移植后的受血者以及未成年女性、育龄女性，应充分权衡利弊、慎重选择输注 RhD 阳性红细胞、血小板。

（陈凤花）

本章小结

　　输血作为临床特殊的治疗手段，在治疗疾病和挽救生命中发挥不可替代的作用，但输血也可给患者带来致命的伤害。因此，血液安全保证和临床输血安全管理至关重要。血液作为一种特殊的药品，依据国家法律法规，结合采供血机构和临床用血的特点，从合格无偿献血者招募，到血液安全采集、规范成分制备、严格实验室检验、精细分类储存、合理运输和精准临床输注全过程必须规范管理，以保证血液质量和安全输注。采供血机构应具备血液预警系统，加强血液和输血规范化管理，合理采集和调配血液资源，使献血、用血全过程管理具有系统化和可溯源性，保证临床输血科学合理、安全有效。

第十七章 输血护理

输血是临床上用于急救和治疗疾病的重要措施之一。从申请输血开始，到成分血液的输注及其输注后的效果评价，整个流程都需要护理人员参与，任何一个环节出现差错都可能影响到患者病情进展和预后，甚至危及生命。因此，临床输血全过程必须严格遵守输血操作规程，规范临床输血护理行为，确保输血安全有效。

第一节 输血前护理

输血前，护士应熟知输血禁忌证，严格遵照《临床输血技术规范》执行查对制度，核准患者信息、血液信息，以及检查血液标本和成分血液的质量，了解患者的病史、输血史及过敏史等信息，并运用专业知识向患者及其家属详细解释输血治疗的目的，告知输血后可能出现的输血反应及并发症，同时做好患者的心理护理工作，使其积极配合输血治疗，增强战胜疾病的信心。

一、患者知情同意

输血治疗前，医护人员需先向患者或家属解释输血治疗的目的，说明输入血液制剂的种类、适应证，以及同种异体血液可能诱发的输血反应和经血液传播疾病的隐患，确保患者输血前已完成乙肝、丙肝、艾滋病、梅毒等传染病标志物的检查，告知患者血标本采集的前一天宜清淡饮食。在征得患者及家属同意后，签署"输血治疗知情同意书"和"医患沟通记录"，使其积极配合治疗。

二、血液标本采集要求

正确采集合格的血液标本是安全输血的源头，一旦标本采集错误，所有的安全输血防范措施都将无效，这就要求责任护士必须严格执行《安全输血护理操作规范》，仔细核对输血申请单与患者病历资料是否一致，核对无误后方可采集患者标本，并在采血管的标签上或者条形码上正确标识患者个人信息，连同输血申请单一并送至输血科（或血库），进行血型鉴定与交叉配血试验。

1. 标本采集前，护理人员需要仔细核对信息，并向患者做好解释，以便取得患者的配合。采集血液时，要求患者平卧，取舒适位，对于神志不清的患者或幼儿患者，积极争取家属协助。

2. 严格遵守采血程序，一次只采集一位患者的血液标本，禁止同时采集两位及其以上个体的血液标本。

3. 直接从静脉中采集血液标本，避开输血或输液侧的肢体，以防血液稀释影响结果测定。

4. 采集的交叉配血标本，必须能代表患者输血前的免疫状况，应为 3 天内未曾接受输血治疗的血液标本，标本量不少于 2mL，标本采集后应及时送检。

5. 近期因反复大量输血出现疑难交叉配血患者，要求采集 2 管血液标本，1 管不抗凝，1 管 $EDTA-K_2$ 抗凝；新生儿溶血病（HDN）患儿输血时，应同时采集新生儿及其父母的血液。

6. 患者应用肝素、右旋糖酐和羟乙基淀粉等药物治疗时，用血申请单上应有标记说明。

三、血液制剂领取要求

（一）领取程序

根据医嘱，医护人员携带临床输血取血单和血液运输箱，至输血科领取血液制剂，并与输血科工作人员一起认真核对患者及血液产品信息，包括患者姓名、性别、年龄、病案号、科室、床号、临床诊断、血型、血袋号或条形码、血液有效期、配血试验结果及血液外观质量等，准确无误后双方共同签字，输血科人员发放血液制剂，医护人员按照要求转运血液制剂到临床科室，尽量及时开展输血治疗。

（二）注意事项

1. 必须使用密闭性能良好且具有隔热功能的储存箱领取血液，不同种类的血液制剂分别按要求存放在不同储存箱内。

2. 转运血液制剂动作需要轻而稳，避免剧烈振荡血袋，以防造成红细胞大量破坏引起的溶血或凝血因子活性下降。

3. 血液制剂领取后，应在规定时间内完成输注。若不能及时输注，应按血液制剂保存条件，短期妥善保存。库存血领回后，可在室温下放置15～20分钟，不宜超过30分钟，防止血液变质或被污染。库存血不能加温输注，以免造成血浆蛋白凝固变性而引发输血反应。

4. 不宜使用的血液产品：①血袋标签破损，字迹不清。②血袋出现渗漏或不符合国家规定的质量标准。③血液制剂出现明显的凝块、气泡、絮状物或粗大颗粒物。④血浆出现浑浊，或者颜色呈乳糜状、红色或暗灰色。⑤血液制剂未摇动时血浆与红细胞分界不清或界面上出现溶血。⑥红细胞呈暗紫色。⑦过期血液或其他需要查证的情况。

四、输血前查对

输血是一种重要的临床治疗手段，也具有一定的风险性，输血前应严格执行查对制度，才能确保输血安全。

（一）检查血液和输血器具

1. 检查血袋标识 血袋包装应符合《血站质量管理规范》的要求，无破损和渗漏，血袋条形码或标签清晰标识有血站名称及其许可证号、献血编号或者条形码、血型、血液品种、剂量、采血日期及时间、血液制备日期及时间、储存条件和有效期等信息。

2. 检查血液质量

（1）正常库存血：肉眼观察主要分为两层，上层为淡黄色、半透明的液体血浆，下层为均匀暗红色的红细胞，上下层界限清楚，无血凝块或异物。

（2）异常库存血：血浆变红，浑浊或有泡沫，红细胞呈暗紫色，细胞和血浆界限不清，或有较明显的血凝块等，说明血液可能已变质或者被细菌污染。

3. 输血器具检查 检查输血器具是否在有效期内，其包装是否完整无损，用手挤压有无漏气、破损等情况。

（二）核对患者信息

1. 医护人员应了解患者的相关信息，如临床诊断、输血史、过敏史、妊娠史、传染病史和有无肝肾衰竭等，初步预估输血中可能出现的情况。

2. 准备实施输血治疗，由两名护理人员仔细核对患者信息、血袋信息及交叉配血单上的各项内容，并在输血护理单上详细记录，此有助于合理安排血液制剂输注的顺序、速度和时间，预测输血过程中可能发生的潜在危险。

第二节　输血中护理

根据患者病情，临床医护人员需严格掌握输血治疗的适应证和禁忌证，按照《临床输血技术规范》开展输血，并做好输血过程中的护理工作。

一、输血流程和护理要点

护理人员应具备一定的处理输血反应的能力,在施行输血操作时应密切观察输血速度、输血时间,以及患者病情变化及有无输血反应等情况。

(一)输血流程

1. 护理人员将输血相关物品准备就绪,并携至病床旁。

2. 两名责任护士再次核对患者和血液信息,检查血液制剂的外观。

3. 通过输入少量生理盐水建立静脉通道,轻轻摇匀血袋后再开始输血治疗,并在输血治疗单上签名。

4. 严格控制输血速度,宜先慢后快,在开始输血的5~15分钟内应密切观察患者的生命体征和皮肤变化,如无输血反应后根据患者病情和年龄调节滴速。

5. 血液制剂输注完成后,需用少量生理盐水滴注冲洗血袋和输血器,并填写护理记录及输血治疗单。最后,将输血器针头剪下放入锐器收纳盒中,按医疗废弃物处理输血器管道。输血袋保留24小时后再行处理。

(二)护理要点

1. 严格执行无菌操作及查对制度,确保记录完整、正确。

2. 不可在输血器具或输血管道系统中直接给药。

3. 同时输注不同品种的血液制剂时,按成分血、新鲜血、库存血的顺序输注。

4. 在整个输血治疗过程中,护理人员应密切观察有无输血反应。开始输血时的速度应较慢,15分钟后若无输血反应,可根据病情调整滴速。

5. 对于急诊输血和大量输血,可施行加压输血,护理人员需持续密切观察,避免发生空气栓塞。

6. 除白蛋白制品外,血液或血液制剂必须使用一次性带过滤装置的输血器进行输注。

7. 对于冷凝集素综合征患者,血液制剂需要适当加温,但不能超过37℃。不能随意将血袋及输血管道直接加温,防止血液溶血、变性。

二、成分输血护理

随着医疗水平的逐渐提高,血液分离与制备技术的不断完善,成分血液制剂和血液制品在临床上的应用逐步推广并被广泛接受,规范的输血护理是确保输血治疗安全有效的重要环节。下面从临床输注血液制剂和血液制品角度介绍其护理要求。

(一)红细胞输注

红细胞制剂主要包括悬浮红细胞、洗涤红细胞和浓缩红细胞等品种,输注前必须保证献血者与受血者的ABO血型、RhD血型相同,并且交叉配血结果相容。

1. 悬浮红细胞使用前需要充分摇匀,不能添加任何药物,避免发生凝固、凝集或溶血。输注1U悬浮红细胞应控制时间在90~120分钟,不能超过4个小时。

2. 洗涤红细胞制备后需尽快输注,最好在2小时内输完。若不能及时输注,应置于4℃冰箱保存,但不能超过24小时。

3. 因红细胞比重较大,输注速度易随输注时间的延长而减慢,输注过程中可轻轻摇动输血器,如有阻塞需更换输血器,不可强行挤压凝血块。

4. 不同个体选择不同的输注速度。①成人,每分钟2~3mL(40~60滴),前15分钟可控制在1~2mL/min。②新生儿、婴儿和儿童,输注速度应控制在5mL/(kg·h)。一般要求新生儿小于0.5mL/min(8~10滴);婴幼儿0.5~1mL/min(10~20滴)。③年老体弱、严重贫血和心功能不全的患者,限制输血量和输血速度,一般要求0.5~1mL/min,防止循环超负荷。④大量出血的患者，由于需要快速恢复血容量，应选择较粗针头快速输血，必要时可采用加压输血。

（二）血浆输注

血浆中虽不含有红细胞，但含有血型物质，可以中和血浆中的相应抗体。因此，血浆输注前需要开展反定型试验，无需进行交叉配血试验。

1. 冰冻血浆需要在 35～37℃水浴条件下进行融化，其水面应与冰冻血浆面持平，保持水浴温度，避免融化时间过长发生纤维蛋白析出。

2. 正常冰冻血浆融化后为半透明、淡黄色液体，若发生颜色异常或内有异物（如絮状物），则不能用于临床。

3. 冰冻血浆融化后，其中的凝血因子的稳定性较差，应尽快输注。若不能及时输注，应立即存放于 4℃冰箱中，并且储存时间不能超过 24 小时。未输完的剩余血浆不可重复冰冻或输注。

4. 血浆的输注速度：成人为 4～10mL/min，儿童为 10～20mL/（kg·h）。

（三）血小板输注

血小板制剂包括浓缩血小板和单采血小板，浓缩血小板一般要求供受者 ABO 同型且交叉配血相合，单采血小板临床只要求 ABO 同型。

1. 轻摇血袋，观察血小板制剂的外观是否为均匀一致的混悬液，目视有无血小板聚集现象，外观异常的制剂应禁用。

2. 血小板制剂应置于血小板恒温振荡保存箱中保存，领取后应尽快输注，减少或避免细菌污染的风险。若临床科室不能及时输注，在极短时间内可常温（22±2）℃放置，每隔 10 分钟左右轻轻摇动一下血袋，防止血小板聚集。

3. 血小板的功能随着保存时间的延长而降低，应尽快输注。血小板制剂的输注速度宜快，成人以患者能够耐受的最快速度输注，一般为 4～10mL/min；新生儿、婴儿应控制在 5～10mL/（kg·h）；儿童应控制在 10～20mL/（kg·h）。

4. 在输注血小板制剂的过程中，保持一定的幅度轻柔晃动，防止血小板聚集，避免过度振荡造成血小板破坏。

5. 由于血小板输注的速度较快，血小板制剂中残留的血浆成分可以引起 ABO 不同型的免疫反应，也可以引起输血相关性肺损伤、循环负荷过重和过敏反应，因此输注过程中需要严密观察。

（四）冷沉淀凝血因子输注

冷沉淀凝血因子含有浓缩Ⅷ因子、ⅩⅢ因子、Fg 等成分，要求储存在 -18℃以下，在 37℃水浴中融化不能超过 15 分钟，融化后需要立即输注。输注前不需要进行交叉配血，但要求 ABO、RhD 同型。

1. 冷沉淀凝血因子融化后，尽量在 2～4 小时内完成输注，若不能及时输注，不宜再次冻存。

2. 融化后的冷沉淀凝血因子一般为澄清液体，允许有微量细小的蛋白颗粒存在。若血袋内有大量或大块的不溶物，或者有泡沫，说明已发生蛋白质变性和凝血因子消耗，不宜输注。

3. 冷沉淀凝血因子一般采用 10～20mL/（kg·h）的速度进行输注，或以患者可以耐受的最快速度输注，1U 冷沉淀应于 10 分钟左右输注完毕，以达到最大疗效。

4. 严密观察冷沉淀凝血因子输注的止血效果及输血反应，避免大量快速输注引起的肺水肿。

（五）凝血因子输注

1. 临床上常见的凝血因子有 Fg、抗血友病球蛋白和凝血酶原复合物（PCC）等产品，溶解时需均匀轻轻摇动，避免产生泡沫导致的凝血因子变性和活性减低。凝血因子完全溶解后应为澄清液，若有大块不溶物则不可使用。

2. 凝血因子溶解后宜及时输注，速度控制在 10～20mL/（kg·h），30～60 分钟内完成输注。

3. 临床输注 Fg、PCC 等产品时容易引起栓塞性疾病，大量反复输注抗血友病球蛋白可以诱发过敏反应和产生因子Ⅷ抗体等，故应在输注前告知患者及家属，并做好心理护理。

（六）粒细胞输注

粒细胞的寿命非常短，离体后极易丧失功能。浓缩粒细胞的输注需要进行 ABO、RhD 同型，条件允许下尽量选择 HLA 配型相符的粒细胞制剂。

1. 宜选用带滤器的输血器进行输注浓缩粒细胞，最好在 6 小时内完成输注，时间不能超过 24 小时。

2. 医护人员在运送或输注粒细胞过程中，动作宜轻柔，避免振荡。

3. 若患者发生严重发热、过敏、急性肺损伤等临床症状时，应立即停止输注。

（七）其他血浆蛋白输注

1. 白蛋白和免疫球蛋白等血浆蛋白，是通过特殊的工艺制备获取，虽然经过严格筛检和病毒灭活，仍不能完全排除感染血源性疾病的可能。临床使用时无需考虑 ABO 同型，但需单独输注，不能与其他血液制品或药物混合使用。

2. 血液制品开袋后 4 小时内输注完毕，并且一次性输完，不可分次使用。

3. 白蛋白、免疫球蛋白制品快速输入可以引起输血反应，应密切观察输注过程，注意过敏反应。白蛋白应采取缓慢滴注的方式，如 5% 白蛋白一般为 2～4mL/min，25% 白蛋白不应超过 1mL/min。免疫球蛋白制品的输注速度宜慢，建议输注的前 30 分钟为 0.01～0.02mL/（kg·min），如无不适，可调整为 0.02～0.04mL/（kg·min），并且在开始输注的第 1 小时内，每 15 分钟测量一次生命体征指标，1 小时后每 30～60 分钟再次测量，直至输注结束。

三、输血反应护理

在临床输血过程中，护理人员应严密观察输血治疗过程，及时发现患者发生的输血反应征象。若部分患者出现发热反应、过敏反应、溶血反应、循环超负荷、细菌污染、空气栓塞等临床输血反应，临床需要积极采取措施进行处理，并对症进行治疗（详见第十五章），同时安抚患者及其家属，消除恐慌和焦虑等情绪，做好心理疏导工作。

第三节　输血后护理

输血反应不仅能发生在输血过程中，也可发生在输血完成后，所以在输血治疗结束后，护士仍需密切观察和做好患者的护理工作。输血后的常规护理主要包括处理患者的针刺伤口、观察有无迟发性输血反应、整理输血记录和处理输血相关医疗废物等。

1. 由于输血穿刺针头较粗，拔针后应压迫局部 3～5 分钟，以防止出血，如有出血倾向应适当延长按压时间，直至不出血为止。

2. 输血完成后，护士仍需要定期巡视病房，和患者沟通交流，掌握患者的心理活动，有助于及时发现因输血引起的异常情况，也有益于提高患者对输血的认知，增强战胜疾病的信心。

3. 及时整理输血过程记录单，并随病历妥善保存，注意保持其完整性和真实性。这既是对患者、医护人员的有效保护，也是解决输血医疗纠纷的客观、公平、公正依据。

第四节　特殊治疗护理

恶性血液病、免疫系统疾病多选择造血干细胞移植（HSCT）进行治疗，移植过程中患者机体造血功能的改变必然影响其外周血细胞数量，输血治疗不可避免，甚至采取血浆、血细胞去除等特殊的输血治疗方式来改善患者的临床症状。在整个输血治疗过程中，精心护理起着至关重要的作用。下面以造血干细胞移植和血浆置换为例，简要介绍其在输血治疗时的护理要求。

一、造血干细胞移植护理

HSCT 是治疗造血系统、免疫系统功能障碍性疾病的重要手段，急性白血病、慢性白血病、淋巴瘤和重型 AA 等血液病经 HSCT 治疗后，患者的长期生存率和治愈率大大提高。

（一）移植前护理

1. 选择合适的供者，正确鉴定其血型，要求血、尿、粪便常规及肝肾功能等检查正常，经血液传播疾病的标志物（如 HBV、HCV、HIV、梅毒螺旋体）检测阴性，移植前两周循环采集干细胞。

2. 无菌层流室内所有物品需经清洁、消毒、灭菌处理，空气细菌检测合格。

3. 患者准备

（1）心理护理：了解患者及其家属对疾病和 HSCT 的认知，为其介绍无菌层流病房的设施环境、治疗过程中可能出现的并发症和副反应，消除疑虑、紧张和恐惧心理。

（2）实验室检查：①异体移植前必须做 HLA 配型。②检查血常规、骨髓、肝肾功能、心电图及人巨细胞病毒。

（3）彻底清除感染病灶，做好体表清洗消毒和穿刺处的伤口感染护理。

（4）预处理：使用免疫抑制剂和进行全身射线照射时，需密切观察患者的病情变化，维持患者每天饮水超过 4000mL，防止尿酸性肾病及出血性膀胱炎的发生。

（二）术中护理

1. 正确采集骨髓或经外周动员的 HSC，并保证足够的细胞数量。

2. 在无菌层流病房内输注 HSC，并于 6 小时内输注完毕。每袋 HSC 液输注至最后的 5mL 时应保留在袋中并弃去，以防脂肪颗粒进入血液循环引起肺栓塞。

3. 由于细胞冻存液可引起输血反应，在输注 HSC 的过程中，护士应密切观察患者有无胸闷、气促等情况，有无循环负荷过重、急性溶血反应和急性过敏反应，监测患者的生命体征变化。如发现输血反应，应立即减慢或暂停输注。

（三）移植后护理

1. 心理护理 移植后的患者需要单独留在层流室，护士应与之多交流沟通，及时传递家属信息，调节患者情绪，树立战胜疾病的信心。

2. 并发症护理

（1）感染：是临床上最常见的并发症。对于骨髓或干细胞移植的患者，严密观察患者的生命体征及病情变化，严格执行无菌环境的清洁及消毒隔离护理，协助患者做扩胸运动，防止肺部感染。

（2）出血：动态监测患者的 PLT，观察其皮肤有无瘀斑和出血点，胃肠道、颅内有无出血倾向，必要时输注浓缩血小板。

（3）排异反应：移植后的每天或隔天需要检查患者的血常规，密切观察有无排斥反应情况。

（4）GVHD：使用环孢霉素和甲氨蝶呤等药物可以预防急性 GVHD，用药过程中需观察药物的输血反应，定期检测患者的肝肾功能及血药浓度。患者应用大剂量糖皮质激素后可诱发感染和消化道出血，注意观察其体温变化情况和大便性状。

3. 饮食护理 患者要均衡饮食，宜食用清淡、易消化的无菌食物，保证足够的水分摄入。

4. 健康指导 保证充足的休息与睡眠，适当活动与锻炼，保持乐观的情绪，注意自我防护，定期复查血常规、骨髓等指标。

二、血浆置换护理

随着血液成分单采制备技术的逐渐成熟，治疗性血液成分去除术、置换术及细胞治疗技术逐渐应用于临床，在恶性血液病、自身免疫性疾病、恶性肿瘤等领域应用广泛且效果明显。下面以血浆置换术为例，简要介绍其护理要求。

（一）术前准备

1. 心理护理　耐心、细致地向患者及家属做好解释工作，详细介绍治疗过程、目的及可能发生的副作用，消除患者的顾虑，引导患者以积极乐观的态度面对疾病和治疗。

2. 环境准备　定期消毒，保持治疗环境清洁卫生，控制室温 25～30℃、湿度 50%～60%。器材、物品、试剂齐备，减少人员走动。

（二）术中护理

在血浆置换过程中，医护人员严格执行操作规范、精心护理、防止并发症的发生，是治疗成败的关键。

1. 规范操作

（1）一般采用桡动脉与肘中静脉穿插建立静脉通路，穿刺困难者采取中心静脉插管，一般采取锁骨下静脉及颈内静脉穿刺，置单针双腔管。

（2）检查分离机及连接是否密闭、有无破损及漏气，血浆置换时控制血流速度 100～120mL/min，2～3 小时内完成置换治疗，以确保治疗效果。

（3）置换使用的血浆必须是与患者同型的 FFP，含有全部的凝血因子，采用现取、现融、现用的方法确保凝血因子活性。37℃融化的血浆在 10℃放置不超过 2 小时，在 4℃放置不超过 24 小时。

2. 密切观察患者生命指征变化

（1）持续监测患者的心电图、血压、血氧饱和度等项目。

（2）血浆置换时患者取仰卧位，注意保暖，必要时给氧。

（3）观察患者有无出血、凝血等情况。

（三）常见并发症护理

1. 过敏反应　是术中常见的并发症，与供者血浆中的蛋白成分和抗白细胞抗体有关。为防止过敏反应的发生，术前应了解患者有无药物及食物过敏史，常规给予地塞米松 5mg 静脉推注，异丙嗪 25mg 肌内注射，注意观察患者有无荨麻疹、寒战发热、皮肤瘙痒及神经血管性水肿等表现。若有过敏反应发生，应及时通知临床医生，并根据医嘱给予抗组胺药或糖皮质激素类药物及时治疗，防止过敏性休克的发生。

2. 血压下降　多在治疗开始时出现，为一过性反应。因此，患者开始治疗时血流量不宜过大，控制在 70mL 左右，然后缓慢阶梯性增加至目标流量，以减少低血压的发生。部分患者由于过度紧张、疼痛等刺激也可造成血压下降，临床医护人员应充分做好患者的心理护理工作。术中每 15 分钟监测血压 1 次。

3. 低钙血症　患者大量输血可出现低钙血症，原因是血袋中的抗凝剂枸橼酸钠螯合了患者血液中的 Ca^{2+}，致使血钙降低。发生肝功能衰竭的患者，枸橼酸代谢迟缓更易发生枸橼酸中毒，重者可出现手足抽搐，可于术前静脉推注 10% 葡萄糖酸钙 10～20mL，以减少低钙血症的发生。

4. 出血倾向　经肝素化过程及大剂量血浆置换时，患者常有血浆大量凝血物质及血小板丢失，易出现出血症状或原有的出血症状加重。治疗前，应根据患者的凝血酶原时间（PT），在保证管路通畅情况下尽量减少肝素用量；治疗后，可使用鱼精蛋白中和肝素。术中及术后患者避免创伤性检查及治疗，减少出血概率。

5. 感染　疾病可引起患者的抵抗力下降，血浆置换又会造成其机体免疫球蛋白丢失，极易造成患者术中及术后并发感染。因此，术前需全面评估患者的情况，治疗中严格执行无菌操作。

（四）术后护理

血浆置换治疗在清除患者体内有害物质的同时，也造成了血浆部分活性物质的丢失，故术后应密切观察患者的病情变化，预防出血和感染的发生。

1. 穿刺部位局部压迫约 10 分钟，至穿刺点无渗血为止。必要时可采用弹力绷带加压包扎，或沙袋压迫止血。

2. 做好患者的生活护理，术后早期要求患者卧床休息，恢复期适当活动。

3. 术后消毒治疗用车及治疗仪器表面，按要求处理滤出的血浆和血浆袋等医疗垃圾。

（蒋玲芳）

本 章 小 结

在整个输血治疗过程中，护理工作贯穿始末，要求护士要有丰富的理论知识、精湛的操作技能和高尚的职业操守，并施行精心细致的患者身心护理，这对患者早日康复和避免输血医疗差错事故起着非常关键的作用。输血治疗前，护理人员做好输血治疗前的各项准备工作，如正确采集患者的血液标本，准确核对和及时领取血液制剂等；输血过程中，严格按照输血操作规程输注各种血液制剂或制品，并做好患者的心理、身体护理工作，及时应对和处理各种输血反应；输血完成后，妥善保管患者的各项输血记录和规范处理医疗垃圾，是临床规避医疗纠纷的有效措施。

第十八章 血型检验与临床输血案例

输血治疗是临床上的一种无法替代的治疗手段，正确鉴定血型、科学合理选择血液成分并精准输注是确保输血治疗安全的重要措施。因此，本章从血型血清学、分子生物学检测和临床输血治疗角度精选经典案例，介绍血型鉴定和输血相容性检测技术、临床输血治疗技术、输血反应的处理、输血安全管理及护理，多维度逐级展示各种输血技术和诊疗实践，培养在校医学生、输血医务人员的逻辑性思维、批判性思维和创新性思维，提升分析、解决疑难输血问题的能力。

第一节 红细胞血型检验相关案例

迄今，已发现45个红细胞血型系统，其中ABO、Rh是最重要的红细胞血型系统，在血型分布调查、临床输血及新生儿溶血病等领域应用实践中占重要地位，其抗原抗体的正确鉴定，对临床科学、合理、有效输血意义重大。疾病、ABO亚型、D变异型，以及意外抗体、自身抗体、冷抗体等因素干扰都可以影响红细胞血型鉴定和交叉配血试验。下面简要介绍几种疑难鉴定的红细胞血型和交叉配血案例。

一、ABO血型系统检验案例

ABO血型正反定型不符可能的原因包括：冷抗体、意外抗体、自身抗体干扰，以及年龄、疾病、ABO亚型等因素导致的抗原、抗体减弱，以及干细胞移植后的ABO血型改变。

[案例1-1] 疾病导致ABO抗原减弱

患者，男，39岁，AML，化疗后Hb 50g/L，Hct 0.1，PLT 10×10^9/L，ALT 20U/L，乙肝、丙肝、HIV检测结果为阴性，临床申请输注1U血小板。

1. 实验室检查

（1）血型鉴定：ABO正反定型不符，红细胞上有抗原，血清中还存在着相应的抗体（案例表1-1-1）。怀疑可能存在以下情况：①O型？②AB型？③4℃反应增强，血清中有冷抗体？

案例表1-1-1 ABO和Rh血型鉴定

	ABO正定型			ABO反定型				Rh定型
	抗A	抗B	抗A, B	Ac	Bc	Oc	Pc	抗D
IS	±	±	$1+^w$	1+	±	−	−	3+
4℃	$1+^w$	1+	1+	$2+^s$	2+	2+	2+	3+

注："Pc"为患者红细胞；"IS"为直接离心；"s"为凝集增强；"w"为凝集减弱

（2）复查红细胞ABH抗原：红细胞上H抗原弱表达，使用人源多克隆抗体检查红细胞上有A、B抗原（案例表1-1-2）。

案例表1-1-2 ABH抗原检查

	抗H	抗H（4℃）	人源抗H	人源抗A	人源抗B
Bc	2+	$2+^s$	$3+^w$	−	$2+^w$
Oc	2+	3+	3+	−	−
Pc	−	±	1+	$1+^s$	2+

注："Pc"为患者红细胞；"s"为凝集增强；"w"为凝集减弱

（3）吸收放散试验：分别使用含有抗A、抗B抗体的人源血清与受检红细胞在4℃条件下冷吸收、56℃条件下热放散，放散液与酶处理的Ac、Bc均发生反应，说明受检红细胞上有A、B抗原。

2. 结果　患者为AB型，因白血病导致A、B抗原减弱，输注1U的AB型血小板后未出现异常。

3. 案例解析

（1）患者出现ABO血型正反定型不符，并且血清中有冷抗体（4℃凝集明显增强）。

（2）单克隆抗体一般为高效价的商品试剂，只针对单一表位，可以引起红细胞A、B抗原漏检；人源血清中含有多克隆抗体，一般效价较低，可避免A、B抗原漏检。

（3）对比观察患者红细胞与新鲜Bc、Oc上的H抗原，发现患者红细胞上的H抗原很弱，未介于Bc、Oc之间，排除是ABO亚型的可能性。

（4）吸收放散试验可应用于ABO血型抗原弱表达时的检测，本案例通过吸收放散试验发现受检红细胞上有A、B抗原。

4. 拓展问题

（1）哪些情况可以出现ABO血型抗原和/或抗体减弱？

（2）如何鉴定ABO亚型导致的正反定型不符？

[案例1-2]　抗M抗体干扰ABO血型鉴定

孕妇，35岁，异位妊娠，有输血史，因手术需要备血，ABO血型鉴定时出现正反定型不符。

1. 实验室检查

（1）血型鉴定：ABO正反定型不符（案例表1-2-1），红细胞上有A抗原，血清与Ac、Oc发生反应（图18-1a），血清有抗A抗体？意外抗体？意外抗体和抗A抗体？

案例表 1-2-1　ABO 和 RhD 血型鉴定

	ABO 正定型和 RhD 定型			ABO 反定型			
	抗 A	抗 B	抗 D	Ac	Bc	Oc	Pc
微柱凝集法	4+	-	4+	4+	4+	4+	-

注："Pc"为患者红细胞

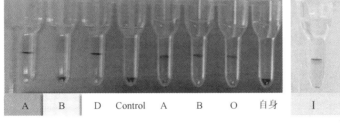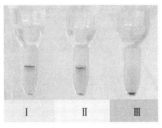

a　　　　　　　　　b

图 18-1　微柱凝集法鉴定血型和筛查意外抗体

a. 血型鉴定；b. 意外抗体筛查

（2）意外抗体筛查：3人份O型筛选细胞中有2种细胞与受检血清反应，说明受检血清中有意外抗体。反应结果与筛选细胞抗原谱（案例表1-2-2）比对，初步怀疑受检血清中有抗M抗体。因为，抗M抗体在临床上比较常见，可以是IgG、IgM抗体，使用盐水试管法和微柱凝集法均能检出。

案例表 1-2-2 意外抗体检测试剂（人血 Oc）抗原谱及其检测结果

序号	Rh-hr					Kidd		MNS				Duffy		Kell		Lewis		P1PK	微柱凝集法
	D	C	E	c	e	Jk^a	Jk^b	M	N	S	s	Fy^a	Fy^b	K	k	Le^a	Le^b	P1	
I	+	+	−	−	+	+	−	+	+	−	+	+	−	−	+	−	+	+	3+
II	+	+	−	+	+	+	+	−	+	+	+	−	+	−	+	+	−	+	3+
III	+	+	+	+	+	+	+	+	+	−	+	+	+	−	+	−	+	−	

（3）意外抗体鉴定：通过谱细胞鉴定受检血清中的意外抗体，发现有特异性的抗 M 抗体。

2. 结果 受检者血型为 A 型，血清中有 IgM 类的抗 M 抗体。

3. 案例解析

（1）本案例正定型抗 A 试剂与红细胞反应达"4+"，说明红细胞上有较强的 A 抗原；反定型受检血清与 Ac 反应也较强，达"4+"，原因是受检血清中有 IgM 类的意外抗体（抗 M）与红细胞血型抗原（M 抗原）发生了反应，出现了强凝集，直接干扰 ABO 反定型。

（2）通过筛查试验初步认定受检血清中有意外抗体，进而通过谱细胞鉴定抗体的特异性。该案例患者可能是红细胞 M 抗原阴性，由于既往有输血史，曾输注过 M 抗原阳性的红细胞，机体已发生免疫刺激产生了抗 M 抗体。

4. 拓展问题

（1）临床常见的能干扰红细胞 ABO 血型鉴定的意外抗体有哪些？

（2）本案例如何去除血清中的意外抗体？

[案例1-3] A$_2$亚型引起ABO血型正反定型不符

无偿献血者，男，30 岁，ABO 正反定型不符，受检红细胞上有很强的 A 抗原，但其血清中还有弱抗 A 抗体。

1. 实验室检查

（1）复查 ABO 血型：ABO 正反定型不符（案例表 1-3-1），受检红细胞上有较强的 A 抗原，血清中有比较弱的抗 A 抗体，并且该抗体在 4℃时凝集反应增强。可能的原因：①受检血清中有抗 A$_1$ 抗体？②受检血清中有意外抗体？但是 A 细胞出现凝集、而 O 细胞未却发生凝集反应。

案例表 1-3-1 ABO 血型鉴定

	ABO 正定型		ABO 反定型			
	抗 A	抗 B	Ac	Bc	Oc	Dc
IS	4+	−	±	4+	−	−
4℃	4+	−	1+	4+	−	−
恢复室温	4+	−	1+^{s}	4+	−	−

注："Dc"为献血者红细胞；"IS"为直接离心；"s"为凝集增强

（2）红细胞 ABH 抗原检查：使用人源多克隆抗体和抗 A,B、抗 A$_1$ 抗体检查红细胞抗原，发现红细胞上有很强的 A 抗原，但无 A$_1$ 抗原（案例表 1-3-2）；H 抗原的表达强度介于 Oc、Bc 之间（案例表 1-3-3）。

案例表 1-3-2 红细胞 ABO 抗原检查

	人源抗 A	人源抗 B	抗 A,B	抗 A$_1$
Dc（IS）	4+	−	4+	−
Dc（4℃）	4+	−	4+	−

注："Dc"为献血者红细胞；"IS"为直接离心

案例表 1-3-3　红细胞 H 抗原检查

	Oc	Bc	Dc
抗 H（IS）	4+	2+	3+

注："Dc"为献血者红细胞；"IS"为直接离心

（3）血清不规则抗 A_1 抗体检查：分别选择两株 A 型、O 型新鲜细胞（A_1c、A_2c、O_1c、O_2c）与受检者血清反应，发现受检血清中有抗 A_1 抗体（案例表 1-3-4）。

案例表 1-3-4　受检血清中的抗 A_1 抗体检查

	新鲜 A_1c	新鲜 A_2c	新鲜 O_1c	新鲜 O_2c
Ds（IS）	$1+^w$	−	−	−
Ds（4℃）	1+	−	−	−

注："Ds"为献血者血清；"IS"为直接离心；"w"为凝集减弱

2. 结果　受检者血型为 A_2 型，血清中有抗 A_1 抗体。

3. 案例解析　针对 ABO 正反定型不符的献血者标本，采供血机构需要通过系列试验才能确定血型。本案例可从以下几个方面逐级开展试验，综合分析确认受检者血型为 A_2 型。

（1）受检者出现 ABO 正反定型不符，使用单克隆抗 A 抗体与受检红细胞反应凝集很强，达"4+"，并且受检血清还能与 Ac 发生弱反应，高度怀疑受检者为 A_2 型。

（2）使用人源多克隆抗 A、抗 B 抗体进一步确认发现，红细胞上有 A 抗原；使用抗 A_1 抗体确认红细胞上无 A_1 抗原。

（3）受检红细胞上的 H 抗原介于 Bc、Oc 之间，确认受检者为 ABO 亚型。

（4）由于新鲜红细胞上的 ABO 血型抗原较强，并且 A 型红细胞以 A_1 型为主。本案例选择两株新鲜 A 细胞（两株 O 细胞作为阴性对照），目的是检测受检血清中有无抗 A_1 和 / 或抗 A 抗体。

（5）经采供血机构确认的血型有争议的红细胞产品，一般不供应临床使用。

4. 拓展问题

（1）如何开展试验区分红细胞 A_1、A_2 型？

（2）验证受检者血清中的不规则抗 A_1 抗体，为何分别选择两株新鲜的 Ac、Oc 细胞？这两种细胞各起什么作用？

[案例1-4]　B_3 亚型导致 ABO 正反定型不符

无偿献血者，男，38 岁，ABO 正反定型不符，正定型为 B 型，但红细胞 B 抗原反应很弱，怀疑受检者血型是 B 亚型。

1. 实验室检查

（1）复检 ABO 血型：红细胞上无 A 抗原，有弱 B 抗原，且检测 B 抗原时出现较强的混合凝集现象（案例表 1-4-1），受检者可能的血型：B_3 亚型？ B_{end} 亚型？

案例表 1-4-1　ABO 血型鉴定

	正定型				反定型			
	抗 A	抗 B	抗 A,B	人源抗 B	Ac	Bc	Oc	Dc
IS	−	$2+^s$mf	3+mf	2+mf	$4+^w$	−	−	−
4℃		3+mf	$3+^s$mf	$2+^s$mf	4+	−	−	−
2 倍血清量	/	/	/	/	4+	$1+^w$	−	−

注："Dc"为献血者红细胞；"IS"为直接离心；"s"为凝集增强；"w"为凝集减弱；"mf"为混合凝集

（2）检查红细胞 H 抗原：H 抗原弱于 Oc，强于正常 Bc（案例表 1-4-2），符合亚型特征。

案例表 1-4-2   红细胞 H 抗原和唾液血型物质的检查

	Dc	Oc	Bc		H 物质	B 物质
抗 H	3+	4+	$2+^w$	唾液	阳性	阳性

注："Dc"为献血者红细胞；"w"为凝集减弱

（3）检查唾液血型物质：唾液中既含有 H 物质，又含有 B 物质。

（4）Lewis 血型鉴定：受检红细胞与抗 Le^a 抗体反应为阴性、与抗 Le^b 抗体反应为"2+"，受检者的 Lewis 表型为 Le（a–b+）。

2. 结果   受检者为分泌型 B_3 亚型。

3. 案例解析

（1）本案例 ABO 正反定型不符。正定型检测时，单克隆抗 B 试剂与受检红细胞出现较强的混合凝集；反定型检测时，发现受检血清中有不规则抗 B 抗体（2 倍血清量），初步考虑受检者为 B 亚型。人源多克隆抗 B、抗 A,B 抗体与受检红细胞反应也出现较强的混合凝集，可排除 B_m、B_x、B_{el} 等亚型。

（2）由于正定型时单克隆抗 B 反应出现较强的凝集现象（＞"2+"），无需开展吸收放散试验进行亚型确认；受检红细胞上的 H 抗原弱于 Oc，强于正常 Bc，符合亚型特征。

（3）B_3 和 B_{end} 亚型正定型反应都可以出现混合凝集，但前者凝集较强，后者凝集很弱。本案例抗 B 抗体与受检红细胞反应达"2+"，故应考虑其为 B_3 型。

（4）Lewis 血型鉴定结果显示，受检者为 Le（a–b+），并且唾液中检测到 B 物质、H 物质，符合分泌型 B_3 亚型特征。

4. 拓展问题

（1）针对 ABO 血型正反定型不符的案例，如何逐步开展试验进行验证？

（2）哪些 ABO 亚型可出现混合凝集，如何进行鉴别？

[案例1-5] A_1B_x引起的ABO正反定型不符

自由职业者，男，44 岁，朝鲜族，无偿献血时初检血型为 AB 型，检验科复检时发现 ABO 正反定型不符，正定型为 AB 型，反定型为 A 型，需进一步检测。

1. 实验室检查

（1）ABO 血型鉴定：ABO 正反定型不符，红细胞上的 B 抗原与血清中的抗 B 抗体不吻合。使用人源抗 B 抗体检测受检者红细胞上的 B 抗原，呈现"1+"的凝集反应（案例表 1-5-1）。

案例表 1-5-1   ABO 血型鉴定

	正定型					反定型				
	抗 A	抗 B	人源抗 B	抗 A_1	抗 A,B	Ac	A_2c	Bc	Oc	Dc
IS	4+	2+	1+	$4+^w$	/	–	/	1+	–	–

注："IS"为直接离心；"/"为未检测；"Dc"为献血者红细胞；"A_2c"为 A_2 型红细胞；"w"为凝集减弱

（2）H 抗原检查：受检者红细胞上的 H 抗原介于 Bc 与 Oc 之间（案例表 1-5-2），符合亚型特征。

案例表 1-5-2   献血者的 H 抗原检查

	Dc	Ac	Bc	Oc
抗 H	1+	/	$1+^w$	$2+^s$

注："Dc"为献血者红细胞；"s"为凝集增强；"w"为凝集减弱

（3）血清抗体检查：受检血清中有抗 B 抗体（案例表 1-5-3）。

案例表 1-5-3　受检血清 ABO 抗体检查

	新鲜 B_1c	新鲜 B_2c	新鲜 O_1c	新鲜 O_2c
Ps	±	±	−	−

注："新鲜 B_1c"、"新鲜 B_2c"为新鲜 B 细胞；"新鲜 O_1c"、"新鲜 O_2c"为新鲜 O 细胞

2. 结果　受检者为 A_1B_x，血清中有不规则的抗 B 抗体。

3. 案例解析

（1）ABO 血型正反定型不符的标本，需要逐级开展试验进行检测：①怀疑为 ABO 亚型，可以使用抗 H 试剂检测红细胞上的 H 抗原强弱，再与 Oc、Bc 上的 H 抗原比较，若 H 抗原介于二者之间，可以认定为弱亚型。②为避免 A、B 抗原的漏检，可以使用人源多克隆抗体检测红细胞上有无 AB 抗原。③由于新鲜红细胞上的抗原较强，所以使用新鲜 Ac、Bc、Oc（对照细胞）红细胞检测受检血清中有无抗 A、抗 B 抗体。

（2）受检者血清中出现的不规则抗 B 抗体，是由于受检者红细胞血型基因突变，导致相应 B 抗原含量降低所致。本案例所产生的不规则抗 B 抗体，与红细胞 ABO 血型以外的意外抗体不同，意外抗体是由于免疫刺激产生的。

4. 拓展问题

（1）本案例需要使用抗 H 和人源抗 B 检测红细胞抗原吗？

（2）为何选用 2 组新鲜 Bc 和新鲜 Oc 检测受检者血清抗体？

[案例1-6]　类孟买血型影响ABO正反定型

献血员，男，38 岁，既往无输血史，献血时发现 ABO 血型正反定型不符，初检结果见案例表 1-6-1。本案例 ABO 血型鉴定出现异常的可能原因：ABO 抗原减弱？ ABO 抗体减弱？孟买型？类孟买型？

案例表 1-6-1　ABO 血型鉴定

	ABO 正定型			ABO 反定型			
	抗 A	抗 B	抗 A, B	Ac	Bc	Oc	Dc
IS	−	−	±	−	−	−	−
4℃	/	/	/	±	±	$1+^w$	−

注："Dc"为献血者红细胞；"IS"为直接离心；"/"为未检测；"w"为凝集减弱

1. 实验室检查

（1）复检血型：使用单克隆抗 A、抗 B 试剂与红细胞不发生反应，红细胞上未发现 A、B 抗原；使用已知红细胞血型的 Ac、Bc、Oc 和受检红细胞（Dc）与受检血清反应，血清中未发现抗 A 抗体、抗 B 抗体、自身抗体和意外抗体。但是，反定型结果显示，4℃时血清反应增强，说明血清中有冷抗体。基于本案例 ABO 血型正反定型结果，推测可能的红细胞血型：①孟买型？类孟买型？因为红细胞上无 A、B、H 抗原（案例表 1-6-2），血清中无抗 A、抗 B 抗体。②A_x？ B_x？原因：红细胞与单克隆抗 A、抗 B 试剂均未发生反应，但与抗 A, B 抗体呈现阳性结果（案例表 1-6-2）。

案例表 1-6-2　ABO 血型鉴定和 H 抗原检测

	ABO 正定型				ABO 反定型			
	抗 A	抗 B	抗 A, B	抗 H	Ac	Bc	Oc	Dc
IS	−	−	1+	−	−	−	−	−
2 次离心	/	/	/	/	−	−	±	−
4℃	−	−	$1+^s$	−	±	$1+^w$	1+	−
增加 2 倍血清量					1+	$1+^s$	$1+^s$	

注："Dc"为献血者红细胞；"IS"为直接离心；"/"为未检测；"s"凝集增强；"w"为凝集减弱

（2）进一步确认 ABH 抗原：①使用人源多克隆抗 A、抗 B 抗体（或 B 型、A 型个体的血清）检查红细胞上的 A、B 抗原，发现红细胞上无 A、B 抗原（案例表 1-6-2）。②使用抗 H 试剂与受检红细胞反应，也未见凝集反应，说明受检红细胞上无 H 抗原。③使用新鲜的 Ac、Bc、Oc 和受检者的红细胞（Dc）同时与抗 H 试剂反应，发现受检红细胞上 H 抗原的表达强度未介于 Oc、Bc 细胞之间（案例表 1-6-3），说明受检者红细胞不是 ABO 亚型，也就排除了 A_x 或 B_x 的可能性。

案例表 1-6-3　红细胞 ABH 抗原检查

	人源抗 A	人源抗 B	抗 H		人源抗 A	人源抗 B	抗 H
Dc（IS）	−	−	−	Bc	/	/	$1+^s$
Dc（4℃）	±	−	−	Ac	/	/	1+
Oc	/	/	2+				

注："Dc"为献血者红细胞；"IS"为直接离心；"/"为未检测；"s"为凝集增强

（3）检查受检血清抗体：①在 4℃ 情况下，使用多人份混合 Oc 与受检血清（Ds）进行冷吸收反应，发现处理后的受检血清其抗 A、抗 B 抗体无改变。②将吸收后的 Oc 进行 56℃ 热放散处理，放散液与新鲜 A 型、B 型、O 型红细胞（Ac、Bc、Oc）的反应结果显示，放散液中存在能凝集 Oc 的抗体，并且 4℃ 情况下凝集强度达 "1+"，猜测受检血清中的抗体为抗 H 抗体（案例表 1-6-4）。

案例表 1-6-4　受检血清中的抗 A、抗 B 等抗体检测

	Ac	Bc	Oc
经 Oc 吸收后的 Ds（4℃）	$1+^w$	$1+^w$	
Oc 放散后的放散液（4℃）	−	−	1+

注："Ds"为献血者血清；"w"为凝集减弱

（4）验证受检红细胞上的 A、B 抗原：把受检红细胞（Oc 作为对照）进行 3 次洗涤处理，再与人源抗 A、抗 B 血清进行吸收放散试验，并用酶处理的红细胞（Ac、Bc）检测放散液，发现放散液中有 A、B 抗原（案例表 1-6-5）。

案例表 1-6-5　通过吸收放散试验检查红细胞上的 A、B 抗原

	酶处理的 Ac	酶处理的 Bc
放散液（Dc 吸收放散后）	1+	2+
放散液（Oc 吸收放散后）	−	−

2. 结果　受检者为类孟买型，表型为 AB^h_m 或 O_h^{AB}、Oh^{AB}、O_{AB}^h，基因型为 *hh/Sese* 或 *hh/SeSe*。Lewis 表型为 Le（a−b+）或 Le（a−b−）。

3. 案例解析

针对 ABO 正反定型不符的标本，需要通过逐级深入开展血型血清学试验，甚至开展分子生物学试验，进行红细胞血型正确鉴定。

（1）该案例初检 ABO 血型正反定型不符，红细胞上无 A、B 抗原，血清中也无抗 A、抗 B 抗体，结合受检者病史，排除年龄、疾病等因素导致的 ABO 血型抗原、抗体减弱情况。

（2）使用人源抗 A、抗 B 抗体和增强反应温度（4℃），检测发现受检红细胞上有弱表达的 A、B 抗原，血清中有抗 A、抗 B 抗体。另外，受检红细胞上缺乏 H 抗原。由于 H 抗原是 A、B 抗原形成的基础物质，这些结果引导我们考虑类孟买血型。

（3）类孟买型个体，红细胞上可以弱表达或不表达 A、B、H 抗原，但血清中有抗 A、抗 B、抗 H 抗体。为了进一步证实我们的猜想，我们使用新鲜的 Oc 处理受检血清，再施行放散试验，发现 Oc 吸收了受检血清抗体并经放散处理的放散液能凝集 Oc、不凝集 Ac 和 Bc，该试验间接证明了受检血清中有抗 H 抗体。

（4）为了提升试验的敏感性，我们采用吸收放散试验检测红细胞上有无 A、B 抗原，结果显示，受检红细胞上有 A、B 抗原。

4. 拓展问题

（1）孟买型与类孟买型的血清学异同点有哪些？

（2）类孟买型个体输血治疗，如何选择血液成分？

[案例1-7] 分子生物学技术鉴定B（A）型

患者，女，52 岁，ABO 血型鉴定正反定型不符，正定型有弱 A 抗原，反定型血清中有抗 A 抗体，Rh 血型鉴定为 CCDee。

1. 实验室检查

（1）血清学复检血型：ABO 血型鉴定正反定型不符（案例表 1-7-1）。

案例表 1-7-1 ABO 血型和 Rh 血型鉴定

	ABO 正定型		ABO 反定型			Rh 血型鉴定				
	抗 A	抗 B	Ac	Bc	Oc	抗 D	抗 C	抗 E	抗 c	抗 e
IS	2+^{w}	4+	2+mf	–	–	4+	4+	–	–	4+

注："IS"为直接离心；"w"为凝集减弱

（2）分子生物学鉴定血型：采集 EDTA-K_2 抗凝全血，提取基因组 DNA，设计外显子引物（案例表 1-7-2），然后进行 PCR 扩增，扩增产物直接测序分析，发现受检者 ABO 血型基因具有多态性（案例表 1-7-3、图 18-2）。

案例表 1-7-2 ABO 基因外显子扩增引物

外显子	引物序列（5′ → 3′）	退火温度（℃）	产物大小（bp）
E2	F: GTGCTCATTTCAGTGTGGTTCAT	60	866
	R: TGCCTTGGTCAGTGCAGTC		
E3	F: AATTACAAGGCGGGACAGGT	63	982
	R: ATGCTCCACCTGCTCTTCC		
E4	F: CGCCACAGTGATGGTTGTTC	60	511
	R: AGATGGTGCCAATGCACTCC		
E5	F: GCCCACAGTGAATTGAGACA	55	654
	R: GAACAAACCCTCCCCAGCA		
E6	F: GGGTTGGGTGCTGGGGAGGG	60	545
	R: GCCTTGTCCTCCCAGAGGGTA		
E7	F: TGAAGCTGTTCCTGGAGACG	60	822
	R: TGTGATTTGAGGTGGGGACG		

案例表 1-7-3 受检者 ABO 血型基因多态性

	E3	E4	E5		E6		E7						
基因位置	106	188	189	220	261	297	526	646	657	681	703	771	829
正常等位基因	G	G	C	C	G	A	C	T	C	G	G	C	G
突变等位基因	T	A	T	T	delG	G	G	A	T	A	A	A	A
基因型	GT	GA	CT	CT	G-	GG	CG	TA	CT	GA	GA	CT	GA

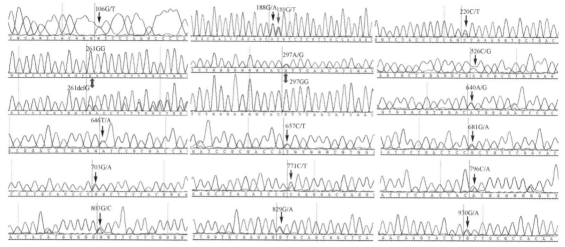

图 18-2 ABO 血型基因外显子测序结果

案例表 1-7-4 B（A）血型基因多态性分析

等位基因	外显子区域	多态性位点	氨基酸多态性	常见人群
B（A）04	E6	297A>G	-	中国人
	E7	526C>G	Arg176Gly	
	E7	640A>G	Met214Val	
	E7	657C>T	-	
	E7	703G>A	Gly235Ser	
O02	E3	106G>T	Val36Phe	所有人
	E4	188G>A	Arg63His	
	E4	189C>T	-	
	E5	220C>T	Pro74Ser	
	E6	261delG	88fs118Stop	
	E6	297A>G	-	
	E7	646T>A	-	
	E7	681G>A	-	
	E7	771C>T	-	
	E7	829G>A	-	

2. 结果 结合案例表 1-7-4，确定患者基因型为 B（A）04/O02，判断患者血型为 B（A）型。

3. 案例解析

（1）ABO 血型抗原抗体存在一定的规律性，A 型个体体内有抗 B 抗体，B 型个体体内有抗 A 抗体。多数人正常表达 ABO 血型抗原，可以通过血型血清学和免疫学方法直接进行 ABO 血型正反定型检查和确定血型。

（2）极少数个体，在 ABO 血型鉴定时出现正反定型不符，并且使用血清学无法确定血型，需要通过分子生物学技术进行确认。

（3）ABO 血型基因包含 A、B、O 基因，其中 A、B 是显性基因，O 是隐性基因，显性基因决定了 ABO 血型抗原。ABO 血型基因有 7 个外显子，多态性位点主要集中在第 6、7 外显子区，ABO 血型遗传符合孟德尔遗传学定律，即子代从亲代各获得一半的遗传基因，产生相应的血型抗原。因此，可以根据双亲血型推断子女可能的血型。

（4）本案例受检者 ABO 血型基因测序结果显示，具有 106G＞T、188G＞A、189C＞T、220C＞T、261delG、297A＞G、526C＞G、640A＞G、657C＞T、703G＞A、646T＞A、681G＞A、771C＞T、829G＞A 位点多态性，对标 ABO 血型等位基因，知受检者基因型为 B（A）$04/O02$，血型为 B（A）型。该血型表现为 B 型红细胞上有弱 A 抗原，与抗 B 抗体出现强凝集，与抗 A 抗体凝集反应较弱（＜2+）。由于基因突变致使高活性的 D-半乳糖基转移酶出现多态性，即 Ser-235Gly，导致该酶既能转移 D-半乳糖产生 B 抗原，又能转移 N-乙酰-D-半乳糖胺产生微量的 A 抗原。患者血清中可有高效价的抗 A 抗体，能凝集 A_1 和 A_2 型红细胞，甚至能与 A_x 红细胞发生凝集反应。

4. 拓展问题

（1）ABO 血型基因是如何遗传的？

（2）B（A）型患者，输血治疗应选择哪种血型的红细胞？

二、Rh 血型系统检验案例

[案例1-8] D变异型产生抗D抗体

患者，男，42 岁，B 型，RhD 阳性，既往有输血史，因肾移植手术住院。术前 Hb 110g/L，HLA 配型及微量淋巴细胞毒试验结果满意，凝血功能检查指标 PT、APTT、TT、Fg 正常，肝功能正常。临床行同型（B 型，RhD 阳性）肾移植手术，术中因出血过多输入 B 型 RhD 的悬浮红细胞 2U，但术后 1 天患者出现意识模糊、躁动、口唇黏膜发绀，急查血常规发现其 Hb 26g/L，临床急诊再次申请输血治疗。

1. 实验室检查

（1）复查血型：B 型，Rh 阴性。

（2）阴性确认：使用 3 个不同厂家的抗 D 试剂，通过抗球蛋白试验检查发现，有两种试剂反应为阳性，一种试剂反应为阴性。

（3）意外抗体检查：① DAT："2+"（多克隆试剂）；②抗体筛查：在抗人球蛋白介质中，筛选细胞（Oc）与患者血清均发生凝集反应（"2+"～"3+"）；③抗体鉴定：受检者血清中有 IgG 抗 D 抗体。

（4）抗 D 抗体效价：32。

2. 结果 患者血型为 B 型，D 变异型。

3. 案例解析

（1）弱 D、部分 D、Del 等 D 变异型个体，红细胞上 D 抗原表达的质或量发生了改变，尤其部分 D 个体，D 抗原表位可能发生缺失或减少，患者在反复接受 RhD 阳性红细胞输血刺激下，机体可以免疫产生 IgG 抗 D 抗体。

（2）本案例为患者，可以不开展 RhD 阴性确认试验。通常情况下，临床给 Rh 阴性个体提供 Rh 阴性的血液。但是，若受检者为供者，必须进行 RhD 阴性确认，避免 Rh 阳性血液输注给 Rh 阴性患者诱发免疫反应。

（3）虽然患者进行了同型（B 型，RhD 阳性）肾移植，但患者是 D 变异型，并在手术过程中输注了 RhD 阳性的红细胞，出现了严重的输血反应，是由免疫性 IgG 抗 D 抗体所致。所以，针对 D 变异型个体，作为献血者应视其为 Rh 阳性，其血液一般不提供给 Rh 阴性患者；作为受血者，应视其为 Rh 阴性，应输注 Rh 阴性血液。

4. 拓展问题

（1）本案例患者如何进行输血治疗？

（2）D 变异型的种类有哪些？如何进行区分？

[案例1-9] 分子生物学技术确认弱D型

献血者，男，38岁，供血机构首次进行Rh血型鉴定时发现其为Rh阴性，经反复试验后证实受检者红细胞RhD表达减弱。

1. 实验室检查

（1）复查血型：受检者的Rh血型为CCee，使用3个不同批号的抗D试剂通过抗球蛋白试验再次确认受检者血型，发现有些抗D试剂检查为阴性，有些试剂检查为阳性。D抗原表达异常，初步认定为D变异型。

（2）*RHD*基因检测：从NCBI索引*RHD*基因序列，针对外显子1～10（E1～E10）设计特异性引物（案例表1-9-1），对不同外显子进行PCR扩增（图18-3）并对扩增产物进行测序分析，测序结果显示，*RHD*基因第6外显子出现了845G＞A（图18-4），具有*RHD*15基因多态性。

案例表1-9-1 *RHD*基因外显子1～10的序列特异性引物

引物	序列（5′→3′）	退火温度（℃）	产物大小（bp）
E1	F: GCCCTCTTTCAAACTGAGCA	60	802
	R: AGCTGCACTTGTATCCCCTA		
E2	F: CTTGGCTTCTGTGGCTTCATT	60	694
	R: CTTCTGGAACCTGTCCTTTCG		
E3	F: CCGAATGATGGCAGCAGAAA	60	666
	R: ATCTTCCCTCCTCAACCTCCC		
E4	F: CCTGGCAAACACGGTGAAA	58	576
	R: GGAACTTGGTAAAGGAGGGAGA		
E5	F: ATCAGACAGCAACGATACCCA	60	523
	R: GTGACCACCCAGCATTCTACC		
E6	F: CTTCCCAGCTCATTCCCTAAA	59	576
	R: GTAGCCTGATAACAAATTCTCCC		
E7	F: CTTCTTTGAGGTGAGCCTTAGTG	60	799
	R: CGACCTGAACCACAGTCTCAA		
E8	F: AGCCACAATCTTGGAATCTCC	60	636
	R: CGTTGCCACTCACCCTACTTAT		
E9	F: GAATTAAGCTGGTCCAGGAATG	59	559
	R: ATGTCAGACTATTTGGCTACGC		
E10	F: TGTCTGCCAAATGGAATGAGC	60	478
	R: TGAGATTCTCCTCAAAGAGTGGC		

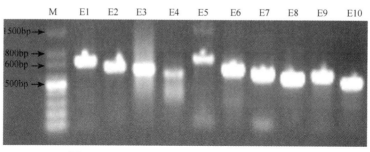

图18-3 *RHD*基因PCR扩增产物的电泳结果

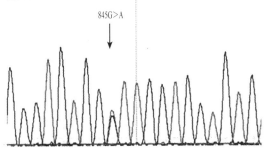

图 18-4 *RHD* 基因第 6 外显子存在 845G＞A 多态性

2. 结果 本案例受检者为弱 D15 型。

3. 案例解析

（1）针对初检为 Rh 阴性的血液，采供血机构需要采用不同厂家或批号的试剂进行 RhD 阴性确认，避免错误定型引起临床免疫性溶血输血反应。

（2）人类 Rh 血型基因 *RH* 由 *RHD* 基因和 *RHCE* 基因紧密串联排列组成，二者高度同源，均由 10 个外显子和 9 个内含子组成，其中 *RHD* 基因编码 RhD 抗原，*RHCE* 基因编码 C、c、E、e 抗原。弱 D 型，其 Rh 血型抗原表位完整但是强度减弱，由 *RHD* 基因编码区碱基突变造成。

（3）本案例血清学检查为 D 变异型，经分子生物学检测确定其 *RH* 基因第 6 外显子区具有 845G＞A 核苷酸多态性突变，可引起 Gly282Asp 氨基酸改变，进而影响红细胞血型抗原的表达。本案例为弱 D15 型，也是中国人群中最为常见的 D 变异型。

（张晨光 于小佳）

三、疑难配血案例

[案例1-10] 多次输血诱发产生抗E抗体

肺癌患者，男，59 岁，曾多次输血，既往实验室检查为 O 型 Rh 阳性，现因贫血再次申请输注 2U 悬浮红细胞，出现配血困难。

1. 实验室检查

（1）血型定型：O 型，CcDee 血型（案例表 1-10-1）。

案例表 1-10-1 ABO 和 Rh 血型鉴定

	ABO 正定型		ABO 反定型				Rh 定型				
	抗 A	抗 B	Ac	Bc	Oc	Pc	抗 D	抗 E	抗 C	抗 c	抗 e
室温	－	－	3+	4+^{w}	－	－	3+^{s}	－	2+^{s}	2+	2+

注："Pc"为患者红细胞；"s"为凝集增强，"w"为凝集减弱

（2）检查血清抗体：①意外抗体筛查：在盐水、抗人球蛋白介质中，筛选细胞中的 1 种 Oc 与患者血清发生凝集反应。②意外抗体鉴定：在盐水、抗人球蛋白介质中均发现患者血清中有抗 E 抗体。

（3）抗体效价测定：IgM 抗 E 抗体效价为 16，IgG 抗 E 抗体效价为 128（案例表 1-10-2）。

案例表 1-10-2 抗 E 抗体效价测定

血清倍比稀释	2	4	8	16	32	64	128	256	512	血清抗体效价
IgM 抗 E 效价测定	2+	2+	1+	1+	－	－	－	－	－	16
IgG 抗 E 效价测定	3+	2+	2+	1+	1+	1+	1+	－	－	128

2. 结果 患者 O 型，CcDee 血型，血清中有 IgM 抗 E 抗体和 IgG 抗 E 抗体。临床需要选择 E 抗原阴性的红细胞进行交叉配血和输血治疗。

3. 案例解析

（1）本案例患者曾经历反复输血治疗，机体已免疫产生了意外抗体，但在反定型检查时未发现血清中有意外抗体（IgM 类抗 E），可能用于反定型检查的试剂 Oc（随机选择的）不含有 E 抗原。

（2）反复输血、多次妊娠的患者，必须开展意外抗体筛查与鉴定试验。本案例，我们在进行意外抗体筛查时发现患者血清中存在着高效价的抗 E 抗体。由于《临床输血技术规范》没有要求常规检查 E 抗原，临床输血也没考虑 E 抗原同型输注，所以增加了抗 E 抗体产生的概率。临床开展意外抗体筛查试验的目的，就是及时发现患者血清中的意外抗体，然后直接选取相应抗原阴性的红细胞进行交叉配血试验，避免盲目配血造成实验室人力、物力、财力的浪费，同时也能及时为急诊患者提供相配合的血液或血液制剂，方便临床及时、安全、有效输血治疗。

4. 拓展问题

（1）临床开展意外抗体筛查试验为何要选择 3 种来源的 Oc？哪些患者必须开展意外抗体筛查试验？

（2）该患者若产生的意外抗体是抗 cE 抗体，如何进行鉴定？

[案例1-11] 抗H抗体干扰交叉配血

患者，女，78 岁，有妊娠史和输血史，半年前曾发生过输血反应。此次因股骨颈骨折入院，Hb 71g/L，PLT 78×10^9/L，需手术备 4U 悬浮红细胞，配血时发现交叉配血不合，怀疑患者体内存在意外抗体。

1. 实验室检查

（1）血型定型：患者红细胞血型为 AB 型，RhD 阳性，详见案例表 1-11-1。血清与 O 型红细胞在盐水介质中发生凝集反应，怀疑患者血清中有意外抗体。

案例表 1-11-1 ABO 和 RhD 血型鉴定

	ABO 正定型			ABO 反定型			Rh 定型
	抗 A	抗 B	抗 A, B	Ac	Bc	Oc	抗 D
室温	+	+	+	−	−	+	+
4℃	+	+	+	+	+	+	+

（2）DAT：患者红细胞与多特异性抗体、抗 IgG、抗 C3d 反应均为阴性。

（3）抗体筛查：在盐水、抗人球蛋白介质中，患者血清与筛选细胞均发生阳性反应，反应结果为（"2+"～"4+"），与自身红细胞反应均为阳性（"1+"）。

（4）抗体鉴定：在盐水、抗人球蛋白介质中，患者血清与所有谱细胞反应均为阳性，无法鉴定抗体的特异性。

（5）冷抗体鉴定：随机选取新鲜的成人 Oc、成人 Bc、脐血 Oc，与患者血清反应，凝集强度分别为 "4+"、"1+"、"2+"，反应强弱顺序为 O成c＞O脐c＞B成c，符合冷抗体抗 H 的特征。

（6）Lewis 血型鉴定：与患者红细胞反应，抗 Le^a 抗体为 "1+"、抗 Le^b 抗体为阴性，患者 Lewis 血型为 Le（a+b−）。

（7）血清抗 H 抗体效价测定：在 4℃、室温、37℃时受检血清抗体效价分别为 512、64、2。

（8）交叉配血：随机挑选 4 份（2U/人次）的 AB 型 RhD 阳性的悬浮红细胞与患者血清进行交叉配血试验，其中 2 份（共 4U）悬浮红细胞在盐水、抗人球蛋白介质中配血呈阴性，提供临床输血治疗，无不良反应。

2. 结果　患者血清中存在着高效价的冷抗体抗 H，影响交叉配血试验。

3. 案例解析　自身高效价的冷抗体可以影响血型鉴定，干扰交叉配血试验。

（1）临床开展 DAT、IAT 试验一般先采用多特异性抗体试剂（抗 C3d+ 抗 IgG）进行检查，反应结果为阳性时，再通过抗 C3d、抗 IgG 进一步区分致敏在红细胞上或游离血清中的成分是 C3d 还是 IgG。

（2）一般情况下，人体存在着极低效价的冷抗体，甚至无法检出。若机体存在着高效价的冷抗体，可以影响血型血清学试验。自身冷抗体包括：抗 HI、抗 I、抗 H 等。由于成人 Oc 上的 H 抗原大约为脐血 Oc 的 3 倍，自身冷抗体与 $O_{成}c$、$O_{脐}c$、$B_{成}c$ 或 $A_{成}c$ 反应强弱一般表现为：①抗 HI：$O_{成}c > B_{成}c$ 或 $A_{成}c > O_{脐}c$。②抗 I：$O_{成}c = B_{成}c$ 或 $A_{成}c > O_{脐}c$。③抗 H：$O_{成}c > O_{脐}c > B_{成}c$ 或 $A_{成}c$。本案例患者为 AB 型，血清与 $O_{成}c$、$B_{成}c$、$O_{脐}c$ 反应的强弱顺序为 $O_{成}c > O_{脐}c > B_{成}c$，说明患者血清中存在着抗 H 抗体。

（3）成人红细胞上 H 抗原的强弱顺序为 $O > A_2 > B > A_2B > A_1 > A_1B$，患者为 AB 型，H 抗原少，但患者 Lewis 表型为 Le（a+b–），是非分泌型个体，体液中无 H 物质，易产生抗 H 抗体。一般情况，正常人体可存在着少量的自身冷抗体，效价极低，但本案例中患者血清中有 37℃反应的抗 H 抗体，猜测患者可能曾经输过 H 抗原阳性的红细胞，促使其机体产生了抗 H 抗体。

4. 拓展问题

（1）本案例为何要检测 Lewis 血型？

（2）为何要选择新鲜的成人 Oc、成人 Bc、脐血 Oc 进行冷自身抗体鉴别？

（金　悦　孙连桃）

第二节　白细胞血型检验相关案例

HLA 因其高度多态性而成为伴随个体终身的稳定遗传标志，在无关个体之间 HLA 型别完全相同的概率极低，法医学通过 HLA 基因型检测进行个体识别，是亲子鉴定的重要手段。

[案例2-1]　HLA基因多态性与亲子鉴定

1 例二联体亲子鉴定案件，对假设父和假设子进行了短串联重复序列（short tandem repeats，STR)16 位点基因座检测，但不能得出肯定或排除父权的结论。于是进一步开展 HLA 基因分型检测，以确认或排除二者的亲子关系。

1. 实验室检查

（1）STR 位点检测：采用基因分型试剂盒对假设父和假设子进行了 STR 16 位点基因座检测，结果见案例表 2-1-1，表中数字代表各位点的基因型。

案例表 2-1-1　假设父和假设子的 STR 16 位点基因座的结果

被检测者	被检测父	被检测子	被检测者	被检测父	被检测子
D8S1179	12/15	15/15	D2S1338	19/23	19/24
D21S11	30/322	30/31	D19S433	14/152	14/152
D7S820	12/12	11/12	vWA	17/17	14/17
CSF1PO	12/12	9/12	TOPX	8/8	8/8
D3S1358	16/17	16/17	D18S51	14/16	15/16
TH01	7/8	7/9	Amelogenin	X/Y	X/X
D13S317	8/11	10/12	D5S818	10/12	12/12
D16S539	9/11	9/11	FG A	24/26	23/24

（2）HLA 基因分型：采用 PCR-SSOP 方法，进行 HLA-A、B、DRB1 位点基因分型，结果见案例表 2-1-2，表中数字代表各位点的基因型。

案例表 2-1-2　假设父和假设子的 HLA 分型结果

被检测者	被检测父	被检测子
HLA-A	020110/3301	020601/020601
HLA-B	15010101/3503	151101/1518
HLA-DRB1	07/1501	08/09

2. 结果　排除了二人具有生物学亲子关系。

3. 案例解析

（1）STR：又称为微卫星 DNA，是 DNA 分子上核心序列，长度为 2～6bp，以 PCR 技术为基础的 DNA 标记。一般认为，人类基因组 DNA 中平均每 6～10kb 就有一个 STR 位点，其多态性成为法医物证检验、个体识别和亲子鉴定的丰富来源。

（2）本例亲子鉴定案件中，对假设父和假设子进行了 16 个 STR 位点基因座检测，显示假设父只在 D13S317 位点（案例表 2-1-1 中的第 7 个位点）不符合作为假设子的亲生父亲的遗传基因条件，由于 STR 位于人类基因组高变区，存在较高突变率，只有在 3 个及以上 STR 位点违反遗传规律时，才可作出排除亲子关系的结论。因此本案例鉴定只显示一个位点（D13S317 位点）违反遗传规律，不能得出肯定或排除父权的结论。

（3）继续进行 HLA 基因分型，发现假设父在 HLA-A、B、DRB1 三个位点均不符合作为被假设子的亲生父亲的遗传基因条件，据此可以排除二人具有生物学上的亲子关系。

（4）尽管 HLA 是目前亲子鉴定非父排除率最高的遗传标记，但是由于检测价格昂贵，在亲子鉴定中应用受限。但在有争议的亲子鉴定中，HLA 应该是最好的遗传标记。本例亲子鉴定经 16 个位点 STR 分型后不能得出肯定或排除父权的结论，继续 HLA 基因分型后才可以排除二者之间的亲子关系。

4. 拓展问题

（1）为什么需要通过 HLA 基因分型来进行亲子鉴定？

（2）若发现在亲子鉴定中出现个别 STR 基因座不符合遗传规律时，应如何处理？

（刘　湘）

第三节　血小板血型检验相关案例

血小板具有相关抗原和特异性抗原，部分患者由于输血、妊娠等免疫刺激能产生血小板抗体，可导致血小板输注无效（PTR）或输血后紫癜（PTP）。针对 PTR 患者，临床应明确病因，对症治疗，避免不必要的输血治疗。

[案例3-1]　血小板输注无效

患者，女，25 岁，2 年前曾进行外周血 HSCT，因咳嗽、咳痰 4 月余，伴呼吸困难 1 个月，2 个月前曾入住呼吸科治疗。入院时患者咳嗽、咳黄色黏痰，伴咽部疼痛，发热达 37.5℃，胸部 CT 示"左上肺尖后段、左上肺舌段及右肺中叶感染"，怀疑为曲霉菌感染，每次给予伏立康唑 200mg，2 次 / 日静滴，抗真菌治疗 2 周，然后改用伏立康唑 175mg 口服，2 次 / 日，治疗近 1 个月，肺部 CT 提示病灶缩小症状缓解，而后出院。10 天前患者又出现呼吸困难，复查肺部 CT 提示病灶增大，并出现空洞，为明确诊断再次入院。

1. 初诊　两个方面：①左侧肺部阴影待查。②肺部曲霉菌感染。

2. 诊治经过

（1）患者疾病复发后入院初期，检查血型为 A 型 Rh 阳性，血常规检测结果显示血小板（PLT）低于参考范围，意外抗体筛查阴性，痰液培养曲霉菌阳性。临床共输注机采血小板 4U（隔天 1U），PLT 升高不明显。输注前后的检查结果见案例表 3-1-1。

（2）加大剂量静脉注射卡泊芬净和伏立康唑抗真菌治疗，2 周后症状缓解，肺部 CT 显示病灶明显缩小，PLT 明显升高。临床诊断为血小板减少、PTR 和肺部曲霉菌感染。

案例表 3-1-1　血小板输注前后的血常规检查结果

检验项目	RBC（×10¹²/L）	Hb（g/L）	Hct	WBC（×10⁹/L）	G（%）	PLT（×10⁹/L）	MPV（fl）
入院时	3.29	105	0.32	6.59	68	44	11.8
第 1 天输注 1U 后	3.43	107	0.33	7.21	69	38	10.2
第 3 天输注 1U 后	2.89	90	0.28	6.89	76	33	10.9
第 5 天输注 1U 后	2.94	88	0.27	7.31	81	20	10.0
第 7 天输注 1U 后	3.11	89	0.28	7.56	72	18	11.2
第 14 天	3.56	110	0.35	7.01	69.4	105	10.8

注：RBC 为红细胞计数；Hb 为血红蛋白含量；Hct 为血细胞比容；WBC 为白细胞计数；G 为中性粒细胞；PLT 为血小板计数；MPV 为平均血小板体积

3. 案例解析

（1）患者为肺部曲霉菌感染，入院时 PLT 已经低于正常范围，查体未发现皮肤、黏膜及脏器的潜在出血，红细胞、白细胞均正常，综合上述信息，无需考虑骨髓移植不成功引起的 PLT 降低，结合影像学 CT 检查结果，考虑患者为肺部曲霉菌感染导致的血小板消耗。

（2）曲霉菌感染引起 PLT 持续下降在国外屡见报道。曲霉菌感染可导致机体内环境紊乱，Ca^{2+} 增多、自由基氧化和 ATP 成分减少等，这些因素又可影响红细胞、血小板膜蛋白的结构，致使其膜骨架蛋白与脂质发生改变。此外，病原微生物进入人体后，经过一系列反应后可形成免疫复合物，与红细胞、粒细胞、血小板黏附，在补体、单核-巨噬细胞和 NK 细胞的协同下，可导致自身血细胞和输入的异体血细胞破坏，表现为血细胞计数降低及输血无效。

（3）输血只是一种替代治疗手段，临床能不输血最好不要输血，应首先考虑治疗原发病。本案例患者在控制真菌感染后血小板明显增高，临床症状有效改善。

4. 拓展问题

（1）若血小板抗体筛查为阳性，如何选择血小板进行临床输血治疗？

（2）哪些因素可以影响血小板的输血治疗效果？

[案例3-2]　大量输血引起血小板减少

患者，女性，36 岁，因中央性前置胎盘导致大出血入院施行手术治疗，术中输注悬浮红细胞 26U（共 5200mL），手术创面一直渗血不止，导致切口不能缝合。术中输注的红细胞大多数为保存期＞20 天的悬浮红细胞，且多在短时间内加压输注。在手术过程中，输注 1 治疗量的机采血小板。术后 PLT 60×10⁹/L，涂片染色观察到散在的血小板，且 BT 19 秒，PT 21 秒，Fg 0.6g/L。

1. 案例解析

（1）患者发生出血和 PTR 的原因：除了考虑低体温、持续性低血压以及肝病引起的病理性出血外，患者大剂量输血可引起稀释性血小板减少和稀释性凝血因子减少，造成凝血功能障碍，这也是患者伤口一直渗血的原因。

（2）术中大量输血可引起稀释性凝血因子减少和血小板减少，建议本案例患者在大量输血过程中同时输注 FFP 2000mL、冷沉淀凝血因子 10U。

2. 拓展问题

（1）结合本案例患者的临床症状，请分析导致患者出血和 PTR 的原因。

（2）请提出进一步检查的建议和临床处理措施。

（王　林）

第四节　临床输血及其不良反应案例

临床输血包括自体输血和异体输血，根据不同疾病选用不同的血液成分和输血治疗手段，尤其是近几年随着特殊输血治疗技术的快速发展，血细胞单采去除术、血浆置换术、自体输血技术、干细胞移植技术、PRP 治疗技术等在临床输血实践中应用广泛，在挽救患者生命、改善患者体质等方面发挥着不可替代的重要作用。

一、特殊输血治疗相关案例

[案例4-1]　红细胞单采术治疗真性红细胞增多症

患者，女，70 岁，入院诊断为真性红细胞增多症（PV）、高血压。患者确诊为真性红细胞增多症 2 年，本次因头胀、眼胀 1 月入院，予以羟基脲抑制骨髓增殖，双嘧达莫抑制血小板聚集防止血栓形成，同时给予降压等对症支持治疗，但是治疗效果不明显，患者强烈要求放血治疗。

1. 诊疗过程

（1）实验室检查：①血常规检查：血细胞单采术前 WBC $14.2×10^9$/L、Hb 249g/L、PLT $273×10^9$/L。②骨髓形态学检查：中幼红细胞 4.0%，晚幼红细胞 11.0%，考虑为 PV。③输血前免疫血液学检查：患者为 O 型 RhD 阳性，传染性标志物检查均为阴性。④生化检查：TB 19.8μmol/L、DB 9.0μmol/L、LDH 388.8U/L、尿酸略高。

（2）红细胞单采去除治疗：输血科参与会诊后，建议给予患者红细胞单采去除治疗，临床共去除患者压积红细胞 1400mL，输入 O 型血浆 600mL 及 0.9% 生理盐水 1000mL。

（3）术后 1 日：①血常规检查：WBC $13.3×10^9$/L、Hb 162g/L、PLT $336×10^9$/L。②复查尿酸正常，LDH 降至 251.8U/L。③补体 C3：780mg/L。

2. 结果　患者行红细胞单采去除术后病情好转。

3. 案例解析

（1）PV 是一种较罕见的血液增殖性疾病，临床主要表现为外周血液中红细胞增多，或同时伴有白细胞及血小板增多。该病以红细胞数量增多、Hb 增加为主要病理生理表现，可导致血黏度增加，诱发血栓的危险性增大，把 RBC 降至生理水平对患者预防疾病有益。

（2）血细胞单采术可快速、有效、选择性减少患者血液中的病理细胞，是一种极有效的辅助手段。本案例患者属于骨髓增殖性疾病，血细胞单采术后明显缓解了高黏滞血症，患者自觉头痛、头昏等不适迅速好转，术后次日 Hb、LDH 下降，缩短缓解时间，减少化疗药物用量及其不良反应，且无特殊不适反应，临床治疗有效。但是，血细胞单采去除术后易出现病情"反跳"现象，若单采去除术与化疗联合应用，可以达到最佳疗效。

4. 拓展问题

（1）血细胞单采术在临床上可用于治疗哪些疾病？

（2）血细胞单采术的技术原理是什么？

[案例4-2]　血浆置换治疗自身免疫性溶血性贫血

患者，女，75 岁，B 型 RhD，因头昏乏力，气短 2 月入院治疗。入院时诊断为自身免疫性溶血性贫血（AIHA）、类风湿关节炎、冠心病。入院前患者曾输注 B 型 RhD 红细胞 7U，输血后 Hb

进行性下降，入院时 Hb 45g/L，脸色眼结膜苍白，实验室检查 DAT、IAT 均为强阳性，血清抗体筛查试验阳性且无特异性，血清中的抗体为自身抗体，交叉配血主次侧均不合，配血多次均未能成功。根据患者病情及其实验室检查结果，临床采取相应措施进行对症治疗。

1. 诊疗过程

（1）实验室检查：①血常规检查：WBC $7.4×10^9$/L、Hb 45g/L、PLT $404×10^9$/L，Ret 4.0%。②溶血性贫血检查：阳性。③骨髓形态学检查：骨髓有核细胞增生明显活跃，粒系增生明显活跃，中性中幼粒分叶核比值增加，形态正常，但红系增生减低，中幼红细胞 4.0%，晚幼红细胞 11.0%，考虑为 PV。④生化检查：TB 25.9μmol/L、DB 10.7μmol/L。⑤免疫学检查：补体 C3 467.0mg/L、C4 47.1mg/L；IAT、DAT 阳性（抗 IgG "1+"、补体 C3 "3+"、多抗 "2+"）；抗体鉴定试验示有抗体但无血型特异性，为自身免疫性抗体。

（2）全血置换联合药物治疗：由于患者为重度贫血，血液科和输血科医师共同会诊时建议行全血置换术。随后，患者输入 O 型洗涤红细胞 10U，B 型 FFP 1000mL，去除患者全血 2880mL，同时给予益比奥、利可君、泼尼松、弥可保、新赛斯平胶囊和抗感染治疗，病情明显好转。

（3）全血置换后复检血常规：WBC $16.0×10^9$/L、Hb 99g/L、PLT $155×10^9$/L。

2. 结果　患者为自身免疫性溶血性贫血，全血置换后效果明显。

3. 案例解析

（1）AIHA 是一类由自身抗体（或伴补体）吸附于红细胞表面，导致红细胞破坏增加而引起的溶血性贫血，患者可出现轻、中、重度贫血，Ret 百分比、TB、DB 均升高等情况，临床应根据患者病史、实验室检查结果明确疾病诊断和科学合理开展输血治疗。

（2）由于 AIHA 患者血浆及红细胞表面含有大量自身抗体，即便输入浓缩红细胞甚至是洗涤红细胞，红细胞也会很快发生溶解破坏，导致输血无效，甚至输血后 Hb 不升反降。

（3）针对 AIHA 疾病，当糖皮质激素治疗无效或暂时疗效欠佳时，可给予患者换血治疗。临床通常采用血细胞分离机或手工法进行血浆置换，但是若患者 DAT 阳性（抗 IgG 阳性），说明其红细胞上吸附有大量自身抗体，因此可在血浆置换的同时也需要置换去除已致敏的红细胞，即全血置换，从而降低血液中自身抗体和免疫复合物的浓度。通过全血置换术可以清除患者血浆中的大部分自身抗体，还能去除被抗体包被致敏的红细胞，减少红细胞溶解破坏，可以迅速缓解病情，为进一步治疗提供一个良好的契机。本案例由于 DAT、IAT 均为阳性，采用血浆置换后 Hb 上升明显，效果良好。

4. 拓展问题

（1）如果医院不具备血浆置换的条件，还可以采用何种方法治疗 AIHA ？

（2）血浆置换可用于临床治疗哪些疾病？

二、血液病输血治疗案例

[案例4-3]　地中海贫血输血治疗

患儿，男，12 岁，因 β_2-地中海贫血反复输血入院。查体：T 36.1℃，R 20 次/分，P 88 次/分，BP 110/70mmHg；精神欠佳，发育正常，重度贫血貌，全身皮肤黏膜无黄染，无出血点及皮疹，浅表淋巴结未扪及，巩膜无黄染，双瞳孔等圆等大，临床申请输血治疗。

1. 实验室检查

（1）血常规检查：RBC $1.38×10^{12}$/L，Hb 33g/L，$340×10^9$/L，WBC $3.8×10^9$/L。

（2）大小便常规检查：无异常。

（3）血型鉴定：O 型，Rh 血型为 CCDee。

（4）意外抗体筛查：若受检血清意外抗体筛查为阳性，应进一步鉴定抗体特异性。通过盐水法、抗球蛋白试验、凝聚胺技术观察谱细胞与患者血清的反应格局，结合患者的 Rh 表型综合判断，确定该患者血清中存在抗 E 抗体。

2. 结果　患儿为 β_2-地中海贫血，因反复输血产生了抗 E 抗体，临床为其输注 2U 的 O 型 E 阴性的洗涤红细胞，无输血反应。

3. 案例解析

（1）地中海贫血，又称海洋性贫血，是由于珠蛋白基因缺失或点突变，使血红蛋白中的一种或几种珠蛋白肽链合成减少或不能合成，导致血红蛋白的组成成分改变。地中海贫血是一组遗传性溶血性贫血，患者临床症状轻重不一，大多表现为慢性进行性溶血性贫血，其中以 β- 和 α-地中海贫血较为常见。

（2）长期输血是治疗重型地中海贫血患儿的"基石"。地中海贫血患儿需要反复输血治疗来缓解病情，但是输血治疗后常可产生红细胞抗体，因而患儿输血前须检测部分较强的红细胞抗原，至少包括 Rh 系统的 D、C、c、E 和 e 抗原以及 Kell 系统 K 抗原，如果输血后患者出现免疫反应可以帮助识别抗体的来源和特征。

（3）患儿多次输血后其机体免疫产生抗 E 抗体的概率升高。抗 E 抗体产生的原因：①临床上，Rh 血型 D 抗原是必查项目，而 E 抗原性很强，却为非必查项目。②一般情况下，D 阴性的患者给予输注 D 阴性的血液，E 抗原并不要求供受者相同，只需要相容性输注。③本案例地中海贫血患儿为 E 阴性，由于需要多次反复输血治疗，多次施行配合性输注时很有可能输入有 E 抗原阳性的红细胞，推测其体内产生的抗 E 抗体可能为输血免疫产生所致，若患者抗体效价不高或溶血程度较轻易被忽略。

4. 拓展问题

（1）对于需要反复输血的患者，输血前应开展哪些实验室检查？

（2）地中海贫血与缺铁性贫血的临床诊断和输血治疗的异同点有哪些？

[案例4-4]　白血病输血治疗

患者，男，25 岁，因发热及颈部肿物就诊。2 个月前曾出现无明显诱因的反复发热伴全身酸痛；7 天前患者受凉后出现咽喉肿痛及轻度咳嗽，自行口服感冒药治疗无效；3 天前病情加重，发现左侧颈部多个肿物，伴轻度压痛。查体：T39℃，全身皮肤出现针尖大小出血点，左侧颈部淋巴结肿大，约 2mm×1mm 大小，质硬，活动度差，伴轻度压痛。咽充血，胸骨轻压痛，余未见异常。临床初诊为急性淋巴细胞白血病。

1. 诊治过程

（1）入院时实验室检查：①血常规：WBC $38.8×10^9$/L，Hb 82g/L，PLT $22×10^9$/L，中性粒细胞 5.4%，淋巴细胞 89.7%，单核细胞 4.9%。②骨髓象：增生极度活跃，原始淋巴细胞 + 幼稚淋巴细胞占 82.6%。③血型检查：为 O 型。

（2）第一次化疗后达到完全缓解，住院期间先后输注 9 个治疗量的 O 型单采血小板和 10U 悬浮红细胞，未发生输血反应。

（3）病情稳定予以出院，出院复查 WBC $6.2×10^9$/L，Hb 95g/L，PLT $72×10^9$/L。

（4）四个月后，第二次入院拟行化疗，检查血型为 A 型，住院期间共输注 12 治疗量的 A 型单采血小板和 8U 悬浮红细胞，没有发生输血反应。

2. 案例解析

（1）结合外周血常规、骨髓象和临床症状，初步诊断患者为急性淋巴细胞白血病。诊断依据：①外周血白细胞、淋巴细胞增多，PLT 降低，伴中度贫血。②骨髓象增生极度活跃，原始淋巴细胞及幼稚淋巴细胞占比增高。

（2）白血病患者起病时，因白血病细胞过度增殖导致红细胞表面 A 抗原减弱，因此，本案例白血病患者虽然治疗过程中多次出现骨髓抑制，但是由于其血型被误定为 O 型，该患者虽然输注了与自身实际血型不相同的 O 型红细胞，即使其血清中有抗 B 抗体，也不会发生输血反应。

（3）第一次化疗后，患者白血病细胞下降，疾病得到缓解，患者红细胞表面 A 抗原的表达量得以恢复，故于第二次入院拟行化疗时，血型检查为 A 型。本案例提示，肿瘤患者开展 ABO 血型鉴定时必须进行正反定型，以期早发现血型抗原减弱引起 ABO 正反定型不一致的异常现象，避免临床错误定型和错误输血，确保输血安全。

（4）肿瘤患者 ABO 血型抗原发生变化的原因：①红细胞血型抗原因甲基化程度增高而减少抗原的表达量。②白血病或恶性肿瘤的病理细胞分泌的血型物质可以吸附在红细胞表面，与血型抗原发生交叉反应而干扰血型鉴定。③异型 ABO 血型造血干细胞移植（HSCT），可导致患者移植后血型抗原转化为供者的血型抗原。

3. 拓展问题

（1）临床上导致 ABO 抗原抗体减弱的疾病有哪些？

（2）白血病患者输血前需要开展哪些输血相容性实验室检测？

（黄远帅）

三、干细胞移植输血治疗案例

造血干细胞（HSC）是存在于造血组织中的一群原始造血细胞，具有自我更新和分化为各种血细胞的能力，其来源于骨髓、外周血及脐带血。临床上，患者接受了 HSCT 后，其骨髓造血功能及免疫系统得以重建，因此，HSCT 更多地应用于治疗各种血液系统及非血液系统疾病。根据 HSC 的来源不同，可将 HSCT 可分为自体 HSCT（auto-HSCT）和异体 HSCT，后者又分为同基因和异基因 HSCT（allo-HSCT），选择供者主要考虑其与受者的组织相容性，按照人类白细胞抗原（HLA）的相合程度不同，可分为 HLA 相合、部分相合、单体型相合 HSCT。

[案例4-5]　骨髓移植后红细胞血型变异

患者，男，B 型，19 岁，重型再生障碍性贫血（SAA），有输血史、无手术史，行同种异基因 HSCT，供者为其同胞妹妹，A 型。

1. 实验室检查　本案例患者移植后红细胞血型抗原、抗体呈动态改变，血清中的抗 A 抗体逐渐降低（图 18-5）。

（1）移植前：① RhD 血型正常。② ABO 血型正、反定型相符，为 B 型 RhD 阳性，患者血清中的抗 A 抗体与 Ac 的反应强度为"4+^{w}"。

（2）移植后 1 周：① RhD 血型正常。② ABO 血型正定型：红细胞 A 抗原正常；B 抗原显示异常，单克隆抗 B 抗体与其红细胞反应呈双群，可能为移植后输入 O 型辐照红细胞所致。ABO 反定型：患者血清中的抗 B 抗体反应正常，为阴性；抗 A 抗体效价开始下降，Ac 与患者血清的反应强度为"2+～3+"。

（3）移植后 2 周：① RhD 血型正常。② ABO 血型正定型：患者红细胞 A 抗原正常；B 抗原检测结果显示异常，单克隆抗 B 抗体与其红细胞反应呈双群，可能为移植后输入 O 型辐照红细胞所致。反定型：患者血清中的抗 B 抗体反应正常，为阴性；抗 A 抗体效价逐步下降，Ac 与患者血清的反应强度为"2+"。

（4）移植后 3 周：① RhD 血型正常。② ABO 血型正定型：患者红细胞 A 抗原与单克隆抗 A 抗体反应有轻微的双群现象，单克隆抗 B 抗体与其红细胞反应呈双群，可能是由于移植后输入 O 型辐照红细胞，以及患者自身 B 抗原发生减弱且有向 A 抗原转变所致。反定型：患者血清中的抗 B 抗体反应正常，为阴性；抗 A 抗体效价逐步下降，Ac 与患者血清的反应强度为"2+"。

（5）移植后 1 个月：① RhD 血型正常。② ABO 血型正定型：患者红细胞 A 抗原、B 抗原检测均为双群，A 抗原逐步增强、B 抗原逐步减弱，可能为移植后输入 O 型辐照红细胞，以及患者自身 B 抗原逐步减弱、供者 A 抗原逐步发挥作用所致。反定型：患者血清中的抗 B 抗体反应正常，为阴性；抗 A 抗体效价进一步下降，Ac 与患者血清反应为"1+"。

（6）移植后 2 个月：① RhD 血型正常。② ABO 血型正定型：患者红细胞 B 抗原基本为阴性，单克隆抗 A 抗体与其红细胞反应呈双群，可能是移植后输入 O 型辐照红细胞，以及患者自身 B 抗原进一步减弱，供者 A 抗原在患者体内进一步增强所致。反定型：患者血清中的抗 B 抗体反应正常，为阴性；抗 A 抗体也为阴性，可能是其持续降低所致。

（7）移植后 3 个月：① RhD 血型正常。② ABO 血型正定型：患者红细胞 B 抗原阴性，A 抗原强阳性，与单克隆抗 A 抗体反应达"4+"。反定型：患者血清抗 A、抗 B 抗体皆为阴性，提示患者血清中自身抗 A 抗体已完全衰减。综合 ABO 血型正、反定型结果，说明受者血型转变为供者血型（A 型），但由于患者植入 A 型骨髓的时间较短，其体内还未出现供者血型对应的抗 B 抗体。

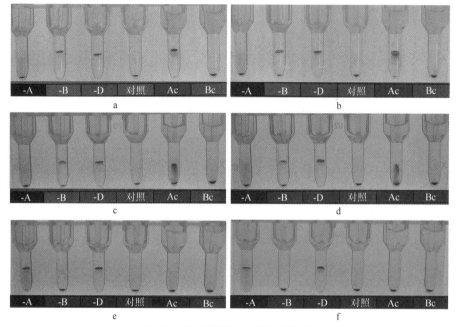

图 18-5　微柱凝集法检测红细胞血型

a. 移植前的结果；b. 移植后 1 周的结果；c. 移植后 3 周的结果；d. 移植后 1 个月的结果；e. 移植后 2 个月的结果；f. 移植后 3 个月的结果

2. 结果　同种 allo-HSCT 移植后，受者体内的 ABO 血型逐渐转变成供者血型。

3. 案例解析

（1）造血干细胞不表达 ABH 抗原，移植后受者外周血液循环中暂时存在的抗 A、抗 B 抗体对造血干细胞的存活、复制无直接危害。

（2）供受者间 ABO 血型不合不是 HSCT 的禁忌证，且 ABO 血型不合对 HSCT 排斥反应、GVHD 的发生率和移植物的存活率无明显影响，ABO 血型不合的 HSCT 所引起的主要副作用是急性溶血反应。

（3）该案例为同种 allo-HSCT，A 型供者骨髓移植给 B 型患者。受者术后 3 周开始有少量已趋成熟的红细胞释放到外周血液循环中，并与受者自身残留的红细胞呈嵌合状态（双群现象），受者体内残存的抗 A 抗体具有主要血型不合 allo-HSCT 的免疫效应，在 3 个月后其血型转变为供者血型（A 型），此时患者体内抗 A 及抗 B 抗体处于缺如状态，可引起血型鉴定 ABO 正反定型不符（正定型：A 型，反定型：AB 型）。

（4）患者接受非 ABO 同型的骨髓移植后，其血型可以发生改变，与普通正常人血型表达存在着很大差异，但其血型物质并未发生改变。因此，应重视非 ABO 同型的骨髓移植或 allo-HSCT

受者体内 ABO 血型的变化，动态检测受者血型及其体内血清抗体的效价，确保输注的血液成分科学合理、安全有效。

（5）根据供者与受者 ABO 血型的关系，allo-HSCT 可分为 4 类：全相合、主要血型不相合、次要血型不相合及主次要血型均不相合，该案例为 ABO 主、次要血型均不合的 HSCT，需要考虑的问题是移植时移植物及受体的处理，以及移植后输注血液的选择问题。针对本案例，临床可采用相容性输血：在骨髓移植早期，红细胞输血治疗宜选择 O 型辐照红细胞（预防 TA-GVHD），血浆、辐照血小板及冷沉淀凝血因子输注时应选择 AB 型，直至患者完全转变为供者血型时才可选择 A 型血液成分，或者根据患者体内抗 A 或抗 B 抗体效价选择相应的血液成分。

4. 拓展问题

（1）allo-HSCT 受者，如何动态监测 ABO 血型的变化？

（2）allo-HSCT 受者，在不同时段如何开展输血治疗？

[案例4-6]　ABO血型不合造血干细胞移植的相容性输血

患者，男，26 岁，O 型 RhD 阳性，2 个月前确诊 B-ALL，有输血史。半个月前进行亲缘半相合造血干细胞移植，供者为其胞姐，B 型 RhD 阳性。患者实验室检查 Hb 52g/L，PLT 15×10^9/L，因贫血和血小板数量较低，临床医生申请输注去白细胞悬浮红细胞 2U、单采血小板 1 治疗量。

1. 实验室检查

（1）红细胞血型鉴定：ABO 正定型为 O 型，反定型为 B 型，ABO 血型正反定型不符。Rh 血型鉴定为 RhD 阳性。反应结果见表 4-6-1 和图 18-6。

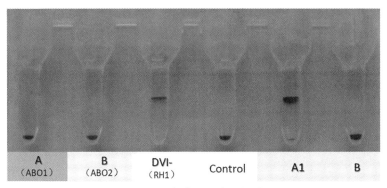

图 18-6　微柱凝集法鉴定红细胞血型

案例表 4-6-1　ABO 血型正反定型

	ABO 正定型和 RhD 鉴定			ABO 反定型	
	抗 A	抗 B	抗 D	A_1c	Bc
微柱凝集法	−	−	4+	3+	−

（2）其他检查：①意外抗体筛查：阴性。② DAT：阳性，其中抗 IgG 阳性、抗 C3d 阴性。③ IAT：患者血清中检出 IgG 类抗 B 抗体。

2. 结果　患者输注主侧交叉配血相合的 O 型去白细胞悬浮红细胞 2U、B 型单采血小板 1 个治疗量，输血中及输血后均无反应，次日检查血常规 Hb 65g/L，PLT 38×10^9/L，示输血有效。

3. 案例解析

（1）ABO 血型不合的异基因造血干细胞移植（HSCT）可分为主要血型不合、次要血型不合以及主次要血型均不合三类。对于本案例 ABO 主要血型不合的 HSCT，受者体内存在有针对供者红细胞的血型抗体，一旦造血干细胞植入成功后，受者红细胞表型逐渐向供者表型转变，而受者体内针对供者红细胞的抗体则会逐渐消失。若该血型抗体持续存在，可影响造血功能的恢复，甚至导致纯红细胞再生障碍性贫血（pure red cell aplasia，PRCA）。造血干细胞移植前，除要进行器官移植的常规术前检测、组织配型外，还要进行骨髓检查、染色体分析、红细胞疾病的相关检验等。在 allo-HSCT 术后，受者须常规进行实验室检查，定期复查骨髓象，还要监测供受者的嵌合状态及避免 TA-GVHD。

（2）输血科目前正面临特殊患者输血需求相关的挑战，其中主要来自于 allo-HSCT 患者的输血。2022 年正式实施的《输血相容性检测标准》（WS/T 794—2022）解释了不同型相容性输血的概念，即献血者和患者的 ABO 和 / 或 RhD 血型不同情况下的血液成分配血相容性输注。基于 ABO 血型系统的特点，A 型个体一般输注 A 型或 O 型红细胞、A 型或 AB 型血小板；B 型个体一般输注 B 型或 O 型红细胞、B 型或 AB 型血小板；O 型个体只能输注 O 型红细胞，但可以输注任何 ABO 血型的血小板；AB 型个体可以输注任何 ABO 血型的红细胞，但是只能输注 AB 型血小板。无法及时获得与患者 ABO 血型同型的成分血液时，可选择 ABO 血型相容的成分血进行输注。ABO 非同型相容性输血方案可参考案例表 4-6-2。

案例表 4-6-2　ABO 非同型相容性输血的推荐方案

受者血型	献血者红细胞	献血者血小板、血浆及冷沉淀凝血因子	受者血型	献血者红细胞	献血者血小板、血浆及冷沉淀凝血因子
A 型	O 型	AB 型	O 型	无	A 型、B 型、AB 型
B 型	O 型	AB 型	AB 型	A 型、O 型、B 型	无

（3）ABO 血型抗 A、抗 B 抗体有 IgM 和 IgG 两种类型，一般在盐水介质下能检出 IgM 类抗体，而 IgG 类抗体又称之为不完全抗体，它不能在盐水介质下与表达相应抗原的红细胞形成目视可见的凝集反应，而是致敏在红细胞膜上，只能通过间接抗球蛋白试验（IAT）检出。本案例中，血型卡是在盐水介质中发生的反应，正定型为 O 型，反定型为 B 型，盐水介质中未检出患者血清中的抗 B 抗体，但 IAT 技术却检出了抗 B 抗体，提示患者体内存在 IgG 类型的抗 B 抗体。根据相容性输血的原则，只能给患者配发 O 型红细胞制剂、B 型或 AB 型的血小板。

（4）ABO 血型正反定型不一致时，首先要排除人为和技术因素，接着通过询问获取患者输血史、移植史、疾病史、用药史等信息，结合实验室检查结果才能判断血型，必要时实施相容性输血。

4. 拓展问题

（1）如果该案例中 IAT 未检出抗 B 抗体，是否可以配发 B 型红细胞？

（2）如果患者为 B 型 RhD 阳性，供者是 O 型 RhD 阳性，即为 ABO 次要不合 HSCT，应该如何输血？

（金　悦　陈凤花）

四、其他疾病输血治疗案例

[案例4-7]　外科失血性休克输血治疗

患者，男，53 岁，体重 68kg，A 型 RhD 阴性，右肾上腺有巨大肿物，在全身麻醉下行"腹腔镜下右肾上腺肿物切除术"。患者既往无严重合并疾患，无输血及手术史，术前 WBC 7.26×10^9/L、Hb136g/L、Hct 0.41、PLT 223×10^9/L，血气分析、生化及凝血功能检查正常。患者因血型较稀有，肾上腺肿物较大，并且为良性无功能，所以在手术中采用了等容血液稀释和自体血贮存技术进行治疗。患者放血 800mL，同时给予快速补液，使其 Hct 维持到 0.34。但在分离肾上腺肿物与下腔静脉粘连时发生下腔静脉破裂，导致患者短时间内大量出血，出血量达 2400mL，血压最低降至 50/30mmHg，心率 110 余次 / 分，中心静脉压 2cmH$_2$O，四肢凉，尿量减少，麻醉医师立即通过患者的中心静脉及外周静脉两条通路快速输注晶体液和胶体液，并且应用血管活性药物尽快提升血压以保证重要脏器的血液供应，同时从手术区域内回收自体血液，经处理后再输注给患者。在治疗过程中，当 Hb 降至 70g/L 以下时，将麻醉后采集的自体血又回输给患者。

1. 实验室检查

（1）患者大量失血后：①血常规：Hb 68g/L，Hct 0.22。②血气分析：pH 7.32，PO$_2$ 303mmHg，PCO$_2$ 37mmHg，HCO$_3^-$1.3mmol/L，BE −3.8mmol/L。

（2）抗休克治疗和补充自体血后：①血常规：Hb 101g/L，Hct 0.30。②血气分析：pH 7.39，PO$_2$ 324mmHg，PCO$_2$ 38mmHg，HCO$_3^-$ −24.6mmol/L，BE −2.1mmol/L。

2. 结果　该患者为大量失血所致的失血性休克，施行自体输血后症状改善。

3. 案例解析

（1）血气分析检查一般是用来判断患者有无呼吸衰竭，或者患者有无缺氧的一个指标，其检查指标的参考范围：pH 为 7.35～7.45，PO$_2$ 为 80～100mmHg，PCO$_2$ 为 35～45mmHg，HCO$_3^-$ 为 −23～+23mmol/L，BE −3～+3mmol/L。HCO$_3^-$ 和 BE 能用来判断患者是代谢性酸中毒还是呼吸性酸中毒，以及是代谢性碱中毒还是呼吸性碱中毒的指标。若患者 BE＞3mmol/L 时，提示机体存在碱过剩，可考虑为代谢性碱中毒，临床常见于低钾血症、胃肠炎、醛固酮增多症等疾病，可以采取纠正血钾、镇吐、止泻及抗醛固酮治疗。若患者出现 BE＜−3mmol/L 时，可考虑为代谢性酸中毒，提示机体酸过剩及组织缺氧，常见于糖尿病酮症酸中毒、甲醇中毒、尿毒症酸中毒、休克、心脏骤停等危重疾病，应尽快给予吸氧以及纠正缺氧、抗休克、心肺复苏等治疗。

（2）患者短时间内大量失血，失血量超过全身总血量的 20% 时，可表现为血压低，心率快，四肢凉，尿量减少，即有休克症状。

（3）外科手术时，由于肝、脾或大血管破裂常可导致短时间内大量失血。患者大量快速失血且有休克症状时，临床首要采取的解决办法是尽力止血并积极补充血容量，可经静脉快速输注晶体液和胶体液，根据患者失血后的 Hb 降低水平及凝血功能考虑是否需要输注红细胞、血浆和其他血液成分。

（4）本案例为 RhD 阴性患者，血型较为稀有，并且患者肾上腺肿物较大，且与下腔静脉粘连，术前应做好充分准备，包括开放粗大的外周静脉，桡动脉置管连续监测动脉压，中心静脉置管用于输注血管活性药物及监测中心静脉压力，通过动脉导管放自体血进行急性等容血液稀释（ANH），以及术中使用自体血液回收，并向输血科申请准备 FFP 和 RhD 阴性的悬浮红细胞。

4. 拓展问题

（1）在手术治疗过程中如何快速做出失血性休克的诊断？

（2）失血性休克后的补液原则是什么？

[案例4-8]　肿瘤患者输血治疗

患者，男，58 岁，因确诊结肠癌伴网膜、肝脏转移 1 年零 10 个月入院。患者于 2 年前行 FOLFO×4 方案化疗 10 周期后评价为疾病进展（progressive disease，PD），调整方案培美曲塞二钠联合尼妥珠单抗及免疫治疗 12 周期后出现严重腹痛、腹泻症状，临床给予对症治疗后症状缓解。本次入院后患者腹部疼痛明显，出现低蛋白血症、血红蛋白较低等临床表现，状况较差，不能耐受全身化疗。

1. 诊治过程　患者于入院后的第 1 天、10 天、13 天、23 天和 26 天开展实验室检查和进行输血、用药治疗（案例表 4-8-1）。

（1）实验室检查：患者于入院后的第 1 天、10 天、13 天、23 天和 26 天检测血常规均表现出红细胞减少，有轻度或中度贫血症状（Hb 处于 90～110g/L 时，为轻度贫血；Hb 处于 60～89g/L 时，为中度贫血）。

案例表 4-8-1　血液常规检查项目的动态监测

检查项目	1 天	10 天	13 天	23 天	26 天
RBC（×10^{12}/L）	2.82	2.34	3.06	2.41	2.90
Hb（g/L）	87	75	96	72	87
PLT（×10^{9}/L）	304	304	304	492	479
WBC（×10^{9}/L）	7.43	26.23	11.23	7.14	
G（%）	75.6	91.1	82.3	59.8	

注："G"为中性粒细胞

（2）治疗过程：①住院第 1 天：考虑患者为十二指肠梗阻，持续进行胃肠减压。②住院第 10 天：考虑患者为肿瘤负荷较大、感染、发热，积极给予患者注射用亚安培南西司他丁钠抗感染治疗。③住院第 13 天：患者病情减轻，继续抗感染、支持治疗。④住院第 16～17 天：连续两天输注悬浮红细胞、FFP 各 2U，同时给予白蛋白输注进行支持对症治疗。⑤住院第 23～25 天：患者感染症状已经得到控制，于住院 24 天和第 25 天连续两天输注 2U 悬浮红细胞以纠正贫血。

2. 结果　患者为恶性肿瘤引起的慢性病贫血。

3. 案例解析

（1）恶性肿瘤患者易出现慢性病贫血（anemia of chronic disease，ACD），发生率较高，仅次于缺铁性贫血。恶性肿瘤患者伴 ACD 多为轻至中度贫血，也可以是小细胞低色素性贫血。与缺铁性贫血的诊断标准有所不同，ACD 具有血清铁、总铁结合力降低，血清铁蛋白增高，血清可溶性运铁蛋白受体并不增高，红细胞游离原卟啉和锌原卟啉仅轻度升高，骨髓铁染色可染铁增多，但铁粒幼细胞数量减少，血清促红细胞生成素（EPO）减少。临床上单用铁剂治疗 ACD 效果不佳。

（2）本案例患者为结肠癌伴网膜、肝脏转移，并长期化疗，出现低蛋白血症、轻至中度贫血等临床症状。尤其恶性肿瘤患者，若伴有贫血症状是输注红细胞的指征，临床常选用的红细胞制剂有悬浮红细胞、洗涤红细胞、去白细胞红细胞。

4. 拓展问题

（1）恶性肿瘤伴有贫血症状的患者，如何进行输血治疗，Hb 应该提高到什么水平比较合适？

（2）需要开展输血治疗的肿瘤贫血患者宜输注哪种红细胞制剂？

[案例4-9]　肾病综合征输血治疗

患者，男，25 岁，主诉全身水肿、清晨起床后眼睑明显水肿 2 周。入院查体：BP 130/85mmHg，T 36.5℃，P 80 次 / 分，既往无特殊病史。入院第 2 天检查血清 ALB 12g/L，TC 12mmol/L，TG 3.6mmol/L，尿蛋白定性"4+"，尿蛋白定量 5.6g/24h 尿，24 小时尿量 350mL。

1. 诊治过程

（1）初诊：肾病综合征。

（2）治疗：①患者入院第 2 天，发现其尿量少，给予利尿剂治疗尿量无明显改变。②患者入院第 3 天，给予利尿剂治疗的同时，给予 20% 白蛋白制品 10g 静脉滴注，尿量明显增加。

2. 案例解析

（1）患者出现低蛋白血症、高脂血症、高蛋白尿、水肿等临床表现，临床初步诊断为肾病综合征。若需确诊，可进行肾活检。

（2）依据美国《白蛋白临床应用指南》，肾病综合征患者在利尿治疗的同时，需要补充白蛋白治疗。本案例患者的临床症状符合白蛋白临床应用指南，联合白蛋白和利尿剂治疗后，症状明显改善。

（李　萍）

五、输血治疗产生药物抗体案例

[案例4-10]　药物抗体引起的免疫性溶血性贫血

患者，男，53 岁，心脏术后 15 年，三尖瓣反流 9 年，胸闷憋气 5 月余第一次入院，收入心血管外科，排除手术禁忌后在气管插管全麻及中低温体外循环下行三尖瓣置换术，术后恢复良好后出院。出院 40 天后出现胸闷、憋气、间断咳嗽及少量咳痰，呈渐进性加重，夜间无法平卧入睡，为进一步治疗，再次入院收入心血管外科对症治疗，第一次手术后的第 70 天发现患者出现不明原因的 Hb 快速下降（第 66 天 Hb 106g/L、第 68 天 Hb 88g/L、第 70 天 Hb 69g/L），合并有肝肾功能障碍，并伴有心功能衰竭，输血科医师参与急会诊时，详细了解患者的基本情况及近期用药史后，一一排除了其他引起溶血性贫血的因素，高度怀疑该患者发生了药物性溶血性贫血，建议停药并进一步检查明确病因。患者停药第 2 天，Hb 从 69g/L 降至 41g/L，停药第 3 天 Hb 停止下降，停药第 5 天 Hb 开始逐步上升，患者其他实验室检测指标也逐渐好转，随后康复出院。

1. 实验室检查

（1）血型血清学检查：①血型：A 型 RhD 阴性（微柱凝集法）。②意外抗体筛查：阴性。③ DAT：阳性（多抗阳性，单抗 IgG 阳性）。④放散液抗筛检测：阴性。

（2）血液常规和生化检查：RBC 1.84×10^{12}/L，Hb 69g/L，Hct 0.19，PLT 166×10^9/L，WBC 8.97×10^9/L，TB 76.8μmol/L，IB 61.8μmol/L，游离血红蛋白 75mg/L，Ret 3.75%，BUN 28.85mmol/L。Cr 176μmol/L，γ-GT 148U/L，AST 337U/L，ALT 238U/L，LDH 1271U/L。

（3）药物抗体鉴定：采集患者 EDTA-K_2 抗凝血样，分别使用患者于第 66 天、第 68 天用过的两种药物（莫西沙星和舒普深）进行药物抗体鉴定，第 75 天的检查结果显示，患者血清中存在着抗莫西沙星和抗舒普深的药物抗体。

2. 结果　患者血清中存在药物性抗体并引起了免疫性溶血性贫血，患者停药后，Hb 逐渐上升。

3. 案例解析

（1）依据实验室检查结果，结合患者用药史和临床表现，可以明确诊断患者为药物性抗体引起的免疫溶血性贫血。

（2）输血科会诊意见：①立即停止使用莫西沙星和舒普深，密切监测溶血相关指标。②在没有明确感染指征的情况下，不要轻易给患者使用任何抗生素。③积极治疗溶血性贫血，防止出现急性肾功能衰竭、休克、DIC 等情况。④给予患者 EPO、铁剂、维生素 B_{12} 及叶酸等促进造血药物。主治医师接受输血科会诊意见并严格执行，其间患者血红蛋白已由 69g/L 降到 41g/L，停药第三天，血红蛋白停止下降，停药第五天，血红蛋白开始逐步上升，患者其他各项指标也在相应治疗下逐渐好转，血红蛋白升到 82g/L 后，转回普通病房，病情好转后出院。

（3）随着抗生素的大量使用，近几年由药物原因产生的免疫性抗体及其引起的溶血性贫血也有增多的趋势，但并没有引起临床医生的重视，常常被忽视甚至误诊。药物抗体引起的溶血性贫血，一般在停用药物后预后良好，也偶见严重溶血并发肾功能衰竭者。若患者出现贫血程度严重并且可能危及生命时，则需要输注红细胞抢救，输注过程应严密观察，及时处理输血反应。

4. 拓展问题

（1）当患者出现不明原因的溶血性贫血，输血科该从哪些角度协助临床查找原因？

（2）若临床医生和 / 或输血科工作人员对药物性抗体引起的溶血性贫血知之甚少，此类患者有可能发生什么后果？

（于淑红）

六、输血反应案例

[案例4-11] Kidd血型抗体导致输血反应

患者，男，69岁，B型RhD阳性，因肺癌手术曾多次输血，但从未发生过输血反应，本次因化疗致纯红再障再次入院，重度贫血貌，RBC 2.06×10^{12}/L，Hb 56g/L，WBC 8.9×10^9/L，入院当天输注了B型4U悬浮红细胞，无输血反应。5天后又输注B型悬浮红细胞2U，当晚出现发热、出汗、抽搐、胸闷、畏寒、全身酸痛、腹部不适等症状，继之出现恶心、呕吐、酱油色尿，经查间接胆红素增高，尿隐血"2+"，蛋白"1+"，临床按HTR进行处理，静脉快速滴注20%的甘露醇250mL，低分子右旋糖酐溶液250mL，碱化尿液静脉滴注5%碳酸氢钠溶液100mL等，对症治疗后，患者症状缓解，转危为安。次日，病情稳定，尿液变清。

1. 实验室检查

（1）血型定型：患者红细胞血型为B型，Rh阳性，详见案例表4-11-1。

案例表 4-11-1　ABO 和 Rh 血型鉴定

	ABO 正定型			ABO 反定型			Rh 定型
	抗 A	抗 B	抗 A, B	Ac	Bc	Oc	抗 D
室温 IS	-	+	+	+	-	-	+
4℃	-	+	+	+	-	-	+

注："IS"为直接离心

（2）DAT：阴性。

（3）意外抗体筛查：患者溶血反应前、反应后的血清与筛选细胞在抗人球蛋白介质中反应均为阳性，与患者自身细胞反应均为阴性。

（4）意外抗体鉴定：通过抗球蛋白试验患者血清中被检出抗Jk^a抗体。

（5）抗体效价测定：从谱细胞中选取Jk（a+b–）的Oc，在抗人球蛋白介质中与患者血清反应，抗Jk^a抗体效价为8。

2. 结果　患者由于反复输血产生了IgG的抗Jk^a抗体，导致急性溶血反应。

3. 案例解析

（1）为避免HTR，针对反复输血患者输血前必须开展意外抗体筛查与鉴定试验。

（2）抗Jk抗体并不多见，一旦产生多是由于输血或妊娠等免疫刺激产生的，如IgG抗Jk^a抗体、抗Jk^b抗体，这些抗体极易消失，输血前很难检测，常见于严重的迟发性HTR。本案例患者Jk抗原阴性，因反复输血可能机体已产生了少量的抗Jk抗体或者记忆性B淋巴细胞，当再次输入相当抗原阳性的红细胞，机体发生了回忆性免疫反应，抗Jk抗体迅速大量产生，出现了严重的溶血反应。

4. 拓展问题

（1）输血前应进行哪些实验室检查？具体流程是什么？

（2）临床发生了HTR，如何进行原因分析？

（于小佳）

第五节　新生儿溶血病相关案例

ABO、Rh血型系统是两个重要的血型系统，红细胞上表达的抗原很强，血清中规律性地存在着ABO抗体，而Rh血型抗体主要由免疫产生。这两个血型系统的IgG抗体极易引起新生儿溶血病。

[案例5-1] 抗cE抗体引起新生儿溶血病

新生儿，妊娠 38 周时出生，出生后 24 小时内出现黄疸，第 3 天血清 TB 561μmol/L，Hb 110g/L，高度怀疑为新生儿溶血病（HDN）。新生儿母亲为 30 岁，既往有孕产史，为 G_2P_2。

1. 实验室检查

（1）新生儿检查：①血型为 O 型、CcDEe（案例表 5-1-1）。② DAT：阳性（抗 IgG）。③ IAT：阳性。④意外抗体筛查：IgG 抗体阳性（案例表 5-1-2）。⑤意外抗体鉴定：基于 Rh 血型存在剂量效应的原因，通过阴性排除法初步判断受检血清中有抗 c 抗体、抗 E 抗体，或者是抗 cE 抗体（案例表 5-1-3）。⑥放散试验：阳性。通过抗球蛋白试验，新生儿红细胞放散液与 O 型 c^+E^- 红细胞、O 型 c^-E^+ 红细胞均呈阳性反应，说明新生儿红细胞致敏有抗 c 抗体、抗 E 抗体，或者是抗 cE 抗体。

（2）产妇检查：①血型为 O 型、CCDee（案例表 5-1-1）。②意外抗体筛查：阳性（案例表 5-1-2），有 IgG 抗体。③意外抗体鉴定：血清中检出抗 cE 抗体（案例表 5-1-3）。

案例表 5-1-1　ABO 和 Rh 血型鉴定

	正定型								反定型		
	抗 A	抗 B	抗 A,B	抗 D	抗 C	抗 c	抗 E	抗 e	Ac	Bc	Oc
产妇	-	-		4+	4+			4+	4+	4+	-
新生儿	-	-	-	4+	4+	4+	4+	4+	/	/	/

案例表 5-1-2　意外抗体筛选试剂抗原谱及微柱凝集法筛选抗体　批号：xxx

序号	Rh-hr					Kidd		MNS				Duffy		Kell		Lewis		P	产妇		新生儿	
	D	C	E	c	e	Jkᵃ	Jkᵇ	M	N	S	s	Fyᵃ	Fyᵇ	K	k	Leᵃ	Leᵇ	P1	盐水法	凝胶卡	盐水法	凝胶卡
Ⅰ	+	+	-	+	+	+	+	+	+	+	+	+	+	-	+	-	+	+	-	-	-	-
Ⅱ	+	-	+	-	+	+	+	+	-	+	-	+	+	+	+	-	+	+	-	3+	-	2+
Ⅲ	+	+	+	+	+	+	+	-	+	+	+	+	+	+	+	+	+	+	-	3+	-	2+
自 c																			-	-	-	3+

注："自 c"为产妇或新生儿自身红细胞

案例表 5-1-3　意外抗体鉴定试剂的抗原谱及微柱凝集法鉴定抗体　批号：yyy

序号	Rh-hr					Kidd		MNS					Duffy		Diego		Kell		Lewis		P	DO		Yt		产妇	新生儿
	D	C	E	c	e	Jkᵃ	Jkᵇ	M	N	S	s	Mur	Fyᵃ	Fyᵇ	Diᵃ	Diᵇ	K	k	Leᵃ	Leᵇ	P1	DOᵃ	DOᵇ	Ytᵃ	Ytᵇ		
1	+	+	-	+	+	+	-	+	-	+	+	+	+	+	-	+	-	+	+	+	+	+	+	/	/	/	-
2	+	+	-	+	+	+	+	+	+	+	+	+	-	+	-	+	-	+	+	+	+	+	+	/	/	/	-
3	+	+	-	+	+	-	+	+	+	-	+	+	+	+	-	+	-	+	+	+	+	+	+	/	/	/	-
4	+	+	+	+	+	+	+	+	-	+	+	+	+	+	-	+	-	+	+	+	+	+	+	/	/	3+	4+
5	+	+	-	+	+	+	+	+	+	+	+	+	+	+	-	+	-	+	+	+	+	+	+	/	/	/	-
6	+	+	+	+	+	+	+	+	+	+	+	+	+	+	-	+	-	+	+	+	+	+	+	/	/	3+	4+
7	+	+	+	+	+	+	+	+	+	+	+	+	+	+	-	+	-	+	+	+	+	+	+	/	/	2+	4+
8	+	+	+	+	+	+	+	+	+	+	+	+	+	+	-	+	-	+	+	+	+	+	+	/	/	2+	4+
9	+	+	-	+	+	+	+	+	+	+	+	+	+	+	-	+	-	+	+	+	+	+	+	/	/	/	-
10	+	+	+	+	+	+	+	+	+	+	+	+	+	+	-	+	-	+	+	+	+	+	+	/	/	3+	4+
自 c																										-	4+

注："自 c"为产妇或新生儿自身红细胞

2. 结果 IgG 抗 cE 导致 HDN。

3. 案例解析

（1）Rh 血型抗体为免疫 IgG 抗体，主要是由于输血或妊娠等免疫刺激产生。本案例母婴 ABO 血型均为 O 型，产妇既往有孕产史，为 G_2P_2，体内已免疫产生了 IgG 抗体，并且致敏在新生儿红细胞上，新生儿放散试验结果为阳性，出现的溶血病为单纯型的 Rh-HDN。

（2）意外抗体鉴定：①结合谱细胞的反应格局表，采用阴性排除法鉴定意外抗体。②考虑到 Rh 血型存在着剂量效应，综合判断谱细胞与受检血清或放散液的凝集程度，推测受检血清或放散液中可能存在的抗体是两种混合抗体，或者是联合抗体。

（3）本案例意外抗体鉴定：①由于该批号谱细胞的 7、8、9 号细胞均不含 E 抗原、含有 c 抗原，4、6、10 谱细胞含有 E 抗原、c 抗原，本案例 7、8、9 号谱细胞与产妇血清反应的凝集程度明显弱于 4、6、10 谱细胞，初步判断受检血清中有抗 c 抗体、抗 E 抗体，或者是抗 cE 抗体。②鉴别混合抗体或联合抗体：针对本案例，使用 O 型 c^+E^- 的红细胞对产妇血清进行反复热吸收，再对吸收后的 O 型 c^+E^- 的红细胞进行放散处理，并将放散液与 O 型 c^-E^+ 红细胞与反应，观察反应结果。若反应结果为阳性，说明产妇血清中的抗体为 IgG 抗 cE 抗体；若反应结果为阴性，说明产妇血清中的抗体为混合抗体，为 IgG 类抗 E、抗 c 抗体。

（4）新生儿换血治疗宜选择 O 型 E^-c^- 抗原的红细胞，并且产妇血清及新生儿放散液与供者红细胞交叉配血试验相合。

4. 拓展问题

（1）不同血型系统发生 HDN 后如何进行换血治疗呢？

（2）本案例为何要选择产妇血清及新生儿放散液与供者红细胞进行交叉配血试验？

[案例5-2]　ABO合并RhD新生儿溶血病

王某，女，32 岁，G_4P_2，产前未进行 HDN 筛查，产后抽脐带血进行 HDN 检测。

1. 实验室检查

（1）新生儿检查：①红细胞血型为 B 型、CCDee（案例表 5-2-1）。②DAT：阳性（抗 IgG）。③IAT：阳性。④意外抗体筛查：IgG 抗体阳性（案例表 5-2-2）。⑤意外抗体鉴定：血清中检出 IgG 抗 D 抗体（案例表 5-2-3）。⑥放散试验：红细胞放散试验阳性，在新生儿放散液中检出源自母体的抗 D 抗体。

（2）产妇检查：①红细胞血型为 A 型、Ccdee（案例表 5-2-1）。②意外抗体筛查：阳性（案例表 5-2-2）。③意外抗体鉴定：血清中检出抗 D 抗体（案例表 5-2-3）。

案例表 5-2-1　ABO 和 Rh 血型鉴定

	ABO 正定型			Rh 血型鉴定					ABO 反定型		
	抗 A	抗 B	抗 A, B	抗 D	抗 C	抗 c	抗 E	抗 e	Ac	Bc	Oc
产妇	4+	−	−	−	4+	4+	−	4+	−	4+	−
新生儿	−	4+	4+	4+	4+	4+	−	4+	/	/	/
父亲	4+	4+	4+	4+	4+	−	−	4+	−	−	−

案例表 5-2-2　微柱凝集法筛查意外抗体

	产妇		新生儿			产妇		新生儿	
	盐水法	凝胶卡	盐水法	凝胶卡		盐水法	凝胶卡	盐水法	凝胶卡
I	−	3+	−	4+	III	−	−	−	4+
II	−	3+	−	4+	自 c	−	−	−	3+

注："自 c"为产妇或新生儿自身红细胞。使用的筛查细胞（批号：xxx）进行意外抗体筛查，反应格局图同案例表 5-1-2

案例表 5-2-3 微柱凝集法鉴定产妇和新生儿血清中的意外抗体

	1	2	3	4	5	6	7	8	9	10	自c
产妇	3+	3+	3+	3+	3+	3+	–	3+		3+	
新生儿	4+	4+	4+	4+	4+	4+	–	4+	–	4+	4+

注："自c"为产妇或新生儿自身红细胞。使用的谱细胞（批号：yyy）进行意外抗体鉴定，谱细胞抗原谱同案例表 5-1-3

（3）产妇血清抗体效价检查：使用 2-Me 破坏受检血清中的 IgM 抗体后，再检测血清 IgG 抗体：①使用 B 型 RhD 阴性的红细胞，检测血清中的抗 B 效价为 256。②使用 O 型 RhD 阳性的红细胞，检测血清中的抗 D 效价为 64（案例表 5-2-4）。

案例表 5-2-4 产妇血清 IgG 抗 B、抗 D 抗体效价测定

血清倍比稀释	2	4	8	16	32	64	128	256	512	血清抗体效价
抗 B 效价测定	2+	2+	2+	2+	2+	1+	1+	1+	–	256
抗 D 效价测定	2+	2+	2+	1+	1+	1+			–	64

2. 结果 由于母胎 ABO、Rh 血型不合，产妇体内的 IgG 抗 B、抗 D 抗体引起了 ABO 合并 RhD 新生儿溶血病。

3. 案例解析

（1）ABO-HDN 多发于 O 型母亲和非 O 型父亲孕育的子女中，由母胎血型不合引起。本案例产妇为 A 型、父亲为 AB 型、新生儿为 B 型，产妇体内 IgG 抗 B 抗体效价已超过 64，可以通过胎盘使胎儿受累，诱发 ABO-HDN。另外，血清抗体效价的判断标准：从最高稀释度观察反应结果，以最先出现的"1+"凝集强度的结果为受检血清抗体的效价。

（2）本案例 Rh 血型产妇为 Ccdee 表型、父亲和新生儿均为 CCDee 表型，母胎 Rh 血型 D 抗原也不合，并且产妇血清中的抗 D 抗体效价已达到 64，以及新生儿放散试验为阳性，说明抗 D 抗体也引起了 Rh-HDN。

（3）本案例产妇 A 型 RhD 阴性，新生儿 B 型 RhD 阳性，并且母体血清及新生儿红细胞放散液中均检出抗 D 抗体，说明本案例为 ABO 合并 Rh-HDN，其溶血程度弱于单纯的 Rh-HDN，原因是母胎 ABO 血型不合，进入母体的胎儿红细胞先遭到母体抗 A 或抗 B 抗体的破坏，从而减少了胎儿红细胞 Rh 抗原的免疫作用。

（4）与单纯的 Rh-HDN 相比，ABO 合并 Rh-HDN 的患儿，其溶血程度一般较轻，多不需要换血治疗，临床通过药物治疗、光疗等可以完全治愈。

4. 拓展问题

（1）两种抗体并存的血清，如何选择红细胞进行抗体效价检测？

（2）该案例患儿若换血治疗应选择什么样的红细胞？

[案例5-3] IgG抗Mur抗体导致新生儿溶血病

王某，女，出生 10 天时，反应差，吃奶差，肌张力高，伴高胆红素血症（703.9μmol/L），Hb 78g/L，Ret 增高。王某母亲，海南人，36 岁，G_2P_1。

1. 实验室检查

（1）产妇检查：①红细胞血型：AB 型、CcDEe、MM 型（案例表 5-3-1）。②血清抗体筛查：盐水法、微柱凝集法均为阴性。③血清抗体鉴定：检出抗 Mur 抗体（案例表 5-3-2）。

（2）新生儿检查：①红细胞血型：A 型、CCDee、MN 型（案例表 5-3-1）。②DAT：阳性（抗 IgG 反应达"2+"）。③血清抗体筛查：盐水法、微柱凝集法均为阴性。④放散液抗体鉴定：新生儿放散试验阳性，放散液中检出抗 Mur 抗体（案例表 5-3-2、图 18-7）。

（3）父亲检查：红细胞血型为 B 型、CCDee、MN 型。

案例表 5-3-1　红细胞血型鉴定

	ABO 正定型			ABO 反定型			Rh 定型					MN 定型	
	抗A	抗B	抗A,B	Ac	Bc	Oc	抗D	抗C	抗c	抗E	抗e	抗M	抗N
产妇	4+	4+	-	-	-	-	4+	4+	4+	4+	4+	3+	-
新生儿	4+	-	4+	/	/	/	4+	4+	-	-	4+	3+	3+
父亲	-	4+	4+	4+	-	-	4+	4+	-	-	4+	3+	3+

案例表 5-3-2　意外抗体鉴定试剂的抗原谱及微柱凝集法鉴定抗体　　　　批号：**zzz**

序号	Rh-hr					Kidd		MNS					Duffy		Diego		Kell		Lewis		P	DO		Yt		产妇	新生儿
	D	C	E	c	e	Jkᵃ	Jkᵇ	M	N	S	s	Mur	Fyᵃ	Fyᵇ	Diᵃ	Diᵇ	K	k	Leᵃ	Leᵇ	P1	DOᵃ	DOᵇ	Ytᵃ	Ytᵇ		
1	+	+	-	-	+	+	+	+	+	-	+	-	+	-	-	+	/	+	-	+	+	/	/	/	/	-	-
2	+	+	-	-	+	+	-	+	-	+	+	-	+	-	+	-	/	+	-	+	+	+	-	/	/	-	-
3	+	+	-	-	+	+	+	+	+	-	+	-	+	+	-	+	/	+	-	+	+	/	/	/	/	-	-
4	+	+	+	+	+	+	+	+	+	+	+	-	+	-	+	-	/	+	-	+	+	/	/	/	/	-	-
5	+	+	-	-	+	+	-	+	+	-	+	-	+	-	-	+	/	+	-	+	+	/	/	/	/	-	-
6	+	+	-	-	+	+	+	+	-	+	+	-	+	-	+	-	/	+	-	+	+	/	/	/	/	-	-
7	+	+	-	+	+	+	+	+	+	-	+	-	+	-	-	+	/	+	-	+	+	/	/	/	/	-	-
8	+	+	-	-	+	+	+	+	+	+	+	-	+	-	+	-	/	+	-	+	+	/	/	/	/	-	-
9	+	-	-	+	+	+	+	+	-	-	+	-	+	-	-	+	/	+	-	+	+	/	/	+	+	-	-
10	+	-	-	+	+	+	-	+	+	-	+	-	+	-	+	-	/	+	-	+	+	/	/	/	/	2+	3+
11	+	-	-	+	+	+	-	+	+	-	+	-	+	-	-	+	/	+	-	+	+	/	/	/	/	-	-
12	-	-	-	+	+	+	+	+	+	+	+	-	+	-	+	-	+	+	-	+	+	/	/	+	+	-	-
自 c																										-	2+

注："自 c"为产妇或新生儿自身红细胞

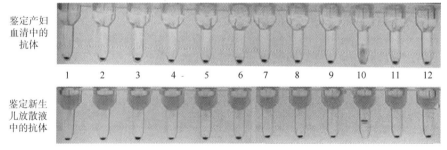

图 18-7　产妇血清及新生儿放散液与谱细胞的反应结果

2. 结果　抗 Mur 抗体导致新生儿溶血病。

3. 案例解析

（1）MNS 血型系统是第二个被发现的红细胞血型系统，血型抗原有 50 种，除 M、N、S 等常见抗原外，还有 Mur、Miᵃ 等低频抗原，在东南亚国家和中国台湾、海南、福建等沿海地区分布频率偏高。

（2）MNS 血型系统偶见 IgM 类的抗 Mur 抗体，甚至出现在没有免疫史的个体血清中，也偶见引起输血后溶血反应的 IgM+IgG 和 IgG 抗体，该血型系统的 IgG1、IgG3 亚型的 IgG 抗体能导致 HDN。本案例抗体筛查出现阴性结果，是由于筛选细胞中未含有 Mur 抗原阳性的细胞，但是用于抗体鉴定的谱细胞（案例表 5-3-2，批号：zzz）含有 Mur 阳性的红细胞，产妇血清和新生儿放散液中均检出了抗 Mur 抗体。

（3）新生儿换血治疗，建议选择 ABO、Rh 同型的血液进行换血。

4. 拓展问题

（1）MNS 血型系统抗体检测应选用哪些试验方法？

（2）意外抗体筛查和鉴定一般采用哪些试验方法？

（庞桂芝）

第六节　血栓弹力图临床应用相关案例

[案例6-1]　TEG在围术期患者凝血管理中的应用

患者，男，48 岁，双下肢肿胀半月、黑便 7 天、血尿 4 天，入院体查：发育正常，营养中等；全身皮肤、巩膜无黄染，无瘀斑、瘀点，无蜘蛛痣、肝掌，全身浅表淋巴结未扪及肿大；心肺无异常，腹软，全腹部无明显压痛、反跳痛及肌紧张；肝脾肋下未扪及，肠鸣音正常，双肾区无叩痛。患者既往发现血压升高半年，最高血压约 150/90mmHg，自诉间断口服硝苯地平片控制血压，未规律口服药物，平素未监测血压；血糖升高半年，未予相关诊治；否认"冠心病"等系统疾病史；否认"肝炎、伤寒或副伤寒、结核"等传染病史；否认药物过敏史。

1. 实验室检查

（1）血常规检查：WBC $60.8×10^9$/L，中性粒细胞 93.10%、淋巴细胞 2.00%、RBC $1.82×10^{12}$/L、Hb 61g/L、Hct 0.17、PLT $36×10^9$/L。

（2）肝肾功能检查：ALT 3.80U/L、AST 76.70U/L、ALB 35.50g/L、A/G 1.08、PA 166.00 mg/L、CHE 4960.00U/L、BUN 49.23mmol/L、Cr 1610.10μmol/L、UA 762.00μmol/L、Glu 9.42mmol/L、TB 5.46μmol/L、DB 2.36μmol/L、IB 3.10μmol/L。

（3）凝血功能检查：PT 15.2 秒、APTT 36.9 秒、TT 15.7 秒、Fg 6.41g/L、D-D（D-二聚体）3.76μg/mL、FDP 9.70μg/mL。

2. 影像学检查　　下肢血管超声示下腔静脉、双侧髂总静脉、双侧髂内静脉及双侧髂外静脉有血栓形成。

3. 诊疗过程

（1）入院检查与诊断：经实验室检查和影像学检查，初步诊断：①下腔静脉、双侧髂总静脉、双侧髂内静脉及双侧髂外静脉血栓形成。②急性肾功能衰竭。③右侧股总静脉附壁血栓形成。④膀胱壁稍高密度影积血占位。⑤中度贫血、血尿、黑便。⑥双肾周、腹盆腔渗出，腹腔积液。

（2）治疗过程：①患者施行下腔静脉、左肾静脉、双下肢深静脉经皮机械血栓清除术 + 双下肢深静脉、下腔静脉、左肾静脉造影术，术中出血量约 1000mL，予以输注悬浮红细胞 4U、血浆 400mL。输血后 Hb 升至 72g/L。②患者术后返回病房后，出现呕吐血凝块，黑便约 1000mL，神志清楚，对答切题，精神状态较前差，鼻氧管吸氧（4L/min），自感畏寒、寒战，呼吸略显急促、胸闷不适。查体：体温 36.8℃，心率 111 次 / 分，呼吸 26 次 / 分，血压 137/78mmHg，血氧饱和度 100%。③实验室检查：血常规和凝血功能指标见案例表 6-1-1、案例表 6-1-2 和图 18-8，患者 Hb 水平较前明显下降（案例表 6-1-1），考虑消化道出血，予禁饮食，抑酸护胃、补液扩容等对症处理，输注同型去白细胞悬浮红细胞 4U、同型血浆 400mL，维持循环稳定并动态监测患者生命体征，患者自感寒颤，考虑是否与休克有关，嘱加快输液，并注意保温，持续性肾脏替代治疗中未用肝素抗凝，加用质子泵抑制剂（proton pump inhibitor，PPI）和生长抑素止血处理，密切观察患者各个系统出血情况及其病情变化。

案例表 6-1-1　术后血常规检查和凝血功能检查

| | 血常规检查 | | | | 凝血功能检查 | | | | | |
	WBC (×10⁹/L)	RBC (×10¹²/L)	Hb (g/L)	PLT (×10⁹/L)	PT (s)	APTT (s)	TT (s)	Fg (g/L)	D-D (μg/mL)	FDP (μg/mL)
0d	15.92	1.57	52	70	12.3	34.6	29.9	3.94	79.28	239.5
1d	18.62	1.95	62	74	9.9	27.3	18.5	2.63	26.16	39.1
2d	19.98	2.31	71	103	10.1	24.9	18	2.68	17.04	28.8
3d	20.45	2.23	69	47	10.2	27.2	19.3	2.37	22.3	35

案例表 6-1-2　术后第 1 天的 TEG 结果

	R 时间 (min)	K 时间 (min)	α 角 (deg)	最大血块强度 (MA: mm)	综合凝血指数 (CI)	实际纤溶指标
TEG 结果	4.1	0.9	78.1	66.8	3.3	0
参考范围	4~9	1~3	53.00~72.00	50~70	-3~3	0~8

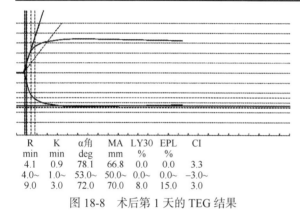

R min	K min	α角 deg	MA mm	LY30 %	EPL %	CI
4.1	0.9	78.1	66.8	0.0	0.0	3.3
4.0~ 9.0	1.0~ 3.0	53.0~ 72.0	50.0~ 70.0	0.0~ 8.0	0.0~ 15.0	-3.0~ 3.0

图 18-8　术后第 1 天的 TEG 结果

（3）会诊调整治疗方案：患者由于下腔静脉多发血栓、消化道出血，TEG 示患者处于高凝状态，输血科医师参与会诊，确定患者是否需要抗凝治疗。会诊意见：①患者输注同型去白细胞悬浮红细胞 2U 后 Hb 水平较前提升，示输血有效，予动态监测 Hb 水平及大便情况。② TEG 示 K 时间 0.9min、Angle 角 78.1、CI 值 3.3，提示患者处于高凝状态（案例表 6-1-2）。③ D-D 79.28μg/mL，FDP 239.5μg/mL，结合患者下腔静脉多发血栓，可进行抗凝治疗。④建议使用那屈肝素钙 2050U 皮下注射。⑤动态观察患者的凝血功能及血小板变化。

4. 案例解析

（1）凝血病相关诊断：①下腔静脉多发血栓；②消化道出血；③ DIC。

1）诊断依据：根据血管超声检查及黑便表现，下腔静脉多发血栓、消化道出血诊断明确。

2）DIC 诊断：①有引起 DIC 的基础性疾病——感染（降钙素原 18.07ng/mL、WBC 升高）、手术创伤。②症状：黑便。③实验室检查：血常规提示 PLT 下降；凝血功能检查提示：D-D、FDP 明显升高；TEG 提示高凝状态。

（2）治疗分析：①消化道出血治疗：完善内镜检查，动态监测 Hb 水平及大便情况，输注同型去白细胞悬浮红细胞以纠正贫血；抑酸治疗，肠外营养支持。②抗凝治疗：那屈肝素钙 2050U 皮下注射，Qd，应用至 FDP、D-D（D-二聚体）明显下降为止，抗凝基础上可输注 FFP，鉴于目前消化道出血已逐渐控制，暂时不用输注血小板。③纠正肝功能，提高肝脏储备功能。④动态监测患者凝血功能。

（3）诊疗体会：① TEG 能全面反映凝血状态，同时结合患者病史及凝血功能检查结果，查找凝血异常的原因。②结合患者出血情况、凝血功能检查和 TEG 指导临床治疗，纠正凝血功能紊乱。

5. 拓展问题

（1）患者消化道出血的原因有哪些？

（2）血栓与出血并存情况下如何开展实验室检查和制定治疗方案？

[案例6-2] TEG肝素酶杯对比检测在抗凝治疗中的应用

患者，男，66岁，因"便血5天"入院。5天前，患者无明显诱因出现便血，约300mL，为鲜红色，带血凝块。患者无头晕、乏力，无胸闷、气促；无恶心、呕吐、咯血、呕血；无腹胀、腹痛、腹泻等不适，遂就诊于当地诊所治疗（具体不详），较前稍好转。3天前，患者再次出现便血，为暗红色，无血凝块，具体量不详。入院当日，患者饮食后便血较前加重，量约为250mL，伴随症状同前，经平车推入，神志清醒，呼之能应；体温36.3℃，呼吸25次/分，心率110次/分，血压92/54mmHg；患者面色苍白，呈贫血貌，瞳孔等大等圆，直径约2.0mm，对光反射正常；胸部查体无特殊，腹痛，反跳痛，肌紧张，四肢冰凉，生理征存在，病理征未引出。自诉3月前因"腰椎骨折"行手术治疗（具体不详），有输血史，有"喉部新生物"病史，对"磺胺"过敏，长期口服"止痛药"（具体不详），否认"高血压、糖尿病"等慢性病史，否认"肝炎、伤寒或副伤寒、结核、痢疾"等传染病史。

1. 实验室检查

（1）血常规检查：RBC 2.99×10^{12}/L、Hb 87g/L、Hct 0.26、RDW-CV 20.50%、PLT 88×10^9/L。

（2）凝血功能检查：APTT 31.9秒、PT 12.30秒、Fg 1.34g/L、TT 21.2秒、D-二聚体 16.20μg/mL。

（3）生化检查：①电解质：Na^+ 132.75mmol/L、Ca^{2+} 1.78mmol/L、Mg^{2+} 0.74mmol/L。②肝肾功能：Glu 8.48mmol/L、CRP 25.60 mg/L、ALT 62.20U/L、AST 138.30U/L、TP 46.64g/L、ALB 24.60g/L、A/G 1.12、TBA 15.30μmol/L、CHE 4154.00U/L、PA 124.00 mg/L、CK 21.00U/L、LDH 1056.00U/L、α-HBDH 856.00U/L。

（4）血气分析：FiO_2 37%、pH 7.35、PO_2 140mmHg、PCO_2 28mmHg、BE -8.7mmol/L、HCO_3^- 15.50mmol/L、Lac 4.50mmol/L、K^+ 4.30mmol/L、Na^+ 132.00mol/L、P/F 378mmHg。

（5）专科评分：APACHE Ⅱ评分27分，SOFA评分7分。

2. 诊疗过程

（1）入院诊断：①消化道出血。②失血性休克。

（2）治疗过程：入院后立即予艾司奥美拉唑、生长抑素、特利加压素、垂体后叶素止血治疗，去甲肾上腺素升压治疗，同时静脉补液扩容抗休克，积极完善相关检查，药物止血不佳，患者生命体征不平稳，急诊内镜、ICU会诊意见建议转入ICU在高级生命支持下行内镜检查。急诊床旁肠镜下见肝曲巨大溃疡，已行止血治疗，但溃疡面大，内镜下止血治疗效果不佳，再次便血3次，约600mL，在肛肠外科行剖腹探查＋右半结肠扩大切除术，且术前患者已存在休克状态，术中输注去白细胞悬浮红细胞6U、血浆400mL。

（3）术后监测：①术后第1天，血常规提示Hb水平较前明显下降（Hb 51g/L），Fg明显下降（0.87g/L），输注去白细胞悬浮红细胞2U、冷沉淀凝血因子20U，维持循环稳定，动态监测凝血。②术后第2天，血常规示Hb提升不明显（Hb 54g/L）；患者凝血功能紊乱，血管B超示双下肢静脉血栓，输血科参与会诊指导输血及抗凝治疗。③术后第3天，再次检测TEG结果，出现异常。结果详见案例表6-2-1、案例表6-2-2和图18-9。

案例表 6-2-1 围术期血常规和凝血功能检查

	项目名称/日期	术前	术后0天	术后1天	术后2天	术后4天
血常规检查	WBC（$\times 10^9$/L）	7.63	5.96	6.83	5.98	9.2
	RBC（$\times 10^{12}$/L）	1.65	2.8	1.73	1.79	2.00
	Hb（g/L）	49	80	51	54	60
	PLT（$\times 10^9$/L）	55	46	69	41	45

续表

项目名称/日期		术前	术后0天	术后1天	术后2天	术后4天
凝血功能检查	PT（s）	13.9	35.9	15.5	10.2	18.3
	APTT（s）	38.9	77.2	40.6	27.2	53.6
	TT（s）	22.3	27.6	40.8	19.3	54.2
	Fg（g/L）	0.85	1.13	0.87	1.14	0.76
	D-D（μg/mL）	/	5.13	6.64	22.3	16.08
	FDP（1：2）	/	17.05	13.7	35	41

注："/"为未检查

案例表 6-2-2　术后第 3 天的 TEG 结果

	R时间 （min）	K时间 （min）	α角 （deg）	最大血块强度 （MA：mm）	综合凝血指 数（CI）	实际纤溶 指标	肝素酶杯凝血因 子活性
TEG 结果	40***	N-A	34.9	19.1	-26.2	0	23.6
参考范围	4～9	1～3	53～72	50～70	-3～3	0～8	4～9

注："*"为提醒异常；"N-A"为不能测量

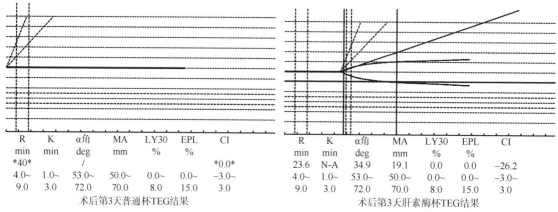

R min	K min	α角 deg	MA mm	LY30 %	EPL %	CI
40	/	34.9	19.1	0.0	0.0	*0.0*
4.0～ 9.0	1.0～ 3.0	53.0～ 72.0	50.0～ 70.0	0.0～ 8.0	0.0～ 15.0	-3.0～ 3.0

术后第3天普通杯TEG结果

R min	K min	α角 deg	MA mm	LY30 %	EPL %	CI
23.6	N-A	34.9	19.1	0.0	0.0	-26.2
4.0～ 9.0	1.0～ 3.0	53.0～ 72.0	50.0～ 70.0	0.0～ 8.0	0.0～ 15.0	-3.0～ 3.0

术后第3天肝素酶杯TEG结果

图 18-9　术后第 3 天普通杯 TEG 和肝素酶杯 TEG 结果

3. 案例解析

（1）诊断依据：①失血和溶血：患者腹腔引流管引流出血性液体，胆红素升高；红细胞输注无效，待排除迟发性溶血。②肝素过量合并凝血因子缺乏及血小板功能低下：普通 TEG：无法测出各项指标，R 时间大于 40 分钟；肝素酶杯对比检测 R 时间为 23.6 分钟，R 时间差大于 2，提示低凝。

（2）诊疗分析：①手术当日术中出血 1000mL，输注去白细胞悬浮红细胞 6U，输血后 Hb 80g/L，术后第 1 天 Hb 下降至 51g/L，输注悬浮红细胞 2U 后复查 Hb 为 54g/L，输注效果不佳。此时患者 Coombs 试验为阴性，肝功能提示 DB 轻度升高。患者短期内血红蛋白下降明显，考虑失血原因，目前患者无便血及呕血，建议警惕有无腹腔内出血的可能，注意观察。②为排除有无迟发性溶血的可能，建议继续动态监测患者血常规及肝功能，注意血红蛋白及胆红素的变化情况。③外周血涂片观察有无细胞碎片。④有缺氧表现时可输注红细胞制剂。⑤动态观察 PLT、Fg、D-D、FDP 的变化，警惕 DIC。⑥检测 TEG，判断患者凝血状态。TEG 检测结果显示患者严重低凝，考虑为肝素过量且同时伴有消耗性凝血因子缺乏及血小板缺乏所致。建议使用鱼精蛋白中和肝素，输注 FFP 或冷沉淀凝血因子，补充血小板。

（3）诊疗体会：TEG 是肝素治疗的检测指标，应同时进行普通检测与肝素酶杯对比实验以判定低凝的原因，指导肝素治疗。肝素过量时及时停用，必要时采用鱼精蛋白中和。

4. 拓展问题

（1）什么情况下选择肝素酶对比检测？

（2）术后应该如何管理患者凝血功能？

（黄吉娥）

第七节 输血安全管理相关案例

从血液安全采集、正确制备、合理储存和运输，规范实施输血相容性检测和临床合理选择血液成分并安全输注的全流程，均要求加强质量控制，确保输血安全。

[案例7-1] 意外抗体筛查试验的室内质控管理

某日，输血实验室工作人员小白和往常一样做输血相容性检测的室内质控标本（1号和2号两支质控品），结果与前一天的质控结果存在着较大差异（案例表 7-1-1）。

案例表 7-1-1 两支质控品的意外抗体筛查试验结果

时间	1号质控品			2号质控品		
	I	II	III	I	II	III
当天	2+	2+	2+	3+	±	3+
前一天	2+	2+	2+	3+	2+	3+

注：1号质控品为 A 型 RhD 阴性个体的血清，含有抗 D 抗体；2号质控品为 B 型 RhD 阳性个体的血清，含有抗 Fy^a 抗体

1. 质控检验

（1）2号质控品的 II 号细胞凝集反应较前一天明显减弱，复查结果一致。

（2）小白向科室质控员小张反映了该情况。

（3）小张检查了各种试剂的外观和有效期，均无异常，又仔细检查了抗筛细胞谱，然后询问小白今天是否更换过抗筛细胞。小白回答，新打开了一盒抗筛细胞，添加到试剂瓶中（瓶中还剩一些未用完的抗筛细胞）。

（4）小张找出两张抗筛细胞谱（案例表 7-1-2、案例表 7-1-3），放在小白面前，小白这才恍然大悟，原来不同批号的细胞抗原谱不一样。

（5）小白将原先试剂瓶中的抗筛细胞试剂倒掉，清洗试剂瓶后重新配制试剂细胞，复检2号质控品结果为3+、0、3+，符合预期，质控在控。

案例表 7-1-2 意外抗体检测试剂（人血 O 型红细胞）抗原谱 批号：xxx

序号	Rh-hr					Kidd		MNS				Duffy		Kell		Lewis		P1PK
	D	C	E	c	e	Jk^a	Jk^b	M	N	S	s	Fy^a	Fy^b	K	k	Le^a	Le^b	P1
I	+	+	−	−	+	+	+	+	+	+	+	+	−	−	+	−	−	+
II	+	−	+	+	+	+	−	+	+	+	+	+	+	−	+	−	−	−
III	+	+	−	+	+	+	+	+	+	+	+	+	+	−	+	−	+	+

案例表 7-1-3 意外抗体检测试剂（人血 O 型红细胞）抗原谱 批号：yyy

序号	Rh-hr					Kidd		MNS				Duffy		Kell		Lewis		P1PK
	D	C	E	c	e	Jk^a	Jk^b	M	N	S	s	Fy^a	Fy^b	K	k	Le^a	Le^b	P1
I	+	+	−	−	+	+	+	+	+	+	+	+	−	−	+	−	−	+
II	+	−	+	+	+	+	−	+	+	+	+	−	+	−	+	−	−	−
III	+	+	−	+	+	+	+	+	+	+	+	+	+	−	+	−	+	+

2. 案例解析

（1）输血相容性检测室内质量控制是保证检验结果准确可靠的重要措施。ABO 血型鉴定和意外抗体筛查分别为定性和半定量结果，不适用于 Cut-off 值和绘制质控图来实现质量控制。一般来说，阴性质控出现阳性结果，或者阳性质控结果与预期结果相比超过"1+"凝集强度差异时，即判定为输血相容性检测室内质控失控。

（2）当输血相容性检测室内质控失控时，应查找原因。一般处理流程为：①对出现问题的质控品复检，如果复检结果未失控，则可能是人为差错。②排除人为差错外，若质控结果仍不在控，应更换新的质控品进行复检，如果复检结果正常，则说明是由于原来质控品失效或发生污染所致。③更换质控品后仍失控，可更换相应试剂、耗材后再复检失控项目，如果仍未解决，则应对仪器性能进行重新验证，校准后复测失控项目，以排除仪器问题。④经上述处理后仍然失控，可能存在较为复杂的原因，应立即停止相关失控检测项目，必要时采用替代方法（如手工法、更换其他在控检测设备）或转送至其他实验室委托检验；同时，与试剂或仪器厂家沟通，寻求技术上的支持。

（3）本案例中，由于实验室工作人员小白使用试剂不规范，将不同批号的抗筛细胞混合使用，而前一天使用批号为"xxx"的抗筛细胞的Ⅰ、Ⅱ、Ⅲ号细胞 Fy^a 均为阳性，当天使用批号为"yyy"的抗筛细胞其Ⅰ号和Ⅲ号细胞 Fy^a 为阳性，Ⅱ号细胞 Fy^a 为阴性。因此，2 号质控品的Ⅱ号细胞预期应为阴性结果，而由于小白的粗心大意，将不同批号的抗筛细胞混用，导致 2 号质控品的Ⅱ号细胞出现"1+^{w}"的凝集强度。

（4）不同批号的试剂不可混用，在实验前也应检查试剂批号、有效期和状态（如是否溶血、是否受到细菌污染等），避免影响检验结果。

3. 拓展问题

（1）临床能否使用 ABO 亚型标本作为血型质控品？

（2）临床除已开展的项目检测前进行室内质控外，还有哪些情况需要做室内质量控制检测？

[案例7-2] 输血前复核RhD血型与血袋标签不一致

患者，女，34 岁，O 型 RhD 阴性，因"G$_1$P$_0$ 妊娠 38 周，部分前置胎盘"入院，现因剖宫产手术申请备红细胞 2U，意外抗体筛查阴性。输血实验室工作人员小王用该患者样本与血站发来的血袋编号为 9000123456789、标签为"O 型 RhD 阴性悬浮红细胞"进行交叉配血试验，配血结果主、次侧均相合，但是在复查献血者 RhD 血型时，发现献血者红细胞与 IgM 抗 D 有凝集反应（凝集强度为"1+"）。

1. 案例解析

（1）交叉配血试验主要是检测受血者 / 献血者血清或血浆中有无破坏献血者 / 受血者红细胞的抗体，使受血者与献血者的血液间没有不相合的抗原、抗体成分。完整的交叉配血试验应包括：①复查受血者血样的 ABO 和 RhD 血型。②查阅受血者以前的血型检测记录，如与此次不符，应及时分析原因并处理。③选择献血者 ABO 和 RhD 血型复核无误的合格血液制剂与受血者血样进行交叉配血试验。④交叉配血试验必须包括能检出不完全抗体的方法，如低离子凝聚胺法、间接抗球蛋白试验等，不能单独使用盐水介质法。⑤对于可疑的结果，必须在显微镜下进行确认，凝集和溶血均为阳性结果，提示交叉配血不合。

（2）Rh 血型系统非常复杂，临床上最重要、最常见的 5 个抗原分别是 D、c、C、e、E。Rh 系统中免疫原性最强的是 D 抗原。D 抗原表位结构复杂，大多数 D 阳性个体红细胞表达正常 RhD 蛋白。然而已经有报道超 500 种 *RHD* 等位基因编码的蛋白质存在氨基酸的改变。这些等位基因可以造成许多 D 抗原表达异常。临床常见的 D 变异型有：①弱 D：传统上弱 D 表型定义为红细胞上 D 抗原量减少，需要应用间接抗球蛋白试验（IAT）才能检测出红细胞上的 D 抗原。②部分 D：由于部分 *RHD* 被相应 *RHCE* 序列取代后形成的杂交基因所致，部分 D 的改变可能位于细胞膜外，或者可以位于内部，改变了细胞外的抗原表位。③ Del：红细胞表达的 D 抗原水平极低，只能通过吸收放散检出。亚洲 D 阴性人群中有 10%～30% 为 Del。Rh 血型系统抗体通常是通过妊娠或输血免疫产生，大多数 Rh 抗体为 IgG 类型。

（3）本案例中，编号为 9000123456789 的红细胞制剂经 RhD 血型复核，D 抗原有"1+"的凝集，与血袋标识的 RhD（+）不相符，可能的原因：①该袋血液可能为弱 D 或部分 D，采供血机构漏检或未进行 Rh 阴性确认。②将其他血袋的标签错贴到此袋血上。一旦发现血辫的血型结果异常，应重新复测血辫、血袋内血液的血型，结果一致但仍然不符合预期、或者血辫与血袋内复测结果不一致均属于异常情况，不可将该血液发往临床使用，应立即上报实验室负责人，将血袋和血辫封存送回采供血机构调查原因。

（4）根据《临床输血技术规范》（2000 年）第十条"对于 RhD 阴性和其他稀有血型患者，应采用自身输血、同型输血或配合型输血。"和第十五条"输血科（血库）要逐项核对输血申请单、受血者和供血者血样，复查受血者和供血者 ABO 血型（正、反定型），并常规检查患者 RhD 血型（急诊抢救患者紧急输血时，RhD 检查可除外），正确无误时可进行交叉配血。"，为减少因抗原暴露产生抗 D 抗体的风险，RhD 阴性患者无论是同型还是非同型相容性输血前，必须复查受血者和献血者的 RhD 血型。

2. 拓展问题

（1）本案例中若孕妇丈夫血型为 A 型 RhD 阳性，新生儿易发生哪种类型的 HDFN？

（2）弱 D 个体在作为受血者和献血者时有何不同？应如何处理？

（陈凤花）

第八节　输血护理相关案例

[案例8-1]　输血反应护理

患者，男，26 岁，O 型，因胃溃疡-上消化道出血入院。查体：体温 36.7℃，心率 80 次 / 分，血压 120/85mmHg，WBC 15.7×10^9/L，RBC 3×10^{12}/L，Hb 65g/L，出凝血时间正常，大便潜血强阳性，急性面容，神志清，面色口唇黏膜苍白，贫血貌。临床给予止血、支持疗法、输 O 型浓缩红细胞 2U，输至 100mL 时患者突然出现头昏、乏力、畏寒、全身不适，考虑为输血反应，给予抗过敏处理，并减慢输血速度，上述症状消失，直至血液输完后未再出现不良反应。次日，患者病情突然加重，呕吐暗红色血液约 1000mL，立即行手术治疗。术后再次输入 O 型全血 800mL 时，患者出现头昏、胸闷、乏力，小便呈酱油色，经查 Hb 40g/L，Rh 血型为阴性。

1. 案例解析

（1）患者可能出现输血引起的溶血反应，原因是输血前未检查患者的 Rh 血型，导致发生因供受者 Rh 血型不合引起的溶血反应。

（2）Rh 血型系统抗体为经过输血、妊娠等免疫刺激后产生的 IgG 抗体，很少见有天然抗体。Rh 阴性患者第一次输入 Rh 阳性血液，一般不会出现溶血反应，但可以产生记忆性的 B 细胞和少量抗体，当患者再次输入含有相应 Rh 抗原的血液制剂时即可发生溶血反应。

（3）患者出现了输血反应，临床应采取紧急救治，并做好输血后的护理工作。临床常采取的措施：①立即停止输血，吸氧，建立静脉通道，遵医嘱给予升压药，纠正水电解质紊乱，保持酸碱平衡。②保护肾区，两侧腰部封闭，并用热水袋热敷。血压稳定后静脉滴注甘露醇，直至血红蛋白尿消失。③静脉注射碳酸氢钠注射液碱化尿液，减轻血红蛋白对肾小管的损伤，避免破坏肾功能。④密切观察生命体征和尿量、尿色，复查患者血型、未输完血液的血型，做好记录。⑤若患者出现休克症状，应进行抗休克治疗。⑥安慰患者，消除其紧张、恐惧心理。

2. 拓展问题

（1）临床如何操作才能避免输血反应的发生？

（2）输血反应的护理方法有哪些？

[案例8-2] 护理失误导致的输血事故

患者，女，40岁，因剖腹产术后大出血，需立即输血。护士遵医嘱给患者输注悬浮红细胞2U，输血后1小时左右患者突然出现畏寒、寒战，继而发热，体温高达39℃，并伴有头痛、恶心、呕吐。询问后，发现该患者有多次输血史。

1. 案例解析

（1）发热反应是临床常见的输血反应，其诱因：①由致热源引起的，如血液制剂或制品和输血用具被致热源污染。②有反复输血史，受血者体内产生白细胞抗体，当再次输血时，受血者体内产生的抗体和血液制剂或制品内的白细胞发生免疫反应，引起发热。③输血过程中未严格遵守无菌操作原则，造成了污染。

（2）患者出现了发热反应，应采取的护理措施：①症状较轻者，可减慢输血速度，症状可自行缓解。②严重者，应立即停止输血，严密观察生命体征并对症治疗，如寒战者应注意保暖、高热者给予物理降温，及时通知医生。③必要时遵医嘱给予解热镇痛药或静脉注射地塞米松。④安抚患者和家属，消除恐慌和焦虑。⑤将输血器、剩余血液和储血袋一并送检。

2. 拓展问题

（1）成分输血的护理要求有哪些？

（2）施行HSCT和血浆置换治疗时如何正确开展输血护理工作？

（习鹏娇）

第十九章 临床输血相关仪器

血液是一种宝贵的资源，从其采集、成分分离与制备、实验室安全检查和规范管理，到临床实施精准输注或血液治疗的整个流程，输血相关的仪器设备均发挥着重要作用。例如，血液成分分离机能将全血分离制备成多种成分血液，也可以直接机采获取或者去除高纯度的单一成分，极大地提升了血液输注或治疗的功效。标本处理及孵育系统、全自动血型分析仪和血栓弹力图仪器等设备便捷了血液检验流程，提高了工作效率，确保了检验结果的准确性。本章节从血液成分的制备和检查的角度简要介绍几种临床常用的输血相关仪器设备（本章的仪器照片、均后附彩图）。

第一节 血液成分制备相关仪器

血液采集和成分制备需要经过严格规范的献血者信息登记和检验流程，采供血机构一般采用小型仪器（如离心机、血红蛋白分析仪等）和简单试验（如金标法等）检查献血者的血型、血红蛋白浓度和传染性标志物，初检合格后方可进入血液正式采集环节，并通过血液成分分离制备系统制备出不同的成分血液，也可以通过仪器直接采集或去除血液中的单一成分，用于临床多种疾病的治疗。

一、血红蛋白分析仪

血红蛋白分析仪是一种小型仪器，采用十二烷基硫酸钠（sodium dodecyl sulfate，SDS）比色法定量检测血液血红蛋白（haemoglobin，Hb）浓度，在采供血机构、临床检验科和体检中心等单位应用广泛。

1. 仪器构造 血红蛋白分析仪是一种单波束过滤仪器（图 19-1），由 LED 光源、单固定滤光器、光敏二极管、液晶显示屏和数字显示设备等组成，信号端口 USB 串口可连接电脑。

2. 工作原理 血液 Hb 可与 SDS 作用，生成 SDS-Hb 棕色化合物，其颜色深浅与 Hb 浓度呈正比。在仪器液晶显示屏上，通过手动触摸屏幕调零和设置程序，而后将标本置于仪器上 10mm 正方形玻璃或塑料比色杯中，或者置于直径 14mm 的圆形比色杯中，并在固定通道且波长 540nm 处进行测定，仪器自动扫描比色、记录、贮存、统计换算 Hb 的浓度、数据传输并打印报告。

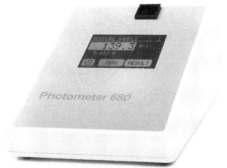

图 19-1 血红蛋白分析仪

3. 临床应用 该仪器可用于检测血液 Hb、丙氨酸氨基转移酶（ATL）、乳糜血（chylous blood）程度、铁蛋白（ferritin，Fer）、转铁蛋白（transferrin，TRF）等项目，适用于采供血机构无偿献血者献血前体外定量测定 Hb 含量，也可用于检测血糖和血脂等生化指标。

4. 性能分析 该机器具有：①性能稳定，小巧轻便，重量约为 520g。②检测时间约为 2 秒，方便快捷，结果准确。③采用的比色杯为分立式比色，可反复进行，无交叉污染。

5. 维护与保养 使用临床化学实验室常用的商业去污剂对仪器表面进行清洁保养。在关闭仪器并切断电源的情况下，使用柔软的抹布配合去污剂进行擦拭，防止仪器进水。

二、离 心 机

血液从成分分离、制备到实验室安全检查等流程，均需要离心机操作完成。离心机的种类较多,如台式离心机、低速离心机、高速离心机、迷你离心机、低速大容量离心机、高速冷冻离心机、大容量冷冻离心机等,可以通过这些设备开展血型血清学试验和分子生物学检测。下面以低速大容量离心机例进行简要介绍。

1. 仪器构造　低速大容量离心机主要由驱动系统(马达)、制冷系统、转子系统及控制系统(操作面板)等构成。其中,操作面板上的触控屏可以进行离心程序设定和导航,能实时显示离心时的状态,如剩余时间、转速、温度等。

2. 工作原理　离心是血液成分分离技术的一种,是利用离心机转子高速旋转产生强大的离心力,把生物样品不同沉降系数和浮力密度的物质(如细胞、细胞器、生物大分子等)进行分离,可有效实现具有密度差异的固-液或液-液的分离和提纯。低速大容量离心机的操作流程(图 19-2):①开机:仪器自检,触控屏上显示机器的当前状态。②开盖:打开离心机门(腔门和转头盖)。③安装转头和空白吊篮(厂家已安装,无需操作)。④配平:在空白吊篮中放置血袋等样本,对应配平。⑤关闭离心机门。⑥输入参数:预设转速/RCF 值、运行时间、温度等。⑦运行离心机,此时不能打开离心机门。⑧停止:完成预设离心时间后转速下降到零,自动停机。⑨打开离心机门,取出标本。

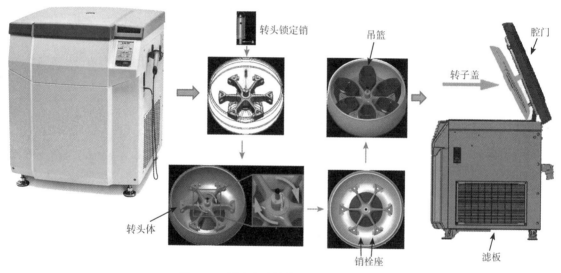

图 19-2　低速大容量离心机的操作流程

3. 临床应用　血液中的不同成分(如白细胞、红细胞、血小板)存在着密度差异,在离心场的作用下,可以分离获取不同的血液成分。大容量落地离心机是采供血机构进行血液成分分离制备的专用设备,配备有水平转头和配套的离心吊篮、套筒。另外,通过更换吊篮及适配器,也可以选配 5~7mL 采血管,用于生化项目的检测。

4. 性能分析　该设备具有的特点:①离心腔门和转头盖采用自动开启/关闭设计,自动化程度高,极大降低了人员感染的风险。②整合当今最新的机械制造及电子控制技术,主机功率<5400VA,最大容量可达 16×500mL 血袋或 32×200mL 三联血袋,单台处理容量提升约 33%,大大节省了实验室空间和提高了工作效率,降低了能源消耗,更加环保。③液晶触控面板,操作方便。④具有 APP 远程控制、中文操作界面和数据管理软件,可以满足无纸化数据记录、管理及数据追溯性的要求,便于规范化管理。

5. 维护与保养　为了保护技术人员、环境及材料起见,需要对离心机及附件进行定期清洁,必要时进行消毒。

(1)清洁:①使用热水或 pH 在 6~8 的中性清洁剂小心冲洗离心机转头、吊篮、盖子、适配器、离心管及配件,不可使用肥皂液、漂白液和擦洗粉等具有腐蚀性的清洁剂,清洁后用抹布将其擦干,或者在温度低于 50℃ 的热空气柜或烘干箱干燥。将转子腔体朝下放在塑料格栅上,让腔体排尽水分并完全干燥。②对于难以去除的污垢残余，可以用刷子去除，而后用少量蒸馏水冲洗，最后用吸水毛巾擦干。不可使用钢丝刷。③拆下转子后，用干净软布蘸少量清洁剂清洁离心室。④拔出电源插头，用干燥的微纤维布清洁触控屏。⑤把离心机侧面的格栅卸下，取出滤板，并用吸尘器清洁滤板的两面。⑥清除耳轴中（吊桶的枢轴点）的油脂。

（2）维护：①金属部件：转子和附件彻底清洁后，检查有无磨损、腐蚀和损坏，确保防护涂层完好无损。若出现磨损和化学品造成的腐蚀，如铁锈或白色金属点蚀，必须立即拆除转子或附件。不定期检查吊杯的底部和离心管腔。②塑料部件：检查有无裂纹、磨损、刮痕和裂纹。③在清洁铝质部件之后，用一块软质抹布在部件上及其开孔处涂布防油油。例如，使用润滑脂润滑水平转头的耳轴、转头体的锁定销和吊篮侧面的销栓座。④转子和吊桶的使用次数可以通过仪器生成的日志查阅，达到最大使用周期时进行更换。

三、血液成分分离机

血液成分分离机的种类较多，可以把采集的新鲜全血分离制备成不同的血液成分，也可以直接从人体采集高纯度、高浓度的单一成分，用于临床输血治疗或疾病情况下的病理成分去除。

（一）全自动血液成分分离机

1. 仪器构造 全自动血液成分分离机主要由上和下挤压板（挤压出离心后的血液）、横隔板、顶挤压板（转移存储溶液）、探测器（探测从血浆到白膜或红细胞的界面）、阀门（有夹闭和热合功能）、血浆秤和红细胞秤（有排气功能）、悬挂针（收集血袋和称重）、瓣塞器、管路夹阻塞件、压力门、横隔板、彩色显示屏、控制面板等部件组成（图 19-3），同时配有 25-针 D-sub 前部接口、USB 端口、LAN 端口（网络连接）和条码扫描器端口。

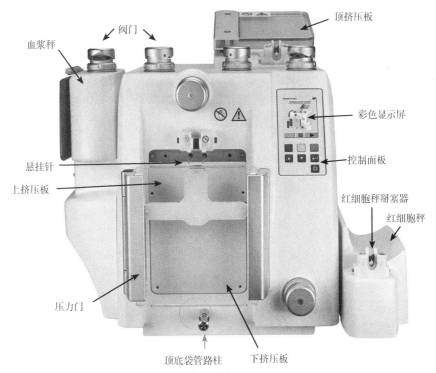

图 19-3 全自动血液成分分离机

2. 工作原理 与传统手工夹板法相比，该仪器可在不同操作程序控制下，实现多个挤压板与各种探头及热合探测阀门的精密配合，通过电动挤压方式，将储存在一次性塑料血袋联袋内的离心分层后的全血分离为血浆、白膜和悬浮红细胞等血液成分。操作流程（图 19-4）：①开机自检：

开机后，仪器各个零部件进行自检测试。②启动：将离心后的全血血袋小心插入到对应的悬挂针和掰塞器中，按程序扫描条码和操作，仪器自动把血浆转移到血浆袋中，白膜层转移至白膜层袋中，红细胞保养液转移到浓缩红细胞中。③称重：仪器自动将血浆袋和红细胞袋减至所设置的容量，血袋输（引）血塑料管热合封闭。

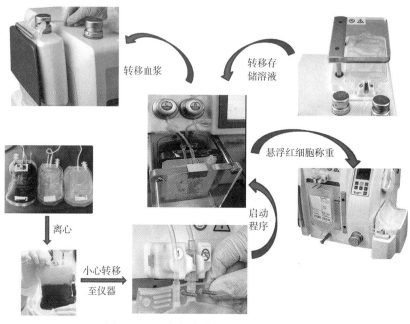

图 19-4　血液成分分离制备的操作流程

3. 临床应用　该仪器主要用于采供血机构分离和制备血液成分，适用于所有血袋，如顶顶袋、顶底袋，可实现智能化、标准化制备各种血液成分，如血浆、浓缩血小板、浓缩红细胞、少白细胞红细胞、白膜及冷沉淀凝血因子等。

4. 性能评价　该仪器使得血液成分分离变得简单、快捷，血液成分制备实现标准化和可追溯性，符合《药品生产质量管理规范》标准。

5. 维护与保养

（1）日常清洁：依据清洁指南，清洁设备表面和专用配件：①使用水、温和清洁剂清洁设备表面和特殊部件，如掰塞器模块、阀门、秤、底部等，清洁前终止所有程序并断开电源插头。不可使用研磨剂或腐蚀剂，不可使用塑料溶剂或润滑剂，以及避免使用喷雾消毒来清洁设备，因为清洁剂进入设备内部或冲掉润滑油时可能会损坏设备。②清洁剂挥发并无残留后，方可接通仪器。

（2）特殊配件的清洁：①掰塞器模块：可取下，用清洁剂和无绒布料清洁，安装时确保掰塞器模块与外壳充分接触。②阀门：提起阀门盖，使用棉签和清洁剂擦拭热合探头、阀门和热合电极导管区。③血浆秤、红细胞秤：若污染严重，小心从设备中拉开，使用清洁剂和无绒布料来清洁设备与秤间的区域，重新回位安装时确保连接电缆不接触秤外罩。血浆秤、红细胞秤需要定期校准。④挤压板和横隔板：设备在备用状态且停止移动时，使用柔软无绒的布料和合适的清洁剂擦拭。清洁时不启动任何键。⑤探测器：使用柔软无绒布料和合适的清洁剂擦拭 A1～A8 探测器的透明罩。

（3）消毒：漏血有感染的风险。如果在准备过程中检测到血袋泄漏或血液从软管漏出，必须立即中断准备程序，重启前使用醇基速效消毒剂或约 42% 乙醇的同等消毒剂进行消毒。

（4）维护：①日维护：每天用不起毛的软布擦去检测器的污垢。②周维护：一周至少检查 1 次电极是否有污垢和变黑，必要时清理掰塞器模块，确保足够润滑，尤其是电机联轴器的啮合点必须充分浸润润滑剂。③年维护：在器械未运行时检查热合探头和制动器。

（二）离心式血液成分分离机

1. 仪器构造　血液细胞分离系统包括分离机及其配套一次性血液成分分离管路。分离机主要由触摸屏、离心机仓门、监控盒基座、重量秤挂钩、溶液挂钩、夹子、保存仓、排气孔、门闩和离心机泵、再循环泵、抗凝剂泵、血液泵等机器组件组成（图19-5），仪器背面设置有电源开关、WiFi天线、USB数据端口等。

2. 工作原理　离心式血液成分分离机采用持续流动的离心方式将献血者的抗凝全血分离成各种血液成分。在无菌条件下，全血与抗凝剂混合后被泵入到分离袋中，通过离心分离成富血小板血浆（PRP）及浓缩细胞成分（包括白细胞和红细胞），界面探测系统与血浆再循环泵联动将分离袋中的血细胞比容（hematocrit，Hct）恒定在35%，此时分离袋中的血液密度大于血浆和血小板，小于白细胞和红细胞，使分离袋内壁的血浆和血小板被淘洗进入离心组件的收集袋（为PRP）中，剩余的血液成分被回输到献血者体内（图19-6A）。在离心力作用下，血浆通过血浆管路流出收集袋，密度较大的血小板留在收集袋内（图19-6B）。程序结束时，收集袋中为含有少量血浆的浓缩血小板。

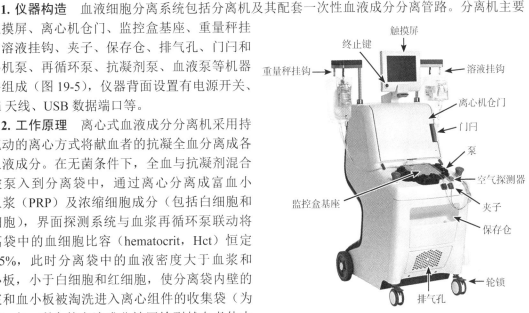

图 19-5　离心式血液成分分离机

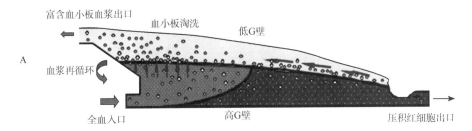

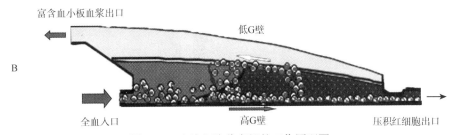

图 19-6　血液细胞分离机的工作原理图

3. 临床应用　血液细胞分离系统是用于自动化采集血液成分，如单采血小板，每个收集袋可保存（1.5～4.7）×10^{11}个血小板，获取的血小板浓度高、纯度高，混入白细胞和红细胞的量较少，可用于临床血液病患者或其他血小板减少患者的预防性或治疗性输注。

4. 性能评价　离心式血液成分分离系统具备在线去白、多重盐水等经典功能，创新型的献血安全设计能更好地减少红细胞损失，保护献血者健康。IFC（智能个性化流速调整）、CIR（智能化抗凝剂流速调整）等技术全面提升献血者安全保障与舒适体验。离心机优化的人体工程学设计高度和直观醒目的图形化操作界面，使操作更加方便高效。

5. 维护与保养 由于仪器处理的是人血标本，具有潜在的危险性和传染性，所以设备需要先清洁和消毒处理，一般使用柔软、吸水且不掉毛的无绒布或纸巾清洁和消毒仪器。非维修人员可更换空气滤器、泵头、电源线、压力袖带等部件，在更换空气滤器和进气口盖板、拆卸泵组件或更换电源线之前，请关闭电源。未安装空气滤器和进气口盖板时，请勿操作机器。安装一次性装置和执行程序期间，空气探测器和管路外部保持干燥。禁止使用过期的一次性管路或附件。

（1）维护：①使用温和的皂液/洗涤剂或含氨玻璃窗清洁剂打湿无绒布，日常清洁外部组件，而后再进行消毒。请勿使用溶剂或研磨性清洁剂。②每周需要清洁界面探测器系统和镜头，使用70%异丙醇消毒液浸湿镜头布轻轻转圈擦拭界面探测器镜头、棱镜窗口和斜面，直至完全清洁和干燥。③每月使用喷洒有氨玻璃窗清洁剂的微湿无绒布清洁触摸屏、离心机仓壁、夹子、监控盒基座，消毒后彻底拭干。④每六个月更换空气滤器。⑤授权维修人员每年至少检修机器内部1次，进行预防性维护。⑥按标准操作程序执行重量秤质量控制检查和校准。

（2）清洁：①拆下泵，使用70%异丙醇或温和的皂液/洗涤剂定期清洁泵头、泵壳和泵转子。②探测器检测到泄漏的液体（或血液）时，请停止运行离心机，用带有清洁液的无绒布擦拭离心机表面的血液，在离心机仓中喷洒少量70%异丙醇进行消毒，清洁后彻底干燥。③清洁和消毒转筒。

（三）多功能血液成分分离机

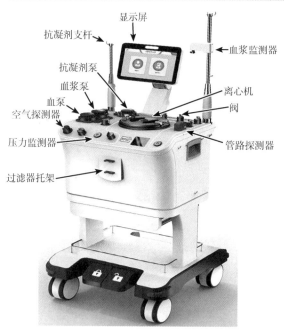

图 19-7　血液成分分离机

1. 仪器构造 血液成份分离机由主机和加压袖带组成，其中主机包括离心机、泵、血浆监测器、空气探测器、压力监测器、阀、网络接口、RFID模块和控制面板（图19-7），与配套的一次性耗材结合，供采供血机构和临床医疗机构进行血液采集、离心式血液成分分离、血液成分回输或清除。

2. 工作原理 该仪器采用先进的计算机技术和多领域结合的传感技术，与配套的一次性无菌封闭耗材系统结合，应用单针穿刺采集方法，在管路内把来自供血者的血液与抗凝剂以适当比例混合，经血泵将抗凝全血采集到离心杯内，并在离心机的高速旋转下完成血液成分的分离，制备所需要的高质量的一种或多种血液成分，并确保血液的其他成分能够不受损伤并安全地回输给供血者。

3. 临床应用 血液成分分离系统临床应用广泛，使用不同的配套耗材能机采到高浓度、高纯度的一种或多种血液成分。例如，使用专用配套耗材分别可采集PRP、分离血浆、红细胞和单采血小板。

（1）机采PRP：可用于：①骨科，治疗骨折、骨缺损、关节炎、软骨损伤、手术伤口修复等。②运动医学科，治疗关节、肌腱、韧带、肌肉等急慢性运动损伤。③烧伤与整形科，治疗烧伤创面、脂肪移植和皮瓣修复等。④普通外科，修复手术伤口等慢性难愈合性创面损伤。⑤皮肤美容科，治疗痤疮、脱发和嫩肤、去皱等美容。

（2）血浆置换：可高效去除致病血浆或血液中的致病因子，常用于中毒性疾病、血液高黏滞综合征、高脂血症、自身免疫性疾病和母胎血型不合的妊娠等疾病的治疗。

（3）机采红细胞：可一次性采集相当于3～5个单位全血的红细胞，适用于去除病理性增多的红细胞，也可用于择期手术患者的术前自体红细胞单采储存。

（4）机采血小板：①应用于择期手术患者，术前采集 1～2 个治疗量的自体血小板用于术中补充。②去除病理性增多的血小板。

4. 性能评价　该系统具有：①配套耗材安装简单，参数设置和操作方便，自动全封闭采集血液成分，安全性高。②有专门的 PRP 采集程序，采集容量可设置可控。③PRP 制备用时短，制备量大，方便高效快捷。④机采 PRP 浓度适宜，纯度高，一致性好，混入的红细胞和白细胞少，治疗有效性高。⑤系统自动分离和转移血浆，并且具有估算血浆分离量（置换血浆量）的功能。⑥仪器静音设计，体积小重量轻，配套推车，方便科室间便捷转移，满足床旁治疗要求。⑦机采所需成分后的血液全部回输，对人体的影响不大，无血液损失。⑧单针采集，对血管状况要求低。⑨PRP 采集的配套耗材带有 5 个 PRP 收集袋，可直接冻存，实现一次采集多次使用。⑩具有数据统计、存储和输入输出功能，可拓展与医院管理系统的联网。

5. 维护与保养　使用温水、70% 乙醇、清洁液（针对血源性病菌）打湿无毛的清洁布或棉签，清洁主机的各个部件。若泵的滚轮工作时长达 2200 小时，需要更换。

（1）清洁维护周期：①每日清洁设备外表面和压力监测器。②每周清洁空气探测器、管路探测器、离心机内壁和漏液感应器。③每月清洁袖带、蠕动泵。④每季清洁滤网。⑤经常检查废液袋、排出管、袖带胶管和 DPM 弹性套，发现有裂纹、破裂和堵塞（排出管）时应及时更换。

（2）常规清洁：①机箱外表面：定期用清洁液擦拭。②显示屏：用浸有玻璃清洁剂的软布擦拭，然后风干。禁止使用碳氢化合物类的清洁剂。③信息录入区域：使用湿润的清洁布擦拭。④压力监测器和管路探测器：使用干净清水擦洗，并用干燥无毛清洁布擦干。⑤空气探测器：使用 70% 医用乙醇和无毛清洁布擦拭其管槽和表面。⑥滤网：温水冲洗、干燥后再装入仪器设备。⑦离心机内壁：用清水湿润的清洁布擦拭离心机盖，用清洁液润湿的清洁布擦拭离心机内壁和转盘，并用干燥布擦干所有表面。⑧蠕动泵：断开电源，拆下泵头，用温水浸润的无毛清洁布擦拭泵壳内表面、泵头外表面及整个滚轮表面，而后用干燥布擦干。⑨袖带：取下袖带外套，用清洁液清洗后，放于阴凉、通风处晾干。

（3）漏液、溢血时的清洁：①离心杯发生漏液：关闭电源，用清洁液润湿的清洁布擦拭离心机盖、内壁和转盘，用干燥布擦干机盖，保持离心机钵光电探测器观察窗干净、无污迹；使用棉签蘸 70% 的乙醇清洁漏液感应器。②离心杯发生溢血：断开电源，确保废液袋连接在排出管上且夹片打开；用清洁液润湿清洁布擦拭离心机盖、内壁和转盘，并擦干机盖；使用注射器灌清洁液反复冲洗离心机转盘，并经排出孔以废液形式去除洗液。③蠕动泵发生溢血时，断开电源，拆下蠕动泵头，用 70% 乙醇浸润的无毛清洁布擦拭外表面及滚轮整个表面，干燥后安装并拧紧固定。

四、血液成分运输相关设备

在分离制备血液成分过程中及其向临床供应时，采供血机构均需要使用特殊的工具或设备，如血液运输箱、血液成分制备辅助机器人，甚至使用无人机等，来完成血液半成品或成品制剂的转运过程。下面以血液成分制备辅助机器人为例，简要介绍采供血机构使用其运输血液制备速冻血浆的过程。

1. 仪器构造　血液成分制备辅助机器人是一款创新型设备，主要由载物平台、机械臂、托盘、双升降机构、底盘、四超声波传感器、霍尔磁场传感器、RFID 平板天线和陀螺仪等部件组成（图 19-8）。

2. 工作原理　依据设定的程序，血液成分制备辅助机器人能智能化地参与血液成分的制备运输和信息管理流程。机器人速冻血浆流程：①把血浆置于工作台托盘内，

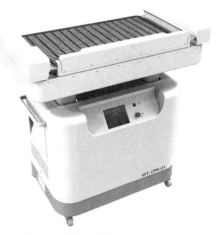

图 19-8　血液成分制备辅助机器人

机器人批量读取含 RFID 标签血浆的信息,通过无线条码枪扫描操作员信息。②机器人按设定路线,通过视觉和超声波自动导航行驶,自动避障,运送血浆至速冻机。③自动远程监控速冻机的状态及温度,操控速冻机冷台的开启与闭合。④自动选择空闲的、温度适宜的速冻机,自行调整机身姿势及位置并与速冻机精准对接,通过双机械臂把血浆推入速冻机内进行速冻,并自动记录每一盘血浆的速冻数据。⑤速冻完成后,通过双机械臂自动取出速冻的血浆并运送到指定冷库。⑥自动完成数据录入、信息整合,并上传至单位的信息管理系统。

3. 临床应用　为确保血液产品的质量,全血被初步分离成不同的血液成分后,有些成分还需要进一步处理。例如,为减少新鲜血浆中的 V、Ⅷ 因子活性成分损失,需要继续超低温速冻成新鲜冰冻血浆(FFP),或者再进一步分离去除冷上清制备成冷沉淀凝血因子。血液成分制备辅助机器人能替代技术人员自动完成血液的转运过程。

4. 性能评价　血液成分制备辅助机器人是一种创新型设备,能智能化地协助采供血机构制备FFP,较好地减轻工作人员的劳动强度,降低了运营成本,提高了工作效率。该机器人具有如下性能:①智能操控呼叫终端:成分分离岗位设有多个呼叫终端,智能呼叫机器人前往相应岗位。②智能行走:按设定的行走路径,自动运输血液到指定位置,并且还可自行充电和避障。③可升降的置物平台:方便操作者放置血浆,以及将血浆推入速冻机内,并且精准对接。④控制速冻机:自动开启与闭合速冻机冷台。⑤监控速冻机:远程监控速冻机的状态、温度,记录每一盘血浆的速冻数据。⑥ RFID 数据读取:自动读取血浆、操作人员、速冻机的信息,实时监控和记录血浆速冻数据并上传至单位信息管理系统。

5. 维护与保养

(1)机械臂内丝杆、滑轨、齿轮、齿条和底盘旋转齿轮组件,每年需要注油一次。

(2)设备无需校准操作,可以通过传感器和陀螺仪自动进行校准。

五、血液成分储存相关设备

不同的血液成分,储存和运输需要不同环境温度。临床常采用 2~6℃ 的血液专用冷藏设备储存全血及红细胞类血液成分。新鲜冰冻血浆、冰冻血浆、冷沉淀凝血因子等血液制剂一般储存于 -18℃ 血液专用冷冻设备中。血小板放置于 20~24℃ 的专用振摇保存箱中。

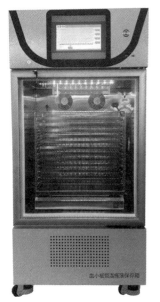

图 19-9　血小板恒温振荡保存箱

(一)血小板恒温振荡保存箱

1. 仪器构造　血小板恒温振荡保存箱由温度控制系统、电子显示系统、箱体、振荡器和软件组成(图 19-9)。

2. 工作原理　血小板恒温振荡保存箱内部放置有振荡器,振荡器带动血小板制剂进行连续的水平往复运动。为保证血小板匀速轻缓振荡,振荡器的振摇频率为(60±5)次 / 分。通过温度控制系统来调节箱体内部的温度,使箱体内温度维持在 20～24℃ 范围内。

3. 性能评价　该仪器具有较大储存量,可放入 48 袋血小板制剂,并且单层的存放面积达 1650cm²。

4. 临床应用　该仪器适用于医院输血科、血液中心或中心血站储存血小板。

5. 维护与保养

(1)清洁与消毒:在关机断电状态下进行清洁,每半年 1 次。一般情况下,应对箱体内、外部件进行保养清洁,检查振荡器的运行情况。采用酒精、中性清洗剂(如 84 消毒液)或清水等无腐蚀性的液体擦拭箱体内部,采用中性清洗剂或清水等擦拭箱体外表面。如果危险物质泄漏在设备表面或进入设备内部,则进行适当的消毒处理。

（2）箱内温度的检测、校正：每半年检测 1 次箱内温度。在设备稳定运行时，关掉振荡器上的开关，取出振荡器，选取内部温度探头位置为测量点，用计量精度为 0.1℃ 的温度计进行多次跟踪温度，观察检测温度与显示温度是否有误差；若实测温度为 21℃ 而显示温度为 22℃ 时，说明二者存在差异，则需要对温度探头进行校正。如果在质控过程中内部两个温度探头显示温度 > ±1℃，则需要立即校正探头。

（3）清洗过滤网：每半年拆卸保存箱冷凝器上的过滤网 1 次，并进行清洗、晾干和安装。

（4）存放：保存箱应贮存在通风、干燥和无腐蚀性气体的库房内。

（5）超温保护功能测试：每年进行一次超温保护功能测试。

■（二）全温控监测血浆解冻仪

1. 仪器构造　全温控监测血浆解冻仪由电子加温控制装置、监测系统、加热槽（下水箱）、解冻槽（上水箱）、过热保护装置、振摇电机、模拟血浆袋组成。仪器可以选配条形码扫描仪（图 19-10）。

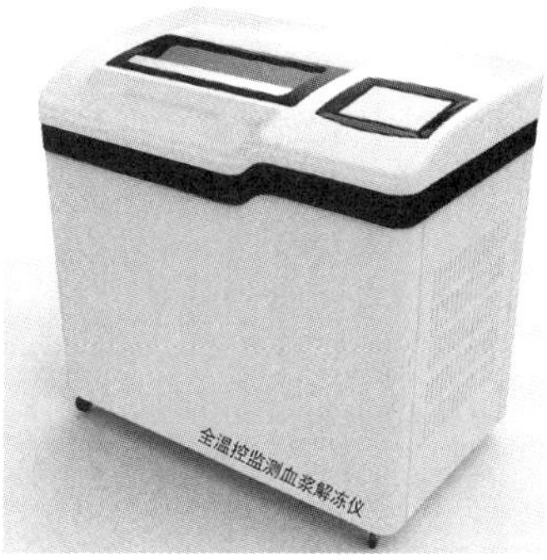

2. 工作原理　通过加热管将加热槽的水进行加热，然后循环水泵使得加热槽的热水在解冻槽和加热槽内不断循环，而血浆框也通过振摇装置不断往复运动从而使血浆达到快速融解效果。

3. 性能评价　该仪器遵循《测量、控制和实验室用电气设备的安全要求》（GB 4793.1 系列）及《测量、控制和实验室用的电设备 电磁兼容性要求》（GB/T 18268.1），具有电气安全性和电磁兼容性，无须评价生物相容性和生物安全性。该仪器具有的特性：①通过水循环系统进行解冻，迅速、充分、无瞬间温差，温度均衡，不会破坏血浆的有效成分。②可以全程监控冰冻血浆的解冻过程，并实时记录全过程的温度变化，以核心温度达到 33℃ 作为解冻完成的依据。③通过数据的采集和管理，建立融浆质量管理数据库，实现融浆全过程的追溯。

图 19-10　全温控监测血浆解冻仪

4. 临床应用　该仪器是专门为用血机构提供全面质量管理方案的设备，具有温度控制和传感系统，控温精度高，适用于冰冻血浆制品的解冻。

5. 维护与保养

（1）清洁维护：解冻仪擦拭前请断开电源。一般部位使用湿软布进行擦拭。有污迹的部位，可涂抹少许中性洗洁精，然后用湿软布擦拭。为防止触摸屏受损，请勿使用化工类洗洁精等腐蚀性液体擦拭，最好使用干的或略微潮湿的软布擦拭。正常使用的过程中，若出现有危险物质泄漏进入设备水箱时，及时对设备进行清洗消毒。建议每月对加热槽进行清洗和消毒。

（2）应用维护：如果解冻仪处于霜冻环境或长时间停止运行，必须将上加热槽及管路中的水排空，通过手动开启设备底部的排污阀把水完全排净。

（3）其他维护：用户至少每周要进行一次循环水的更换；每年进行一次超温报警功能测试和低水 / 溢水水位保护报警功能测试。

（于小佳　孙瑞利　李建斌）

第二节　血液检测相关仪器

医疗机构开展的输血相关液检测主要包括血型鉴定、血液配合性试验、血液传染性标志物检测和止凝血功能检测，所使用的仪器设备主要包括血型血清学检测仪器、分子生物学检测仪器和止凝血功能检测仪，如血型鉴定及配血使用的离心机、孵育器、全自动血型分析仪、核酸提取及检测仪和血栓弹力图仪等。

一、样本处理及孵育系统

1. 设备构造 该设备为样本处理及孵育系统（图 19-11），其组成元件包括：①离心模块：可一次性离心 12 张微柱凝胶卡或 12 支试管。②孵育模块：37℃卡式或管式、45/56℃管式孵育系统。③温控模块：2～8℃、2～25℃冷链温控系统，用于储存标本或试剂。④数据管理模块：监控摄像系统及数码显微摄像系统。⑤安全模块：采用标准紫外杀菌消毒装置和高效过滤器。

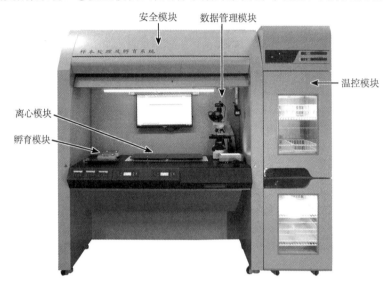

图 19-11 样本处理及孵育系统

2. 工作原理 该设备采用高度集成化、人体工程学双重技术，将输血科传统的 12 种血型血清学设备整合成一个系统平台，同时具备存储、离心、孵育、数据、安全 5 大功能，一体式触手可及的操作即可完成样本全流程的血型血清学试验。

3. 临床应用 该设备在临床应用广泛，适用于输血科、血型参比室等开展试管法/微柱凝胶法的血型鉴定、意外抗体筛查、交叉配血及新生儿溶血病相关的检查。

4. 性能分析 该设备具有的结构优势：①高度集成：是集离心、孵育、温控、数据管理和安全 5 大核心模块为一体化的操作平台，可有效减少实验技术人员走动频率，减少样本或试剂反复转移次数和提升工作效率，降低实验人员漏加或重复加样的风险，临床操作更规范便捷。②多点温控：可控温的储存和孵育模块提供 2～8℃、2～25℃、37℃、45℃、56℃五种温度条件。③安全防护：采用标准紫外杀菌消毒，高效过滤器，有效滤除可进入人体呼吸道的直径小于 5μm 的病原性气溶胶，降低气溶胶传播的风险，也能有效避免各实验环节的交叉污染，提供了高标准的生物安全防护措施，最大限度保障实验人员的生物安全。④全程溯源：监控摄像系统及数码显微摄像系统可监控和记录实验操作全过程及实验结果，保证数据结果有源可溯，有利于加强输血安全风险管控，降低安全隐患。⑤人性设计：依据操作人员工作习惯设计的弧形门，优化了各种结构，符合人体力学，使用更舒适方便。

5. 维护与保养 ①设备应放置于通风干燥和无腐蚀性气体的地方，请勿置于窗下、暖气旁，避免淋浴、受热、受潮。严格按照要求进行使用，工作环境温度为 5～40℃，相对湿度为 30%～70%。②日常清洁：使用湿抹布、脱脂棉球、棉签等蘸清水或酒精清洁设备，禁止使用具有腐蚀性的清洁剂。③设备使用三个月后，由专业售后人员进行首次保养，如检查升降系统运行零部件、离心旋转组件、电气元件、电路板及线路等。此后，每半年检查保养 1 次。

二、全自动血型分析仪

全自动血型分析仪是集机械原理、电子学、光学、计算机技术于一体，由样本处理、检测分析和数据处理等部分组成，可自动化操作。下面以微柱凝胶法全自动血型分析仪为例进行简要介绍。

1. 仪器构造　全自动血型分析仪由主机、机械臂、移液通道、抓手、孵育系统、成像系统和离心机等部件组成（图19-12），具备中文操作系统和人性化的操作界面。

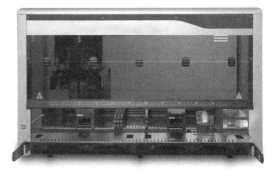

图19-12　全自动血型分析仪

2. 工作原理　基于凝胶过滤技术和免疫学反应相结合的原理，自动化仪器与微柱凝胶卡配合使用，仪器自动完成扫描、分配样品及试剂、检测卡搬运、刺破、加样、孵育、抗原与相应抗体在微柱凝胶卡中发生特异性反应、离心、获取影像及判读等全流程。所有样本流水式进样，均在相同条件下进行检测，并在检测过程中可以随时增加样本，急诊样本优先检测，计算机进行彩色图像分析和结果判读。

3. 临床应用　适用于各级医院、血站、血液中心、检验检疫局及其他第三方检测机构等进行批量血型检测、意外抗体筛查、交叉配血试验和抗球蛋白试验。

4. 性能分析　该仪器具有：①检测项目齐全，能检测14个项目，并能灵活组合和智能化调度，基本上能满足临床输血相关科室的需求。②具有室内质控功能，能够自动生成质控记录。③高效、快速、灵敏、特异、准确，易于标准化，彩色实景图片呈现，直观准确。④无洗液系统和液体管路，具有高灵活性和低故障率。⑤采用具有国际专利的移液通道、多组打孔器和一次性吸头，避免项目间交叉污染。⑥仪器自动记录和贮存标本来源、检测过程等信息，检测结果具有详细记录，并可永久保存，方便一键式查询和溯源。

5. 维护与保养　仪器需要专人维护：①日维护：每天运行前后需要进行日维护保养，如清洗废液桶、试剂盒，冲洗加样针，初始化系统，清洁仪器外表面、判读仪上读板舱玻璃、标本条码扫描头和微板扫描头的镜头等。②周维护：清空并清洁废弃箱，处理试剂容器，清洁和处理意外污染。③年维护：由工程师对仪器进行精度校准和全面保养。

三、全自动核酸提取仪

1. 仪器构造　全自动核酸提取仪是一台搭配磁珠试剂的自动化操作系统（图19-13），仪器具有：①全彩液晶屏：从主画面可进入风扇、照明、系统、设置、紫外灯和程序界面并进行触控操作，程序管理（如新增、编辑、删除等）快捷运行。②磁棒：8组可拆卸磁棒模块，共计64根磁棒。③加热系统：可控的热阱式加热模组，孔间温差 ±0.5℃，根据实验需求设置适合耗材和试剂的加热温度（室温～100℃）。④负压系统：仪器内置可更换的高效空气过滤器及负压抽风装置。⑤消毒系统：紫外灯。⑥磁吸模式：多档多模式可调。⑦孔板类型：可拆分式深孔板，支持排枪使用。⑧扫码功能：外接扫码枪，实现试剂、样本、程序等功能识别。⑨磁套类型：前后连接式8连套管。⑩报警系统：蜂鸣报警，指示灯变色报警提示。

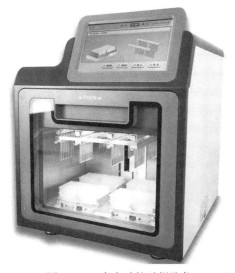

图19-13　全自动核酸提取仪

2. 工作原理　利用机器内磁棒架上的磁棒，将吸附有核酸的磁珠移动至不同的试剂槽内，再利用套在磁棒外层的搅拌套，反复快速搅拌液体，造成均匀混和，经过细胞裂解、核酸吸附、清洗与冲提（图19-14），最终得到高纯度的 DNA/RNA 核酸分子。操作时请务必装上干净的磁套,避免误触试剂盒内的残留试剂。

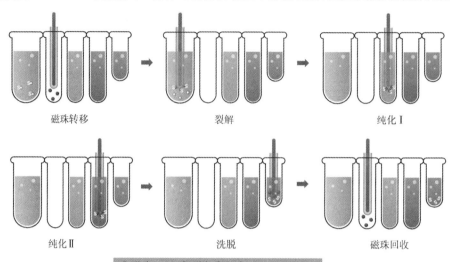

图 19-14　全自动核酸提取仪的工作原理

3. 临床应用　该仪器有别于传统手动操作,搭配核酸萃取试剂,可同时检测 1～64 个样本,处理体积最大可达 1.8L,能满足大批量样本的核酸提取,广泛地应用于科研机构与医疗检验单位分离及纯化 DNA 或 RNA 分子。纯化的核酸产物直接应用于后续的检验分析,如 PCR、Q-PCR 等试验。

4. 性能分析　该仪器具有快速、简便、安全等性能。①智能与便捷:智能触控屏,简易操作,灵活配置参数。②测试通量高:支持 1～64 个样本提取。③提取时间短:约 20 分钟。④耗材可拆分:单人份深孔板,并可支持排枪使用。⑤精准化温控:孔间温差 ±0.5℃。⑥易清洁维护:磁棒组、加热模块等均实现模块化。⑦磁吸效率高:多档多模式可调节,保障了磁珠的回收率。⑧孔间具有均一性:热阱式加热模组和高效磁棒组,保障了提取质量。⑨抗污染能力强:高效负压过滤模块和紫外模块,双重保障安全性。⑩整个纯化过程不需要分液或吸液,只需要转移磁株,有效避免交叉污染以及黏稠样品的堵塞等问题,简化了提取流程。

5. 维护与保养

(1) 查检:仪器上下搅拌系统反应装置和温度模块需要进行功能查检。

(2) 保养:①使用保养工具例行性进行仪器清洁与维护,外部清洁主机、磁棒、搅拌套架、反应区和仪器表面。②及时更换润滑油。③控制器版本更新后,评估是否需要异常检修。④ DEMO 程序运行。⑤试剂盒内的缓冲液一般含有高盐类物质,若沾黏到磁棒上,立即用拭镜纸沾清水小心擦拭,避免使用有机溶剂或清洁剂造成磁棒腐蚀。⑥工程师每年例行性维护保养 1 次。

(3) 消毒处理:①任何接触过标本的搅拌套与试剂盘均具有潜在的感染性,使用后请置于污染废弃物桶中。②仪器使用后内部可能受到检体污染,请使用 75% 乙醇清洁仪器的外部,擦拭不锈钢底板,并开启紫外线灯杀菌 10 分钟以上,确保无检体核酸分子的残留,无细菌或病毒的残留。

四、微流控基因芯片检测系统

1. 检测系统　微流控基因芯片检测系统由核酸提取仪、离心热封仪、芯片扩增仪和芯片扫描仪组成(图 19-15)。①全自动核酸提取仪:由机械部分和电气部分组成,可一次性提取 32～96 人份核酸。②离心热封一体机:主要由外壳、热封模组、离心模组、控制单元和触摸屏组成,可一次性实现 4 张芯片离心和热封。③芯片扩增仪:主要由外壳、热盖模块、样品台模块和触摸屏组成,可一次性扩增 4 张芯片。④芯片扫描仪:主要由光路系统、运动平台、调焦组件、电源模块、框架和外壳组成，兼具 488nm 和 532nm 波长的双激光扫描通道，扫描区域可达 22mm×72mm。

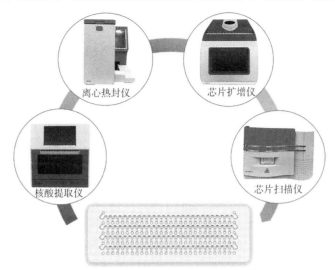

图 19-15　微流控基因芯片检测系统

2. 工作原理　该系统是基于微流控基因芯片检测技术设计开发的一套全流程实验检测设备，具体检测流程：①经全自动核酸提取仪提取样本 DNA，并与试剂配制成扩增反应体系，然后将配制好的反应液加至芯片上的进样孔中，随后进入芯片进样通道中。②通过离心热封一体机将芯片中的反应液离心至反应池中，以及高温热封将芯片连接通道阻断。③将芯片放至扩增仪中扩增。④扩增完成后，将芯片放入芯片扫描仪进行扫描，软件自动分析得出判读结果。

3. 临床应用　该系统是采用微流控和基因芯片技术检测血型基因，可用于红细胞、血小板、白细胞等血型基因分型。其中全自动核酸提取仪，是基于纳米磁珠纯化技术，集裂解、清洗、洗脱于一体，可以从全血、细菌、质粒、病毒、血清和植物等样本中自动提取核酸。

4. 性能分析　该系统具有以下特点：①全自动提取核酸：自动化程度高、提取速度快、结果稳定、操作简单。②离、封双控模式：采用专用离心转子和 PTC 加热器，可以对芯片进行离心进样及热封阻断，节省空间，提高了工作效率。③高效扩增：采用最新一代半导体技术，结合多功能模块，能够实现快速导热和精准温控，有效保障微流控芯片的 PCR 扩增。④双色激光扫描：基于激光共聚焦原理的创新光学系统设计，提高了检测灵敏度；顺序扫描，消除双色荧光检测通道的交叉干扰；同时激光强度和 PMT 连续可调，适用于微流控芯片的双色或单色荧光检测分析。

5. 维护与保养

（1）安装：该系统的各个设备应置于平整稳定的平台上，确保无振动，四周通风良好，且无易燃易爆和辐射干扰。

（2）运行：①确保数据线、电源线牢固衔接，电压稳定，指示灯正常。②全自动核酸提取仪使用过程中请勿打开前安全门。③离心热封一体机运行时确保离心盖盖严，勿将手或其它物件伸入热封轨道前后端，以免受伤。④芯片扩增仪程序运行前务必开启热盖模块。⑤芯片扫描仪运行前，应先打开激光器预热。

（3）清洁：使用软布蘸清水或酒精定期对仪器表面及一些部件进行清洁，避免使用强碱、强酸和有机溶剂等。

五、Flowmate XL 流式细胞样本裂解仪

1. 仪器构造　Flowmate XL 流式细胞样本裂解仪采用智能化系统设置，具有清洗和洗脱功能，主要由样本位、Tip 头仓位、加样系统、样本磁分离清洗系统、废弃盒和显示屏组成（图 19-16），

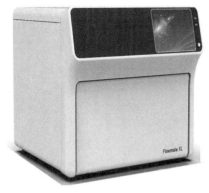

图 19-16　Flowmate XL 流式细胞样本裂解仪

用于流式细胞术样本的自动前处理。

2. 工作原理　将待测样本放入仪器，仪器自动准确吸取标本并加入到流式管中，自动添加试剂和自动孵育，自动清洗掉未结合抗体和杂质，最后获得预处理的标本，用于后续流式细胞分析。

3. 临床应用　该仪器配合 CytoStar 流式细胞仪使用，可对多种临床样本（如血液、体液等）进行流式分析前处理。通过流式微球技术（cytometric bead array，CBA），从而实现了移植排异、细胞因子，以及 Th1 细胞、Th2 细胞和单核细胞等检测项目样本的全自动化前处理，形成了全自动 CBA 平台的检测闭环，使操作更简便和自动化，提高了样本处理的效率和生物安全性。该仪器在临床检验科和科研机构应用广泛。

4. 性能评价　该仪器具有：①体积小巧，可台式放置。②灵活的软件编程，参数设置、程序控制，操作简便。③标准流式管操作，配套耗材安装简单，全自动细胞因子染色处理过程，一键式全过程全封闭流程，安全性高。④ 40 个标本同时处理，节省人力成本和时间成本。⑤感受器自动液面探测，保证了吸样准确。⑥软件自动提示仪器状态和反馈信息，可选静止或振动的孵育方式，手动或扫码录入标本信息。⑦移液精度和准确度高，CV ＜ 10%[变异系数（coefficient of variation，CV）]。

5. 维护与保养

（1）日保养：①每天检查清洗液瓶、缓冲液瓶，以便及时更换清洗液和缓冲液。②每天检查和倒空废弃盒、废液瓶。③每天检查 Tip 头盒，确保实验前 Tip 头为加满状态。

（2）月保养：①每月清洁液路系统，更换容器或做其他保养时需要从仪器上断开液体管道。②每 6 个月左右联系技术服务人员更换 / 维护内外部管路。

六、CytoStar 流式细胞仪

1. 仪器构造　CytoStar 流式细胞仪主要由流体学、光学和电子学系统组成（图 19-17），分别为流动室和液流系统、激光器和光学系统、光电管和检测系统、计算机和分析系统、自动进样系统。

2. 工作原理　待测样本染色后形成单细胞或其他生物微粒悬液，在鞘液的包围和约束下，细胞或其他生物微粒排成单列高速由流动室喷嘴喷出，形成液柱。当液柱通过检测区时，在入射激光束的照射下产生前向散射光（forward scatter，FSC）和侧向散射光（side scatter，SSC），分别反映颗粒的大小和内部结构。经一种或几种特殊荧光标记的样本，在激光束的激发下产生特定的荧光，光学系统收集散射光和荧光信号并输送到

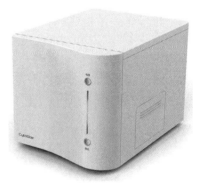

图 19-17　CytoStar 流式细胞仪

计算机进行分析，得到细胞或其他生物微粒相应的各种特性，依其特性将细胞或其他生物微粒进行分类。

3. 临床应用　CytoStar 流式细胞仪在临床上应用较为广泛，可以对血样标本、细胞、其他生物微粒以及血清进行多参数快速分析，用于测量免疫细胞的百分比、血清蛋白质含量、异常细胞抗原表达等，在细胞生物学、肿瘤学、血液学、免疫学、药理学、遗传学及临床检验学等学科近百项临床指标进行检测，辅助多种疾病的诊断、治疗以及预后判断。

4. 性能评价　CytoStar 流式细胞仪具有：①全中文操作界面，多数操作采用一键完成模式，操

作简便快捷。②全自动进样系统，可选择 40 孔流式管或者 96 孔板上样模式，点击自动上样即可，省时省力。③ CytoStar 的关键部件，如固态激光器、滤光片、流动池、雪崩光电二极管等，均为高性能物料。其中激光器增加了恒温控制，保证激光输出功率稳定。蓝光和红光各配置一个收集镜头，双收集镜头保证检测结果稳定。④仪器具有性能稳定、高分辨率和强荧光灵敏度，其中FSC 分辨率 CV% ≤2%、FITC 分辨率 CV% ≤2%、PE 分辨率 CV% ≤2% 和其他荧光素分辨率CV% ≤3%。

5. 维护与保养

（1）日保养：①开机时确保仪器和电脑正常连接。②每天彻底清空鞘液桶和废液桶内的残留液体，再用去离子水彻底清洗。③及时更换新鞘液。④每日仪器自动清洗，设置清洗步骤为清洗液 3 分钟和去离子水 5 分钟。⑤更换容器或进行其他保养时，需要断开液体管道与仪器的连接。

（2）月保养：①每月清洁液路系统，使用去离子水冲洗鞘液线束和废液线束。②使用 0.5% 活性氯的次氯酸钠溶液浸泡鞘液桶和废液桶 5 分钟，再用去离子水彻底清洗，确保无次氯酸钠溶液残留。③每 6 个月左右联系技术服务人员更换 / 维护内外部管路。

七、血栓弹力图仪

1. 仪器构造 血栓弹力图（TEG）仪器主要由杯架、杯槽、杯架排线电缆、通道立柱、控制杆、温度控制器、前盖板、后盖、电机指示灯、杯杆、平台、水平调节支撑等零部件组成（图 19-18），其中 2 个保存血样的杯架可在杯杆上降低和升高；每个杯架中的柱状杯槽可以摆放含有血样的一次性杯子；2 根通道立柱都配备 1 个叉杆，其顶端夹持着一次性使用的探针；每个通道立柱的控制杆可以移到加载、检测和弹出位置。

2. 工作原理 在血栓弹力图仪的杯槽内放一只含有 360μl 抗凝全血的样品杯，将扭丝夹持的固定探针浸入血液中，样品杯以 4°45′ 的角度和设定的速度恒速振荡，每次转动持续 10 秒。在第一个可测定的血块形成时，该血块就会粘合杯子和探针，使探针与杯子产生同相位的振荡，探针的运动幅度与已形成的血凝块的强度有直接关系。当血凝块回缩或溶解时，探针与血凝块的联

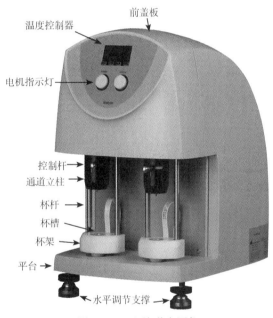

图 19-18 血栓弹力图仪

结解除，杯的运动不再传递给针。针的旋转被机电传感器转换成电子信号，并通过电脑监测。随着血凝块的形成、回缩和 / 或溶解，电脑控制的弹力图仪就可以自动记录血样（全血、血浆、富含血小板的血浆）的动力学变化。

3. 临床应用 血栓弹力图临床应用广泛，能够监测和分析全血凝结过程，通过对血样的低凝、正常凝血、高凝状态以及溶解度进行定量或定性分析，协助临床医师准确判断患者的凝血状况。与传统凝血测试相比，血栓弹力图不仅可以提供凝血因子和纤维蛋白原的信息，还能测量血小板功能、血凝块强度和纤溶功能等信息，对术后出血、心外手术中或术后的血栓、器官移植、外伤和心脏手术过程中或术后发生的血栓症，以及判断出血原因、评估抗血小板治疗效果、判断抗凝药物和溶栓药物疗效、诊断纤溶亢进和判断高凝状态等临床状况均发挥预测作用。在指导成分血液输注方面，可以解决"输什么、输多少"的问题，减少不必要的输血来节约成本，为临床合理用血提供科学、客观可靠的依据。

4. 性能评价 血栓弹力图仪是一款非侵入性的诊断仪器，对全血分析具有很大的优势，可以

用于评估血小板与血浆因子的相互作用以及细胞成份（WBC、RBC 等）对血浆因子活动的影响，预测患者是否会出血或形成血栓。仪器具有：①体积小，耐振动。②强大的自我监测质控能力。③测试时无需进行复杂的移液和混合程序。④优于常规的凝血功能测试，提供全面的凝血功能分析，包括血小板功能分析。

5. 维护与保养

（1）仪器操作维护：①不接触针的外部和杯的内部，避免杯和针的工作表面受污染。②务必保证针直立在杯内，以便探头能顺利插入。③操作 TEG 仪器时，应穿防湿衣服。④操作血样时，一定要采取适当的防护措施，如戴没有粉末的乳胶检查手套，脱下手套后必须立即洗手。⑤计算机停止检测血样前，不能移动血样，因为软件仍在计算血样参数值。否则，可能导致数据库出现错误的结果。

（2）仪器清洁：若仪器表面被溅出来的血液污染，必须立即清洁并消毒。

（黄吉娥　张　龙　蒋玲芳　张　伶）

本 章 小 结

血液从其采集、成分分离与制备、实验室安全检查和规范管理，到临床实施精准输注或血液治疗的整个过程，均需要相关仪器设备的操作完成。无偿献血员献血前需要通过血红蛋白检测仪器检测 Hb、生化分析仪检测 ALT 等指标，评价受检者是否符合献血条件。采供血机构采集的血液经大容量离心机分离后，可以通过全自动血液成分分离机制备成不同种类的红细胞成分、血浆成分和血小板成分；血浆又可进一步制备成新鲜冰冻血浆（FFP）和冷沉淀凝血因子，机器人能协助完成其制备过程。另外，采供血机构也可以通过离心式血液成分分离机、多功能血液成分分离机等设备直接采集人体血液单一成分，如 PRP、红细胞等，用于临床输血治疗。标本处理及孵育系统和全自动血型分析仪便捷了血型血清学检测，提高了工作效率；全自动核酸提取仪和微流控基因芯片检测系统使血型分子生物学检测成为可能，能实现血型基因分型。Flowmate XL 流式细胞样本裂解仪和 CytoStar 流式细胞仪二者配合使用，尤其适用于干细胞移植患者的样品流式检测。TEG 血栓弹力图仪在临床输血科应用广泛，能整体反映患者的凝血功能，检测数据可以协助临床血液成分选择和输血治疗。

参 考 文 献

宫济武 . 2020. 血型基因检测与质量控制 [M]. 南京 : 江苏凤凰科学技术出版社 .

龚道元 , 孙晓春 , 曾涛 . 2021. 临床输血检验技术 [M]. 2 版 . 北京 : 人民卫生出版社 .

桂嵘 , 张志昇 , 王勇军 . 2018. 输血相容性检测及疑难病例分析 [M]. 北京 : 人民卫生出版社 .

胡丽华 . 2015. 临床输血学检验技术 [M]. 北京 : 人民卫生出版社 .

刘景汉 , 李志强 , 王海林 . 2017. 临床单病种输血 [M]. 北京 : 人民卫生出版社 .

刘景汉 , 汪德清 . 2011. 临床输血学 [M]. 北京 : 人民卫生出版社 .

严海雅 , 陶为科 , 曹云飞 . 2020. 产科输血学 [M]. 北京 : 世界图书出版公司 .

杨成民 , 刘进 , 赵桐茂 . 2022. 中华输血学 [M]. 2 版 . 北京 : 人民卫生出版社 .

Daniels G. 2013. Human Blood Groups[M]. 3rd ed.New Jersey: Wiley-Blackwell.

MeCullough J. 2012. Transfusion Medicine[M]. 3rd ed. Minnesota: Wiley-Blackwell.

Michael F. 2017. Practical Transfusion Medicine[M]. 5th ed. Oxford: Wiley-Blackwell.

附　表

附表 1　国外输血发展史

输血发展史	时间	发生的大事件
对血液充满神秘感	公元前五～前四世纪	希腊医生希波克拉底（Hippocrates）创建了体液学说，统治西方医学数千年，把疾病的发生归因于体液失衡，试图用呕吐、发汗、泻下和放血来恢复平衡
	1492 年	罗马教皇英诺森八世（Innovent Ⅷ）患中风，群医束手无策，意大利的一名医生当时提出饮用人血来治疗，结果教皇的病没治好，3 位年轻人却因放血过多丧失了性命
	十五世纪后期	一度认为精神错乱、抑郁、癫狂等病症是血中"有毒"所致，放血疗法曾相当流行
尝试输注动物血液	1616 年	William Harvey 发现血液在体内密闭的管道内循环流动，他提出了血液循环理论，也启发人们在血管内注射药物，借助流动的血液把药物带到全身治疗疾病，这即为今天的输液。当然，这一发现也为输血治疗奠定了基础
	1665 年	Lower 将一条健康狗放血，促使其濒临死亡，然后用鹅毛管将濒死狗的静脉与一条健康狗的动脉连接起来，施行狗 - 狗输血，濒死狗受血后恢复了正常，这一发现说明了输血能够救命，开创了动物输血的先河
	1667 年	Denys 用同样的方法把羊血输给一位长期发热的男孩，也取得了成功，随后他又给一位健康志愿者输羊血，仍安然无恙
	1667 年	著名精神病人安托万·莫里（Antoine Mauroy）因疯病发作被送至丹尼斯处，被输注"温柔小牛"的血液试图医治莫里的疯病，但是莫里却出现了高烧、休克等剧烈反应。值得庆幸的是他挺了过来
	1668 年	Denys 把小牛动脉血给一位梅毒患者时出现了意外，患者出现发热、腰痛、尿色变黑等反应，输血当晚死亡，死者家属以"谋杀罪"将 Denys 告上了法庭，法庭虽未判决其有罪，但还是认定输血可危及受血者生命。随后，法国禁止输血
探索人血输注	1817～1818 年	Blundell 经常见到产妇大失血死亡，于是他想到用输血来挽救生命，他结合动物输血的成功经验，开始将健康人（患者丈夫）的血液输给大出血且濒临死亡的产妇，共治疗 10 例，其中 4 例因输血获救。当时，在不知道人类血型存在差异的情况下，Blundell 实施了人 - 人之间输血治疗，并且是给大失血且濒临死亡的患者输血，虽然挽救了部分患者生命，但却无法解释输血后出现的致死性反应
	1818 年	Blundell 在伦敦内科学大会上作了输血报告，引起医学界的轰动，又激起学者对输血的兴趣，输血疗法再次被兴起，但批评和反对的声音并存。Blundell 除了成功实施人 - 人输血治疗外，还发明了人与人之间的直接输血法，又改进输血器材并首创了重力输血器。他作为第一位把人血成功输给人的先驱者而载入史册
	1867 年	英国外科医生约瑟夫·李斯特（Joseph Lister）采用外科消毒法对输血器具进行消毒，并在术中采用无菌操作，解决了当时棘手的输血感染问题，为静脉输液和输血治疗的安全性提供了保证
	1873 年	波兰医生基塞留斯（G. Gesellius）统计数十年的输血记录时发现，约 44% 濒临死亡的患者因输血而获救，这一结果使支持输血的声音在医学界占据了上风
发现人类红细胞血型	1900 年	Landsteiner 发现不同人的血液混合后有时会发生凝集反应，随后他采集了自己的血液和同事的血液，把红细胞和血清相互混合并进行验证，发现存在一定的规律，并根据红细胞的破坏情况，将血液分为三种类型，即 A 型、B 型和 C 型。后来，他将 C 型改称为 O 型。两年后，他的两名学生又在红细胞上发现 AB 血型抗原
	1910 年	波兰人希尔斯菲尔德（Hirszfeld）和德国人埃米尔·冯·登格恩（Emil von Dungern）发现了 ABO 血型系统具有遗传性
	1924 年	德国数学家菲利克斯·伯恩斯坦博士（Dr. Felix Bernstein）发表了著名的 A、B、O 血型遗传三复等位基因学说，并证明了 A 和 B 基因是显性基因，O 基因是隐性基因
	1927 年	Landsteiner 与美国免疫学家菲利普·列文共同发现血液中的 M、N 和 P 因子，很好地解释了多次输血后发生的溶血反应和妇产科中的新生儿溶血病问题
	1930 年	Landsteiner 因发现 ABO 血型并获得了诺贝尔生理学或医学奖，享有"血型之父"的美誉
	1939～1940 年	Landsteiner、亚历克斯·威纳（Alex Weiner）和斯泰森（R. E. Stetson）等科学家共同发现了 Rh 血型系统。随后，Duffy、Kidd 等血型系统又陆续在红细胞上被发现

输血发展史	时间	发生的大事件
创立交叉配血技术	1907 年	路德维·希赫克托恩（Ludwig Hektoen）建议献血者和受血者之间开展交叉配血试验以提高输血安全性，随后鲁本·奥藤伯格博士（Dr. Reuben Otternberg）首次使用血型鉴定和交叉配血试验，还认识到 O 型血的通用性
	1908 年	兰伯特（Lambert）女儿出生后不久出现原因不明的口鼻持续渗血，且无法止血，绝望的兰伯特想到了卡雷尔（Carrel）正从事的血管吻合术，邀请卡雷尔将其桡动脉与婴儿腘静脉吻合在一起进行输血，婴儿获救。血管吻合术在输血治疗中被竞相模仿，Carrel 也因血管吻合术而迅速成名，并于 1912 年获诺贝尔生理学或医学奖
	1945 年	英国免疫学家罗宾·库姆斯（Robin Coombs）提出了抗球蛋白试验，用于检测血清不完全抗体（IgG 抗体）及其致敏的红细胞，以便筛选出抗原阴性的匹配红细胞，确保了临床输血安全，这就是迄今仍被广泛应用的 Coombs 试验
解决血液抗凝固问题	1774 年	被誉为"血液学之父"的英国解剖学家威廉·豪森（William Hewson）发现中性盐类物质具有抗凝作用
	1821 年	法国科学家 Jeans B. Dumas 和 Jean Louis Prevost 发现去纤维蛋白可以避免血液凝固
	1868 年	英国产科医生 Hicks 在血液中加入在磷酸钠溶液能起着抗凝作用
	1890 年	瑞士生理学院 Arthus 和 Pages 发现离体血液中加入少许草酸盐或柠檬酸盐能防止血液凝固
	1894 年	英国病理学家 Wright 发现某些酸性可溶盐类物质可以较长时间延缓血液凝固
	1914～1918 年	第一次世界大战爆发之初，比利时、阿根廷、美国等国家的科学家几乎同时提出，柠檬酸（枸橼酸）能解决血液凝固问题并应用于临床实践中
	1914 年	比利时学者于斯坦（Hustin）也发现枸橼酸盐具有抗凝作用，并首次提出将枸橼酸盐与葡萄糖混合来稀释血液。随后，Turner 和 Ross 开始应用枸橼酸钠和葡萄糖抗凝血液
	1915 年	奥藤伯格的同事卢因森博士（Dr. Lewisohn）开始向血液凝固发起进攻，并在 1915 年发现 0.2% 柠檬酸既可以防止血液凝固又对人体无害，同时他还证明添加抗凝剂的血液可以冷藏储存
	1943 年	Loutin 和帕特里克·劳登·莫利森（Patrick Loudon mollison）共同研制出枸橼酸-枸橼酸盐-葡萄糖（ACD）抗凝保存液，使离体血液保存时间延长至 21 天，该保存方法一直沿用至今
	1950 年	Audrey Smith 应用甘油冷冻保护剂成功将红细胞冻结，同年 Carl Walter、W. P. Murphy 和 Jr. 共同采用塑料袋采集血液。Gabrio 和 Nakao 又在 ACD 基础上加入次黄嘌呤、腺嘌呤等核苷类似物，并适当调整其 pH 值，使血液的保存时间延长至 42 天或以上
分离与制备血液成分	1940 年	哈佛医学院生化专家埃德温·科恩（Edwin Cohn）设计出一种低温乙醇分馏法，用于分离人血浆白蛋白和球蛋白，也可以将血浆加工成各种成分和制品
	1943 年	第二次世界大战的大量用血需求，促使红细胞成功分离和使用
	1949 年	丙种球蛋白被成功分离和制备
	1952 年	Adams 等尝试使用血浆置换术治疗高黏滞血症，第一台初级血细胞分离机问世
	1959 年	Gibson 首先提出成分输血，直到 20 世纪 60 年代末成分输血才得以真正发展起来
	1964 年	血浆单采法作为一种分馏采浆法被采用
	1965 年	美国研制出第一台连续流动离心式血细胞分离机
	1967 年	Rh 免疫球蛋白商业化生产用来预防胎儿或新生儿溶血
	1969 年	S. Murphy 和 F. Gardner 论证了室温储存血小板的可行性，使血小板输血疗法有了较快进展
	20 世纪 70 年代中期	血液中的某种成分被单独采集，人类真正进入了成分输血时代
建立供血保障体系	1917～1918 年间	加拿大的劳伦斯·布鲁斯·罗伯逊（Lawrence Bruce Robertson）使用注射器把未经交叉配血的血液直接用于伤员输血实践中，证明战场急救输血可以挽救性命；美国军医奥斯瓦尔德·霍普·罗伯逊（Oswald Hope Robertson）发明了在玻璃瓶中使用柠檬酸保存血液的方法，并在战场建立了世界上的第一个血库
	第二次世界大战期间	美国百特实验室在 6 个月内采集了近 15000U 的血液，使用无菌系统 Transfuso-Vac 瓶收集、储存和输注全血和血浆
	1941 年	珍珠港事件发生前，英国作为参战国开始了自己的采血和分发计划，由美国红十字会组建的第一个血库 "Blood for Britain" 为英国公民和士兵供血，美国医生查尔斯·理查德·德鲁（Charles Richard Drew）任第一任红十字会血库主任，被誉为"血库之父"，他的创新技术能较好地用于血液储存和输血研究

续表

输血发展史	时间	发生的大事件
建立供血保障体系	战争结束后	美国的血液采集系统很快发展到25个红十字会区域血液中心
	1946年	国际红十字会与红新月会在英国首次以文件的形式通过了无偿献血原则，随后英国著名社会学家理查德·蒂特马斯（Richard Titmuss）提出无偿献血理念，保障了血液安全来源和供应
	1947年	美国血库协会（American Association of Blood Bank，AABB）成立，直到1950年朝鲜战争时，才建立起比较完善的野战输血保障体系
成分输血进入新时代	1941年	美国费城外科医生Isodor Ravdin发现白蛋白被注射到血管后，能够吸收周围组织的液体，从而防止血管破坏，于是他使用了白蛋白治疗在珍珠港事件中的休克病人
	1949年	美国哈佛医学院卡尔·沃尔特（Carl Walter）发明了塑料血袋和采血、输血器具，并于1955年应用于越南战争的战伤抢救中，发挥了前所未有的作用
	1950年	Gautier和Maasa发明了Rochester针头，优化了静脉导管
	1954年	美国Murray等教授首次实行同卵双胞胎兄弟间的肾移植，成功开启了实体器官移植新时代
	20世纪60年代	随着血液无菌采集、分离的封闭塑料血袋系统的发明和应用，以及血液低温保存技术、保存液和大容量冷冻离心机的使用，血液成分单采技术得到了快速发展，临床输血治疗逐渐从全血输注过渡到成分输血，成分输血诸多优点得以凸显
	20世纪70年代	输血器材的革新很好地推动了成分输血和保证了输血安全
筛查血液传染性标志物	1971年	美国开始对献血员进行乙肝表面抗原（HBsAg）检测
	1985年	全美血库最早实施血液HIV病毒筛查试验
	1987年	检测乙肝核心抗体（anti-HBc）和丙氨酸氨基转移酶（ALT）可以间接证明乙型肝炎病毒的存在
	1989年	人们开始检测人类嗜T淋巴细胞病1型病毒（HTLV-1）抗体
	1990年	丙型肝炎病毒进入了特效检测
	1992年	对献血者实施HIV-1和HIV-2抗体检测
	1996年	开始对献血者检测HIV p24抗原
	1999年	血液制造业使用核酸检测技术（NAT）检测丙型肝炎病毒、HIV病毒的遗传物质

附表2　中国输血发展过程中的大事件

时间	输血发生的大事件
1918年	北京协和医院院长刘瑞恒首次报道了100名中国人的ABO血型分布，这是我国血型与输血活动的起点
1930年	戚寿南先生出版了中国第一部输血著作/手册——《输血疗法》，内容实用且通俗易懂
1934年	中国学者李樨身译著的日本书籍《输血实施法》，详细展示了输血相关的器械、材料和临床输血操作技术等内容
1936年	胡步蟾先生出版的《血液型》专著，重点介绍了血型基础知识及其在输血方面的应用
1938年	在中国抗日战场艰苦条件下，加拿大医师亨利·诺尔曼·白求恩（Henry Norman Bethune）以伟大的国际主义精神，多次献血抢救伤员，并在晋察冀军区培训和推广输血技术，建立了第一个"流动血库"，被誉为中国开展战伤输血救治的先驱者，是国际战伤输血事业的奠基人
1939年	灵丘县杨家庄医院组织建立了一支志愿义务献血服务队，以保证手术用血
1943年	美国医药助华会在纽约筹集资金、培养科技骨干和成立华人血库
1944年	为适应抗日战争救治需要，我国在昆明建立了第一个大型战伤救治血库，易见龙教授任主任
1947年	南京原中央医院组建了院内血库，罗伯特林先生任主任，开始了献血者招募和采血、冷藏箱内保存全血和输血前配型等工作。在朝鲜战争中，肖星甫医师主持建立了中国人民志愿军抗美援朝战地血库
1848年	战伤输血救护奠基人易显龙先生首次发现，782名中国学生和医务人员的RhD血型阴性率为1.9%
1951年	肖星甫先生编著了《输血与血库》专著，被誉为现代输血医学奠基者
1952年	中国军事医学科学院沈克非教授在沈阳筹备成立了一座大型血库，并发动无偿献血，采用木质低温箱向中国人民志愿军供应急救血液
1955年	我国第一个市级血库成立，陶芷芬女士任主任
1957年	军事医学科院血液与输血研究所在天津成立，著名血液学家邓家栋教授任所长，肖星甫任主任，开始招募献血者，进行封闭式采血和开展成分输血，培养输血技术人员，同年该所的黄寅章和林大錩教授研发出右旋糖酐制品，开创了中国胶体代血浆新产业

时间	输血发生的大事件
1960 年以后	南京、北京、武汉、西安等地相继成立血站
1965 年	中国医学科学院输血研究所在成都成立，肖星甫任所长，开始血型、输血传染病、血液制品和血液代用品、输血器材与新技术、血液保存、成分输血等研究，培养一批输血医学博士、硕士，承担在职中高级科技人员的教育与培训
1966 年	梁文熙教授采用 chon 方法，首次分离出血浆白蛋白和球蛋白，开启血液蛋白分离与产业化
1960～1968 年	杨成民教授课题组研发出具有中国特色和国际领先水平的塑料血袋和集采集、分离、输血的全封闭系统，并迅速在中国形成产业化和普及化，使中国的临床输血快速迈向成分输血时代。杨成民被誉为中国塑料血袋的开拓者
20 世纪 70 年代末	输血研究所的季阳教授在中国发现首例 HTLV-1 携带者，预示着我国输血相关传染病研究的开启
1974 年	赵桐茂教授开始从事 HLA 研究，并于 1985 年建立了亲子鉴定技术、1987 年撰写了《人类血型遗传学》
1978 年底	全国开始开展义务献血活动，各级政府实行统一管理血源、统一采血和供血，尽可能地保障血液安全
20 世纪 80 年代	严文伟教授、陆道培院士和裘发祖院士在我国开始实施骨髓和实体器官移植
1988 年	上海血液中心被卫生部和世界卫生组织（WHO）定为"世界卫生组织输血服务发展和研究合作中心"，开始引进国外血液质量管理、输血管理等先进经验和组织人才培训
1980～1990 年	上海、北京等城市也相继建立了区域性输血研究所，在制定输血相关标准、发动无偿献血、保障输血安全、提高临床输血技术水平、推动我国输血医学发展和提供临床输血服务等方面做出了重大贡献
1988 年	中国输血协会成立，随后组建地方输血协会，在组织学术交流、协助政府起草法律法规、培训技术人员、推动输血医学教育与编写教材等方面做了大量工作
1988 年	中国医学科学院输血研究所经卫生部批准出版发行了《中国输血杂志》
1990 年	吴国光、刘大庄等教授开始启动血小板特异性抗原的调查与研究，并创建了第一个经卫生部批准的中国红细胞血型参比实验室
1992 年	中华骨髓库成立
1993 年	范启修教授在《临床输血学》中撰写了血液保存内容，被誉为中国血液保存的开拓者，而后他的进修生柏乃庆出版了我国首部《血液保存》专著。20 世纪 90 年代，成分输血基本上在全国得到普及
1996 年	中国医学科学院建立了输血系统的艾滋病确认实验室
1998 年	国家颁布了《中华人民共和国献血法》，以及《医疗机构临床用血管理办法（试行）》《临床输血技术规范》《血站管理办法》《血站质量管理规范》《血站实验室质量管理规范》《血站技术操作规程》《全血及成分血质量要求》等制度或规范相继出台，标志着我国献血、输血事业走上了法治化、规范化、标准化的轨道
2002 年	中国医师协会成立，并于 2005 年成立输血科医师分会
2009 年	中华骨髓库样本库成立，是世界上最大的华人血液样本库
2014 年	中华医学会临床输血学分会成立，刘景汉教授任第一届会长，在输血专业人才培养、队伍建设与开展国际交流等方面发挥着重要作用
2020 年	中华预防医学会血液安全专业委员会正式成立，刘忠教授任首届主任委员，建立了输血反应的预警系统

附表 3　欧美部分国家或地区输血管理的法规体系

国家或地区	管理体系	具体文件
美国（FDA）	法律、法规规章、规范	21CFR Part-606 血液和血液成分的 GMP、采供血机构质量保证准则（1995）、血液和血液成分统一标签标准的应用准则（2006）、血液和血液成分献血者 HBsAg 试剂准则（2006）、血液和血液成分献血者筛选问卷的应用准则（2006）、血液和血液制品机构检查指导手册（2006）
美国（AABB）	标准、指南、手册	机采血小板方法准则（2005）、输注用血液和血液成分储存前白细胞滤除准则（2001）、血站和输血服务标准（2022）、输血服务技术手册（2023）、血液目测检查指南、临床输血规范与实践、红细胞输注与储存临床实践指南（2016）、血小板输注临床实践指南（2014）、血小板预防性输注指南（2014）、限制输血原则
欧盟	法律、法规、规章、规范、标准（COE、PIC/S）	DIRECTIVE 2002/98/EC、RECOMMENDATION $N_0.R$（95）15、DIRECTIVE 2004/33/EC、DIRECTIVE 2005/62/EC、血液成分制备应用和质量保证指南、采供血机构 GMP 指南（欧洲药品检查协会 PIC/S）、严重创伤出血处理指南

附表 4　中国输血管理的法律法规

输血管理的行业标准	通过 / 实施日期	主要内容
《血液制品管理条例》中华人民 共和国国务院令第 208 号 *	1996-12-30 1996-12-30	从总则、原料血浆标准和规范管理、血液制品生产经营单位管理、监督管理、罚则等几个方面阐述了如何加强血液管理,预防和控制经血液途径传播的疾病,保证血液制品的质量,以及违规者将受到的处罚或依法追究其刑事责任
《中华人民共和国献血法》中华 人民共和国主席令第 93 号 #	1997-12-29 1998-10-01	以法律形式确定了无偿献血制度,明确规定地方各级人民政府及卫生行政部门在献血工作中的职责
《临床输血技术规范》卫医发 [2000]184 号 &	2000-06-01 2000-10-01	对输血申请、受血者血样与送检采集、交叉配血,以及血液入库、核对、贮存、发血、输血等临床输血流程制定了技术规范及标准,附有成分输血指南、自身输血指南、手术及创伤输血指南、内科输血指南、术中控制性低血压技术指南、输血治疗同意书、临床输血申请书、输血记录单、输血反应回报单等附件
《血站基本标准》 卫医发 [2000]448 号 &	2000-12-14	对血站科室设置、人员配置、建筑设施、设备、工作制度、岗位职责,技术操作规程、质量控制等制定了部门行业标准,并附有全血及成分血质量标准(1993 版同时废止)
《血站管理办法》 卫生部令第 44 号 &	2005-11-17 2006-03-01	对一般血站和特殊血站的设置、执业制定了管理规范,促进血站的建设与发展,并要求各级人民政府卫生行政部门履行监督管理职能,违规者将进行处罚,构成犯罪的将依法追究刑事责任(1998 暂行版同时废止)
《艾滋病防治条例》 中华人民共和国国务院令第 457 号 *	2006-01-18 2006-03-01	规定血站、单采血浆站等采集的血液必须进行艾滋病检测,不得向医疗机构和血液制品生产单位供应未经艾滋病检测或者艾滋病检测阳性的人体血液、血浆。对进口人体血液制品,须接受出入境检验检疫,未经检疫或者检疫不合格的不得进口
《血站质量管理规范》卫医发 [2006]167 号 &	2006-04-25 2006-06-01	适用于一般血站,针对血站建设要求,必须建立和持续改进质量体系,并负责组织实施和严格监控。质量体系覆盖了一般血站所开展的采供血和相关服务的所有过程。附血站关键岗位工作人员资质要求
《血站实验室质量管理规范》 卫医发 [2006]183 号 &	2006-05-12 2006-06-01	针对血站实验室的建设,规范质量管理职责、组织与人员配备资格,覆盖实验室检验全过程的质量管理体系文件的建立、实验室建筑及基本设施、基本仪器设备要求、试剂材料选购使用及库存管理要求,建立安全与卫生管理制度、建立计算机信息管理制度等
《血站技术操作规程》 卫医政发 [2012] 第 1 号 &	2011-12-31 2012-06-01	针对血站的所有操作技术制定操作标准和规范要求,并附有献血者血红蛋白检测(硫酸铜目测法)、血液检测方法确认、血液检测试剂(ELISA/ 核酸试剂)进货验收与放行记录表、血液检测室内质控方法、微板法 ABO 血型定型试验、血液质量控制检查方法、血袋标签确认方法等。《中国输血技术操作规程(血站部分)》(1997 版)同时废止
《献血者健康检查要求》GB 18467—2011 &	2011-11-30 2012-07-01	规定了献血者体格检查和血液检验的项目和要求,适用于全国各级血站(血库),并用于该机构的管理和评审(2001 版废止)
《全血及成分血质量标准》GB 18469—2012 &	2012-05-11 2012-07-01	规定了一般血站提供和临床输注用全血及成分血的质量标准
《医疗机构临床用血管理办法》 卫生部令第 85 号 &	2012-03-19 2012-08-01	对医疗机构临床输血过程的规范化、临床用血管理的组织建设和责任做出了明确规定,并要求各级人民政府卫生行政部门监督管理,将医疗机构临床用血情况纳入医疗机构考核指标体系,作为评审、评价重要指标,违规者将进行处罚,构成犯罪的依法追究刑事责任
《血液储存要求》卫生部 WS 399—2012 &	2012-12-03 2013-06-01	规定了血液的存储设备要求、血液保质期限、全血及各成分血的存储要求。为强制性卫生行业标准,适用于一般血站和医疗机构的血液存储
《血液运输要求》卫生部 WS/T 400—2012 &	2012-12-03 2013-06-01	规定了血液的运输要求,并附有血液运输箱保温性能的验证方法、血液运输箱(或冷藏运输车)箱体温度的测定方法。为推荐性卫生行业标准,适用于全国采供血机构之间、采供血机构与采集场所之间、医疗机构之间的血液运输
《献血场所配置要求》卫生部 WS/T 401—2012 &	2012-12-03 2013-06-01	对献血场所数量、选址、布局、设施、设备及关键物料等配置制定的基本要求。为推荐性卫生行业标准,适用于行政区划设置献血场所

注: # 为法律; * 为行政法规; & 为部门法规和标准规范

汉英词汇索引

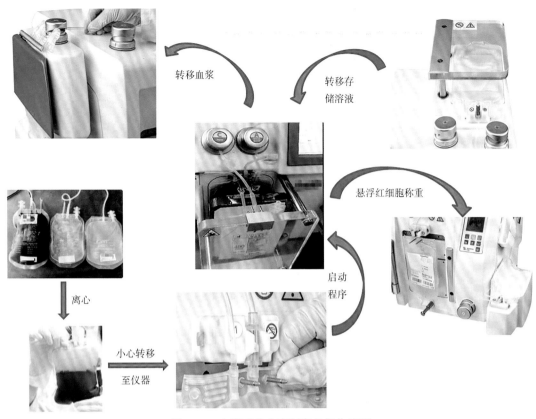

图 19-4　血液成分分离制备的操作流程

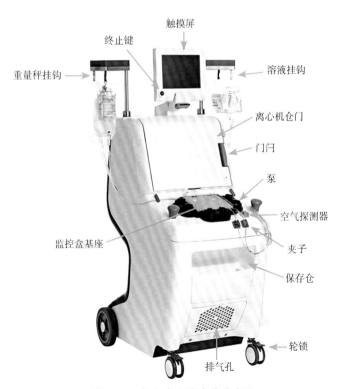

图 19-5　离心式血液成分分离机

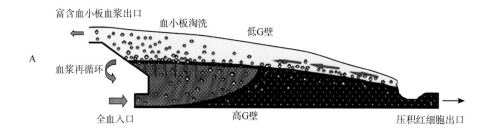

富含血小板血浆出口　血小板淘洗　低G壁

A

血浆再循环

全血入口　高G壁　压积红细胞出口

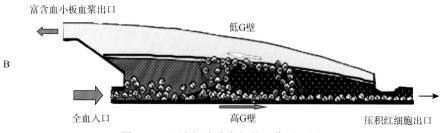

富含血小板血浆出口　低G壁

B

全血入口　高G壁　压积红细胞出口

图 19-6　血液细胞分离机的工作原理图

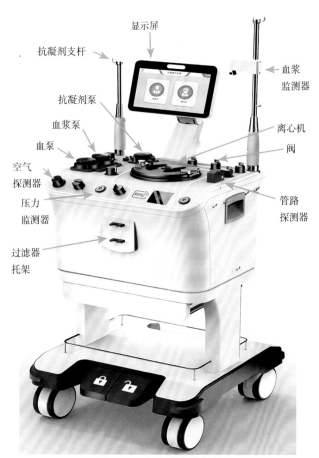

显示屏

抗凝剂支杆　血浆监测器

抗凝剂泵　离心机

血浆泵　阀

血泵

空气探测器　管路探测器

压力监测器

过滤器托架

图 19-7　血液成分分离机

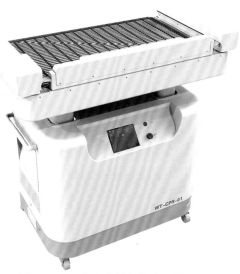

WT-CPR-01

图 19-8　血液成分制备辅助机器人

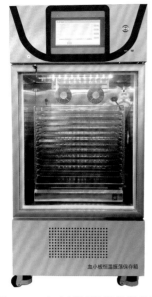

图 19-9　血小板恒温振荡保存箱

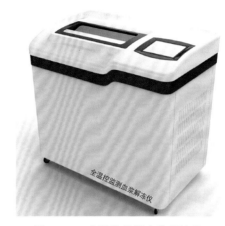

图 19-10　全温控监测血浆解冻仪

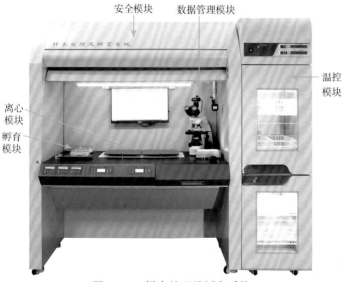

安全模块　　数据管理模块

离心模块

孵育模块

温控模块

图 19-11　样本处理及孵育系统

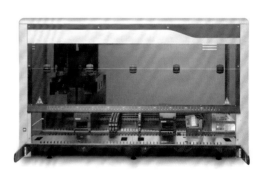

图 19-12　全自动血型分析仪

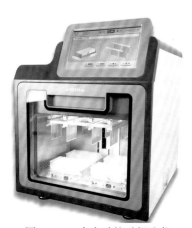

图 19-13　全自动核酸提取仪

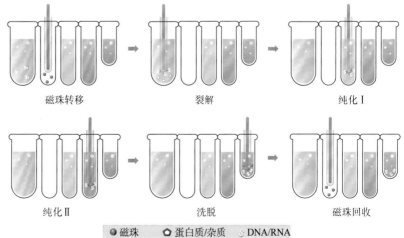

磁珠转移　　　　裂解　　　　纯化 I

纯化 II　　　　洗脱　　　　磁珠回收

磁珠　　蛋白质/杂质　　DNA/RNA

图 19-14　全自动核酸提取仪的工作原理

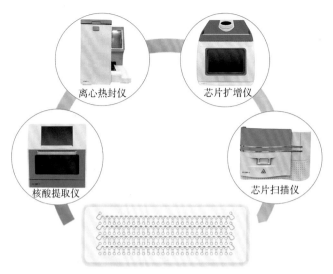

图 19-15　微流控基因芯片检测系统

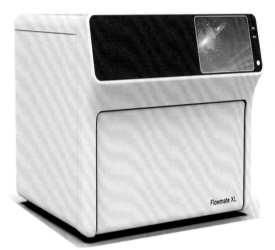

图 19-16　Flowmate XL 流式细胞样本裂解仪

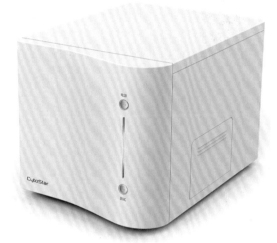

图 19-17　CytoStar 流式细胞仪

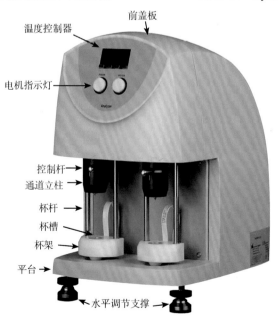

图 19-18　血栓弹力图仪